"国家非物质文化遗产保护专项资金"资助出版

中医传统制剂方法系列丛书

总主编　刘淑芝

传统剂型的
历史研究

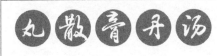

主编　刘淑芝　张瑞贤

全国百佳图书出版单位

中国中医药出版社

·北 京·

图书在版编目（CIP）数据

传统剂型的历史研究：丸、散、膏、丹、汤 / 刘淑芝总主编；刘淑芝，张瑞贤主编 . —北京：中国中医药出版社，2023.6

（中医传统制剂方法系列丛书）

ISBN 978-7-5132-8092-1

Ⅰ . ①传… Ⅱ . ①刘… ②张… Ⅲ . ①中药制剂学—研究 Ⅳ . ① R283

中国国家版本馆 CIP 数据核字（2023）第 047868 号

中国中医药出版社出版

北京经济技术开发区科创十三街 31 号院二区 8 号楼

邮政编码　100176

传真　010-64405721

河北新华第二印刷有限责任公司印刷

各地新华书店经销

开本 710×1000　1/16　印张 25.75　字数 446 千字

2023 年 6 月第 1 版　2023 年 6 月第 1 次印刷

书号　ISBN 978 - 7 - 5132 - 8092 - 1

定价　99.00 元

网址　www.cptcm.com

服 务 热 线　010-64405510

购 书 热 线　010-89535836

维 权 打 假　010-64405753

微信服务号　zgzyycbs

微商城网址　https://kdt.im/LIdUGr

官 方 微 博　http://e.weibo.com/cptcm

天猫旗舰店网址　https://zgzyycbs.tmall.com

如有印装质量问题请与本社出版部联系（010-64405510）

中医传统制剂方法系列丛书

总主编　刘淑芝

传统剂型的历史研究
丸、散、膏、丹、汤
编委会

主　编　刘淑芝　张瑞贤

副主编　成　莉　杜茂波　沈　硕

编　委（以姓氏笔画为序）

<table>
<tr><td>王家强</td><td>王锦玉</td><td>毛著鸿</td><td>白建疆</td><td>仝　燕</td></tr>
<tr><td>刘宇灵</td><td>刘晓谦</td><td>刘道芳</td><td>刘德文</td><td>汤迎湛</td></tr>
<tr><td>严新文</td><td>李　慧</td><td>杨　华</td><td>陈燕军</td><td>林龙飞</td></tr>
<tr><td>易　红</td><td>岳安新</td><td>赵庆贺</td><td>耿同全</td><td>彭　勍</td></tr>
<tr><td>甄　艳</td><td>臧　琛</td><td>熊登科</td><td>穆　婧</td><td></td></tr>
</table>

前言

　　中医传统制剂一般是指在中医理论指导下，以中药为原料，根据临床需要加工制成具有一定规格、可直接用于临床防病治病的中药制剂或药品。中医传统制剂方法包括中药制剂的剂型和制法。剂型是指药物的制剂形态，制法是制剂的制备条件和方法。中医传统制剂方法与中医临床相伴而生，与中医方剂相互依存并发展。大量的古代文献研究表明，传统剂型与制剂方法的产生，是随着方剂的产生发展而逐步丰富完善的。同时，社会因素、历史条件、文化背景等对传统制剂方法和剂型的演变也产生了直接影响。千百年来，中医传统制剂方法在历代医家的医疗实践中，积累了丰富的经验，形成了独特的制剂技术和理论体系，是祖国传统医学宝库中的重要组成部分。最具代表性的剂型丸、散、膏、丹、汤，是至今临床上仍然广泛应用的传统剂型。

　　相传汤剂始于商代，伊尹为创始者，《五十二病方》中已有"水煮药物煎汁"的记载。《五十二病方》约成书于春秋战国之际，是目前已知中国最古老的中医文献，其中虽未见汤、丸、散、膏、丹之命名，但已有事实上的汤剂、丸剂、散剂、膏剂、丹剂等剂型存在，亦出现以酒制丸、以油脂制丸、以醋制丸等工艺技术。在药物使用方法上，汉代即有外敷、内服、药浴、烟熏等方法。张仲景在汤、丸、散、膏、酒的基础上，又创制了坐剂、导剂、洗剂、滴耳剂、糖浆剂及脏器制剂等十余种剂型，而且制备方法较完备，用法用量、适应证明确，并首次以动物胶汁、炼蜜、枣肉、淀粉糊作为丸剂的赋形剂，至今仍沿用。晋代葛洪继承了汉代的经验，创造了利用某些药物本身的黏合力制丸，以及铅硬膏、蜡丸、浓缩丸、锭、条、灸等剂型。金元时期发明丸剂包衣，明代则有"朱砂为衣"的新工艺。以后的唐、宋、元代不断完善制剂工艺，使药剂的制备按统一的规格配制，对当时及以后药学的发展产生了深远的影响。明代李时珍的《本草纲目》是集大成者，其总结16世纪以前我国劳动人民医药实践，记录了药物剂型近40种，除注射剂、微囊剂、滴丸剂之外，几乎囊括了现今应用的所有中药剂型，其制备方法、规格、外观更加完善，展现了我国古代丰富的药物剂型及制剂技术，对世界药学的发展做出了重大贡献。

在制剂与剂型理论方面，梁代陶弘景早在《本草经集注》就有"疾有宜服丸者，宜服散者，宜服汤者，宜服酒者，宜服膏者，亦兼参用所病之源以为制耳"的论述，指出了剂型选择与疾病的关系。金元时期李杲"汤者荡也，去大病用之；散者散也，去急病用之，丸者缓也，不能速去病舒缓而治之……"，进一步阐明不同剂型的作用特点。可见，古人对剂型特点与疾病、疗效的关系早有论述。《神农本草经》是我国第一部本草学专著，约成书于东汉时期（25—220年），书中序例部分提出"药性有宜丸者，宜散者，宜水煮者，宜酒渍者，宜膏煎者，亦有一物兼宜者，亦有不可入汤酒者，并随药性，不得违越"。此说阐明了根据药物的特性正确选择剂型的重要性，是有关剂型理论的较早记载，与当代要根据处方特点、临床疾病需要、药物性质而合理选择剂型的理论是一致的。

随着时代的发展、技术的进步，中药新剂型、新工艺、新技术不断涌现，极大地丰富和发展了中药制剂理论和剂型，形成了一门具有中医药特色又反映当代中药药剂学水平的综合性应用学科。与此同时，传统的制剂技术受到前所未有的挑战和冲击，除汤剂仍然是中医临床首选剂型，丸、散、膏仍被广泛使用，有些传统剂型和技术已经失传，其中不乏传统技术之精髓。因此，有必要对其进行整理，去其糟粕，取其精华，合理继承，并加以保护和提高。

国家非常重视非物质文化遗产的保护，2006年5月20日，"中医传统制剂方法"经国务院批准列入第一批国家级非物质文化遗产名录。《中医传统制剂方法系列丛书》是国家级非物质文化遗产代表性项目——"中医传统制剂方法"[IX-4（1）]（ZZYZK201）的重要组成部分，为更好地加强非物质文化遗产——中医传统制剂方法的保护与传承，组织了从事中药制剂研究、中医文献研究等各学科专家及中华老字号企业相关专家共同参与编撰。系列丛书分三方面内容：一是中医传统制剂方法的经典剂型，包括丸、散、膏、丹、汤的古代渊源考证与历史沿革文献梳理、现代研究的文献整理与综合分析、中医传统制剂方法与传统剂型的代表品种传承史话；二是中医传统制剂方法及传统工艺所使用的制药工具研究考证，并编撰成《中医传统制药工具图鉴》；三是古籍经典著作中传统制剂方法的挖掘与分析整理。

中医药学是中国古代科学的瑰宝，中医传统制剂方法是中医药学的重要组成部分，是中华传统医学宝库中一颗璀璨的明珠。深入发掘中医药宝库中的精华，充分发挥中医药的独特优势，推进中医药现代化，切实把中医药这一祖先留给我们的宝贵财富继承好、发展好、利用好，使中医药更加发扬光大，是我们中医药人的责任与担当。

刘淑芝

2022 年 12 月

编写说明

　　本书是国家级非物质文化遗产代表性项目——"中医传统制剂方法"［IX-4（1）］（ZZYZK201）的重要研究内容，是在"国家非物质文化遗产保护专项基金"及中国中医科学院中药研究所中央级公益性科研院所基本科研业务费（ZXKT19009）的资助下，由从事中药制剂研究、中医文献研究等各学科专家及企业人员共同参与编撰而成，是《中医传统制剂方法系列丛书》的第二部分，主要内容是丸、散、膏、丹、汤的历史研究。

　　本书包括中医传统剂型"丸、散、膏、丹、汤的历史研究"与附篇"传统制剂传承史话"两部分内容。丸、散、膏、丹、汤的历史研究按剂型分为五章，以丸、散、膏、丹、汤为研究对象，对传统剂型和制剂方法的产生进行溯源，对历代医学著作中的制剂方法进行梳理考证，对清代以前的历史沿革进行总结；探讨了传统剂型与制法产生的社会因素、历史条件、文化背景及其对传统制剂方法和剂型演变的影响；对医学典籍重点挖掘，深入分析，传承精华。附篇"传统制剂传承史话"，以六种具有百年应用历史的中成药为载体，生动再现了中医传统剂型和制剂方法在劳动人民医疗保健中的历史作用，讴歌了先贤们的医疗实践和上下求索的医者仁心；记录了这些代表品种的传承历史，虽历经几百年仍经久不衰，在药品市场仍然占有一定的份额，焕发着中医药传统文化的魅力，具有博大精深的内涵，以实例证明了中医药的生命力和植根于人民健康的伟大宗旨，福泽子孙。

中医传统制剂方法历史悠久，史料珍贵且浩如烟海，虽经编委们不懈努力，但由于各种局限，难免疏漏，不足之处敬请读者批评指正，以便再版时修订提高。

编校说明： 书中所引出土文献中的"□"表示此处为不可辨识或无法补出的残缺文字，字数无法确定的用"■"表示，凡能依残字、文义或参照其他古书补出的，外加"【 】"。

致谢： 在此，向参与本书编写工作的全体编委，向给予支持与帮助的江苏七〇七天然制药有限公司、安阳中智药业有限责任公司、安徽安科余良卿药业有限公司、甘肃泰康制药有限责任公司、健民药业集团股份有限公司、广州白云山敬修堂药业股份有限公司、北京御生堂中医药博物馆及专家、作者表示感谢。

刘淑芝

2022 年 12 月

目 录

绪　论

一、"中医传统制剂方法"的概念

中医传统制剂方法是在中医理论指导下，以中药材为原料，根据中药处方特点和临床需要，按规定处方和标准加工制成具有一定规格、可直接用于临床防病治病的中药制剂的剂型和制法。剂型是指药物的制剂形态，制法是制剂的制备条件和方法。剂型与制剂本应属于药品范畴的概念，而且中医与中药在当代分属不同专业领域，而"中医传统制剂方法"是将医药合为一体，似有歧义。但是，纵观中医药发展史，中药的传统制剂方法与中医临床相伴而生，与医方相互依存并发展。大量的古代文献研究表明，传统剂型与制剂方法的产生，是随着方剂的产生发展而逐步丰富完善的，是古代医者在原始的用草药治病的需求中，在人类的繁衍生息凭自然规律优胜劣汰的背景下，在无数先贤们的医疗实践中，反复摸索出的将草药用于防病治病的具体制法和方便合理的用药形式。方剂是中医临床防治疾病的主要形式和手段，顾名思义，方为临床医方，剂为调剂方法，而剂型和制法则对方的临床疗效具有重要影响。研究中药传统制剂与剂型的历史演变，沿着医药相互依存、相互融合、共同发展的历史足迹，去解读传统与现代的异同点，寻根溯源。从这个意义上讲，中医传统制剂方法的提出较之中药传统制剂方法更符合中医药历史的真实。

《五十二病方》是现存最古老的中医方书，收载医方近300首，同时，也记载了医方的调制方法，有内服药也有外用药。东汉末年著名医学家张仲景的《伤寒杂病论》总结临床用药经验，载方374首，理法方药皆备，提出汤剂、丸剂、散剂、酒剂、洗剂、浴济、熏剂、滴耳剂、软膏剂、肛门栓剂、阴道栓剂等剂型和制法。明代李时珍在《本草纲目》中所载剂型已达40种，几乎囊括了现今应用的所有剂型。而丸、散、膏、丹、汤是这些传统剂型与传统制剂方法的典范，千余年来经久不衰，至今仍广泛用于临床。

丸、散、膏、丹、汤是中医临床常用的传统五大剂型，兼具中医临床用药的经典制法和用药形式，在漫长的历史发展过程中形成了独特系统的理论体系和用药经验，以及各剂型的制备方法和临床剂型选择的理论依据，具有丰富的科学内涵。以丸、散、膏、丹、汤为切入点，研究中医传统制剂方法历史沿革、探究中医传统制剂方法的奥妙，是中药制剂学传承精华、守正创新的职责所在。同时，研究中医药传统剂型及传统制法，去粗取精，去伪存真，古为今用，弘扬中医传统文化精髓，让中医传统制剂为人类健康服务。

二、丸、散、膏、丹、汤的剂型特点

剂型不同，对制剂的药效、毒性、稳定性均有很大影响。南北朝梁代陶弘景早在《本草经集注》就有"疾有宜服丸者，宜服散者，宜服汤者，宜服酒者，宜服膏煎者，亦兼参用，察病之源，以为其制耳"的论述，指出了剂型选择与疾病的关系。金元时期李杲言："汤者荡也，去大病用之；散者散也，去急病用之，丸者缓也，不能速去病，舒缓而治之……"进一步阐明不同剂型的作用特点。可见，古人对剂型特点与疾病、疗效的关系早有论述。《神农本草经》是我国第一部本草学专著，约成书于东汉时期（25～220年）。书中序例部分提出："药性有宜丸者，宜散者，宜水煮者，宜酒渍者，宜膏煎者，亦有一物兼宜者，亦有不可入汤酒者，并随药性，不得违越。"此说阐明了根据药物的特性正确选择剂型的重要性，是较早有关剂型理论的记载，与当代中药剂型选择要根据处方特点、临床疾病需要、药物性质而合理选择剂型的理论是一致的。

1. 丸剂特点　丸剂系指药物细粉或药材提取物加适宜的黏合剂或其他辅料制成球形或类球形制剂的统称。"丸者，缓也"是丸剂的特点，也是丸剂的理论核心。具体特点：①丸剂崩解缓慢，逐渐释放药物，作用持久，可以延长药物在体内的作用时间，使药物具有较高的生物利用度，适宜于慢性病的调理与治疗。②可降低毒性或不良反应：毒性药物制成丸剂之后可以降低其毒性，减少不良反应的发生。③可减缓某些药物成分的挥散：有些芳香性药物或有特殊不良气味的药物可通过制丸工艺，使其处于丸剂中心层，减缓其挥散。④某些新型丸剂可用于急救，如可以于口腔黏膜给药的滴丸。⑤制备工艺简单：传统丸剂手工即可制丸。传统丸剂由于多半以生药粉入药，需要灭菌，以避免制剂微生物污染，保证药品微生物限度符合要求。

2. 散剂特点　散剂系指原料药物或与适宜的辅料经粉碎、均匀混合制成的干燥粉末状制剂。散剂可分为口服散剂和局部用散剂。散剂可内服也可外用，由于不加赋形剂，内服容易吸收，可快速起效；外用撒于患处起局部治疗作用，既可直达肠胃去脏腑之结毒，亦能旁走经络四肢散发其壅滞，更可使用于局部以保护疮面，吸毒生肌。古人用散剂治慢性病也用于急症，历史悠久，应用广泛。散剂制备工艺简单，可随证增减给药量，服用方便，起效迅速，疗效确切，生产过程环保和经济。但也存在使用率低、口感不佳、质量不稳定等问题。

3. 膏药特点　膏药系指饮片、食用植物油与红丹（铅丹）或官粉（铅粉）炼制成膏料，摊涂于裱褙材料上制成的供皮肤贴敷的外用制剂。前者称为黑膏药，后者称为白膏药。本书不做特别说明时均指黑膏药。晋代葛洪《肘后备急方》中记载："清麻油十三两，菜油亦得，黄丹七两，二物铁铛文火煎，粗湿柳批篦搅不停。至色黑，加武火，仍以扇扇之，搅不停。烟断绝尽，看渐稠，膏成。"此为膏药的基质，是铅膏药的雏形。清代徐大椿对膏药有如下的表述："汤药不足尽病，用膏药贴之，闭塞其气，使药性从毛孔而入其腠理，通经活络，或提而出之，或攻而散之，较服药尤为有力。"深刻阐述了膏药的特点和治病机理。膏药工艺独特，载药量大，释放药物持久，不发霉、不生虫，但也存在着以植物油为药材的提取溶媒温度高、有效物质损失大、贴用不便、污染衣物、有不良气味，以及由于含有铅丹等重金属而有安全隐患等问题。

4. 丹剂特点　丹剂一般是指含有汞、硫黄等矿物，经过加热升华炼制而成的一种制剂。丹剂具有剂量小、作用大、含矿物质的特点。丹剂以外用为主，如红升丹、白降丹等。白降丹系由水银、火硝、白矾、食盐等药物炼制而成，主要成分为氯化汞和氯化亚汞，具有解毒、消肿、止痛的功效。红升丹是由水银、火硝、白矾、雄黄、朱砂等药炼制而成，主要成分为氧化汞、二硫化砷等。据《外科正宗》记载："凡疮久不收口，用此药研细，撒少许，其口易完，若入于一般收敛药中用之，其功效甚捷。"外科应用的"降丹""升丹"，对人体表面炎症，如疮、疔、痈、疽及外伤感染具有较好的疗效，至今仍被医务人员所应用。因这类药物均有毒性，有着特殊的理化性质和药理作用，所以临床上应谨慎对待。

5. 汤剂特点　汤剂系指将药材饮片或粗粒加水煎煮或用沸水浸泡后，去渣取汁而得到的液体制剂。明代缪希雍《炮炙大法·用药凡例》有云："汤者，荡也。煎成清汁是也。"汤剂具有组方灵活、疗效迅速、适用范围广、制法简单等特点，尤其是汤剂能适应中医辨证施治的需要，随病情变化加减药物及剂量，因人因病而异，用药针对性强，疗效确切。同时，因为汤剂是液体制剂，口服后吸收较快，适应各类疾病的治疗。制作汤剂主要以水为溶剂，煎煮方法简便易行，适合患者自行加工。但是，方便制备的同时也存在着患者自行煎煮时加水量、煎煮时间等规范性问题，对临床疗效也会产生不同程度的影响。

三、丸、散、膏、丹、汤的历史渊源考证

1. 丸剂　丸剂是历史上出现最早的剂型之一，在《五十二病方》中就出现了"丸"和"稍丸"的名称，对此虽解读不同，而且不是以剂型命名，但是也已大约具备后世丸剂的形态。根据制作丸剂所用赋形剂的不同，有油脂丸、酒丸、醋丸之分。《黄帝内经》中首次将丸剂作为一种剂型名称出现，并开始对名称、原料、黏合剂、加工方法、规格、剂量、服法等各有关方面进行概述，后在汉代，丸剂终发展成为一种独立的传统中药剂型。明代陈嘉谟《本草蒙筌》曰："丸，作成圆粒也。治下焦疾者，如梧桐子大。治中焦疾者，如绿豆大。治上焦疾者，如米粒大。因病不能速去，取其舒缓，逐旋成功，故曰：丸者，缓也。"

因制作方法和赋形剂的不同，派生出多种丸剂。汉代张仲景在《伤寒杂病论》记载有蜜丸和糊丸，晋代葛洪在《肘后备急方》记载有蜜蜡丸、浓缩丸，唐代出现了蜡丸、包衣丸、蜡壳丸和煎丸，宋代出现水丸、糊丸。明代开始丸剂包衣逐渐丰富，出现朱砂包衣，清代开始用川蜡为衣料以起到缓释或肠溶作用，而且一直沿用至今。其中蜜丸是使用较广泛的一种，蜜丸即指药材细粉以蜂蜜为黏合剂制成的丸剂，在中医临床中具有重要地位。

2. 散剂　散剂在先秦时期开始出现，秦汉时期正式出现了以散命名的方剂；《黄帝内经》中已有散剂的记载，《伤寒论》《名医别录》《神农本草经》等医学古籍中也有散剂的相关内容。关于散剂的粉碎方法，陶弘景《名医别录》中有"先切细曝燥乃捣，有各捣者，有合捣者"的论述。沈括在《梦溪笔谈》记载："欲留膈胃中者，莫如散。"李东垣在《用药法象》中说："散者，散也，去急病用之。"即散剂有见效快和吸收快的特点。散剂在宋金元时期达到顶峰，明清时期散剂亦有使用。在明代以前，散剂均以内服散剂为主，清代随着外治法的发展，中医内病外治得到空前的重视，外用散剂逐渐占据了绝对地位。

3. 膏药　以膏药命名的膏药制剂最早出现在汉代的《武威汉代医简》中，书简中有三个以"膏药"命名的方子，分别为"千金膏药方""治妇人膏药方"和"百病膏药方"。经考证，该膏药应当是软膏，基质采用的是猪脂，用的油煎法，可涂抹，也可内服，反映了早期膏剂的特点。

伴随魏晋时期炼丹术的盛行，含铅的黑膏药开始出现。黑膏药在葛洪撰著的《肘后备急方》首次出现，此时的黑膏药药物组成较少，炼制工艺相对简单。从三国至唐代留存不多的几个黑膏药制法来看，配方组成开始增多，黑膏药的炼制工艺也开始由简单变得复杂，诸多工艺步骤逐渐明确，正处于初步发展时期。

从宋代开始，黑膏药得到了迅速的发展，方剂数量大大增加。在宋代官修方书《太平圣惠方》和明代大型方书《普济方》中都有大量黑膏药的记载。到了清代，黑膏药发展达到较为成熟的阶段，此时黑膏药已经成为普遍的民间医药，是治疗外科疾病尤其是皮肤科疾病的主要疗法。而且膏药的相关理论得到系统整理，出现了中国第一部论述膏药的专著——《理瀹骈文》，使膏药的发展达到了高峰。黑膏药作为中医特有的外用药剂型之一，历史悠久，广泛应用于中医临床，在中医治疗疾病的过程中发挥着重要作用。

4. 丹剂　在丹剂之前，炼丹术早已出现，在我国已有 2000 多年的历史。早期炼丹家将神丹、金液视为成仙不死的手段，在上层和方士中采用。丹剂是随着冶炼技术及医疗实践认知的发展而出现的一种制剂。从某种意义上说，丹剂是炼丹术的产物，历史上中药的任何一个剂型都没有像丹剂这样受到政治、宗教、文化等非医学因素的影响。早在《周礼·天官》中就记载："凡疗疡，以五毒攻之……"后在郑康成的注中写到："今医方有五毒之药，作之，合黄渣，置石胆、丹砂、雄黄、矾石、磁石之中，烧之三日三夜，其烟上者，鸡羽扫取用以注疮，恶肉破骨则尽出也。"这是对丹剂制作方法的最早描写。东晋葛洪所著《抱朴子内篇》集汉魏以来的炼丹术之大成，书中记载了不少烧丹炼汞的实验方法、炼丹设备及丹方等化学知识。炼丹术在唐代得到空前的发展，医家孙思邈的《备急千金要方》是继张仲景《伤寒杂病论》之后，我国医学的又一次总结，被誉为我国历史上最早的临床医学百科全书。孙思邈在《太清丹经要诀》中介绍了自己"亲经试炼"的经历，表达了以丹剂治疾"报施功效"的意愿。唐代中后期，炼丹家在丹方医用方面的探索明显增多，许多丹方被应用于医学。宋代是丹药医用的鼎盛时期，医家吸收唐代炼丹术的成果，创作了大量医用丹剂，而且在这一时期，丹药主要作内服。随着人们对丹药认识的逐渐深入，尤其是随着对金石类药物毒性的深入了解，丹药的应用日趋合理，特别是明清以后，丹剂在内科日渐衰落，主要用于伤科外用，并沿用至今，在中医伤科发挥着重要的作用。

5. 汤剂　相传汤剂始于商代，伊尹为创造者，《五十二病方》中已有"水煮药物煎汁"的记载。汤剂是《伤寒论》中出现较多的剂型，可见其在汉代应用已极为广泛。历代医家对汤剂的作用多有论述，东汉张仲景在《金匮玉函经》一书中有"若欲治疾，当先以汤荡涤五脏六腑，开通经脉，理导阴阳，破散邪气，润泽枯槁，悦人皮肤，益人血气，水能净万物，故用汤也"之说。明代陈嘉谟《本草蒙筌》曰："汤：煎成清液也。补须要熟，利不嫌生。并生较定水数，煎蚀多寡之不同耳。去暴病用之，取其易升、易散、易行经络。故曰：汤者，荡也。"可见汤剂与其他剂型相比，具有扫荡病邪、药力强大、起效迅速的作用。古人多用于治疗病情急重的患者，是中医治疗急性病证的首选药物剂型。

汤剂历史悠久，留存文献十分丰富。从商代伊尹创制汤液，春秋战国之际《黄帝内经》中首次出现以"汤"命名的汤剂，如半夏汤。到汉代《伤寒杂病论》，汤剂成为治疗中出现最多的剂型。发展至3世纪末至4世纪初，汤剂的一种特殊形式——煮散，第一次出现在《肘后备急方》中。随后煮散盛行于宋代，成为当时的主要剂型。随着金元时期饮片的推广使用，煮散逐渐式微。明清两代方书数量不断增多，汤剂的数量、制法、服法的内容也不断丰富，尤其在清代考据风气盛行的影响下，从理论角度对汤剂组方的剖析大大增加，关于汤剂制法、服法的理论分析也随之增多。汤剂的发展经历了自己独特的历史进程。作为中医临床应用较广泛、疗效颇为显著的传统剂型之一，至今仍具有发展活力。

四、丸、散、膏、丹、汤的现代传承创新

随着现代科技发展的日新月异，在继承传统的同时，用现代科学技术提升传统剂型与制剂的科技水平，克服其存在的弊端和历史的局限，使传统而古老的中医药逐步走向现代化势在必行。传承创新是中医传统制剂方法改革的基本原则，处理好传统与现代之间的关系，把握住"取其精华"与"去其糟粕"的分寸，提高传统工艺的合理性、质量的可控性、药品的有效性和安全性是核心任务。引入新理论、新方法、新技术、新剂型、新设备，赋予传统剂型与制剂方法以新的科学内涵，以促进中药传统制剂快速发展。

1. 丸剂　中药丸剂具有自身的剂型优势，是天然的缓释制剂，传统但不落后，是中医临床研究及应用的理想选择。随着科技发展、技术进步，新辅料、新设备、新技术的应用，传统的中药丸剂焕发新的生命力，丰富了丸剂种类，根据所用赋形剂与制法的不同，可将中药丸剂分为蜜丸、水蜜丸、水丸、糊丸、蜡丸、浓缩丸和微丸等类型。传统丸剂多以药材粉末入药，采用超微粉碎技术

可以比较轻松地得到极细粉，解决传统方法极细粉不易得的问题；采用低温粉碎技术将有助于解决热敏性药材在粉碎环节中遭到破坏及黏性强或者柔韧性强的药物不易粉碎的问题；采用固体分散技术制备滴丸，提高了生物利用度，使传统的缓释剂型具有了速释的作用。近年来，随着制丸设备、制丸技术的发展和新辅料的开发，中药丸剂的体积可以大幅度地减小，质量也不断得到提升，中药丸剂作为一种传统的剂型，以其药效持久、缓和毒性、临床有效的特点，成为具有活力、应用较为广泛的传统剂型之一。而"丸者缓也"的制剂特征，是丸剂成为经典剂型的根本所在。虽然传统丸剂存在服用量大、崩解和溶散困难、生物利用度不高等问题，但随着新辅料、新技术、新工艺的应用，以及对中药丸剂的理论基础研究、丸剂的次级新剂型开发，这一古老的剂型仍有广阔的发展前景。

2. 散剂 中药散剂经历千年，其制剂工艺虽已有很大进步与发展，不再是"原始的散剂"，但由于散剂以粉末入药，挥发性成分难以保留等，实际操作过程中，来源于工艺、质量检测和患者依从性等的问题制约了散剂的规模化生产。药材粉碎技术的发展虽然使得粉体粒径越来越小，但同时存在药物的刺激性增强、口感较差等问题。随着当今科学技术的进步与发展，越来越多的新技术与新设备已广泛应用于中药散剂的研究中。如超微粉碎技术能提高中药有效成分的溶出率，在很大程度上解决了中药难溶性成分的问题，同时也减少了贵重药材和稀少中药材品种资源的浪费；在改善中药散剂不良气味、刺激性大、混合性差等问题，运用现代科学技术手段与方法，进行了大量的探索研究，开创散剂研究的新思路，加强散剂的研发、生产，提升散剂的制剂水平与质量控制，促进散剂的应用及规范化、标准化发展是中药散剂的迫切任务。

3. 膏药 膏药作为皮肤贴敷给药的剂型，具有独特的制备工艺和质量评价方法，是中药贴敷给药的古老且经典的剂型，临床应用广泛，疗效确切。但是，其自身的局限也存在着质量评价方法主观，患者使用不便，基质中含有重金属带来的安全隐患，以及环境污染等问题。现代研究为解决黑膏药的问题，探索改进提取方法，降低提取温度，保留更多有效成分；建立膏药中有效成分的含量测定，使质量评价由完全靠感官变成用客观的量化指标；炼制膏药终点判定由主观的"老、嫩，滴水成珠"变为用软化点来控制等，使传统的黑膏药从工艺到质量都有了根本的提高。同时，外用贴敷制剂的剂型也更加丰富，20世纪20年代出现了橡胶膏剂，21世纪皮肤贴敷给药的新剂型发展迅速，以水溶性高分子材料为基质的凝胶贴膏，以压敏胶、热熔胶为基质的贴剂等，克服了黑膏药自身存在的含重金属及高温油炸提取对环境和有效成分的影响，基质更安全，使用更舒适，工艺更环保，也为患者提供了多种剂型选择。

4. 丹剂　丹剂是中药制剂独有的一个剂型。丹剂定义为一种含汞、砷、铅等重金属的矿物药与其他药物混合后，经高温升华炼制而成的含无机化合物药物的制剂。其分类主要包括汞类丹剂、砷类丹剂、铅类丹剂。现代研究针对不同类别的丹剂在其制备工艺、质量控制、毒性评价等方面做了一些研究。在制备工艺的研究方面，在传统朴素的经验科学基础上进行了改进，对具体工艺参数进行研究，在简化工序、节约资源、缩短时间、提高质量等方面都有一定的改进；在质量控制方法上，采用定量、定性的分析方法，以控制制剂中的重金属化合物的含量，对有毒重金属离子制定限量标准，以保证用药安全；在对汞、砷等毒性的机理研究上做了很多探索，揭示了红降丹、白降丹在创伤外科用药中各脏器、组织中的分布、蓄积，通过检测汞在血液、脏器及脑干中的浓度，证实了汞在各组织均有蓄积，而且尤以肾脏蓄积最为严重，以提示用药的安全剂量。现代科技的发展，汞类制剂的毒性机制及减毒增效研究日趋深入，为该类制剂的临床应用安全性、有效性提供了必要支撑。

随着对丹剂毒性的认识不断深入、制药技术的飞速发展，传统丹剂受到一定冲击，特别像铅丹类，由于毒性及炼制过程中的环境污染问题，其应用呈萎缩趋势，新型丹剂研发几乎停滞。但是，对于一些临床疗效确切的品种，如朱砂，基于其外用具有敛疮、生肌的良好疗效，在临床上作为医院制剂治疗疮疡肿毒，特别是在治疗一些难愈性的皮肤创面方面仍有其不可替代的临床价值。从临床适应证看，丹剂多用于外科、皮肤科及风湿骨痛等方面，上述各科病症也是丹剂的特色和优势。

5. 汤剂　中药饮片加水煎煮滤取药液服用仍然是临床上主流制法，是汤剂产生以来一直沿用的制法。同时，汤剂的煎煮方法作为提取工艺在中成药生产中通过现代技术实现了规模化、全过程的质量控制，也派生出配方颗粒等符合现代人快节奏生活的用药形式。在此背景下，汤剂临床应用的替代形式——中药配方颗粒应运而生。中药配方颗粒是由单味中药饮片经水提、浓缩、干燥、制粒而成，经中医临床配方后，供患者冲服使用的一种颗粒制剂，具有免煎易服、剂量准确、安全卫生、便于携带等优点，既满足了中医临床辨证论治、随症加减的临床用药特点，又有利于药房调剂，以及具有统一规格、剂量、质量标准。中药配方颗粒的产生源于对传统汤剂的改革，原国家药品监督管理局于2001年发布的《中药配方颗粒管理暂行规定》正式提出"中药配方颗粒"，并且列入国务院《中药现代化发展纲要》。中药配方颗粒是汤剂产业化的直接体现，而且在中药国际化方面具有重要作用。

此外，汤剂在产业化方面也体现在颗粒剂、合剂、口服液等剂型的工业化生产中。这些剂型的提取过程大多采用煎煮或回流提取，其提取原理与汤剂基本一致。中药饮片或复方经煎煮或回流提取后制成相应的汤液，再将汤液通过浓缩、干燥、成型一系列工艺过程制得相应剂型，此提取过程则是汤剂的传统工艺经科学的考察后转化为现代化煎煮工艺。

五、传统制剂的传承载体

丸、散、膏、丹、汤是具有代表性的传统剂型，承载着古代智慧与中医药的文明之光，并以其独特的临床疗效薪火相传，延续着历史的辉煌，有的品种传承几百年至今仍然广泛用于临床。本书所列传统中成药产品，是众多传统制剂的代表，历经几百年传承，是在中华大地广为流传的历史佳话。

1. 安阳膏药 安阳膏药（原姚家膏药）系明代宫廷太医院御医姚本仁于1628 年始创，亦称彰德府宗黄堂大槐树姚家膏药，传承至今已有近 400 年的历史。姚本仁在临床治疗疾病过程中，研创的膏药配方及品种非常多，迄今比较完整保留传承下来的有阿魏麝香狗皮膏、固本膏、追风膏、暖脐膏、拔毒膏、散毒消凝膏、化毒膏、跌打膏、黑鱼膏、白鱼膏等多个品种。姚家膏药历史上为姚本仁研制的所有膏药品种的总称，适应证众多，疗效久盛不衰，不分叟幼男女，不论肌肤之疾，还是脾胃肾等脏器之患，仅用膏药外敷，即可取得疗效。

2. 镇江膏药 镇江膏药是清代康熙元年（1662 年）的"唐老一正斋"传承发展而来，有 350 多年历史，具有祛风止痛、舒筋活血、化痞去瘀、消散顺气之功能，主治筋骨疼痛、跌打损伤、半身不遂、四肢麻木、关节疼痛。镇江膏药的前身为益症膏（后改名一正膏），由创始人唐守义秘制而成。生产该膏药的机构从清代的"唐老一正斋"开始至今，经历了家族传承、公私合营、合并组建、改制重组等一系列历史变迁，金山牌镇江膏药影响广泛，产品行销全国各地及东南亚地区。

3. 祖师麻膏药 铁拐李牌祖师麻膏药是具有 300 多年传承历史的一种传统黑膏药产品，其功能主治："祛风除湿、活血止痛。用于风寒湿痹、瘀血痹阻经脉。症见肢体关节肿痛、畏寒肢冷、局部肿胀有硬结或瘀斑。"祖师麻膏药因其传承历史悠久、临床疗效确切被列为"第四批甘肃省省级非物质文化遗产传统医药类代表性项目"，并于 2019 年申报"第五批国家级非物质文化遗产传统医药类代表性项目"。

4. 余良卿膏药　余良卿膏药原名"鲫鱼膏药",自问世至今有三百多年的历史。因疗效显著、物美价廉一直深受广大使用者的青睐,被誉为安徽"三珍"之一。余良卿膏药的创始人余性亭,于清乾隆四年(1739年)开设余良卿号膏药店,以制售黑膏药见长。1953年,"鲫鱼膏药"改名为"余良卿膏药",并建厂开始批量生产,发展至今。

5. 参桂鹿茸丸　"葉开泰"创立于明代崇祯十年(1637年),参桂鹿茸丸作为其标志性产品,曾是进贡皇上服用的御药,距今也有170多年的历史。其药材道地,选料上乘,是老年人冬季进补的佳品。葉开泰的药注重药品品质,做到"货真价实,童叟无欺"。正如葉开泰店堂两边的金字招牌上写的"修合虽无人见,存心自有天知"。正是因为对中医药怀有崇高的信仰,对产品的质量怀有敬畏之心,使得葉开泰自开号以来能一直得到消费者的认可。

6. 跌打万花油　"敬修堂"始创于清代乾隆五十五年(1790年),跌打万花油是敬修堂的镇店名药,起源于少林寺药局秘方,由少林派嫡系弟子洪熙官带到岭南,再经其曾徒孙新锦武师的高足蔡忠传承至今已有140多年的历史,问世以来一直是治疗跌打损伤、撞击扭伤、刀伤出血、水火烫伤的良药,疗效显著,从而远近驰名。在南粤一带,早就流传着"家有'跌打万花油',跌打刀伤不用愁"的民间说法。

六、问题与展望

丸、散、膏、丹、汤经过千年发展到了当代,在制剂理论、制剂技术、质量控制、安全性评价、药理毒理、临床应用等方面都得到了提高和完善。现代制剂理论对其制法的诠释,新的制药技术的应用对原始配制方法的改革与提高,新的质量控制手段和评价方法保证了传统制剂品质,现代药理学解释了传统剂型与制剂的治病机理,药效与毒性评价为临床用药的安全有效提供了依据和保证。

由于新技术、新方法、新辅料的应用,中医传统制剂方法被赋予了新的活力。随着社会的发展、技术的进步,传统的制剂技术逐步被具有一定自动化及智能化的设备所取代,各种提取设备与制剂技术得到广泛应用,提高了生产率,完成了规模化、产业化全过程的质量控制,满足了患者高品质的用药需求。同时,由于传统剂型与制剂方法产生的历史背景与技术水平的局限,其存在的问题也应引起高度重视,努力研究加以解决。包括:①传统黑膏药的重金属对用药安全性的影响；高温油炸工艺对有效成分与环境的影响。②中药散剂的口感问题、挥发性成分的保留问题。③临床所用汤剂自助煎药的煎煮条件对疗效的影响，如何规范煎煮参数；汤剂与免煎汤剂（配方颗粒）在疗效上的等效性如何评价。④丸剂包含多种次生剂型，传统丸剂以蜜丸为主，包括水丸、水蜜丸、浓缩丸、糊丸等，如何制定符合各剂型特点的质量控制标准。⑤有些丸剂、散剂以生药粉直接入药的药材污染及如何保证微生物限度符合要求。⑥传统剂型与制剂方法评价所遵循的原则，是用现代技术方法完全取代传统方法还是在继承传统的基础上实事求是加以提高，建立符合中药特点的评价体系。⑦古籍经典中传统制剂方法的传承问题。⑧传统中医药特色技术与现代工程技术紧密结合，实现中药现代化的同时，又要保留传统工艺的特点，探索传承与创新的最佳路径。

中医药学是一个伟大的宝库，是祖先留给我们的宝贵财富，应深入挖掘，去伪存真，去粗取精，古为今用，为人类健康服务。历史上，中医传统剂型和制剂方法在劳动人民的医疗保健中发挥了重要作用，在科技日新月异的今天，留住中医药的根脉、传承岐黄薪火是时代赋予我们的责无旁贷的历史使命。

第一章 丸剂的历史研究

药物剂型是指药物制剂的形态，也指根据药物性质，以及治病和处方要求制成的药剂（成品药）。合适的剂型是为了发挥药物的最佳疗效，减少毒副作用，以及便于使用、贮存和运输。

中药历史上虽然一直有制剂和剂型的存在，但中药学术界运用"剂型"这一术语，始于 20 世纪 50 年代初期。剂型，系原料药加工制成适合医疗或预防应用的形式，称药物剂型，简称剂型，它是药物施用于机体前的最后形式。任何一个中药的有效方剂或药物，在用于临床治疗之前，一定要制成一定的剂型，即予以一定的物质形式。总的说来，将中药制成剂型的基本目的不外乎为适应治疗或预防的需要，适应中药本身性质的要求，以及为了方便服用、运输、贮藏等。

丸剂系指药物细粉或药材提取物加适宜的黏合剂或其他辅料制成球形或类球形制剂的统称。

丸剂主要供内服使用，是中药历史上出现最早的剂型之一。明代陈嘉谟《本草蒙筌》曰："丸，作成圆粒也。治下焦疾者，如梧桐子大。治中焦疾者，如绿豆大。治上焦疾者，如米粒大。因病不能速去，取其舒缓，逐旋成功，故曰：丸者，缓也。"丸剂具有崩解吸收缓慢，药力持久，节省约材，便于服用、携带、保存等优点。

传统丸剂种类丰富，按其制备方法可以分为塑制丸、泛制丸和滴丸；按其赋形剂的种类，可以分为蜜丸、水丸、糊丸、浓缩丸（煎丸）和蜡丸。下面的讨论主要以后者的分类方式进行。

1. 蜜丸 指药材细粉以蜂蜜为黏合剂制成的丸剂。蜜丸是丸剂中使用最多的一种，在中成药中有重要的地位。早在汉代以前的《养生方》中，就有蜜和枣膏为丸的记载 1 处，是最早关于蜜丸的记载。蜂蜜在蜜丸中的功能是多重的，蜂蜜具有滋补、解毒、润燥的作用；蜂蜜滋味甘甜能矫味；能固护药物的气味，保存时间长；蜂蜜黏合力强，崩解缓慢，作用持久。因为是一种良好的黏合剂。蜜丸常用于治疗慢性疾病和虚损类疾病。蜜丸按照成丸大小，又可分为大蜜丸和小蜜丸。

2. 水丸　俗称水泛丸。水丸中的"水"字不单指水，而是包括与水性相似的液体。水丸是将药物细粉以水或处方规定的水性液体（如酒、醋、蜜水、药汁等）为赋形剂，用泛法制备的丸剂。水丸是在汤剂的基础上发展而成的，始由处方中一部分药物的煎汁与另一部分药物的细粉以滴水成丸的方法制作成煎服丸剂，而后逐渐演变，以各种水溶性液体为赋形剂，用泛制法将方中全部或部分药物细粉制成粒度大小一致的吞服小丸。水丸在丸剂中崩解最快。《五十二病方》中就有使用醋、酒等制作而成的丸剂。《金匮要略》中的干姜人参半夏丸便是用生姜汁黏合而成。

3. 糊丸　指药材细粉用米糊或面糊等为黏合剂制成的丸剂。糊丸历史悠久，始见于张仲景《伤寒论》方中，在宋代已经广泛应用。糊丸干燥后质地坚硬，在胃中崩解迟缓，可使药物缓缓释放，延长药物作用时间。常用的糊丸黏合剂有糯米糊、面糊、米糊，此外还有黍米糊、神曲糊、淀粉糊、红枣糊、药汁糊等。

4. 浓缩丸　指药材或部分药材提取的清膏或浸膏，与适宜的辅料或药物细粉，以水、蜂蜜或蜂蜜与水的黏合剂制成的丸剂。一般认为浓缩丸是中药的一种改进剂型。古代的煎丸属于现在的浓缩丸，如《博济方》的牛膝煎丸、牛膝海桐皮煎丸、青蒿煎丸，《太平惠民和剂局方》的三棱煎丸、丁沉煎丸。《金匮要略》中的鳖甲煎丸，晋代葛洪的《肘后备急方》卷四中的"又方，葃弥草三十斤，水三石，煮取一石，去滓，更汤上煎令可丸，服如皂荚子三丸至五六丸，水随小便去，节饮，糜粥养之"是早期的浓缩丸。

5. 蜡丸　指药材细粉以蜂蜡为黏合剂制成的丸剂。蜡丸由《肘后备急方》中的蜜蜡丸发展而来，《备急千金要方》中的细续圆为最早的用纯蜡作黏合剂的蜡丸，《太平惠民和剂局方》中的卢氏异方感应丸是制作最为精良的蜡丸。

第一节　汉代以前

一、《五十二病方》丸剂

马王堆汉墓是西汉初期长沙国丞相利苍及其家属的墓葬，位于湖南省长沙市。1972～1974年，考古工作者在这里先后发掘了3座西汉时期墓葬。在三号墓发现了大批帛书和两卷医简，其中就有帛书《五十二病方》。《五十二病方》撰书年代可能在春秋战国之际，其抄录年代则不晚于秦汉之际，是我国现已发现最古的方剂专著。

帛书《五十二病方》全书为9911字，抄录于一高约24cm、长450cm长卷之后5/6部分，卷首列有目录，目录后有"凡五十二"字样，每种疾病均作为篇目标题，与后世医方书之体例相同。

全书分52题，每题都是治疗一类疾病的方法，这类方法少则一方、二方，多则二十余方。现存医方总数283个，用药达247种，书中提到的病名有103个，所治包括内、外、妇、儿、五官各科疾病。全书以外科病所占比重为最大，也最为突出。除了以内服汤药为主之外，还有大量的外治法，如敷贴法、烟熏或蒸气熏法、熨法、砭法、灸法、按摩疗法、角法（火罐疗法）等。

丸剂在《五十二病方》中记载不多，但在此书中出现了"丸"和"稍丸"的名称，并且已大约具备后世丸剂的形态。根据制作丸剂所用赋形剂的不同，已具备油脂丸、酒丸、醋丸之分，如：①油脂丸："以般服零，最（撮）取大者一枚，寿（捣）。捣之以春，脂弁之，以为大丸，操。"②酒丸："冶麋（蘼）芜本、方（防）风、乌豕（喙）、桂皆等，渍以淳酒而坑（丸）之，大如黑叔（菽）而吞之。"③醋丸："犬筮（噬）人伤者：取丘（蚯）引（蚓）矢二升，以井上壅（繼一糸）处土与等，并熬之，而以美【醯】之，稍坑，以熨其伤。犬毛尽，敷伤而已。"

上述主要是水丸。《五十二病方》中丸剂的形态，有"如黑菽（豆）"之整齐悦目的，也有"稍坑（丸）"之简陋粗糙的，前者内服，后者外用。丸剂的大小，有"大丸"，也有"如黑菽"之小丸。

许霞在论文中指出一个值得注意的问题，马王堆古医书中各方均无剂型称谓。即使数方有"丸之""以为大丸""稍丸"的提法，也只是将药剂做成圆形的形容词语，不过是"丸者圆也"，并非剂型名称。这可能是由于当时尚未形成各种剂型名称的原因。即使如此，根据各种制剂的形成过程仍能科学地进行分析归类。

许霞的见解是正确的，"丸"在此处并非名词，而是一个动词，是作为抟结药物的一个动作，通过这种方法把药物固定，而且可以估量，是丸剂形成初始的一种加工动作。这些是目前为止发现较早的丸剂起源的名字记述。

《五十二病方》收载医方近300首，只提到了丸，没有汤和散的名称，至于膏剂和丹剂更完全没有出现。制药方法有不少特色，像丸药，是医酒（内服）、油脂、醋（外用）、成丸后粉碎入酒吞服等更为古老的丸剂。

二、《养生方》《杂疗方》《胎产书》丸剂

马王堆出土的医学帛书中《五十二病方》和《足臂十一脉灸经》等5种为一卷帛书，被认为所载内容较早。而《养生方》《杂疗方》《胎产书》为另一卷子，被认为稍晚于前者，是战国时的作品，虽晚于《五十二病方》，却较后世的《黄帝内经》《神农本草经》为先，可以认为是《五十二病方》之时代与《黄帝内经》之时代的中间时期医药学发展的资料。

（一）《养生方》

《养生方》确定剂型的处方有56条。跟《五十二病方》多数是外用剂型不同，《养生方》绝大部分是内服剂型。这可能跟所治疗的疾病种类有关。

丸剂在《养生方》可辨识条文中载有7个，较之《五十二病方》，此书中的丸剂制作逐渐精良，赋形剂更多，特别是已开始用蜜和枣膏制作丸剂，其中蜜和枣膏为丸的记载有两个，"蜚蠊、防葵、石韦、桔梗、紫葳各一小束，乌喙三颗……等五寸，白膹蛇若苍梗蛇长三四寸，若……各冶，并以蜜若枣脂丸，大如羊矢"（二十八·走·原文七十八）。再如，"取干姜、桂、（蘽）茖、蛇床，皆冶之，各等，以蜜若枣脂和丸，大如指端，裹以疏布，入中，热细"（十·灼·原文二十二）。此为目前中国医药史上首次见到蜜丸的记载。

书中赋形剂除蜜和枣膏外，还有以雀卵汁、松脂、马酱为丸者，如下。

1. "八月取菟芦实阴干。干，析取其米，冶。以韦裹。到春，以牝鸟卵汁弁丸，如鼠矢，阴干，入八九丸菽酱中，以食。"（八·麦卵·原文十六）从上条不难看出"丸"不仅具有《五十二病方》中动词之意，而且已开始作名词使用。用鸟卵的还有："春日鸟卵一，毁。投糵糗中，丸之如大牛虮。食治多善。"（八·麦卵·原文十七）

2. "节者，其药以鸟卵、泽泻、术、酸枣……冶，即以松脂和，以为丸，后饭，少多恣"。（十八·除中益气·原文四十八）再如："冶云母、消松脂，等，并以麦（麦商）丸之，勿手，令大如酸枣，吞一丸。日益一丸，至十日。日后日捐一丸，至十日……"（二十四·益寿·原文七十二）其中即是以松脂加面麸为丸，本方中用云母、松脂均为古代方士所倡服食法。

3. "取白芫本，阴干而冶之，以马酱和，丸，大如指端……孔中，张且大。"（十八·除中益气·原文五十二）马酱，按马继兴的解释就是马肉的酱。

《养生方》中丸剂的形态有"大如酸枣""大如指端""大如羊矢""如鼠矢""如大牛戒"等不同。形态描述较《五十二病方》"大丸"更为详细。

（二）《杂疗方》

《杂疗方》原帛书书首缺损，根据现存残帛的条数依次编号，共有45条。能大致辨清条文中所载剂型的有30条，有9条为器械方、祝由方及天然药物制剂。丸剂于书中出现4个，分别以谷汁为丸、以蜜为丸和以枣膏为丸，制作过程与以往书籍大致相同。

1. "取桂、姜、椒、皂荚等皆冶，并合。以谷汁丸之，以榆□抟之，大如□□□藏筒中，勿令泄。"（原文六）

2. "取巴菽三，蛇床二，桂、姜各一，皂荚四，皆冶，并合。以蜜若枣膏和，丸之，大如（韱），入前中。"（原文十一）

3. "取犬骨燔，与矾石各二，桂、姜各一，皂荚三，皆冶，并合。以枣膏和丸以嗛前，知而出之。"（原文十二）"取矾石、桃毛各一，巴菽二，三物皆冶，合。以枣膏和，丸之大如（韱）。"（原文十三）

（三）《胎产书》

《胎产书》系一部有关胎产的方技类古籍，其内容不全是医方，有文字，有图形。集录的医方共21首，其内容主要是安胎保产，求子诸方。书中所涉剂型非常少，只有食疗剂和散剂。

综上可以看出，《养生方》《杂疗方》《胎产书》这一卷子中的方剂较之《五十二病方》更加成熟，使用的辅料中蜜和枣膏的比例明显增加。可以看出这一时期医家和民众已经发现蜜与枣膏作为辅料的特殊优越性。

三、《黄帝内经》丸剂

《黄帝内经》是我国现存最早、最系统的中医经典著作。学者认为此书托名黄帝所作，非出自一时一人之手，大约历经战国至秦汉（约公元前 475 年～公元 220 年）陆续汇集而成。

《黄帝内经》（简称《内经》）在治疗方法上偏于针灸刺法，而略于方药，对方剂的运用仅记载了 13 方，但它却对方剂的组方原则、治则治法、命名分类、剂型、煎服方法、服用禁忌等均有详尽论述，为方剂学的形成和发展初步奠定了理论基础。《内经》（遗篇除外）出现的 13 首药方，号称"《内经》十三方"，其中有一方是丸剂剂型。

《素问·腹中论》："以四乌鲗骨、一蘆茹二物并合之，丸以雀卵，大如小豆，以五丸为后饭。"是以雀卵为辅料进行黏合，大小如小豆的丸剂。与上述《养生方》《杂疗方》《胎产书》的制法很相似，因为资料太少，尚难以评价。但足以看出《内经》时代与上一时代的传承性。

四、《武威汉代医简》丸剂

武威汉代医简是 1972 年于甘肃武威旱滩坡汉墓出土的一批医简，其中简 78 枚，牍 14 枚，合计 92 枚。据甘肃省博物馆初步考证，武威旱滩坡古汉墓从墓室结构形制、殉葬品和墓中出土的五铢钱分期断代特点推断，当属东汉早期墓葬。故从时间上来看，武威汉医简牍应晚于西汉马王堆汉墓帛书《五十二病方》，而早于东汉末年的《伤寒杂病论》。

简牍共记录比较完整的医方 30 余个，涉及内科、外科、妇科、五官科、针灸科和其他一些膏药方；使用药物近 100 种。全书体例多是一病一方，它详细地记载了病名、症状、药物、剂量、制药方法、剂型、服药时间和各种不同的用药方式、服药禁忌及其反应。武威汉代医简对于研究我国古代医药学，特别是汉代的医药情况具有重要意义。

丸剂在《武威汉代医简》中记载有 6 方，大多数以蜜为丸，如：

"治久咳上气，喉中如百虫鸣状，卅岁以上方：茈胡、桔梗、蜀椒各二分，桂、乌喙、姜各一分。凡六物冶合，和丸以白密，大如婴桃。昼夜含三丸，消咽其汁。甚良。"（3～5）此方在《武威汉代医简》中不单出现在木简中，几乎完全同样的文字还出现在木牍中，编号为 79。

"石钟乳三分，巴豆一分，二者二分，凡三物皆冶合，丸以密，大如吾实。

宿毋食，旦吞三丸。"（29）

"治久泄肠辟卧血裹医不能治皆射去方：黄连四分，黄芩、石脂、龙骨、人参、姜、桂各一分，凡七物皆并冶合。丸以密，大如弹丸。先铺食，以食大汤饮一丸。"（82 甲、乙）

"矾石二分半，牡蛎三分，禹余量四分，黄芩七分，藁米三分，厚朴三分，凡六物皆冶合，和，丸以白密，丸大如吾实。旦吞七丸，铺吞九丸。莫吞十一丸。服药十日，知小便数多；廿日愈。公孙君方。"（83 甲、乙）

说明至少在汉代初年，丸剂以蜜为辅料已经逐渐成为主流，逐渐取代了其他辅料的地位。

一例以猪脂为丸："治百病膏药方：蜀椒一升，付子廿果，皆父。猪肪三斤，煎之五沸，浚去宰。有病者取大如羊矢，温酒饮之，日三四。与宰捣之，丸大如赤豆。心寒气胁下恚，吞五丸，日三吞。"（17 ～ 18）

一例不完整药方，看不出辅料："相得丸子，大如吾实。先铺食吞二丸，日再服药一。"（76）

丸之大小不一，有大如"婴桃（樱桃）"，有小如"赤豆（赤小豆）"，有如"吾实（梧桐子）"、如"弹丸"之不同。

五、《神农本草经》丸剂

《神农本草经》是现存本草著作中年代最早者。历代有关本书成书年代的论述，说法甚多，归纳起来大致有四：①成书先秦说；②成书两汉说；③成书汉以后说；④次第成书说。根据王家葵等考证得出结论，《神农本草经》成书年代定在东汉和帝永元六年即公元 94 年前后。

《神农本草经》作为药物专著，而不是方书，着重点不在方剂，但还是总结了各种基本剂型。虽然无具体剂型的制作和使用，只是简单地提到了剂型之名。其中最早的剂型理论有一定的指导意义："药有宜丸者，宜散者，宜水煮者，宜酒渍者，宜膏煎者，亦有一物兼宜者，亦有不可入汤酒者，并随药性，不得违越。"

原文大意说明制作各种剂型的药物需要依照药物本身的特性。说明古人在近两千年前对这种现代科技所证明的理论已有认识。《神农本草经》在当时之社会临证能熟练使用剂型之后，进行了理论的提升和总结，对后人合理的选择和使用剂型做出了最早的理论指导。

六、《伤寒论》丸剂

《伤寒杂病论》是中国传统医学著作之一，东汉末年，张仲景博览群书，广采众方，写就《伤寒杂病论》一书，该书成书约在 200～210 年左右。在纸张尚未大量使用，印刷术还没有发明的年代，这本书很可能写在竹简上。后人将该书分成《伤寒论》和《金匮要略》两部著作。

《伤寒论》全书载方应为 113 首，其中缺"禹余粮丸"，实为 112 方。在《伤寒论》的方剂中丸剂数量所占比例不大，只有禹余粮丸、抵当丸、大陷胸丸、麻子仁丸、乌梅丸、理中丸等 6 个丸方，除去有名无方的禹余粮丸，其实际只载有 5 个丸方。

在《伤寒论》的丸剂中，有部分是沿袭了以蜜合丸的蜜丸制法，如：

麻子仁丸："麻子仁（二升），芍药（半斤），枳实（半斤，炙），大黄（一斤，去皮），厚朴（一尺，炙，去皮），杏仁（一升，去皮尖，熬，别作脂）。上六味，蜜和丸如梧桐子大。饮服十丸，日三服，渐加，以知为度。"

理中丸："人参、白术、甘草（炙）、干姜（各三两）。上四味，捣筛，蜜和为丸，如鸡子黄许大……"

乌梅丸："乌梅（三百枚），细辛（六两），干姜（十两），黄连（十六两），当归（四两），附子（六两，炮，去皮），蜀椒（四两，出汗），桂枝（去皮，六两），人参（六两），黄柏（六两）。上十味，异捣筛，合治之，以苦酒渍乌梅一宿，去核，蒸之五斗米下，饭熟捣成泥，和药令相得，内臼中，与蜜杵二千下，丸如梧桐子大，先食饮服十丸，日三服，稍加至二十丸。"

自马王堆医书首载以蜜为丸以来，蜂蜜即是丸剂最常用的黏合剂，逐渐取得了丸剂的主导地位。

《伤寒论》中还有一类不添加黏合剂的丸剂，可以看作一种是汤剂进一步的发展。在制造过程中，仅以原处方所规定的药物为标准，不加入任何其他成分。

抵当丸："水蛭（二十个，熬），虻虫（二十个，去翅足），桃仁（二十五个，去皮尖），大黄（三两）。上四味，杵分四丸……"

大陷胸丸："大黄（半斤），葶苈子（半升，熬），芒硝（半升），杏仁（半升，去皮尖，熬黑）。上四味，捣筛二味，内杏仁、芒硝，合研如脂，和散。取如弹丸一枚……"

抵当丸在制丸之前，先将水蛭和虻虫用水"熬"，使其所含的动物胶、黏液质等自成糊状，然后与大黄、桃仁共捣，由于桃仁含有大量的脂肪油，大黄有丰富的树脂，因此，药物自身可相互黏结成块而成"丸"。大陷胸丸的制备方法相似，"上四味，捣筛二味，内杏仁、芒硝，合研如脂，和散。取如弹丸一枚……"

有意思的是，乌梅丸的制法还第一次出现了类似糊丸的过程，糊丸是指药材细粉用米糊或面糊等为黏合剂制成的丸剂。例如在乌梅丸中使用了类似现代赋形剂糊精的黏合剂，如"上十味，异捣筛，合治之，以苦酒渍乌梅一宿，去核，蒸之五斗米下，饭熟捣成泥，和药令相得，内臼中，与蜜杵二千下，丸如梧桐子大"，制丸时将药物置于米下蒸之，米熟后，米中的糊精就有部分浸入药中，借以黏合成丸。

《伤寒论》的丸剂中，有直接用于吞服的，也有用于煎服的丸剂。其中直接吞服的丸剂体积较小，如乌梅丸、麻仁丸"如梧桐子大"；而用于煎服的丸剂体积一般较大，如理中丸"如鸡子黄许大，以沸汤数合，和一丸，研碎，温服之"，大陷胸丸"取如弹丸一枚……水二升，煮取一升，温顿服之"，抵当丸"以水一升，煮丸，取七合，服之"等。

《伤寒论》中丸剂制作已经发展得非常全面，故有学者认为，其制造步骤已具备现代丸剂制造工艺过程的雏形。

七、《金匮要略》丸剂

关于《金匮要略》的方数，按林亿等《金匮要略方论序》中所称："凡二十五篇，除重复合二百六十二方。"一般认为末3篇（第二十三至二十五）非仲景文，故仅收前22篇。前22篇共计205个方剂，除去与《伤寒论》重复者37方、附方23方、有名无方者5方，实际上在《伤寒论》的基础上增加140个方剂。《金匮要略》全书（不包括后3篇内容）载方205首，其中缺杏子汤、黄连粉、藜芦甘草汤、附子汤、胶姜汤等5方。并除去附方、有名无方者和重复者共60首，实为140方。

丸剂在《金匮要略》中出现次数较多，是总数位于第三的剂型，除去与《伤寒论》重复的乌梅丸、麻子仁丸外，共有17丸之多。有鳖甲煎丸、八味丸、薯蓣丸、大黄䗪虫丸、皂荚丸、九痛丸、赤丸、赤石脂丸、防己椒目葶苈大黄丸、栝楼瞿麦丸、半夏麻黄丸、桂枝茯苓丸、干姜人参半夏丸、当归贝母苦参丸、竹皮大丸、矾石丸和肾气丸。其中八味丸与肾气丸异名同方，实为16方。

书中所载丸剂有用动物胶汁作黏合剂的，如鳖甲煎丸："上二十三味，为末，取煅灶下灰一斗，清酒一斛五斗，浸灰，候酒尽一半，着鳖甲于中，煮令泛烂如胶漆，绞取汁，内诸药，煎为丸，如梧子大，空心服七丸，日三服。"也有以植物药的汁液黏合为丸的，如以生姜汁糊为丸的干姜人参半夏丸："干姜、人参（各一两），半夏（二两）。上三味，末之，以生姜汁糊为丸，如梧子大，饮服十丸，日三服。"以枣肉黏合为丸的竹皮大丸："生竹茹（二分），石膏（二分），桂枝（一分），甘草（七分），白薇（一分）。上五味，末之，枣肉和丸，弹子大，以饮服一丸，日三夜二服。"

除此之外，其余 13 方皆为蜜丸，占 81.25%，呈压倒性优势。蜜丸性柔润，作用缓和，兼有矫味和补益之功，多用于慢性病。

《金匮要略》中的丸剂皆为直接服用，或以水，或以酒，而没有《伤寒论》中的煮丸。

蜜丸的大小多为如"梧子大""桐子大"，也有其他规格，"如弹子大"（薯蓣丸）、"和丸小豆大"（大黄䗪虫丸、半夏麻黄丸、当归贝母苦参丸）、"炼蜜丸如麻子大"（赤丸）、"炼蜜和丸，如兔屎大"（桂枝茯苓丸）、"炼蜜和丸，枣核大"（矾石丸）。不过如梧桐子大，已经渐成定制，以后蜜丸也以此规格为标准。

赤丸还有上色的做法，是否可以看作是后代使用包衣的滥觞，留待考证。"茯苓（四两），半夏（四两，洗，一方用桂），乌头（二两，炮），细辛（一两，《千金》作人参）。上四味，末之，内真朱为色，炼蜜丸如麻子大，先食酒饮下三丸。"

附：《金匮玉函经》丸剂

除《伤寒论》和《金匮要略》之外，流传至今的张仲景著作还有一部《金匮玉函经》。一般认为，《金匮玉函经》与《伤寒论》同体而别名，虽在隋唐前问世，但因流传不广而被淹没，连许多大藏书家亦未见，直至清初陈士杰发现而雕刻刊行。此书对于研究伤寒理论具有很高的价值。其中有些内容在今本《伤寒论》和《金匮要略》中是没有的。其中就有关于中药剂型的理论，指出汤、散、丸各自的用途与特点。

《金匮玉函经·证治总例》："张仲景曰：若欲治疾，当先以汤荡涤五脏六腑，开通经脉，理导阴阳，破散邪气，润泽枯槁，悦人皮肤，益人气血。水能净万物，故用汤也。若四肢病久，风冷发动，次当用散，散能逐邪，风气湿痹，表里移走，居无常处者，散当平之。次当用丸，丸能逐沉冷，破积聚，消诸坚癖，进饮食，调荣卫，能参合而行之者，可谓上工。"

汉代以前还有一些医学著作和其他著作中可能会有丸剂的内容记载，但因为时间的原因不可能一一爬梳搜剔。不过主要的医籍已经浏览，应该能窥见全豹之一斑了。

第二节　魏晋南北朝时期

魏晋南北朝时期，中医学有了很大的发展，其特点是出现了众多的经验方书，尽管这些方书绝大多数已经失传，但流传下来的也有很多。

一、《肘后备急方》丸剂

《肘后备急方》简称《肘后方》，今通行本共 8 卷，是葛洪选取其所著《玉函方》中简易有效的药方编辑而成。最初名《肘后救卒（一作卒救）方》，后经南北朝梁代陶弘景整理、增补，改名《补阙肘后百一方》。金代皇统四年（1144年）杨用道参考《证类本草》中的单方作为附方，共增 510 方，名为《附广肘后方》，即现存的《肘后备急方》。全书共 73 篇（现缺其中 3 篇）。内容涉及急救、传染病及内、外、妇、五官、精神、骨伤各科，所载方剂大多价廉效著，治法简便易行。共载药方 1060 首（不计杨用道的附方），其中供内服使用者 714首，外用方 340 首。《肘后备急方》中葛洪和陶弘景收集的药方内容混杂、难以区分，因其生活年代较近，研究过程中把二人的成果糅合进行考证。因杨补均以附方列出，划分清楚。故本研究的剂型统计均未将其列入。《肘后备急方》在一定程度上反映出魏晋南北朝时期的医药水平及诊疗技术。

对《肘后备急方》收载的剂型进行汇总整理（不包括天然药物制剂和针灸方），确认有 20 余种剂型，其中多数剂型现在仍在广泛使用，部分剂型被改进，对现代药物剂型的设计与改革影响极为深远，是中医药学中一份宝贵的遗产。

丸剂是《肘后备急方》中记载方剂量最多的剂型，共 128 丸。其中卷一载24 丸，卷二载 15 丸，卷三载 34 丸，卷四载 42 丸，卷五载 3 丸，卷六载 3 丸，卷七载 6 丸，卷八载 1 丸。按其赋形剂分为蜜丸、苦酒丸、鸡子白丸、乌鸡肝丸、狗血丸、人血丸、枣膏丸、饭丸、药汁丸、面糊丸、酒丸、蜡丸、猪脂丸等，种类繁多。其中以蜜丸最多，共 70 丸，占本书丸剂总量的 54.7%，醋丸7 丸，煎膏丸 6 丸，糊丸 4 丸，蜡丸 2 丸，酒丸 3 丸，亦有不加赋形剂，药物直接捣为丸。从丸剂的药味数来看，单味药方 16 丸，2～5 味分别为 40、24、16、9 丸，六味以上的共有 10 丸，尚有大方羊脂丸、备急方玉壶丸、五蛊黄丸、五蛄黄丸等。

上述种种，蜜丸占多数，除蜜丸外，其他 4 类如水丸、糊丸、浓缩丸（煎丸）和蜡丸都已出现。

如苦酒丸、鸡子白丸、狗血丸、人血丸、药汁丸、酒丸、醋丸大致都可分属在水丸之内。水丸，俗称水泛丸。水丸中的"水"字不单指水，而是包括与水性相似的液体。如：

"又方：白马尾二七茎，白马前脚目二枚，合烧之，以苦酒丸如小豆。开口吞二丸，须臾服一丸。"（救卒死尸厥方第二）

"若心下百结积来去痛者方：吴茱萸末一升，真射罔如弹丸一枚，合捣，以鸡子白和丸，丸如小豆大，服二丸，即瘥。"（治卒心痛方第八）

"治心痹心痛方：蜀椒一两，熬令黄，末之，以狗心血丸之如梧子，服五丸，日五服。"（治卒心痛方第八）

"又方：人血和真珠，如梧桐子大，二丸，折齿纳喉中，令下。"（救卒客忤死方第三）

"又方：生姜三两，捣取汁，干姜屑三两，杏仁一升，去皮，熬。合捣为丸，服三丸，日五六服。"（治卒上气咳嗽方第二十三）

"又方：苦参三两，龙胆一合，末，牛胆丸如梧子，以生麦汁服五丸，日三服。"（治卒发黄疸诸黄病第三十一）

"《隐居效方》消痈肿：白蔹二分，藜芦一分，为末，酒和如泥贴上，日三，大良。"（治痈疽妒乳诸毒肿方第三十六）

"又方：矾石三分，烧，斑蝥一分，炙。去头足，捣下，用醋和，服半匕，须臾，瘘虫从小便中出。"（治卒得虫鼠诸瘘方第四十一）

面糊丸、饭丸可分属在糊丸范围内。糊丸，是指药材细粉用米糊或面糊等为黏合剂制成的丸剂。

浓缩丸是指药材或部分药材提取的清膏或浸膏，与适宜的辅料或药物细粉，以水、蜂蜜或蜂蜜与水的黏合剂制成的丸剂。煎膏丸应属浓缩丸。如：

"赵泉黄膏方，大黄、附子、细辛、干姜、椒、桂各一两，巴豆八十枚，去心、皮，捣细，苦酒渍之，宿腊月猪膏二斤。煎三上三下，绞去滓，密器贮之，初觉勃色，便热，如梧子大一丸，不瘥，又服。"（治瘴气疫疠温毒诸方第十五）

"又方，多取柯枝皮，锉，浓煮，煎令可丸，服如梧子大三丸。"（治卒大腹水病方第二十五）

蜡丸是指药材细送以蜂蜡为黏合剂制成的丸剂。如：

"虎头杀鬼方，虎头骨（注：虎骨现已禁用）五两，朱砂、雄黄、雌黄各一两半，鬼臼、皂荚、芫荑各一两，捣筛，以蜡蜜和如弹丸，绛囊贮，系臂，男左女右，家中悬屋四角，月朔望夜半，中庭烧一丸，一方有菖蒲、藜芦，无虎头、鬼臼、皂荚，作散带之。"（治瘴气疫疠温毒诸方第十五）

"若下痢不能食者，黄连一升，乌梅二十枚，炙燥，并得捣末，蜡如棋子大，蜜一升，合于微火上，令可丸，丸如梧子大，一服二丸，日三。"（治伤寒时气温病方第十三）

乌鸡肝丸、枣膏丸、猪脂丸、鸡冠血丸其实应该属于不加赋形剂，药物直接捣研成丸的。

"疗饮中蛊毒，令人腹内坚痛，面目青黄，淋露骨立。病变无常方：取铁精捣之，细筛，又别捣乌鸡肝，以和之，丸如梧子大，服三丸，甚者，不过十日，微者即愈。"（治中蛊毒方第六十三）

"又方，椒目二两，巴豆一两，去皮心，熬，捣，以枣膏，丸如麻子，服二丸，下痛止。"（治心腹寒冷食饮积聚结癖方第二十七）

"大豆黄炒，舂如作酱滓，取纯黄一大升，捣，筛，炼猪脂和令熟丸，酒服二十丸。"（治面皰发秃身臭心昏鄙丑方第五十二）

"又方：鸡冠血和真珠，丸如小豆，内口中，与三四枚，瘥。"（救卒客忤死方第三）

《肘后备急方》丸剂的大小规格，继承了《伤寒论》及以前的方法，以实物类比，不过是规格更多而已，大者如弹丸，小者如粟粒子，另有梧桐子、胡豆、麻子、胡麻、大麻子、枣、大豆、杏子、枣核、皂荚子、弹子等多种规格。

《肘后备急方》为魏晋南北朝时期重要的医学著作，代表了这一时期的医学发展水平。其所收载药物剂型种类之齐全，所用辅料品种之繁多，采用制剂工艺之先进是当时其他医药书籍所无法比拟的。首先，在黏合剂方面除了用蜜外也有了新的发展，使用了一些既有黏合力又有疗效作用的黏合剂。如救卒客忤死的"鸡冠血和真珠，丸如小豆，内口中，与三四枚，瘥"。又如治卒发黄疸诸黄病的"苦参三两，龙胆一合，末，牛胆丸如梧子，以生麦汁服五丸，日三服"。此处所用的鸡冠血、牛胆汁等，既是黏合剂又可发挥一定的药效。其次，如前所述《肘后备急方》中已经使用了蜜蜡丸，这在之前是没有见到的。如"若下痢不能食者，黄连一升，乌梅二十枚，炙燥，并得捣末，蜡如棋子大，蜜一升，合于微火上，令可丸，丸如梧子大，一服二丸，日三"。此为较早出现的有关蜡丸的记载，并为后世纯蜡丸的出现提供了经验。最后，《肘后备急方》中多次出现了"煎膏丸"，这种煎膏丸与浓缩丸相似，是这一方法的最早记载。如

"又方，多取柯枝皮，锉，浓煮，煎令可丸，服如梧子大三丸"（治卒大腹水病方第二十五）。此记载的煎膏丸与现今的浓缩丸在制备方法及药物处理原则上大致相似，正是现代浓缩丸的雏形。

二、《小品方》丸剂

《小品方》又名《经方小品》，十二卷，为东晋陈延之所撰，约成书于454～473年。在隋唐时期，《小品方》被唐朝政府规定为学医的必读之书。该书传到日本，对日本医学也曾产生过不小的影响。日本文武天皇大宝元年（701年）颁行的大宝律令，亦曾将《小品方》列为医学生学习的五种医书之一。《小品方》原书宋以后渐渐亡佚，但后世许多医书载录其数量不等的佚文，故近代有不少学者对此书进行辑佚，有多种辑本。20世纪80年代中期，日本尊经阁文库发现古抄本《小品方》残卷，中国学者高文铸据此重新辑注，成新辑本《小品方》。

《小品方》序文曰："今先记述上古已来旧方，卷录多少，采取可承案者，为《小品》成法焉。"可以明确看出《小品方》中的方剂是博采约取，来源广泛。有些方剂与以往医书中的方剂重复。本书方剂数量较多，而且剂型丰富，所载剂型达23种之多。虽然书中部分剂型较粗糙，技术还未成熟，但从中可以看出南北朝早期的方剂剂型发展水平，《小品方》所录方剂对后世方剂的发展产生了深远的影响，同时，本书剂型也对后世剂型的发展起到承上启下的作用。

《小品方》对于剂型的使用理论又有所发挥，提出："病源宜服利药治取除者，服汤之后宜将丸散也，时时服汤助丸散耳。""夫病是服利汤得瘥者，从此以后慎不中服补汤也，得补病势即还复成也，重就利之，其人则重弊也。若初瘥，气力未展平复者，当消息之。宜服药者，当以平和药逐和之也。若垂平复欲将补益丸散者，自可以意量耳。"（述看方及逆合备急药决）

绝大多数丸剂都采用了蜜丸，如九痛丸："六味蜜和，空腹服如梧子三丸。"（治心痛腹胀满冷痛诸方）七气丸："凡十七物，冶合下筛，和以蜜，酒服如梧子三丸，日三，不知，稍增以知，至十丸为度。"（治心痛腹胀满冷痛诸方）

有利用药物本身特性作为黏合剂制作成丸的，如："治中蛊毒，吐血、或下血，皆如烂肝方……又方：巴豆（一枚，去皮心，熬），豉（三粒），釜底墨（方寸匕）。上三味，捣，分作三丸，饮下一丸，须臾当下蛊毒。不下更服一丸。"（治中蛊毒诸方）

"治被打击，有瘀血在腹内久不消，时时发动方：大黄（二两），干地黄

（四两）。上二味，捣散为丸，以酒服三十丸，日再。为散服亦妙。"［治被压连堕挽折斫刺（金疮）诸方］

"又方，桐君说。伏出鸡卵壳中白皮、梨木灰、麻黄（去节）、紫菀（各等分）。上四味，捣下筛，作丸……"（治气逆如奔豚状并诸汤方）

属于水丸类型的利用液体物质调和成丸的，如：

利用动物血液的治人食菜及果子，中蛇毒方又方："以鸡血和真铁精，吞如梧子大一丸。"（治食毒诸方）

利用乳汁："治少小夜啼，至明即安寝，夜辄啼，芎䓖散方：芎䓖（二分），术（二分），防己（二分）。凡三物，捣下筛，二十日儿未能服散者，以乳汁和之，服如麻子一丸。儿大能服散者，服之多少以意节度。"（治少小疾病诸丸散众方）"牡丹散，治癥，偏大，气胀方：牡丹、防风、桂心、豉（熬）、铁精。分等，合捣下，服方寸匕，小儿一刀圭，二十日愈。大良。婴儿以乳汁和如大豆与之。"（治少小疾病诸丸散众方）

利用动物骨髓和脂肪："治五痔，大便肛边清血出，紫参丸，治久不瘥服之无不瘥方……上十三味，捣筛，以羊脊骨中髓合猪脂各半升煎，和丸如梧子，未食，酒服十五丸，日再。亦可饮下。剧者夜一服。四日肛边痒止，八日脓血尽，鼠乳悉愈，满六十日终身不复发。"（治痟脱肛痔下部诸疾众方）

蜜和阿胶烊化一起和丸："青要结肠丸，治热毒下不绝，不问久新，悉治之方：苦参、橘皮、阿胶（炙）、独活、芍药、黄连、蓝青（一方干姜四分代）、鬼白、黄檗、甘草（各四分）。凡十物，合捣下筛，蜜烊胶和之，并手捻作丸，如梧子，干以饮服十丸，日三，不知稍增。"（治下利诸方）即蜜和阿胶烊化一起和丸，这是首次见到阿胶烊化和丸的文字记载。

有的丸剂方，并没有明确注明是如何制剂的，如"断产方……又方：桃白皮如梧子大，服一丸，立出"（治妊胎诸方）。

也有特殊制剂方法的："治疟，鸡子常山丸方：取鸡子一枚，断开头，出黄及白令尽，置小铛子中；又取常山细末，量满前空壳，又倾铛子中；又量白蜜还令满壳，复倾铛子中，三味同搅，微火煎之，勿停手，微冷可丸则停，丸如梧子。"［治秋月中冷（疟病）诸方］

继承了《肘后备急方》的浓缩丸，如"治卒癫疾，癫狂莨菪散方：莨菪子三升，末之，酒一升渍多日，出捣之，以向汁和，绞去滓，汤上煎令可丸，服如小豆三丸，日三"（治邪狂癫诸方）。

规格上也有梧子、桐子、小豆、大豆、弹子、弹丸、枣核大的拟量标准。

《小品方》中的处方有一些没有方名，这体现出民间验方的特点。

另外《小品方》中还有许多散剂下标注也可以用作丸剂。丸散剂型常互调换。如：

"治青下、白下，姜附散方：干姜、附子（炮）、皂荚（炙，去子）。上三味，等分，捣筛为散，饮服方寸匕，不过再服即愈。亦可丸服。"（治下利诸方）

"麝香散，治水肿方：麝香（三铢），芫花（三分，熬），甘遂（三分）。上三味，合下筛，酒服钱半边匕，老小钱边三分匕。亦可丸服之，强人如小豆十丸，老人五丸。"（治虚满水肿诸方）

用法中除内服外用外，还有其他，如"治喉痹者，喉里肿塞痹痛，水浆不下入，七八日即杀人，治之方：熬杏人熟捣，蜜丸如弹子，含咽其汁"［治喉痛（喉痹）诸方］。

三、《集验方》丸剂

《集验方》，北周姚僧垣著，姚僧垣（499—583 年），字法卫，南朝梁医，武康人。姚僧垣医术高妙，为世人推崇，前后效验，不可胜记。其著《集验方》十二卷，今佚，部分佚文尚存《外台秘要》《医心方》等书。今有高文铸辑校本《集验方》。本书和其他六朝方书一样，有其时代特点，是搜集验方而成。其中既有姚氏本身的医疗经验，又有抄录前人的成方。

《集验方》中丸剂的赋形剂种类非常丰富，蜜丸仍然占有主要地位，绝大多数丸剂都采用了以蜜和丸的方式。其他还有糯米膏丸、饭丸、脂丸、牛胆汁丸、枣膏丸、药汁丸等。甚至有狭义水丸和浓缩丸的出现。

如龙脑甘露丸，以"寒水石半斤，烧半日，净地坑内盆合，四面湿土壅起，候经宿取出，入甘草末，天竺黄各二两、龙脑二分，糯米膏丸弹子大，蜜水磨下"（治中风诸急及风热方）。

蜀沙门传水痢方："以诃黎勒三颗，面裹炮赤去面，取诃黎勒皮捣末，饭和为丸。米饭空腹下三七丸。"（治水谷痢及杂痢方）

无论是"糯米膏丸弹子大"还是"饭和为丸"都可以划分到糊丸范围内。

还有一例似是糊丸，又以鸡子为黏合剂的多重黏合剂的方剂"治长虫，鸡子丸方"："鸡子白（三枚），干漆（四两，熬），蜡（三两），粳米粉（半斤）。右四味，内铜器中，于微火上煎，搅令调，内粉，令凝可丸，置土上温，乃内鸡子，搅令相得，又煎令可丸，宿勿食，以饮下小豆许大一百二十丸，小儿五十丸。效验。"（治诸虫方）先以粳米粉和，又以鸡子合。

以动物脂肪为黏合剂的有两方，如：

以猪膏和丸，"治逆产方又方"："以猪膏和丸如大豆，吞，儿手即持丸出，神验。"（治逆产方）

以鹅脂和丸的"治耳聋方又方"："巴豆十四枚，捣。鹅脂半两，火熔，内巴豆和，取如小豆，绵裹内耳中，瘥，日一易。"（治耳病方）

以牛胆汁为黏合剂的有两方，如：

"治劳疸、谷疸丸方。苦参（三两），龙胆草（一两）。右二味，下筛，牛胆汁和丸。"（治黄疸、黑疸、谷疸诸方）

"治肾消渴，小便数，宣补丸方……右十二味，末之，以牛胆汁三合，共蜜和丸梧子大"（治消渴方）是以牛胆汁和蜜共为黏合剂。

以枣膏为丸，"治目中风肿，弄眼方"："矾石（二钱，熬末）。右一味，以枣膏和如弹丸，以磨目上下，食顷止，日三。"（治眼病方）

以药汁为丸，"治妇人脐下结坚，大如杯升，月经还通，寒热往来，下痢羸瘦，此为瘕气，不可治。未生瘕者可治方。""生地黄（三十斤，取汁），干漆（一斤，熬）。右二味，捣漆为散，内生地黄汁中微火煎，令可丸，酒服桐子大三丸，至七八丸，即止。"（治妇人带下、漏下及癥瘕方）

以上似可纳入水丸范畴，真正以水为丸在《集验方》中也有出现，是现在发现较早的水丸的记载，完善了水丸的种类。

"治胃反吐食者方。捣粟米作粉，水和作丸，如楮子大七枚，烂煮内酢中，细细吞之，得下便已，面亦得用之。"（治胃反方）

《集验方》中也有部分利用药物本身所含脂肪等成分直接捣药成丸的丸剂。如"治大水肿，腹如鼓，坚如石方""捣药六万杵，自令相合如梧子"（治诸水肿方）。

治中蛊方又方："巴豆（一枚，去心皮，熬），豉（三粒），釜底墨（方寸匕）。右三味，捣，分作三丸，饮下一丸，须臾当下蛊毒，不下，更服一丸。"（治中蛊毒方）

治痔又方："以生槐皮十两，削去黑皮，熟捣，丸如弹子，绵裹内下部中，大效。"（治痔疮及谷道痒痛方）

治齿痛方又方："芎䓖、细辛、防风、矾石（烧令汁尽）、附子（炮）、藜芦、莽草。右七味，等分，捣筛为末，以绵裹弹丸大，酒渍烫所患处，含之勿咽汁。"（治牙齿病方）

另外，《集验方》中也有浓缩丸的记载：

如治胡臭方："牛脂和胡粉三合，煎令可丸，涂腋下，一宿即愈。"（治漏液胡臭方）

"治痰饮积聚，呕逆，兼风、虚劳、阴疝方。霜后蒺藜苗子，捣汁一石，先以武火煎减半，即以文火煎，搅勿停手，候可丸止，空腹酒下梧子大三十丸。"（治痰饮久癖方）

在药剂规格上有梧子大、桐子大、杏核大、如小豆大、如大豆大、如弹子大、如大枣大、如桃核大、兔屎大等。

有些方剂即可为丸，亦可为散，甚至可以为汤剂。如牡蛎散及丸方："捣末，酒服方寸匕……亦可蜜丸如梧子大，酒服十五丸。"（治伤寒、温病劳复食复方）理中汤："远行防霍乱，作丸如梧子服二十丸，散服方寸匕，酒服亦得。"（治霍乱吐利上筑腹疼诸方）

四、炮制学专著《雷公炮炙论》丸剂

《雷公炮炙论》，三卷，南朝刘宋时雷敩约撰于5世纪，为我国最早的中药炮制学专著。原书已佚，其佚文多存于《证类本草》中。清末张骥所辑《雷公炮炙论》为此书最早辑佚本。当代中医文献学家尚志钧所辑《雷公炮炙论》，计收载原书药物288种，校注详尽，书后附研究论文数篇，代表了当代《雷公炮炙论》辑佚、研究的最高水平。

《雷公炮炙论》记述了部分剂型理论，如雷敩论合药分剂料理法则："凡云散，只作散；丸，只作丸。或酒煮、或醋、或乳煎，一如法则。凡方炼蜜，每一斤只炼得十二两半；或一分是数。若火少，若火过，并用不得也。凡膏煎中用脂，先须炼去革膜了，方可用也。凡修事诸药物等，一一并须专心，勿令交杂。或先熬后煮，或先煮后熬，不得改移，一依法则。"在丸剂的制作上他专门强调："凡修合丸药，用蜜只用蜜，用饧则用饧，用糖只用糖。勿交杂用，必宣泻人也。"

五、《本草经集注》丸剂

《本草经集注》，七卷，南北朝梁代陶弘景编著，约成书于480～498年。陶弘景认为《神农本草经》自"魏晋以来，吴普、李当之等更复损益，或五百九十五，或四百四十一，或三百一十九，或三品混糅，冷热舛错，草石不分，虫兽无辨，且所主治，互有得失，医家不能备见"等问题，于是给予整理，名之为《本草经集注》。原书已佚，现仅存有敦煌石室所藏的残本。但原书中的主要内容，还可从《证类本草》见到。今有尚志钧先生辑本。全书 7 卷，载药 730 种，首卷为序录，余下 6 卷为药物论述。

在《本草经集注》中陶弘景引述了《神农本草经》关于制剂的理论："药有宜丸者，宜散者，宜水煮者，宜酒渍者，宜膏煎者，亦有一物兼宜者，亦有不可入汤酒者，并随药性，不得违越。"他解释说这是要"察病之源，以为其制耳"。提出了从药物和疾病两个方面的性质对剂型的选择原则，至今仍是中医选择剂型的不二法门。

在《本草经集注》序录中还对剂型的制作和规格进行了一系列的规范。对于丸剂也有专门的规定。

如对于丸剂的规格："凡丸药有云如细麻者，即今胡麻也，不必扁扁，但令较略大小相称耳。如黍粟亦然，以十六黍为一大豆也；如大麻者，即大麻子，准三细麻也；如胡豆者，今青斑豆也，以二大麻子准之。如小豆者，今赤小豆也，粒有大小，以三大麻子准之。如大豆者，二小豆准之。如梧子者，以二大豆准之。一方寸匕散，蜜和得如梧子，准十丸为度。如弹丸及鸡子黄者，以十梧子准之。"

对于丸剂的制作过程也有细致明确的规定。

"凡丸、散药，亦先细切曝燥乃捣之。又有各捣者，有合捣者，随方所言。其润湿药，如门冬、干地黄辈，皆先切曝，独捣令扁碎，更出细擘曝干。值阴雨，亦以微火烘之，既燥，小停冷仍捣之。凡润湿药，燥皆大耗，当先增分两，须得屑乃秤为正。其汤酒中不须如此。

"凡筛丸药，用重密绢令细，于蜜丸易成熟。若筛散草药，用轻疏绢，于酒服则不泥。其石药亦用细绢筛如丸者。凡筛丸、散药竟，皆更合于臼中，以杵研之数百过，视色理和同为佳。

"凡汤、丸、散，用天雄、附子、乌头、乌喙、侧子，皆灰火炮炙，令微坼，削去黑皮乃秤之。

"凡汤、酒、膏、丸散，用半夏皆且完。以热汤洗去上滑，手之，皮释随剥去，更复易汤洗之，令滑尽。不尔，戟人咽。旧方廿许过，今六七过便足。亦可直煮之，沸易水，如此三过，仍㨃洗毕便讫，随其大小破为细片，乃秤以入汤。若膏、酒、丸、散，皆须曝燥乃秤之也。

"凡丸、散用胶，皆先炙，使通体沸起，燥乃可捣。有不沸处更炙之。丸方中用蜡皆烊，投少蜜中，搅调以和药。若用熟艾，先细擘，合诸药捣，令散；不可筛者，别捣内散中和之。

"凡用蜜，皆先火上煎，料去其沫，令色微黄，则丸经久不坏。克之多少，随蜜精粗。凡丸、散用巴豆、杏仁、桃仁、葶苈、胡麻诸有膏脂药，皆先熬黄黑，别捣令如膏。指视泯泯尔，乃以向成散，稍稍下臼中，合研捣，令消散，乃复都以轻疏绢筛度之，须尽，又纳臼中，依法治数百杵也。汤膏中用，亦有熬之者，虽生并捣破。"

《本草经集注》中虽然没有具体的方剂剂型，但在制剂方面的理论和方法方面的规定影响深远。

魏晋南北朝时期验方书籍较多，虽然多数佚失，但从现有医书和辑校本中可窥见一斑。临床方剂剂型又有新发展，在《肘后备急方》《小品方》《集验方》等书籍中虽均是记载简便易得的治疗方法，但却收录了丰富多彩的新剂型的样式，尽管还不成熟，但在丸剂中可以看出，蜜丸已经占据主导地位，成为绝大多数丸剂的选择，糊丸、水丸、浓缩丸、蜡丸虽然还不成熟，但均已出现苗头。

有关剂型理论和制作规范在《本草经集注》已经出现。为后世剂型的理论和实践奠定了基础。

第三节　隋唐时期

一、《备急千金要方》丸剂

《备急千金要方》简称《千金要方》《千金方》，是中国古代中医学经典著作之一，被誉为中国最早的临床百科全书，是综合性临床医著。由唐代孙思邈所著，约成书于永徽三年（652年）。该书集唐代以前诊治经验之大成，对后世医家影响极大。全书共分30卷，总计232门，合方论5300首，处方4111方。是继张仲景《伤寒杂病论》之后，我国医学的又一次总结。

丸剂是《千金要方》中使用较多的剂型，据陈馥馨统计，《千金要方》中有丸剂430个，占总方数比例10.46%。特别是蜜丸，占书中丸剂的绝大部分，除此之外，该书的丸剂，还有枣肉、蜡、牛胆、犬胆、酒、醋、饴、糖、鸡子白、雀卵、米饮、猪膏、牛羊髓脂、乳汁、豉、巴豆、杏仁、水等30余种黏合剂。除内服外，还有用于外治的丸剂（19方，占丸剂总数的4.42%），另有3方系纳入下部。

值得注意的是一些明显具有缓效作用的赋形剂的使用，如松脂、蜜蜡等为丸，虽然方数不多（7方，占丸剂总数1.63%），但却是一个重要的发展，李杲

"圆者，缓也，不能速去之，其用药之舒缓而治之意也"（一作："丸者，缓也，不能速去其病，用药徐缓而治之也"）的说法，这些松脂、蜜蜡赋形剂的丸剂真正可以起到缓效作用，也就是李杲所说"蜡丸者，取其难化而旋旋取效也"（一作："用蜡为丸者，取其难化而旋旋收功也"）。

许霞论文中着重提出浓缩丸。

如五加酒："上三味，先捣漆为散，内汁中搅，微火煎为丸，酒服如梧子三丸。"（卷三妇人方中杂治第十七）

同时提出了值得注意的有缓行剂特点的松脂、蜜蜡等为丸的实例，如四续丸载"上五味末之，以蜡煎烊以丸，药如梧子大，服五丸，日三，不过五六服"（卷十五脾脏方冷痢第八）。这是中国医学史文献中第一次见到只有蜡一种赋形剂为丸的记载。蜡丸是指药材细粉用蜂蜡为黏合剂制成的丸剂。

石斛地黄煎记述了胶、饴、白蜜3物和丸："上十味为末，于铜器中炭火上熬，内鹿角胶一斤，耗得一斗，次内饴三斤，白蜜三升和调，更于铜器中釜上煎，微耗，以生竹搅，无令著，耗令相得，药成。先食，酒服，如弹子一丸，日三，不知稍加至二丸。"（卷三妇人方中虚损第十）可见丸剂发展至唐初，赋形剂的使用种类越来越多，而且往往一种丸剂使用多个赋形剂。

其实多种赋形剂的现象在魏晋南北朝时期医书中已经出现，前面已经提及。

浓缩丸类似的还有鳖甲煎丸："上二十四味为末，取灶下灰一斗，清酒一斛五斗，以酒渍灰，取酒煮鳖甲尽烂泯泯如漆，绞去滓，下诸药煎为丸，如梧子大，未食服七丸，日三。"（卷十伤寒方下温疟第十五）

松脂为丸的缓释剂如治耳聋方："上十二味先捣草、石令细，别研诸仁如脂，纳松脂、蜡，合捣数千杵，令可丸乃止。以如枣核大绵裹塞耳，一日四五度，出之转捻，不过三四日，易之。"（卷六上七窍病上耳疾第八）

许霞统计更加细化，除上述的蜜、蜡、松脂之外，还有枣肉、牛胆、犬胆等近40种黏合剂。

例如：

枣肉：五香丸又方，"上五味末之，次纳枣肉，干则加蜜，和丸如大豆，服十丸，食前食后常含之，或吞之，七日大香"（卷六上七窍病上口病第三）。

牛胆：大下气方，"上十一味为末，以白蜜、青牛胆拌和，捣三万杵，丸如梧子，隔宿勿食，酒服五丸，安卧须臾当下"（卷三妇人方中杂治第十七）。

犬胆：治鼻方又方，"上四味末之，以白雄犬胆和为丸，如枣核大，绵裹纳鼻中。辛热涕出，四五升瘥。亦治息肉。"（卷六上七窍病上鼻病第三）

酒：半夏丸，"半夏随多少，微火炮之，捣末，酒和服如粟米粒大五丸，日三，立愈"（卷五下少小婴孺方下癖结胀满第七）。

醋：治产乳运绝方又方，"取酽醋和产血如枣大服之"（卷二妇人方上产难第五）。

饴：通气丸，"上十味为末，别治杏仁如脂，稍稍纳药末，捣千杵，烊饴乃纳药末中令调和，含如半枣一枚，日六七，夜三四服，以胸中温为度"（卷十八大肠腑方咳嗽第五）。

糖：治咳嗽胸胁支满，多唾上气方又方，"上二味先微暖，糖令消，纳皂荚末合和相得，丸如小豆，先食服三丸"（卷十八大肠腑方咳嗽第五）。

鸡子白：恒山丸又方，"恒山三两为末，为鸡子白和，并手丸如梧子大，置铜器中。于汤中煮令熟杀腥气则止，以竹叶饮服二十丸，欲吐但吐至发令得三服。"（卷十伤寒方下温疟第十五）

雀卵：治阴痿方，"上二味阴干为末，雀卵和丸如小豆大，吞一丸"（卷二十膀胱腑方杂补第七）。

米饮：治雀盲方，"上二味末之，以米饮汁和丸，食后服二十丸至三十丸，日二尽即更合，瘥止"（卷六上七窍病上目病第一）。

猪膏：治逆生方又方，"取蛇蜕皮烧灰，猪膏和丸，向东服"（卷二妇人方上逆生第七）。

牛羊髓脂：治石瘿、气瘿、劳瘿、土瘿、忧瘿等方又方，"上十二味，治下筛，以牛羊髓脂为丸如梧子，日服三丸"（卷二十四解毒杂治方·瘿瘤第七）。

乳汁：川芎散，"二十日儿未能服散者，以乳汁和之，服如麻子一丸"（卷五上少小婴孺方上客忤第四）。

巴豆、杏仁：牛黄丸，"上五味捣附子、真珠为末，下筛，别捣巴豆、杏仁令如泥，纳药及牛黄捣一千二百杵，药成，若干入少蜜足之"（卷五下少小婴孺方下癖结胀满第七）。

单纯以水为赋形剂的水丸也有记载，如：

齐州荣姥丸："寒热不快，疑是此病，即以饮或清水和药如二杏仁许服之，日夜三四服。"（卷二十二痈肿毒方疔肿第一）

丸剂的规格大小有大如鸡头子大、弹子大、酸枣大，小如小豆大、半麻子大、豌豆大、米粒大、粟米大，等等。

本书也论述了有关剂型理论方面的内容，《备急千金要方》卷一"论合和第七"中详细地记述了部分药物在各种剂型使用前的炮制方法。药物不同，适宜的剂型也不同，书中列出了不可用于汤酒者的各种药物。细述了汤、丸、散等各种常用剂型的制作方法，对丸、散、膏等剂型赋形剂的选择做了规定。卷一绪论中论合和第七提出了有关剂型的理论："凡药有宜丸者、宜散者、宜汤者、宜酒渍者、宜膏煎者，亦有一物兼宜者，亦有不入汤酒者，并随药性，不得违之。"来源于《神农本草经》。卷一绪论中论服饵第八记述了使用各种剂型的注意事项及各种忌口等，还列举了如丸剂等剂型的服用规格，如卷一绪论中论服饵第八："凡丸药皆如梧桐子，补者十丸为始，从一服渐加，不过四十丸，过亦损人。"另本篇也记述了部分剂型的服用方法。

二、《千金翼方》丸剂

《千金翼方》，为唐代医学家孙思邈所撰，也有学者认为是由孙思邈弟子整理而成。约成书于永淳二年（682年）。该书是为弥补早期《备急千金要方》之不足而作，故名"翼方"，是我国历史上最重要的中医药典籍之一。与《备急千金要方》不同，《千金翼方》中所载的食疗方数量大、种类多，很多是以往文献所未见的。

我们仿照《备急千金要方》的思路，发现《备急千金要方》中的特色丸剂在《千金翼方》中也继承了下来。

1. 浓缩丸　如蔷薇煎方："上四味，皆锉，合著釜中，以水淹使上余四五寸，水煮使三分减一，去滓。无大釜，稍煮如初法，都毕会汁煎如饴，可为丸如梧桐子大。服十丸，日三服。"（卷第八·妇人四崩中第一）

2. 蜡丸　如刘次卿弹鬼丸方："上五味，以正月建除日，执厌日亦得，捣为散，白蜡五两，铜器中火上消之，下药搅令凝丸如楝实，以赤谷裹一丸，男左女右，肘后带之。"（卷第十伤寒下）

3. 松脂丸　如服茯苓方又方："上四味，微火先煎油三沸，纳松脂令烊，次纳蜡，蜡烊纳茯苓，熟搅成丸乃止。服如李核大一丸，日再。一年延年，千岁不饥。"（卷第十三辟谷）书中多个松脂丸实际上也有蜡作赋形剂，蜡和松脂往往如影随形。

4. 水丸　如阿伽陀药："上五味，捣筛为末，水和纳臼中更捣一万杵，丸如小麦大，阴干，用时以水磨而用之。"（卷第二十一万病阿伽陀丸主万病第二）

5. 其他

（1）枣肉：如治口臭方又方，"上四味，末之，以枣肉丸如梧子，服二十丸，日二服，稍稍至三十丸"（卷第十一小儿）。

（2）牛胆汁：如牛胆煎方，"上五味，以酒一升，切，四味，渍之一宿，煮减半，去滓，纳牛胆，微火煎，令可丸，丸如大豆。服一丸，日移六七尺不知，更服一丸。"（卷第十八杂病上黄疸第三）

（3）酒：如服地黄石英酒作丸补益方（神秘），"……唯留一升许汁，捣地黄为末，以一升残酒和末作丸，熟捣为佳，日二服，任食，以意消息"（卷第二十二飞炼）。

（4）饴糖：如服松脂法又方，"松脂桑灰炼百遍，色正白，复纳之饴蜜中，数反出之，服二丸如梧子，百日身轻"（卷第十三辟谷）。

（5）牛羊髓脂：如治瘿方，"上一十二味，各捣下筛以酱清牛羊髓脂丸之，一服三丸如梧子，日一服"（卷第二十杂病下）。

（6）乳汁：如后补法，"以人乳汁半合研药一丸如梧子大，灌鼻；以水半合研药一丸如梧子灌口"（卷第二十一万病阿伽陀丸主万病第二）。

三、《外台秘要》丸剂

《外台秘要》是唐代王焘收集文献辑录而成的综合性医书，撰成于天宝十一年（752年）。本书汇集了初唐及唐以前的医学著作。对医学文献进行大量的整理工作，使前人的理论研究与治疗方药全面系统地结合了起来，是研究唐代医学不可或缺的珍贵文献。全书共40卷，分成1104门，据今版核实为1094门，可能有所散失。其内容包括内科22卷，550门；五官科2卷，80门；外科4卷，95门；妇科2卷，85门；儿科2卷，85门；除此，还包括灸法、骨科、伤科、中恶、自溺、冻死、虫兽咬伤，等等。

《外台秘要》全书收近7000首方剂。医方部分共引用初唐及唐以前69位医家著作，选用条文达2802首。需要特别提示的是，本书引录的大量文献标明了出处，因为非常明确此处所说《外台秘要》剂型既不能表示是唐代成就，更不能表示是王焘成就，而是唐代天宝十一年以前的剂型成就。虽然本书不像前面书籍难以分辨时间与作者，但由于课题时间紧、任务重，也依照前例笼统称为《外台秘要》剂型。下面在例句中尽量避免使用前面使用过的书籍和方剂。

同《备急千金要方》一样，本书在剂型方面保留了大量资料。丸剂，特别是蜜丸，也和《备急千金要方》一样，在《外台秘要》中大量出现，是仅次于汤剂的剂型。除蜜丸外，《外台秘要》中作丸的赋形剂还有酥、醋、苦酒、脂膏、水、粥汁、乳汁油、药汁、蜡、豉、苦酒、饴糖、动物血、鸡肝、鸡子、雀卵、白糖、蓝汁、面糊、阿胶、杏仁、桃仁、枣膏、鲤鱼胆、米饮、羊牛髓、牛膝、猪肚，等等，种类繁多。

比较特殊的剂型有水丸、浓缩丸、药物本身成丸、蜡丸、糊丸，以及使用多种赋形剂于同一方子等。虽在前面医籍中也有零星记载，在本书中的记载说明薪火相传不绝，没有进入濒临失传的境地，而且有扩大的趋势。

水丸：如《集验》又疗胃反吐食者方，"捣粟米作粉，水和作丸，如楮子大七枚，烂煮纳酢中，细细吞之，得下便已，面亦得用之"（卷第八胃反方一十首）。

浓缩丸：如《必效》疗上气咳嗽，腹满体肿方，"取楸叶（三升）。右一味，煮三十沸，去滓，煎堪作丸如小枣子。以竹筒纳下部，立愈。"（卷第十上气咳身面肿满方四首）《延年》生地黄煎之又方"右五味捣筛为散，纳前煎中更炼为丸，服之大效"（卷第十七补益虚损方七首）。

药物本身成丸者：如《延年》疗偏风半身不遂，冷痹痿等方，"桃人一千七百枚，去两人尖皮，以好酒一斗三升，并大升斗，浸经二十一日，出桃人曝干，捣令极细，堪作丸即止"（卷第十四偏风方九首）。《必效》疗咳方，"枣（一百二十颗，去核），豉（一百粒），桃人（一百二十颗，去皮、尖、两人者，熬令色黄）。右三味，合捣为丸如枣大，含之无不瘥。"（卷第九疗咳方一十四首）

药汁丸：如《深师》芫花煎方，"芫花（二两），干姜（三两，末之）……一方不用干姜，取芫花汁，蜜和煎令可丸，服如梧子三丸，日三"（卷第九积年久咳方二十一首）。《深师》香薷术丸方，"干香薷（一斤），白术（七两）。右二味，捣术下筛，浓煮香薷取汁，和术为丸，饮服如梧子十丸。"（卷第二十风水方八首）《千金》蓝青丸方，"右八味，下筛，用蓝汁和，微火上煎，为丸如杏人大，饮服三丸，日再。七月七日合之良，当并手丸之。"（卷第六中焦热及寒泄痢方三首）

书中多处出现蜡丸，尤其是在一些外用药中。自《肘后备急方》见蜡丸以来，蜡在丸剂中的使用越来越广泛，如《广济》疗牙齿疼痛，风虫俱瘥方，"右十一味，捣筛，烊蜡少许，丸如小豆，以薄绵裹当痛上含，有汁咽亦无妨，口臭气尤妙"（卷第二十二牙齿疼风虫俱疗方五首）。蜡丸常与蜜同时作为赋形剂的形式出现，如《甲乙方》又疗天行痢脓血，下部生（䘌）虫黄连丸方，"黄连（二两，末，生用），蜡（一两），乌梅肉（三两，熬，末）。右三味，熔蜡和蜜为丸，如梧子大。空心米饮下三十丸，再服加至四十丸，瘥。"（卷第三天行䘌疮方八首）

《外台秘要》中还出现了以蜡裹丸的记载。如吃力伽丸，"右十五味捣筛，白蜜和为丸，每朝取井花水服如梧子四丸，于净器中研破服之，老小一丸，以蜡裹一丸如弹丸，绯绢袋盛，当心带之……勿令泄药气，神验"（卷三十一古今诸家丸方一十八首）。这是我国医药史上首次见到以蜡裹丸的记载，应为蜡壳丸之雏形。

《外台秘要》中也有糊丸的记载，如"《广济》疗水痢及霍乱，《崔氏方》同，云：冷痢，食不消化，及有白脓，日夜无节度，但疑是冷，悉主之方。白石脂、干姜（各八分）。右二味，捣筛为末，以沸汤和少许面薄糊和药，并手捻作丸如食法。下不止，加干姜八两。"（卷第二十五水痢方六首）许仁则又积冷在胃，呕逆不下食，宜合半夏等二味丸服之方，"半夏（一升，真熊州者，洗去滑），小麦面（一升）。右捣，半夏为散，以水溲面，丸如弹子大，以水煮令面熟，则是药成。初吞四五丸，日二服，稍稍加至十四五丸。"（卷第六许仁则疗呕吐方四首）

丸剂作为外用剂型虽然早有使用，但在本书中出现较多。如《肘后》疗小腹满，不得小便方，兼疗天行，"细末雄黄，蜜和为丸如枣核，纳溺孔中，令入半寸"（卷第二伤寒小便不利方九首）。《备急》疗诸瘘方，"取葶苈子捣细罗，取好白蜜和丸，每欲著药先温泔洗，著疮孔中，以丸内之"（卷第二十三诸瘘方一十五首）。

《外台秘要》中丸剂所用赋形剂，不但种类多于现存以往文献，而且多次出现一个丸剂同时使用两个以上赋形剂的现象。如下述几例。①《删繁》款冬花丸方，"右十四味，细捣为末，将姜、蜜汁和，微火上煎，取为丸如梧子。每服温酒下三十丸，加至四十丸，日再。"（卷第十大肠虚寒方三首）本方即以姜汁与蜂蜜同时作为赋形剂使用。②以枣肉与蜂蜜同时使用的则更多，如《深师》五石镇心丸，"右四十味捣下筛。枣膏蜜和为丸如梧子大。一服十丸。不知增之。"（卷第十五风邪方八首）③苏恭疗诸气方，"右三味，先捣豉，次捣杏人，次捣枣，令极熟，取如弹丸大，含之细细咽之"（卷第十九杂疗脚气方一十五首）。全方3个药物，又同时都是赋形剂。④《删繁》牛髓补虚寒丸方，"牛髓、鹿髓、羊髓、白蜜、酥、枣肉（研为脂，各一升），人参（四分），生地黄（十斤，切，酒二升，渍三宿，出曝，还内酒中，取尽，曝干），桂心、茯苓（各四分），干姜、白术、芎䓖（各五分），甘草。右十四味，捣筛，纳五髓中，微火煎，搅可为丸如梧子。初服三十丸，加至四十丸为剂。日再服。温清酒进之。"（卷第十六脾劳虚寒方三首）此方更以"五髓"5种赋形剂同时使用，原版本有注"髓字恐误，并酥、蜜为五物尔"。可见"五髓"是指牛髓、鹿髓、羊髓、白蜜、酥。

其他赋形剂还有：

动物骨髓：见上例。

酥：如《千金》羌活补髓丸方，"右十味，先捣五种干药为散，下枣膏、麻人，又捣相濡为一家，下二髓并酥，纳铜钵中，重汤煎之取好。为丸如梧子，酒服三十丸，日再，加至四十丸。"（卷第十六髓虚实方二首）此例项似乎也可作为多种赋形剂同时使用的例子，也作为煎丸（浓缩丸）的例子使用。

醋：如《崔氏》大黄煎丸方，"大黄（九两，锦文新实者，若微朽即不堪用，削去苍皮乃秤）。右一味，捣筛为散，以上好米醋三升和之，置铜碗内，于大铛中浮汤上，炭火煮之，火不用猛。又以竹木篦搅药，候堪丸乃停。于小瓷器中密贮。"（卷第十三无辜方二首）

苦酒：如《深师》干姜丸方，"干姜（六分），附子（四分，炮）。右二味捣筛，以苦酒丸如梧子，服三丸，日三服。"（卷第二伤寒呕哕方一十四首）

酒：如《近效》加减桃仁常山丸方，"右三味，各别捣五六百杵，又和更捣六七百杵，然后点好酒如黑泥自成丸，不饮酒事，须酒下三十丸如梧子，未发前服，临发更服三十丸"（卷第五一切疟方四首）。

脂膏：《集验》疗耳聋方，"右三味，捣研，以少许猪脂和，合煎，以绵裹塞耳"（卷第二十二耳聋方二十二首）。《删繁》疗发堕落方，"生柏叶（一升），附子（四枚，炮），猪膏（三斤）。右三味，末，以膏三斤，和为三十丸，用布裹一丸，纳煎沐头汁中，令发长不复落也。"（卷第十六脉寒极方四首）《备急》菖蒲散方又方，"右七味，捣筛，以蜡及鹅脂和丸"（卷第二十二耳聋方二十二首）。前两者使用猪脂，后者使用鹅脂作为赋形剂。

粥汁：如《广济》疗雀目地肤子丸方，以米饮为丸，"地肤子（五两），决明子（一升）。右二味，捣筛，米饮和丸，每食后以饮服二十丸，至三十丸。"（卷第二十一雀目方四首）

乳汁：书中以人乳汁和丸的方子也很多。如《千金》浮萍丸方，"右二味，捣筛，以人乳汁和为丸如梧子，麦饮服二十丸，日三服"（卷第十一强中生诸病方六首）。也有以牛乳汁和丸的，如《近效极要》疗消渴麦门冬丸方又方，"右九味，末之，以牛乳丸，清浆服二十丸，日二服，加至五十丸"（卷第十一近效极要消渴方二首）。

饴糖：如《肘后》疗卒咳嗽方又方，"饴糖（六分），干姜（六分，末），豉

（一两）。右三味，先以水二升，煮豉三两沸，去滓，纳饴糖消后，纳干姜末，分为三服。"（卷第九卒咳嗽方八首）

砂糖：如《近效》又诃黎勒丸，"诃黎勒、青木香。右二味，等分，捣筛，融沙糖和，众手一时捻为丸。随意服之。"（卷第七腹内诸气及胀不下食方一十一首）砂糖原产自东南亚。宋代陆游《老学庵笔记》卷六载："沙糖中国本无之。唐太宗时外国贡至，问其使人：'此何物？'云：'以甘蔗汁煎。'用其法煎成，与外国者等。自此中国方有沙糖。"

动物血：如《小品》又疗人食菜及果子中蛇毒方，"大豆，末，以酒渍，取汁半升服之，又以鸡血和真铁精，吞如梧子大一丸"（卷第二十八蛊毒杂疗方五首）。

动物肝：如《肘后》疗少小睡中遗尿不自觉方又方，"雄鸡肝，桂心。右二物等分，捣丸，服如小豆一枚，日三服。"（卷第十一睡中尿床不自觉方六首）虽说二物同捣，实际上是依赖鸡肝的黏合作用。

鸡子：既有使用鸡子白者，也有使用鸡子黄者。如《深师》疗天行毒病，鼻衄是热毒，血下数升者方，"亦可取好松烟墨捣之，以鸡子白和丸，丸如梧桐子大。水下，一服十丸。并无所忌。"（卷第三天行衄血方四首）《备急》龙骨丸，"右四味，捣末，以鸡子黄丸如梧子大，先发、临发各饮服五丸，无不断，长将服之。"（卷第五久疟方八首）

雀卵：除鸡子外，还使用雀卵，如《备急》远志丸，"右五味，捣筛，以雀卵和丸如小豆。以酒下七丸，至十丸。"（卷第十七虚劳阴痿方七首）

阿胶：如《文仲》治久水痢难断方，"右三味，捣筛为散，以苦酒、蜜各半升煮，纳阿胶令烊，又纳诸药，令可丸，饮服三丸，日四"（卷第二十五久水痢不瘥肠垢方四首）。

植物种子：如杏仁、桃仁、胡麻、巴豆等含有脂肪，可捣碎使之具有黏合作用。以此作为黏合剂有一特点，就是多数药物同时研捣。如《千金》又疗上气三十年不瘥方，"大枣（一百枚，去核皮），豉（一百二十颗，熬），杏人（一百颗，去两人尖皮，熬），椒（二百粒，汗，末）。右四味，先捣杏人，令极熟，后纳枣、椒、豉，更捣作丸，如枣核大，含稍稍咽之，日三夜一。"（卷第十九久上气方四首）《千金》苦瓠丸又方，"葶苈子（熬），桃人（去皮尖，熬）。右二味，等分，捣丸服之，利小便。一方用杏人。"《救急》胡粉丸方，"生真胡麻（一合），胡粉（半合，熬，捣）……后取胡粉和胡麻搜作丸。"（卷第七诸虫心痛方一十八首）（卷第二十水通身肿方一十一首）《古今录验》牵马丸，"右四

味，捣筛，研巴豆如膏，和散蜜丸，如梧桐子。空腹服二丸。"（卷第三天行病发汗等方四十二首）

枣肉：如《范汪》疗人下部中痒方，"蒸枣取膏，以水银熟研丸之，令相得，长二三寸，以绵薄裹，纳大孔中，虫出瘥"（卷第三天行䘌疮方八首）。

鲤鱼胆：如谢道人疗眼风热生赤肉方，"右十三味，捣筛为散，以鲤鱼胆一合和丸，饮下十五至三十丸"（卷第二十一生肤息肉方八首）。

牛膝：如《深师》疗男子尿精方，"右三味，捣合下筛，以牛膝和为丸如梧子，先食服三丸良"（卷第十六虚劳尿精方八首）。

丸剂的规格基本上与之前书籍记载相似，在汤剂和丸剂的使用选择上有明确的认识，如《必效》疗一切黄茵陈汤及丸方中，介绍了汤剂与丸剂的使用方法，之后指出："量病与之，重者作汤，胜服丸。"（卷第四诸黄方一十三首）

隋唐时期，无论在临床实践还是方剂理论的总结方面都有了进步，剂型方面也是如此。随着时代的进一步发展，方剂剂型的种类逐渐增多，尤其是《备急千金要方》和《外台秘要》这两部盛唐时期的医学百科全书。这一时期丸剂仍是剂型中的主体，丸剂的品种也在增加，蜜丸、水丸、蜡丸、糊丸、浓缩丸都已经出现，蜡壳丸也有出现。使用的赋形剂品种越来越多，多种赋形剂出现在一个方子中的现象也很多，有些方子已经很难用现代标准进行归类。

剂型理论较以往又有所发展，《备急千金要方》详细地记述了部分药物在各种剂型使用前的炮制方法，列举了部分剂型的服用规格、使用各种剂型的注意事项等。

第四节 宋 代

丸剂是宋代最重要的成药剂型，糊丸发展迅速，所占丸剂的比重超过蜜丸。浓缩丸的制作流程有了改进，熬膏和成丸的过程已分开，成为浓缩丸制作的标准。宋代医家在唐代蜡丸的基础上创作精细的蜡丸制作工艺。丸剂包衣技术得到广泛使用，包衣使用药材有丹砂、青黛、金箔、银箔等。

宋代不仅制剂技术得到发展，剂型理论也取得新的进步。《圣济经》全面总结内服外用剂型的理论，对临床有重要指导意义。沈括在张仲景剂型理论的基础上进一步指出剂型能够影响药物的疗效和毒性，与现代药物动力学的基本观点相同。

一、《太平圣惠方》丸剂

《太平圣惠方》系北宋翰林医官院王怀隐、王祐、郑彦、陈昭遇等人奉敕依据医局所藏北宋以前各种方书、名家验方，并宋太宗亲验医方，又广泛收集民间效方集体编写而成。编撰自太平兴国三年（978年）至淳化三年（992年），历时14年。全书共100卷，分1670门，载方16834首，涉及临床各科病证，对后世方剂学的发展有较大影响。

《太平圣惠方》中丸剂的类型多种多样，有蜜丸、水丸、糊丸、浓缩丸、蜡丸等各种类型，丸药的赋形剂多种多样，据项育民统计有17类：蜂蜜、蜂蜡、糊（米类及小麦、山药粉等粉末加水或醋、酒、药汁等润湿，搅和加热成稀糊状作赋形剂）、曲类、药液、稠膏、鲜汁、树脂类（如松脂、苏合香之类）、动物体液（乳汁、血液、胆汁等）、动物肉质以及脏器类、果肉、种子、糖、水、酒、醋以及一些极少用的赋形剂（如水银膏和丸、口脂和丸等）。

按照现行分类，17类赋形剂中以蜂蜜为赋形剂者属于蜜丸，以蜂蜡为赋形剂者属于蜡丸，以糊、曲类为赋形剂者属于糊丸，以水等液体为赋形剂者属于水丸，浓缩丸需具体药物具体分析。其他稠膏、树脂类、动物肉质及脏器类、果肉、种子、糖，以及极少用的赋形剂似乎不易纳入现行归类中（似可勉强归入水丸）。为叙述方便暂且另行归类为其他。

1. 蜜丸 丸剂中蜜丸的数量最多，蜂蜜要求炼过。如补肝柏子仁丸方，"右为细末，炼蜜和捣三二百杵，为圆如梧桐子大，每服三十圆，以温酒下，空心及晚食前服"（卷三治肝虚补肝诸方）。丸的规格多样，有"如梧桐子大""如绿豆大"等。

2. 水丸 狭义的水丸就应该是以水为赋形剂的，如治久聋二三十年不瘥者，滴耳鼠脂方又方，"右件药，以水和，旋取如绿豆大，滴入耳中。日一两度瘥。"（卷第三十六治耳久聋诸方）

本书有时对水有特殊要求，如治白虎风之燕窠土圆摩之方要求用新汲水，"右件药，捣细罗为散，后入砒黄牛脯末等，和令匀。每将少许，以新汲水和如弹丸大。"（卷第二十二治白虎风诸方）治热毒瘰疬，结硬不消，雄鼠粪圆方要求用冷水，"右件药相和，研令匀，以冷水和丸，如小豆大。每服空心，以温酒下二十九。"（卷第六十六治热毒瘰疬诸方）

本书中有不少以其他液体为赋形剂的水丸，下面举例说明。

（1）药液：以药物汁液调和成丸在这一时期还有存在。如治产后气血不调，腹中生瘕结不散，生地黄煎圆方，"生地黄（一十斤，洗净，捣绞取汁），干漆（半斤，捣碎，炒令烟出，为末），生牛膝（五斤，捣绞取汁）。右件药，以二味汁，纳银石锅中，文武火上，煎熬如稀饧，下干漆末，搅令匀可圆，即圆如梧桐子大，每服食前，以温酒下十圆。"（卷第七十九治产后血瘕诸方）治妇人脚气，冲心闷乱，腹胁胀满，不能下食，木瓜圆方，"右件药，捣罗为末，烂研木瓜，和圆如梧桐子大，不计时候，以温酒下三十圆"（卷第六十九治妇人脚气诸方）。

（2）鲜汁：鲜汁是指新鲜药材捣烂榨取的汁液作为和药的黏合剂，严格地说应该与上述药液相同。鲜汁一般有一定的黏合力，同时具有特殊的功效。例如生姜汁能发表散寒、温胃止呕，萝卜汁消胀下气、宽中化痰等。如治小儿久赤白痢，累医不瘥，黄丹圆方，"右件药，同研为末，用生姜自然汁，浓研香墨，浸蒸饼，和圆如黍米大。每服，以冷甘豆汤，下三圆，日三四服。（卷第九十三治小儿久赤白痢诸方）

（3）动物体液：动物体液为中药独有的赋形剂。常见的如乳汁、血液、胆汁等。这些体液有一定的黏性，与药粉拌和易成丸。有养阴补血、大补虚损、清热解毒等作用。如治风痫之雌黄圆，"右件药相和，研令匀，用牛乳一升，慢火熬成膏，候可圆，即圆如梧桐子大。每服，不计时候，以温酒下七圆。"（卷第二十二治风痫诸方）神仙服雄黄延年方，"右三味合治，雄鸡血和，捣之万杵，用白蜜为圆，如麻子大。每旦，以酒下一圆。渐加如梧桐子大。"（卷第九十四神仙服雄黄法）治鼻痈塞鼻，雄黄圆方，"右件药，捣罗为末，用狗胆和圆，如枣核大，以绵裹一圆，纳鼻中"（卷第三十七治鼻痈诸方）。治急劳瘦病之獖猪肝圆方，"右件药，先将肝用童子小便五升煮，以小便尽为度。取出薄切，焙干，与诸药同捣罗为末，用猪胆和，捣三二百杵圆，如梧桐子大。每日空腹及晚食前，以粥饮下三十圆。"（卷第二十七治急劳诸方）

（4）酒：酒能溶解药材中树脂、油脂等成分而增强黏性，对水溶性成分的药物有减少黏性的作用。故以水为赋形剂有困难时，可用酒作润湿剂。本书中有部分以酒作为赋形剂的丸剂，如治小儿急惊风之朱砂圆方，"右件药，捣罗为末，一半用无灰酒一中盏，熬为膏，入其余药同和圆，如绿豆大"（卷第八十五治小儿急惊风诸方）。

（5）醋：醋有与水和酒相类似的作用，可以溶解多种药材有效成分。本书中有不少以醋为赋形剂的方子。如治破伤风之乌头圆，"右件药，捣罗为末，以浓醋和拌，捣一二百杵，圆如梧桐子大。于破处，用醋研破一两圆封之"（卷第二十一治破伤风诸方）。

3. 糊丸　糊丸是指药材细粉用米糊或面糊等为黏合剂制成的丸剂。常用的糊丸黏合剂有糯米糊、面糊、米糊，此外还有黍米糊、神曲糊、淀粉糊、红枣糊、药汁糊等。

（1）糯米糊丸：如治盲肠气宜服蚺蟺圆方又方，"右件药，捣细罗为末，入硇砂研令匀，以糯米饭和圆，如绿豆大。每服不计时候，以热生姜酒下七圆。"（卷第七治盲肠气诸方）

（2）面糊丸：如治热病后之草豆蔻圆方，"右件药，捣细罗为末，以面糊和圆，如梧桐子大。每服，食前以粥饮下三十圆。"（卷第十八治热病后脾胃虚不思饮食诸方）

（3）酒和、醋和、生姜汁和、蜜和糊丸等：治脾脏虚冷，食即呕逆，谷食不化，或多泄痛，宜服厚朴圆方："右件药，捣罗为末，以酒煮面糊和圆，如梧桐子大。每服，以姜枣汤下三十圆。"（卷第五治脾脏虚冷泄痢诸方）治肾脏积冷之蚺蟺圆，"右件药，捣罗为末，将硫黄水银同结为砂子，细研，入诸药末和匀，醋煮面糊，和捣三二百杵，圆如绿豆大。每服，不计时候，以热酒下二十圆。"（卷第七治肾脏积冷气攻心腹疼痛诸方）治肾脏虚损之白术圆方，"右件药，捣罗为末，以生姜汁煮面糊和圆，如梧桐子大。食前，以枳壳汤下三（二）十圆。"（卷第七治肾脏虚损多唾诸方）治阴毒伤寒之回阳丹方，"右件药，捣罗为末，炼蜜面糊和圆，如梧桐子大。每服，不计时候，以生姜汤下三十圆。"（卷第十一治阴毒伤寒诸方）

（4）粳米糊丸：如治肾脏虚损之阳起石圆方，"右件药，都研如粉，用软粳米饭，和圆，如梧桐子大。每服食前，以温酒下十圆，日二服。"（卷第七治肾脏虚损阳气萎弱诸方）

（5）粟米糊丸：如治脾脏风壅之坏涎圆，"右件药，以半夏及皂荚子仁，捣罗为末，与诸药同研令匀，用烂粟米饭和为圆，如绿豆大。每服，不计时候，以生姜汤下七圆。"（卷第五治脾脏风壅多涎诸方）

（6）神曲糊丸：如治大肠虚冷之木香圆，"右件药，捣罗为末，用神曲末煮作糊，和捣三二百杵，圆如梧桐子大。食前，以姜枣汤下二十圆。"（卷第六治大肠虚冷）

（7）红枣糊丸：如治肺气喘促烦热之葶苈圆，"右件药，捣罗为末，煮枣肉和圆，如梧桐子大。每服，不计时候，以生姜汤下二十圆。"（卷第六治肺气头面四肢浮肿诸方）

（8）其他果肉糊丸：果肉是中药丸剂的传统赋形剂之一，即取其成熟的果肉煮（或捣）烂和丸。治妇人脚气之木瓜圆方："右件药，捣罗为末，烂研木瓜，和圆如梧桐子大。不计时候，以温酒下三十圆。"（卷第六十九治妇人脚气诸方）治小儿一切风痐搐搦牛黄圆方："右件药，捣罗为末，都研令匀，以栝楼瓤和圆，如绿豆大。浓煎葱白汤下三圆。"（卷第八十六治小儿风痐诸方）

4. 浓缩丸　《太平圣惠方》中载有多例浓缩丸，改进了浓缩丸的制作流程。如治头面风之皂荚煎圆方，"皂荚（一斤不蚛者，捶碎，以淡浆水二升，按滤取汁，慢火熬成膏），乌蛇肉（三两，酒浸炙微黄），枳壳（一两，麸炒微黄，去瓤），川大黄（一两，锉碎，微炒），防风（一两，去芦头），苦参（一两，锉），牛蒡子（一两，微炒），天麻（一两），荆芥（一两）。右件药，捣罗为末，入皂荚煎和，圆如梧桐子大。每服，不计时候，以温浆水下三十圆。"（卷二十二治头面风诸方）颜隆认为该浓缩丸的制作流程中把熬膏和成丸两个过程分开了，先将需要熬膏的药物熬成膏，作为丸剂的黏合剂，再将其余的药物捣为粉末，用先熬好的膏黏合成丸。该流程为以后的浓缩丸制作所遵循。

书中类似的方子还很多，如治风毒走注，肢节疼痛，不可忍，宜服海桐皮煎圆方。

第一步，先做成煎膏。"海桐皮（半斤），牛膝（半斤，去苗）。以上二味，并细锉。水一斗，于大锅中，煎至一升。用沙盆内烂研，绞取浓汁，即却于银锅中，渐渐入酒三升，煎为膏。"

第二步，把其他药物捣碎研细，加入膏中，制成丸剂。"附子（二两，炮裂去皮脐），川乌头（一两，炮裂去皮脐），虎胫骨（四两，涂酥炙令黄），川大黄（三两，锉碎微炒），桃仁（二两，汤浸去皮尖、双仁，麸炒微黄），五加皮（一两），赤芍药（一两），肉桂（一两，去皱皮），麻黄（一两，去根节），当归（一两），赤箭（一两），地龙（一两，微炒），木香（一两），独活（一两），没药（一两），防风（一两，去芦头），骨碎补（一两），乳香（一两），麒麟竭（一两），干蝎（一两，微炒），天南星（一两，炮裂），麝香（半两，细研）。右件药，捣罗为末，入麝香，都研令匀，入前膏，和捣三五百杵，圆如梧桐子大。每服不计时候，以温酒下二十圆。"（卷第二十一治风走注疼痛诸方）

也有部分煎丸剂型是前后两步都需要煎制的，如治急劳骨蒸等，薄荷煎圆方。"薄荷汁（一升），生地黄汁（一升），青蒿汁（一升），童子小便（二升），桃仁（三两，汤浸去皮尖、双仁，麸炒微黄，别研如膏），麝香（二钱，细研），朱砂（一两，细研），秦艽（三两，去苗，捣罗为末）。右件药，用薄荷等汁，并小便同煎。然后下桃仁膏，及朱砂等。以慢火熬，候可圆，即圆如梧桐子大。每日空腹，以清粥饮下三十圆，晚食前再服。"（卷第二十七治急劳诸方）

5. 蜡丸 由于蜡制丸具有难化而缓慢取效的特点，故作为长效制剂或肠溶剂的较佳赋形剂。又可取其迟化之特点对有剧毒及刺激性较强的药物使其药效缓慢发挥以防中毒；或减少对胃肠黏膜的刺激，使其在肠内发挥作用。同时利用蜡的热熔冷凝的特点对油类药物可用蜡为赋形剂而凝结成丸药。此外，蜡本身也有解毒、生肌、定痛、止痢等功效，故又能起一定的协同作用。

《太平圣惠方》中有很多蜡丸制剂。如治脾劳之松脂圆，"右件药，捣罗为末，用白蜡熔和，圆如梧桐子大，每服食前，以粥饮下三十圆"（卷二十六治脾劳诸方）。治肺气，定喘嗽，牛黄圆方，"右件药，捣罗为末，入牛黄更研令匀，炼蜜蜡同和圆，如鸡头实大。不计时候，含一圆咽津。"（卷第六治肺气喘急诸方）

6. 其他

（1）树脂类：树脂类系指植物体内提取或分泌出来的物质，通常为半固体或固体。经加热至一定温度则软化成熔融状，产生较强的黏性，是一类较好的黏合剂。常见的树脂有松香、阿魏、安息香、槐胶、白胶香等，具有芳香开窍、行气止痛等功效。

如神仙长生不死四虚丹方，"右件药，捣罗为末，以白松脂和捣千杵，圆如梧桐子大。每服，空心以温酒下三十圆。"（卷第九十四神仙诸名方）治冷气攻心腹之阿魏圆方，"阿魏（一两，以醋一碗，煎成膏），桂心（一两），干姜（一两，炮裂锉），附子（一两，炮裂，去皮脐），吴茱萸（半两，汤浸七遍，焙干，微炒），当归（一两，锉，微炒）。右件药，捣罗为末，用阿魏膏，和捣百余杵，圆如梧桐子大。不计时候，以温酒下二十圆。"（卷第四十三治冷气心腹痛诸方）治尸厥不语返魂丹方，"右件药，同研如粉，于瓷器中溶安息香和圆，如绿豆大。或冲恶不语，不计时候，以小便下五圆。"（卷第五十六治尸厥诸方）治破伤风之辟宫子圆方，"右件药，同研令匀，以煮槐胶和圆，如绿豆大。不计时候，拗口开，以温酒灌下七圆。"（卷第二十一治破伤风诸方）治大肠久积风毒之熏方，"右件药，捣罗为末，以水煎白胶香和圆，如弹子大。于瓶内如装香法，烧一圆熏下部差。"（卷第六十治痔肛边生鼠乳诸方）

（2）动物肉质以及脏器类：动物肉质及脏器类是传统中药常见的制剂使用的赋形剂，包括肉、肝、肚、蛋、脂肪、脑髓等。将这些肉质及内脏蒸煮熟烂或生捣成泥状与药料拌匀制丸。

羊肉：治肺脏风毒外攻皮肤瘙痒生疮方，"右件药，捣罗为末，用精白羊肉烂研，和圆如梧桐子大。每服，不计时候，以荆芥汤下二十圆。"（卷第六治肺脏风毒皮肤生疮瘙痒诸方）

雀肉：治脾肾久积虚冷之雀附圆，"右件药，捣罗为末，以雀儿膏和，更捣三五百杵，圆如梧桐子大。每日空心，以温酒下三十圆，盐汤下亦得。"（卷第九十八补益方序雀附圆）

猪肝：治虚劳泄痢之肉豆蔻猪肝圆，"右件药，捣罗为末，用猪肝一叶，可重四两以来，切为片子，以乌梅十枚捶碎，以米泔汁同浸猪肝一宿，后却用湿纸裹煨，令肝熟后，入醋少许，同细研如糊，入前药末和圆，如梧桐子大。每服，以粥饮下三十圆，空心及于食前服。"（卷第二十八治虚劳兼痢诸方）

猪肚：治脾胃热之猪肚黄连圆方，"右件药，捣罗为末，先将黄连末及米入肚内，缝合，蒸令烂熟，砂盆内研如膏，入药末，和令熟，圆如梧桐子大。不计时候，以清粥饮下三十圆。"（卷第五十三治热渴诸方）

鸡子白：治热病鼻衄血下数升去方，"好松烟墨（二两）。右捣，细罗为末，用鸡子白和，圆如梧桐子大。每服，以生地黄汁，下二十圆。"（卷第十八治热病鼻衄诸方）

脑髓：治小儿解颅囟大之钟乳圆方，"右件药，捣罗为末，入研了药，更研令匀，以犬脑髓和圆，如麻子大。每服，以粥饮下三圆，早晨午间日晚，各一服。"（卷第八十二治小儿解颅诸方）

（3）种子：种子类药材除去外壳取仁肉并捣烂成泥状作为黏合剂也是传统剂型。种仁捣烂后不但有较好的黏性，而且是润肠通便之良药。如治急劳桃仁圆方，"桃仁（一斤，于新瓦器内，用童子小便一斗煮，候小便尽取出，去皮尖，研如膏），乌头肉（三两，微炒），芫荑仁（三两），黄连（二三两，去须）。右件药，捣罗三味为末，入桃仁膏和。圆如梧桐子大。每日空心，以温水下十五圆。晚食前再服。"（卷第二十七治急劳诸方）治妇人中风之密陀僧圆方，"右件药，以生续随子捣绞取汁，和圆如梧桐子大。以腻粉滚过。每服以温酒研下一圆。"（卷第六十九治妇人中风诸方）暖下元、补筋骨，久服令人壮健悦泽，补骨脂圆方，"补骨脂（五两，微炒，捣罗为末），胡桃仁（二两，研如脂），蜜（四两）。右以蜜、胡桃仁相和，熬如稀饧，复入补骨脂末和圆，如梧桐子大。每日空心，以温酒下三十圆。"（卷第九十八补益方序补骨脂圆）分别以桃仁、续随子仁、胡桃仁作为赋形剂。

（4）糖类：有砂糖、赤糖、饴糖等。糖具有一定的黏性，又有很好的矫味作用，能补益脾胃，为良好的黏合剂。治疗咽喉疾病的方子较其他病种多见以糖为赋形剂。如治伤寒之金花硼砂圆方，"右件药，捣罗为末，炼蜜并砂糖和圆，如鸡头实大。每服一圆，用绵裹，含化咽津。以差为度。"（卷第十治伤寒咽喉痛诸方）治喉痹立效方又方，"右取盐麸子，捣罗为末，以赤糖和圆，如半枣大。含咽津。"（卷第三十五治喉痹诸方）治鱼骨鲠在喉中，众法不去方，"右以饴糖，圆如鸡头实大。频吞之。立效。"（卷第三十五治诸鱼骨鲠诸方）

7. 丸剂包衣 根据颜隆的考证，丸剂包衣是在宋代出现的。该书中已有少量丸剂使用了包衣技术，如化气消食赤圆子方，"右件药，捣罗为末，入巴豆，更研令匀，以醋煮面糊和圆，如麻子大，以朱砂末内滚过。晒干。"（卷第四十九经效化气消食圆方）治一切风之白圆子方，"右件药，捣罗为末，入朱砂、雄黄、麝香等，研令匀，以糯米饭，和捣一二千杵。圆如梧桐子大，以腻粉滚过。每服。以暖酒下三圆。"（卷第二十五治一切风通用圆药诸方）治一切风之白圆子方又方，"右件药，捣罗为末，研入麝香、腻粉，炼蜜和捣三二百杵，圆如梧桐子大，以胡粉滚过。每服，以温酒下三圆。"（卷第二十五治一切风通用圆药诸方）治癥瘕神效大通圆方，"右件药，捣罗为末，入研了药令匀，用黑豆面和圆，如绿豆大，以研了自然铜末滚过。每服空心，煎生姜橘皮汤下三圆。"（卷第四十九治癥瘕诸方）以朱砂、腻粉、胡粉、自然铜末为药丸包衣。

二、《太平惠民和剂局方》丸剂

《太平惠民和剂局方》是我国历史上第一部成药典，为方剂学的发展史上的里程碑。一名《和剂局方》，十卷，宋太医局编，初刊于1078年以后。是太医局所属药局的一种成药处方配本。宋代曾多次增补修订刊行，而书名、卷数也多次调整。最早曾名《太医局方》，1107年前后陈师文等重新修订，先后改名为《和剂局方》和《太平惠民和剂局方》，为五卷本。嗣后，在南宋高宗绍兴（1131～1162）、理宗宝庆（1225～1227）及淳祐（1241～1252）年间又有多次重修，每次都有增补，书名、卷数也有多次调整。本书在南宋宁宗嘉定元年（1208年）曾由许洪整理加入"指南总论"三卷，现存通行本将成药方剂分为诸风、伤寒等共14门，788方，均系民间常用的有效中药方剂，记述了其主治、配伍及具体修制法，是一部流传较广、影响较大的临床方书。

根据颜隆统计，丸剂是《太平惠民和剂局方》（以下简称《局方》）最多的剂型，共有342例丸剂，其中糊丸最多，共137例，其次是蜜丸136例，水丸31例，浓缩丸29例，蜡丸9例。

1. 糊丸　在《局方》中以微弱数量优势超过了蜜丸，而成为使用最多的丸剂剂型。

糊丸多以面糊为丸，其中也有直接使用药与酒和面为丸、酒与面糊丸、醋煮面糊为丸、蜜同面糊为丸、生姜汁煮面糊丸等的不同，如：

银液丹，"右同研匀，以面糊为圆，梧桐子大"（卷之一治诸风）。四斤圆，"右同为细末，用浸前药酒打面糊为圆，如梧桐子大"（卷之一治诸风〔绍兴续添方〕）。活络丹，"右为细末，入研药和匀，酒面糊为圆，如梧桐子大"（卷之一治诸风〔吴直阁增诸家名方〕）。七生圆，"右为细末，醋煮面糊为圆，如梧桐子大"（卷之一治诸风〔吴直阁增诸家名方〕）。太阳丹，"右为细末，蜜同面糊为圆，每两作一十八粒，朱红为衣"（卷之二治伤寒〔绍兴续添方〕）。寿星圆，"右研停，生姜汁煮面糊圆，如梧桐子大。每服三十圆，加至五十圆，煎石菖蒲人参汤送下。"（卷之一治诸风〔淳祐新添方〕）

还有丸剂以赤小豆、糯米粉、粟米、黑豆粉、山药、粳米、枣肉等作为糊丸赋形剂。

如轻脚丸，"右末，赤小豆糊为圆，如梧子大。每七圆，旋加至十圆，温酒或木瓜汤下。"（卷之一治诸风续添诸局经验秘方）接气丹，"右件药，并砂子四两，并捣为细末，和停，用糯米粉酒煮糊为圆，如梧桐子大。温酒、盐汤空心吞下五十圆。"（卷之五治诸虚〔淳祐新添方〕）五疳消食圆，"右等分为细末，粟米糊为圆，如粟米大。每服二三十圆。"（卷之十治小儿诸疾〔续添诸局经验秘方〕）左经圆，"右后四味为末，与前二味和停，用黑豆去皮生杵粉一斤，醋煮为糊和药，圆如鸡头大。"（卷之一治诸风〔淳祐新添方〕）小菟丝子圆，"右为细末，用山药糊搜和为圆，如梧桐子大。每服五十圆，温酒或盐汤下，空心服。"（卷之五治诸虚〔吴直阁增诸家名方〕）至圣保命丹，"右为细末，入研药和匀，以粳米煮饭，取中心软者搜为圆，每两作四十圆。"（卷之十治小儿诸疾〔宝庆新增方〕）定喘瑞应丹，"右为细末，蒸枣肉为圆，如葵子大。每服六七圆，临睡用葱茶清放冷下。"（卷之四治痰饮〔续添诸局经验秘方〕）

2. 蜜丸　在《局方》中与前代制法基本相同，炼蜜为丸，以不同"汤"送服，如温水化下、酒送服、药汤送服。只不过，为储藏方便，蜜丸更多地使用了包衣，如朱砂为衣、矾红为衣、用金箔为衣，等等；在规格上出现了比以往的拟量标准更加严格科学的计量，如"每两作六圆""作八圆""作十圆""十二圆""二十圆""二十四圆""三十圆"，甚至"五十圆"，等等，其他剂型有更小者。虽然拟量的"如梧桐子大"等还依然存在，但这种更先进准确的方法的出现无疑是一种进步。

如防风圆，"右为末，炼蜜为圆，每两作十圆，以朱砂为衣，每服一圆，荆芥汤化服，茶、酒嚼下亦得，不拘时候"（卷之一治诸风）。

3. 水丸　黏合剂主要是水，如白龙圆，"右为细末，各等分，用药四两，入石膏末一斤，系煅了者，水搜为圆，每两八粒。薄荷茶嚼下，每服一粒，食后服。"（卷之一治诸风〔绍兴续添方〕）

除水外，还有生姜汁、药汁、猪胆汁、酒、醋等。

如消暑圆，"右细末，生姜汁作薄糊为圆，如梧桐子大。每服五十粒，水下。《易简方》云：此药合时，须用好醋煎煮半夏，姜汁作糊，毋见生水，臻志修合，用之神效。"（卷之二治伤寒〔绍兴续添方〕）娄金圆，"右为细末，以地黄汁膏子搜和，每两作五十圆，以金箔为衣。每服一圆，细嚼，温酒下。"（卷之一治诸风）小抱龙圆，"右为细末，煮甘草水和圆，如皂子大。每服一圆，温水化下。"（卷之十治小儿诸疾〔淳祐新添方〕）龙胆圆"右等分为细末，猪胆汁和为丸，如萝卜子大"（卷之十治小儿诸疾〔续添诸局经验秘方〕）。乳香宣经圆，"右为细末，酒糊为圆，如梧桐子大。每服五十圆，盐汤、盐酒任下，妇人醋汤下。"（卷之一治诸风〔吴直阁增诸家名方〕）乳香没药圆，"右为末，醋糊圆如梧桐子大。每服五圆，不可多服，食后，用薄荷茶吞下，温酒亦得。"（卷之一治诸风〔绍兴续添方〕）

4. 浓缩丸　与《太平圣惠方》一样，浓缩丸的制作工艺流程一般分为熬膏和成丸两步。如牛黄小乌犀圆第一步，"天麻（去苗，二十两），川乌（炮，去皮、脐）、地榆（去苗，洗，焙）、玄参（洗，焙，各十两）。右四味，为细末。以水少许化蜜，同于石锅内。慢火熬搅成稠膏。放冷。"第二步，"次入后药：浮萍草（洗净，焙）、龙脑薄荷叶（去土）、甜瓜子（各十两），生犀、朱砂（研飞，各五两），龙脑（研）、牛黄（研）、麝香（研，各一两）。右为细末。与前膏子一处搜和，圆如鸡头大。每服一圆。细嚼，荆芥茶下，温酒亦得，不计时候。"（卷之一治诸风）

再如三棱煎圆，"杏仁（汤浸，去皮、尖，麸炒黄色）、硇砂（飞研，各一两），神曲（碎，炒）、麦蘗（炒，各三两），青皮（去白）、干漆（炒）、萝卜子（微炒，各二两）。三棱（生，细锉，捣，罗为末，八两，以酒三升，石器内熬成膏），右件为末，以三棱膏匀搜和圆，如梧桐子大。每服十五圆至二十圆，温米饮下，食后服。"（卷之三治一切气）全方8味药，第一步将三棱在石器内熬成膏，第二步再将前7种研为细末，与三棱膏搜和。

5. 蜡丸 《局方》中蜡丸占据比例较小，共有9例，如水浸丹："巴豆（大者二十五枚，去皮、膜，研，取油尽如粉），黄丹（炒，研，罗过，取一两一分）。右同研匀，用黄蜡熔作汁，别为圆如梧桐子大。每服五圆，以水浸少顷，别以新汲水吞下，不拘时候。"（卷之二治伤寒〔续添诸局经验秘方〕）

蜡丸虽然不多，但成就不低。颜隆指出，《局方》中蜡丸的制作技术达到了一个高度，蜡丸的制作工艺极为精细。

《局方》中有一"卢氏异方感应圆"，将原文逐录如下：

"与和剂方大不同，但用，修制须如法，分两最要匀停，止是暖化，不可偏胜，此药积滞不动脏腑，其功用妙处在用蜡之多，切不可减。常服健脾进食，永无寒热泻痢之疾，盖消磨积滞以渐，自然无疾，遇酒食醉饱，尤宜多服，神效不可述。

"黄蜡（真者十两），巴豆（百粒，去皮，研为粉，用纸数重裹捶，油透再易纸，至油尽成白霜为妙），乳香（锉，研，三钱），杏仁（七十枚，去皮、尖，研细，依巴豆法去油），丁香（怀干）、木香（湿纸裹，煨）、干姜（炮）、肉豆蔻（面裹，煨）、荜澄茄、槟榔、青皮（汤洗，去瓤，炒）、百草霜（筛细）、片子姜黄（各一两）。

"右除巴豆粉、百草霜、杏仁、乳香外，余并为细末，却同前四味拌和研匀。先将上项黄蜡十两，于银、石器内熔化作汁，用重绵滤去滓，以无灰好酒一升，于银、石器内煮蜡熔，数滚取起，候冷，其蜡自浮于酒上，去酒不用。春夏修，合用清麻油一两，秋冬用油一两半，于大银器内熬，令香熟；次下酒煮蜡，同化作汁，乘热拌和前项药末十分均匀了，候稍凝，分作剂子，用罐子盛之，半月后方可服。如服，旋圆如萝卜子大，任意服之，二三十圆加至五十圆无碍。此药以蜡多，虽难圆，然圆子愈细，其功愈博，临睡须常服之。若欲治病，不拘时候。"（卷之三治一切气〔新添诸局经验秘方〕）

颜隆认为，该丸用两个步骤对蜡提纯，达到了相当高的水平。考虑到纯蜡丸不容易成丸，于是在药丸中加入了少量的油以调节硬度，可以降低成丸的难度。由于蜡难以消化，卢氏异方感应丸通过把蜡丸做得比较小来提高蜡丸的消化吸收率，堪称蜡丸制作的典范之作。通过对一系列制作工艺的改进，蜡丸的制作已经相当完美，是蜡丸制作水平的高峰。

在《局方》中，丸剂的包衣种类比较多。朱砂：卷一防风圆"以朱砂为衣"。麝香：卷四麝香鹿茸圆"每一斤圆子用麝香末一钱惟一的"。银箔：卷十八珍丹"银箔为衣"。金箔：卷十金箔镇心丸"以金箔为衣"。青黛：卷十定命丹"别以青黛为衣"。金银箔：卷十镇心至宝丹"金银箔为衣"。矾红：卷三红丸子"矾红为衣"。蛤粉：卷八神仙太一膏"以蛤粉为衣"。

《局方》为了使丸剂能够更好地适用各种病情，采用了数十种汤送服丸剂。

三、《圣济总录》丸剂

《圣济总录》又名《政和圣济总录》，二百卷。本书是宋徽宗仿宋太宗敕修《太平圣惠方》的产物，但与《太平圣惠方》有明显不同。其所录方剂中，丸、散、膏、丹、酒剂等明显增加，充分反映了宋代重视成药的特点。编纂于政和年间（1111～1118），宋徽宗赵佶诏令征集当时民间及医家所献大量医方，又将内府所藏的秘方合在一起，由圣济殿御医整理汇编而成。全书包括内、外、妇、儿、五官、针灸、养生、杂治等，共66门，每门之中部有论说，言简意赅，总括本门，其下又分若干病证。凡病因病机、方药、炮制、服法、禁忌等均有说明。全书共收载药方约两万首，既有理论，又有经验，内容极为丰富。在理论方面，除引据经典医籍以外，亦注意结合当时的学术成就，并加以进一步阐述；在方药方面，以选自民间经验良方及医家秘方为主，疗效比较可靠。本书较全面地反映了北宋时期医学发展的水平、学术思想倾向和成就。后经金大定年间、元大德年间（《大德重校圣济总录》）两次重刊。

《圣济总录》在理论上对各种剂型进行了新的阐释，如："又如丹、丸、膏煎之名，不知异用之实，盖丹者，烹炼而成，有一阳在中之义，丸者，取其以物收摄而已，膏者，谓摩敷之药，煎者，取其和熟为服食之剂，今以火炼及色赤者为丹，非炼者为丸，以服食者为煎，涂敷者为膏，审此数者，他可推类而知也。"（卷第三叙例汤散）

该书中丸剂极多，反映了宋代成药成就。在《圣济总录》中，各种病证的治疗都可见到丸剂的应用。

1. 蜜丸和糊丸的数量最多 据张丰聪统计，蜜丸在《圣济总录》中约有2160个方子。

蜜丸，如卷五苦参丸，"捣罗为末，炼蜜丸如梧桐子大。每服煎薏苡仁汤下二十丸，日再服，稍加至三十丸。"

有些蜜丸的制作比较复杂，在一方子中要将部分药物饮片研细，另一部分饮片捣碎，然后和匀，拌入炼蜜成丸。

如治破伤中风熊胆丸方：

"熊胆（研）、天麻、紫菀（去土）、防风（去叉）、丹砂（研）、牛黄（研）、麝香（研）、龙骨（各半两）。右八味，将四味捣罗为末，与别研四味和匀，炼蜜丸如梧桐子大。每服二十丸。"（卷第六诸风门破伤风）

方中是将熊胆、丹砂、牛黄、麝香挑出另研。

再如治破伤中风白僵蚕丸方：

"白僵蚕（炒）、麝香（研）、乌蛇（酒浸，去皮骨，炙）、牛黄（研）、干蝎（酒炒）、木香、龙骨（去土，研）、蝉蜕（炒，去土）、杜仲（去粗皮，炙）、天麻、原蚕蛾（炒）、雄黄（研各半两）。右一十二味，将八味捣罗为末，与别研四味和匀，炼蜜丸如绿豆大。每服二丸，温酒下，甚者三丸并两服，豆淋酒下。"（卷第六诸风门破伤风）是将麝香、牛黄、龙骨和雄黄另研。

有些方子更是非常复杂，实际上是多种制剂方法的结合。

如治中急慢风硫黄大黑神丸方：

"硫黄（研）、丹砂（研）、水银（各一两），雄黄（研，半两）。此四味各细研，用铫子先下硫黄，销后下丹砂水银雄黄，文武火结成沙子。待冷刮取，捣罗为末。先取一瓷瓶上磨瓦一小片作盖，钻一窍可度得菜豆，用六一泥固济瓶子，火熁令干。却入沙子末在瓶内，按令平实，然后下盖子泥合缝，留窍子候干，用火半秤四面约四寸许，候烧至一食顷，更加火渐近瓶子，待黑气出尽后，取湿纸搭瓶窍上，如纸才干，便易之，至三十易为止。待冷取出细研，以酒浸润一宿，再焙为末，入后药。

"麻黄（去根节，先煎，掠去沫，焙干，二两），天麻（一两半），白附子（炮）、乌蛇（酒浸，去皮骨，炙）、白花蛇（酒浸，去皮骨，炙）、白僵蚕（炒）、桂（去粗皮）、天南星（炮，各半两），干漆（炒，令烟出）、干蝎（酒炒）、人参、白茯苓（去黑皮，各一分）。

"上一十六味，前四味先煅研为末，次将后一十二味捣罗为末，各顿一处。每石药末一两，入后药末二两，同研取匀，炼蜜丸如鸡头实大。中风者、以豆淋酒研下一丸至二丸。"（卷之五诸风门中风）

实际上本方是丹剂与蜜丸结合，蜜丸中的麻黄又是先煎后焙，类似于浓缩丸。

2. 糊丸的种类很多 黏合剂主要有粮食为主的面、糯米、粟米、粳米、黍米、蒸饼、陈曲、豆豉。

面：面糊丸数量最大。如治风脚软不能行步之透骨丸，"右一十九味，拌和令匀，又用飞罗面二两，无灰酒二两，煮糊为丸。每一丸重一钱三字。以布袋盛，挂当风处，年深不妨，若脚手麻软，每服半丸。滴酒研烂，用生姜汁一茶

脚，麝香少许，好酒一盏相和温过，早晚各一服。"（卷第八诸风门风脚软）

糯米：如治一切风龙脑双丸，"右八味，一处研匀，稀糯米糊丸如皂子大。每服一丸或二丸，嚼破温酒下。"（卷第五诸风门中风）

粟米：治心脏风热之化铁丸，"右七味，各研如粉，再同研匀，用粟米糊丸，如梧桐子大，每服五丸，竹沥酒下"（卷第四十三心脏门心健忘）。

粳米：治伤寒面青心下坚硬之温白丸，"右三味，捣研为末，用粳米饭，捣和为丸，如梧桐子大。每服二十丸，温酒下，吐逆炒生姜盐酒下，或艾醋汤下，阴毒并吃三五服，不计时候。"（卷第二十一伤寒门伤寒可温）

黍米：治大风癫病乌麻子丸，"右六味，捣研为末拌匀，用赤黍米一升净淘，以浸木水煮为稠粥，研膏熟杵为丸，如梧桐子大。每服二十丸至三十丸，食后用浆水下，日二夜一。"（卷第一十八伤寒门大风癫病）

蒸饼：治伤寒四逆阳起石丸，"右四味，捣研为细末，汤浸蒸饼和丸，如梧桐子大。每服五丸至十丸，新汲水下，汗出解。"（卷第二十三伤寒门伤寒厥）

陈曲：治卒心痛及九种心痛丹砂丸，"右三味，同研匀。水煮陈曲糊为丸，如黍米大。每服三丸，冷生姜汤下。"（卷第五十五心痛门卒心痛）

豆豉：治眼内有疮之蒺藜子丸，"右六味，捣罗为末，用淡豆豉一两，白面一匙，先烂研豉，入水和面煮糊，丸如梧桐子大。每服用淡竹叶汤下十丸。加至二十丸，早晚食后。"（卷第一百一十眼目门斑豆疮入眼）

以果品菜品为主的枣肉、木瓜、山芋等：

如治卒中风不语之白矾丸，"右三味为细末，枣肉和丸，如弹子大。每服一丸，含化咽津，不计时候。"（卷第七诸风门中风失音）

治风脚软膝腕枢纽不用木瓜丸，"右六味，先以五味捣罗为末，与木瓜同捣成剂，丸如梧桐子大。每日空心盐汤下二十丸，至三十丸。"（卷第八诸风门风脚软）

治小儿惊热之犀角饼子，"右一十味，捣研为末，再同研匀，用山药煮糊和丸，如皂子大，捏作饼子，每服半饼，薄荷汤化下，食后临卧服"（卷第一百六十九小儿门小儿惊热）。

以动物为主的羊肾、鸡子白等：

如治下焦虚冷之蘹香丸子"右六味，捣罗为末，用羊肾二对，切去筋膜，以酒二升，煮令酒尽，烂研和诸药末。更捣三二百杵，丸如梧桐子大，每日空心生姜酒下三十丸，晚食前再服。"（卷五十四三焦门下焦虚寒）

治休息痢及赤白痢附子丸，"右二味，先将附子捣罗为末，以鸡子白和为丸，如梧桐子大，一时倾入沸汤内，煮数沸漉出，分作两服，米饮下，空心日午各一服"（卷七十七泄痢门休息痢）。

有些糊丸的制作过程也很复杂，如治风毒留客日深之趁痛丸，"大戟（刮去皮）、甘遂、白芥子（各一两）。右三味，捣罗为末，用大麦面一两和匀，醋调作饼子，慢火炙黄熟，再捣罗，用薄面糊为丸，如梧桐子大。每服十丸，渐加至十五丸，空心用冷酒下，病甚、不入大麦面亦得。"（卷第十诸风门风走注疼痛）

3. 水丸使用水的要求较严格　《圣济总录》中有时对水丸使用水的要求是较严格的，如使用东流水、新汲水、井华水、浆水、倒流水等。

如：治急风筋脉紧急之紫金丸方，"右一十四味，捣研为末，用辰月日时，于辰方上，取东流水和，杵三千下，丸如弹子大。每服半丸，生姜自然汁和酒磨下。"（卷第六诸风门急风）治胃心痛吐清水之煨姜丸，"右二味，捣罗为末，新汲水和丸，梧桐子大，每服七丸"（卷第五十五心痛门胃心痛）。治吐血后虚热燥渴及解毒茜草丸，"右三味，捣罗为细末，井华水和丸如弹子大。每服一丸，温熟水化下，不拘时服。"（卷第六十九吐血门吐血后虚热胸中痞口燥）治骨鲠在喉中不出马勃丸，"右四味，捣研为末，浆水和丸，如樱桃大，含化咽津"（卷第一百二十四骨髓）。治难产催生二圣丹，"右二味，同研如粉，用倒流水和丸，如鸡头实大，慢火焙干。"（卷第一百五十九产难门产难）

《圣济总录》中有些水丸的制作也变得比较复杂，如治三焦病腹胀气满、小便不利的木香丸方：

"木香（二两），荜澄茄（四两），牵牛子（二十四两，炒香，别捣取末，一十二两），槟榔（四两，酸粟米饮裹湿纸包，灰火中煨令纸焦，去饭），补骨脂（炒香，四两）。

"上五味，先捣罗四味为末，入牵牛末令匀，清水和令得所，丸如绿豆大。每服二十丸，茶汤或熟水下，食后服。"（卷第五十四三焦门三焦病）

水丸的制作分为两步：第一步，将除牵牛子外的饮片炮制后共同捣罗为末，而牵牛子则"别捣取末"；第二步，把牵牛子末加入其他药末中拌匀，水和成丸。

再如治伤寒结胸圣饼子方：

"甘遂、大戟（去皮，各半两），黑牵牛（生用，一两半），轻粉（一钱匕），粉霜（一钱），巴豆（去皮，醋煮黄，十四枚），水银（一钱，入锡一钱，结砂子）。

"上七味，先将前三味为末，入白面五钱，水和作饼子，文武火煨焦黄。再

为末，入后四味拌匀，水和为丸，如绿豆大，捏作饼子，每服三饼，茶清下。"（卷第二十二伤寒门伤寒结胸）

虽曰"饼子"，实际还是水丸的变型。关键在于制作过程中经过两步，第一步，先将部分药物饮片做成糊丸；第二步，烤制，研细再与其他研细的饮片拌匀水和成丸。

与前代医方相同，《圣济总录》中的水丸也有以酒、醋、药汁等为丸的例子。

如：治风气走注之威灵仙丸，"右六味，捣罗为末，滴酒和丸，如梧桐子大。每服七丸，食前冷酒下，加至十丸。"（卷第十诸风门风走注疼痛）治眼生肤翳垂珠管铜青丸，"右二味合研为末，醋和丸，如白豆大。每用一丸，以乳汁新汲水各少许浸化，以铜箸点之。"（卷一百一十眼目门目生珠管）治卒中风之牛黄丸方，"右六味，捣研和令匀。生姜自然汁，旋抄入臼内，同前药杵和为丸，如梧桐子大。每服一丸，研薄荷自然汁少许，和温酒下。疾甚者，每服三丸，研灌之。"（卷第六诸风门卒中风）

4. 蜡丸有蜜蜡丸、油蜡丸和纯蜡丸 根据颜隆的发现，《圣济总录》的蜡丸中有蜜蜡丸、油蜡丸和纯蜡丸。蜜蜡丸即蜂蜜与蜡同为赋形剂，油蜡丸即油与蜡同为赋形剂，而纯蜡丸即单纯使用蜡作为赋形剂的蜡丸。

（1）蜜蜡丸：如治一切积聚之百当膏，"右一十三味，合研极匀，熔蜡并熟蜜少许，同和成膏，旋丸如梧桐子大，每服三丸至五丸"（卷七十一积聚门积聚）。再如治小儿下痢脓血寒热不除蜡蜜丸，"右六味，捣罗为细末，入熔蜡一分，并炼蜜和丸，如黍米大。一二百日内儿，每服二丸；一二岁儿，每服可五丸；三四岁儿，每服七丸。米饮下，空心，随儿大小加减服之。"（卷一百七十八小儿门小儿脓血痢）

（2）油蜡丸：如治呕吐软红丸，"右四味，研细，熔蜡少许，入油三两滴，和药为剂，以油单裹之，大人旋丸如绿豆大。小儿如芥子，浓煎槐花甘草汤放温。下一丸。"（卷六十三呕吐门呕吐）

（3）纯蜡丸：如治诸积泻痢及暴气泻红蜡丸，"右四味，同研如膏，熔黄蜡一两半剂匀，旋丸黍米大，米饮下二三丸。暴泻水下赤痢，甘草汤下，白痢、干姜汤下。赤白、甘草干姜汤下，妇人血气，红花酒下。"（卷七十七泄痢门气痢）再如治痃气胃冷不入饮食木香丸，"右三味，捣罗为末，熔蜡和丸，梧桐子大，空心温酒下七丸"（卷七十三积聚门痃癖不能食）。

5. 浓缩丸在《圣济总录》中也占有一定比例 浓缩丸常见的分煎膏、成丸两步，也有其他工艺的。如治柔风四肢不收里急不能仰之乳香煎丸，"右八味，将五味捣罗为细末，入研药和匀。别用麻黄去根节二两，捣罗为末，以酒一升，慢火熬为膏。更入炼蜜同和药，丸如梧桐子大。每服十五丸，至二十丸。温酒下，荆芥汤亦得。"（卷第七诸风门柔风）该方就是分为两步成型的。

也有在制作过程中，分步骤添加药物的，如治脾虚之硇砂煎丸，"右一十一味，先将硇砂末，法酒一升煎少时，次入阿魏，再煎五七沸，新绵滤，再煎，次下曲末，慢火熬成膏，和搜众药末，捣三五百杵，丸如梧桐子大。每服十五丸，至二十丸，食前生姜汤或温酒下。"（卷四十四脾脏门脾虚）第一步，先将硇砂与法酒通煎；第二步，加入阿魏，滤去，再煎；第三步，加入曲末，熬成膏；第四步，捶打成丸。

再如治消渴后之地黄生姜煎丸，"右二十味，先以水一斗五升，煮地骨皮等四味，至水四升，绞去滓，下麦门冬地黄汁，再煎五六沸，却下蜜髓姜汁，再煎至七升为膏，稀稠得所，入前件药末，和为丸，如梧桐子大，不拘时候，竹叶汤下三十丸"（卷第五十八消渴门消渴后虚乏）。第一步，煮地骨皮等四味药物，过滤后进入第二步，下麦门冬地黄汁，继续煎煮，第三步下蜜髓姜汁，继续煎煮，在浓稠适当的时候完成第四步将前面的药末加入其中，继续煎煮，第五步制成丸剂。

6. 丸剂的包衣多样化　主要以丹砂为主，还有腻粉、自然铜、凝水石、金箔、石膏、寒水石等。如：

治中风积涎在膈下之太一赤丸，"右一十五味，捣研为末，用黄蜡三两熔作汁，拌诸药，乘热丸如鸡头实大。用丹砂为衣，入瓷合盛。每服一丸，用糯米饮半盏，龙脑腻粉各少许，薄荷自然汁同化下。"（卷第五诸风门中风）

治卒中风白僵蚕丸，"右一十味，先将九味捣，入麝香再拌令匀，用糯米粥，研如糊为丸，如大麻粒。别以腻粉为衣，每服酒下七丸至十丸，日二夜一。"（卷第六诸风门卒中风）

治风走注循入经络疼痛之莎草根丸，"右五味，捣罗为末，用乳香没药各半两研入，醋煮面糊和丸，如梧桐子大。火煅自然铜，细研为衣，每服五丸，渐加至十丸。煨葱酒下。"（卷第十诸风门风走注疼痛）

治一切风热龙脑玉壶丸，"右一十四味，为细末，炼蜜丸鸡头大。用凝水石粉为衣，每服一丸，食后细嚼。以荆芥汤下，茶清亦得。"（卷第一十二诸风门风热）

治风邪除热中金箔牛黄丸，"右一十三味，各捣研为末，炼蜜和捣一千杵，

丸如樱桃大。以金箔为衣，每服一丸细嚼。温薄荷汤下，茶酒亦得，常服半丸，不拘时。"（卷第一十三诸风门风成热中）

治伤寒解表止头痛之麻黄丸，"右九味，将八味捣研为末，水煮天南星和丸，如小弹子大，每服一丸，葱茶或葱酒嚼下，薄荷茶亦得，连二三服。此本白龙丸，后又加麻黄寒水石，用石膏末为衣，治伤寒至佳，小伤风服之立瘥，解表药中，此尤神速。"（卷第二十四伤寒门伤寒头痛）

治伤寒头痛之白雪丸，"右七味，捣罗为末，水浸宿炊饼，和丸如樱桃大，火煅寒水石粉为衣，每服一丸，热酒或葱茶嚼下，良久以热粥投之"（卷第二十四伤寒门伤寒头痛）。

7. 丸剂使用有规律　根据张丰聪的分析，《圣济总录》中丸剂的使用有如下特点。

其一，丸剂吸收缓慢，药力持久，李东垣《用药法象》说："丸者缓也，不能速去之，其用药之舒缓而治之意也。"在《圣济总录》中，丸剂多用于慢性、虚弱性疾病。如"诸风门""补虚门"中应用丸剂较多。

其二，缓解药物毒性制成丸剂。某些峻猛药品，毒性大，不可急切使用，为了缓解药物毒性，使其药效缓缓发挥，可作丸剂用。如砒霜、巴豆、雄黄、狼毒、水银等多入丸剂。

其三，防止药物挥发制成丸剂。芳香类药物含有挥发油，多不宜见火，不宜久煎，在《圣济总录》中入丸剂使用。如沉香、龙脑、檀香、苏合香等，多入丸剂。

其四，节省贵重药物使用丸剂。如麝香、犀角、牛黄、蟾酥等，药材难得，属于贵重药物，价格较贵，而且药效强烈，入汤剂容易浪费，所以，这些贵重药材在《圣济总录》中多入丸剂。

其五，有效成分不易溶于煎煮的药物多入丸剂。如自然铜、龙骨、珍珠、牡蛎、代赭石等，其有效成分多不易溶于水，煎煮不易使其有效成分析出，在《圣济总录》中多用于丸剂。

其实这些特点在其他方书中也是一样的，不独《圣济总录》如此。

第五节　金元时期

金元时期，医家开始对宋代《局方》流行带来的弊病进行反思，出现了以金元四大家为代表的学术思潮，这一时期综合性学术著作增加，方书相对减少。

据《全国中医图书联合目录》统计，金元时期有方书 15 种，临证各科医书 24 种。现从中选取部分医书作为研究对象，根据本研究界定各种剂型的概念，梳理有关方剂剂型史料，分别进行归类、统计和分析。

以上理论概括了丸剂的定义，"缓"成为丸剂理论的核心。此后在丸剂应用中，基本上沿用了"丸者缓之"的理论，并指导着丸剂剂型的发展。如糊丸取其迟化，直至下焦；肠溶衣丸取其过膈不化，能达下焦；煎丸取其药缓，又能提高药含量速达病所。丸剂服后在胃肠道崩解缓慢，逐渐释放药物，作用持久；对毒、剧、刺激性药物可延缓吸收，减弱毒性和不良反应。因此，后世临床治疗慢性疾病或久病体弱、病后调和气血者多用丸剂。

一、《宣明论方》丸剂

刘完素（1110—1200 年），字守真，河间人，世称刘河间。大约生活在北宋末年至金代建立初期，即宋徽宗大观四年（1110 年）至金章宗承安五年（1200 年）之间，是金元时期的著名医家，为后世所称金元四大家中的第一位医家。一生著述较多，主要有《黄帝素问宣明论方》（1172 年）十五卷，《素问玄机原病式》（1186 年），《内经运气要旨论》（即《素问要旨论》），《伤寒直格》（1186 年）三卷，《伤寒标本心法类萃》二卷，《三消论》（附《儒门事亲》），《素问药注》（已佚），《医方精要》（已佚），其他托名刘完素的著作还有《习医要用直格并药方》《河间刘先生十八剂》《保童秘要》《治病心印》《刘河间医案》等。后人多把完素的主要著作统编成"河间六书""河间十书"等，其中或加入金元其他医家的著作。

《黄帝素问宣明论方》，又名《宣明论方》，文渊阁四库全书作《宣明论方》，撰于 1172 年，共 15 卷，现有明清刻本多种。卷一与卷二以病类方，将《素问》中涉及的 61 个病名，逐一列出，加以论述，其后附药；其余各卷涉及内外杂病、小儿科、眼科等，先论后方，是刘完素临床经验的集中体现。

本书中，丸剂的蜜丸、糊丸、水丸、蜡丸和浓缩丸等 5 种类型均有使用。大部分为蜜丸，与以往蜜丸制作使用相同。

其次是糊丸。主要是面糊、糯米面、荞麦面、蒸饼、炼蜜、蜡、醋、酒、水、药物煎膏等。如木香丸，"右为末，曲面糊为丸，如桐子大，每服二十丸，姜汤下，空心"（卷二诸证门热痹证）。秘真丸，"右为末，面糊为丸，如绿豆大，每服一丸，空心，温酒下，冷水亦得。不可多服。"（卷二诸证门白淫证）

水丸数量不多，也无变化。如搜风丸，"右为末，滴水为丸，如小豆大，每服十丸，生姜汤下，加至二十丸，日三服"（卷三风门）。

蜡丸中，有直接将蜡熔化的纯蜡丸，如胜金膏，"右为末，熔蜡丸如绿豆大，每服五丸，煎甘草汤下"（卷十痢门）。也有加蜜的蜜蜡丸，如信香十方青金膏下变证有一方用蜜蜡丸，"右研细末，熔蜡，入蜜半钱，就搓匀，旋丸绿豆至小豆大，先服小丸。病在上，食后，在下，食前，在中，不计时候。面东顶礼，一丸，净器盛水送下。"（卷七积聚门）

浓缩丸也一如既往，没有变化。如卷三风门有换骨丹，"治瘫痪中风，口眼㖞斜，半身不遂，并一切风痫暗风，并宜服之"。其下歌诀曰：

"我有换骨丹，传之极幽秘。疏开病者心，扶起衰翁臂。

气壮即延年，神清自不睡。南山张仙翁，三百八十岁。

槐皮芎术芷，仙人防首蔓。十件各停匀，苦味香减半。

龙麝即少许，朱砂作衣缠。麻黄煎膏丸，大小如指弹。

修合在深房，勿令阴人见。夜卧服一粒，遍身汗津满。

万病自消除，神仙为侣伴。"

其药物及制法是：

"麻黄（煎膏）、仙术、香白芷、槐角子（取子）、川芎、人参、防风、桑白皮、苦参、威灵仙、何首乌、蔓荆子、木香、龙脑（研）、朱砂（研）、麝香（研）、五味子各等分。

"上为末，桑白单捣细，称以麻黄膏，和就，杵一万五十下，每两分作十丸，每服一丸，以硬物击碎，温酒半盏浸，以物盖，不可透气，食后临卧，一呷咽之。衣盖覆，当自出汗即瘥。以和胃汤调补，及避风寒。茶下半。"

其制法仍然是两步：第一步，将麻黄熬成膏，同时将其他药物捣研成末，由于桑白皮纤维含量高，难捣，需要单独捣；第二步，将捣好的药末与麻黄膏加在一起，杵匀。

《宣明论方》中丸剂的大小规格也一同以往，如梧桐子、皂子、黄米、黍米、小豆、绿豆、弹子大。弹子大者，多服一丸或半丸。个别丸剂，给定药材剂量后，明确指出应分成相应等份，除前例换骨丹，是按每两药物制成 10 丸外，其他还有朱砂斑猫丸，"右为细末，蜜和丸，分作十五丸"（卷十一妇人门）；辟邪丹，"右为末，同入乳钵内，滴水为丸，分作三十粒"（卷十三疟疾门）；斩邪丹，"右为末，同研细，滴水和丸，匀分作十丸"（卷十三疟疾门）；辰砂丸，"右为末，滴水和丸，匀分作四十丸"（卷十三疟疾门）。都是把药方给出的方剂总量作为划分的基础。

部分丸剂使用包衣，其中朱砂最为常用，其次为青黛、黄丹、雄黄等。

龙脑地黄膏"同研细，炼蜜为膏，油单裹，旋丸如皂子大"（卷十四小儿门）中所用的油单即油纸，为涂油的纸，用来保存药物，可以防水，又可减慢药物本身的水分散失。

丰云舒研究发现，《宣明论方》中以"丹"命名的方剂均不是丹剂，实际上是丸剂，意指效如仙丹。

二、《儒门事亲》丸剂

张从正（1156—1228 年），字子和，号戴人。金代睢州考城（今河南兰考）人。张从正私淑刘完素的学术观点，对于汗、吐、下三法的运用有独到的见解，被后世称为金元四大家之一，为"攻下派"的创始人，著有《儒门事亲》等。

《儒门事亲》共 15 卷，包括《儒门事亲》3 卷、《治百病法》2 卷、《十形三疗》3 卷、《杂记九门》1 卷、《摄药图》1 卷、《治法杂论》1 卷、《三法六门》1 卷、《世传神效名方》1 卷。写作于 1210 至 1228 年之间。

张从正也很重视丸剂理论，他重申了"丸者缓也"的观点，认为丸剂是缓方之一："缓方之说有五……有丸以缓之之缓方。盖丸之比汤散，其气力宣行迟故也。"（卷一七方十剂绳墨订一）

在《儒门事亲》中，也使用了各种丸剂，但似乎独无煎丸（浓缩丸）。

丸剂规格大小，仍以拟物为主，如桐子大、粟米大、小豆大、樱桃大、铜钱大等十数种规格。亦有相对进步的每单位作数丸的大小规格，如温脾丸，"右为末，滴水丸。每服半钱，作十丸，临卧，无根水下。"（卷十二暑门）白术调中汤，"右为末。白汤化蜜少许，调下二钱，无时。炼蜜每两作十丸。"（卷十二湿门）理中丸，"右为细末，炼蜜为丸，每两作十丸，弹子大"（卷十二寒门）。养脾丸，"右为细末，炼蜜为丸，每两作八丸。每服一丸，细嚼，生姜汤下。"（卷十二寒门）妙功十一丸，"右二十三味，为细末，赤小豆烂煮研泥，同荞面打糊，和作十一丸，朱砂为衣，阴干"（卷十五诸风疾症第十四）。这种方法在《和剂局方》中采用较多，可惜没被广泛推广。

丸剂的包衣除常见的朱砂、黄丹外，有以胭脂为衣的，如圣丹，"右为末，醋打面糊丸，如弹子大，以胭脂为衣"（卷十五妇人病证第七）。

丰云舒发现，《儒门事亲》中提出以只有赋形剂的丸药作安慰剂，"余尝告于陈敬之，若小儿病缓急无药，不如不用庸医。但恐妻妾怪其不医，宜汤浸蒸饼令软，丸作白丸，给其妻妾，以为真药，使儿服之，以听天命，最为上药。

忽岁在丙戌，群儿皆病泄泻，但用药者皆死，盖医者不达湿热之理，以温燥行之，故皆死。惟陈敬之不与药，用余之言，病儿独存……若未病之前，从予奉养之法，亦复不生病。纵有微疾，虽不服药可也。"（卷一过爱小儿反害小儿）

三、《医学启源》丸剂

提到金元医家不能不提到的是张元素，张元素（1131—1234年），字洁古，金代易水（今河北易县）人，因犯"庙讳"而科举落榜，遂弃仕从医，开创了"易水学派"，著有《医学启源》《脏腑标本寒热虚实用药式》《药注难经》《医方》《洁古本草》《洁古家珍》，以及《珍珠囊》等。其中《医学启源》与《脏腑标本寒热虚实用药式》最能反映其学术观点。

《医学启源》重申了古人剂型的理论，指出不同剂型所适宜对应的功效。"华氏《石函经》曰：夫病有宜汤者、宜丸者、宜散者、宜下者、宜吐者、宜汗者。汤可以荡涤脏腑，开通经络，调品阴阳；丸可以逐风冷，破坚积，进饮食；散可以去风、寒、暑、湿之气，降五脏之结伏，开肠利胃。"（卷之上四、三才治法）

可能因为《医学启源》本身不是方书，所涉及的丸剂种类相对单一，在其中我们看不到蜡丸的使用，蜜丸、糊丸和水丸经常出现，浓缩丸也时有出现。"每两作十丸"一类的规格在本书中也有使用。如其中所载的神仙换骨丹，应该源自刘完素，同为煎丸，在具体制法上稍有详略的不同，"上将麻黄去根、苗、节，用河水三石三斗三升，小斗七升是也，熬至六升，滤去麻黄，澄清再熬至二升半，入其余药末，每一两三钱作十丸，朱砂为衣。每一丸，酒一盏，浸至晚，溶化，临卧服。"（卷之中十一六气方治）在《宣明论方》中对麻黄煎膏过程语焉未详，此处就比较详细。《宣明论方》是"每两分作十丸"，而本书是"每一两三钱作十丸"。

四、《内外伤辨惑论》《兰室秘藏》《脾胃论》丸剂

李杲（1180—1251年），字明之，真定（今河北正定）人，晚年自号东垣老人，是中医"脾胃学说"的创始人，他的学说也被称作"补土派"。其著述有《内外伤辨惑论》《脾胃论》《兰室秘藏》《医学发明》《东垣试效方》《活法机要》等。

《内外伤辨惑论》为李杲生前手定。其余著作皆由门人校定，或据其有关资料所整理。全书三卷，凡26论。卷上主要是从各方面讨论内伤病与外感病的不同形证及其病理变化；卷中论饮食劳倦所伤，尤其是劳倦伤元气；卷下论饮食

内伤，提出对待此病的应有看法，以及如何根据所伤病情正确处理等问题。

在《内外伤辨惑论》虽非方书，但其中的丸剂也很有其学术思想的特色，其中主要采用了糊丸为主，而不是一般方书以蜜丸为主。多为"汤浸蒸饼为丸""荷叶裹烧饭为丸""醋打面糊为丸""生姜汁面糊为丸"等，尤其是"荷叶裹烧饭为丸"使用最多，其法来自易水张元素，李杲至晚年才悟得其中之妙。"当是之时，未悟用荷叶烧饭为丸之理。老年味之始得，可谓神奇矣。荷叶之一物，中央空虚，象震卦之体。震者，动也，人感之生足少阳甲胆也，甲胆者风也，生化万物之根蒂也。《左传》云：履端于始，序则不愆。人之饮食入胃，营气上行，即少阳甲胆之气也；其手少阳三焦经，人之元气也，手足经同法，便是少阳元气生发也。胃气、谷气、元气，甲胆上升之气，一也，异名虽多，止是胃气上升者也。荷叶之体，生于水土之下，出于秽污之中，而不为秽污所染，挺然独立。其色青，形乃空，清而象风木者也，食药感此气之化，胃气何由不上升乎？其主意用此一味为引用，可谓远识深虑，合于道者也。更以烧饭和药，与白术协力，滋养谷气而补，令胃厚，再不至内伤，其利广矣大矣！"（卷下辨内伤饮食用药所宜所禁）

在本书中也有油纸裹丸的使用，如神应丸，"上先将黄蜡用好醋煮去渣秽，将巴豆、杏仁同炒黑，烟尽，研如泥，将黄蜡再上火，入小油半两，溶开，入在杏仁、巴豆泥子内，同搅，旋下丁香、木香等药末，研匀，搓作挺子，油纸裹了旋丸用，每服三五十丸，温米饮送下，食前。日进三服。"（卷下辨内伤饮食用药所宜所禁）

《兰室秘藏》约刊于1276年，现存元、明、清等多种刻本，1949年后有多种影印本出版。共3卷21门，以方药俱出者为统计依据，共有方剂约287首，涉及内外妇儿五官各科，方剂多为自创。

《兰室秘藏》中也有多种丸剂种类，而缺乏蜡丸。与前书相同，本书的丸剂也是糊丸多于蜜丸，而且以汤浸蒸饼为丸、荷叶裹烧饭为丸为突出特色。

浓缩丸也一如既往分为两步完成，如水府丹，"硇砂（纸隔沸汤淋熬取）、红豆（以上各五钱），桂心（另为末）、木香、干姜（各一两），砂仁（二两），经煅花蕊石（研，一两五钱），斑蝥（一百个，去头翅），生地黄汁、童子小便（各一升），腊月狗胆（七枚），芫菁（三百个，去头足，糯米一升，炒米黄，去米不用）。上九味为细末，同三汁熬为膏，和丸如鸡头大，朱砂为衣。每服一丸，温酒细嚼，食前服，米饮亦可。"（卷中妇人门）第一步将"三汁"即生地黄汁、童子小便和腊月狗胆汁熬成膏，同时将其他药物捣碎成末，第二步将其汇合成丸如芡实大小，裹朱砂为衣。

丰云舒还有一个有意思的发现，在《兰室秘藏》中还有类似颗粒剂的剂型——葶苈丸，"上为细末，汤浸蒸饼和匀，筛子内擦如米大，每服二钱，临卧用一口汤下"（卷上心腹痞门）。使用罗筛将其制成黄米大颗粒，虽然是丸剂，可以看出颗粒剂的雏形。

《脾胃论》，三卷，是集中反映了李杲学术理论的代表著作，刊行于李氏身后。由医论 38 篇，方论 63 篇组成。

与前二书相同，本书的丸剂也是糊丸多于蜜丸，而且以汤浸蒸饼为丸、荷叶裹烧饭为丸为突出特色。但是本书有蜡丸。如感应丸。

"干姜（炮制，一两），南木香（去芦）、丁香（以上各一两五钱），百草霜（二两），肉豆蔻（去皮，三十个），巴豆（去皮心膜油，研，七十个），杏仁（一百四十个，汤浸去皮尖，研膏）。

"上七味，除巴豆粉、百草霜、杏仁三味外，余四味捣为细末，却与三味同拌，研令细，用好蜡匮和，先将蜡六两溶化作汁，以重绵滤去渣，更以好酒一升于银、石器内煮蜡溶，滚数沸倾出，候酒冷，其蜡自浮于上，取蜡称用丸。春夏修合，用清油一两，于铫内熬令沫散香熟，次下酒煮蜡四两同化作汁，就锅内乘热拌和前项药末；秋冬修合，用清油一两五钱，同煎煮熟作汁，和匮药末成剂，分作小铤子，以油单纸裹之，旋丸服耳。"（卷下）

这一感应丸与《局方》"卢氏异方感应圆"不完全一样，但都同为蜡丸，而且蜡经过过滤提纯，并加清油。是精致的蜡丸。

其下的神应丸与此相似：

"丁香、木香（以上各二钱），巴豆、杏仁、百草霜、干姜（以上各五钱），黄蜡（二钱）。

"上先将黄蜡用好醋煮去渣秽，将巴豆、杏仁同炒黑烟尽，研如泥，将黄蜡再上火，春夏入小油五钱，秋冬入小油八钱，溶开入在杏仁、巴豆泥子内同搅，旋下丁香、木香等药末，研匀搓作铤子，油纸裹了，旋丸用，每服三五十丸，温米饮送下，食前，日三服。"

五、《局方发挥》《格致余论》《丹溪心法》丸剂

朱震亨（1281—1358 年），字彦修，人称丹溪翁，又称为朱丹溪，婺州义乌（今浙江义乌）人。金元四大家中，朱震亨所出最晚。他先习儒学，后改医道，一生著述甚多，如有《局方发挥》《格致余论》《丹溪心法》等。

《格致余论》，一卷，成书于1347年。本书共载论文40余篇，包括内、外、妇、儿各科，以及脉法、养生、优生等理论。《格致余论》被公认为是反映丹溪医学思想的代表作。

《格致余论》中有若干方论，其中两个涉及丸剂，分别是脾约丸论和秦桂丸论。方论是对方剂的名称、药物的组成配伍、功效主治、用量服法及其加减等的论述。一般认为始自金代成无己的《伤寒明理论》，其卷下有"诸药方论"，选《伤寒论》常用方20首，强调配伍制使的关系，并以经典医著结合个人体会加以分析，其中有理中丸方和脾约丸方两个丸剂的方论。

在"脾约丸论"中，朱震亨对成无己的方论"约者，结约之约，胃强脾弱，约束津液，不得四布，但输膀胱，故小便数而大便硬，故曰脾约。与此丸以下脾之结燥，肠润结化，津流入胃，大便利，小便少而愈矣"产生疑问，"愚切有疑焉。何者？既曰约，脾弱不能运也；脾弱则土亏矣，必脾气之散，脾血之耗也。原其所由，久病大下大汗之后，阴血枯槁，内火燔灼，热伤元气，又伤于脾，而成此证。伤元气者，肺金受火，气无所摄；伤脾者，肺为脾之子，肺耗则液竭，必窃母气以自救，金耗则木寡于畏，土欲不伤，不可得也。脾失转输之令，肺失传送之官，宜大便秘而难下，小便数而无藏蓄也。理宜滋养阴血，使孤阳之火不炽，而金行清化，木邪有制，脾土清健而营运，精液乃能入胃，则肠润而通矣。今以大黄为君，枳实、浓朴为臣，虽有芍药之养血，麻仁、杏仁之温润，为之佐使，用之热甚而气实者，无有不安。愚恐西北二方，地气高浓，人禀壮实者可用。若用于东南之人，与热虽盛而血气不实者，虽得暂通，将见脾愈弱而肠愈燥矣。后之欲用此方者，须知在西北以开结为主，在东南以润燥为主，慎勿胶柱而调瑟。"

秦桂丸是治疗妇人不孕的古方，以温燥药物组成。由于"其辞确，其意专，用药温热，近乎人情，欣然授之，锐然服之"造成该方当时非常流行，在"秦桂丸论"则对该方进行了严厉的批驳，指出该方的谬误，"阳精之施也，阴血能摄之，精成其子，血成其胞，胎孕乃成。今妇人之无子者，率由血少不足以摄精也。血之少也，固非一端。然欲得子者，必须补其阴血，使无亏欠乃可。推其有余以成胎孕，何乃轻用热剂，煎熬脏腑，血气沸腾，祸不旋踵矣！或曰：春气温和，则万物发生，冬气寒凛，则万物消殒，非秦桂丸之温热，何由得子脏温暖而成胎耶？予曰：《诗》言妇人和平，则乐有子。和则气血不乖，平则阴阳不争。今得此药，经血转紫黑，渐成衰少，或先或后，始则饮食骤进，久则口苦而干，阴阳不平，血气不和，疾病蜂起，焉能成胎？纵使成胎，生子亦多

病而不寿。以秦桂丸之耗损矣天真之阴也，戒之慎之！"（秦桂丸论）

《局方发挥》，一卷。宋代《局方》流行之后，造成了医者只泥于书中成方而不进行加减变通的流弊。朱丹溪深恶痛绝，他力辟《局方》的不妥之处，著成《局方发挥》，以问答形式，列 31 条，就《局方》之方剂进行了剖析，阐发医论，着重阐发了滋阴降火的治疗法则，指出《和剂局方》常以温补、辛香燥热之剂治病的偏向，主张戒用温补燥热之法。是反映丹溪理论主张与临床经验的重要著作。

书中对于《局方》的点评，也涉及剂型问题。如：

"或曰：可下者，岂非肠胃有积滞乎？不用砒、丹、巴、硇，恐积滞未易行也。吾子以为未然，发明承气之意可乎？

"予曰：大黄之寒，其性善走，佐以厚朴之温，善行滞气，缓以甘草之甘，饮以汤液，灌涤肠胃，滋润轻快，无所留滞，积行即止，砒、丹、巴、硇，毒热类聚，剂成丸药，其气凶暴，其体重滞，积垢虽行，毒气未过，譬如强暴贪贼，手持兵刃，其可使之徘徊顾瞻于堂奥间乎？借使有愈病之功，其肠胃清淳之气，能免旁损暗伤之患乎？仲景治痢，可温者温，可下者下，或解表，或利小便，或待其自已，区别易治、难治、不治之证，至为详密，然犹与滞下浑同立方命论。其后，刘河间分别在表在里，挟风挟湿，挟热挟寒，挟虚，明著经络，堤防传变。大概发明滞下证治，尤为切要。有行血则便自安，调气则后重自除，此实盲者之日月，聋者之雷霆也。"

"剂成丸药，其气凶暴"，说明丸剂在集合攻下药物之力方面，甚至超过汤剂。《伤寒论》中反复出现变证有"医以丸药大下之"，就是这个道理。

《丹溪心法》刊于明贤宗成化十七年（1481 年），并非朱震亨亲自撰写，是由其弟子赵以德、刘淑渊、戴元礼等根据其经验和平素口述编写而成，并有后世医家增附，是研究其用方最全面的文献资料。在明初有景泰杨玉林校本和成化王季献校本，后程充予以删订，成为当前的流行本。全书共 5 卷 100 篇，涉及内外妇儿各科，先论后方，方药俱出。

与前两部以理论为主的著作不同的是，《丹溪心法》是综合性医学著作，所以其中包括了全部 5 种丸剂类型。

蜜丸：如四白丹，"上为末，炼蜜丸，每两作十丸。临卧嚼一丸，分五七次细嚼之，煎愈风汤咽下。"（卷一中风一）大阿胶丸，"上为末，炼蜜丸，如弹子大。每服一丸，水煎六分，和渣服。"（卷二吐血十八）

水丸：如三花神佑丸，"上为末，滴水丸，小豆大。初服五丸，每服加五丸，温水下，无时，日三。"（卷一中湿四）截疟青蒿丸，"上焙干为末，水丸胡椒大，每一两分四服，于当发之前一时服尽"（卷二疟八）。

糊丸：如红丸子，"上为末，另用陈仓米末，同阿魏醋煮，糊丸梧子大，炒土朱为衣，每服七十丸，姜汤下"（卷二疟八）。导痰丸，"上为末，糊丸梧子大。每服八九十丸，姜汤下。"（卷二痰十三）

蜡丸：如感喜丸，"黄蜡（四两），白茯苓（去皮，四两，作块，用猪苓一分，同于瓷器内，煮二十沸，取出，日干，不用猪苓）。上以茯苓为末，溶蜡搜丸，如弹子大。每服一丸，空心细嚼，津液咽下，小便清为度。"（梦遗四十五）耳鸣暴聋方，"上为末，溶蜡丸如枣核大，塞入耳"（耳聋七十五）。

浓缩丸：如入方，"黄连末、天花粉末、人乳汁（又云牛乳）、藕汁、生芐汁。上后二味汁为膏，入前三味搜和，佐以姜汁和蜜为膏。徐徐留舌上，以白汤少许送下。"（卷三消渴四十六）又如三补丸又方，"龟板（二两），侧柏（七钱半，酒浸），生芐（一两半），白芍（一两，炒），乌药叶（酒蒸，七钱半）。上除生地黄细切熬膏，余皆作末，同捣为丸。以白术四钱，香附一钱半，煎汤下。"（卷三补损五十一）

六、《御药院方》丸剂

《御药院方》，元代许国祯（约1209—1285年）撰。许国祯，字进之，曲沃（今属山西）人，元代医家、政治家，曾随忽必烈出征，该书以宋金元三代御药院所制成方为基础，进行校勘，修改其错误，补充其遗漏，于至元四年（1267年）刻板成书，元代有11卷本，20卷本和24卷本。现存的版本，是从元代传至朝鲜，再传入日本，又流传回国的11卷本。全书收方1072首。

《御药院方》各种丸剂剂型均有，其中有些使用有所变化，尤其是糊丸的变化较多。

糊丸出现一些少用的辅料，如无碍丸炒麦糵面糊和丸，"上为细末，炒麦糵面糊和丸，如梧桐子大。每服五十丸，温生姜汤下，食后。"（卷三治一切气门上）快活丸酒煮神曲、面糊为丸，"上为细末，酒煮神曲、面糊为丸，如梧桐子大。每服十五丸至二十丸，生姜、陈皮汤下，不拘时候。"（卷四治一切气门下）半夏丸以栝楼穰为丸，"栝蒌（肥者二个），半夏（四十九枚，汤洗七次，捶碎，培干为末）。上件栝蒌取子壳焙干，与半夏一处为细末，次用栝蒌穰同熟水熬成膏，和前药末为丸，如梧桐子大。每服三十丸，生姜汤下，食后。"（卷五治痰饮门）此外，还有"烧粟米饭为丸""生姜汁浸，蒸饼为丸""生姜汁煮面糊和丸""蜜调白面糊为丸""枣肉与糯米粥和丸""酥油饼和丸",等等。

有些糊丸以药酒和面制成,如灵宿丹浸药酒调山药末,"上二十八味捣罗为末,用浸药酒调山药末煮糊,更入酥、蜜各一两,和药捣三五百杵,丸如梧桐子大。每服二十丸,空心温酒送下,温粥饮亦得。"(卷六补虚损门)百倍丸,"上件为末,以浸苁蓉、牛膝酒煮面糊为丸,如梧桐子大。每服三十丸,温酒下。"(卷之六补虚损门)菖蒲丸,"上同为细末,用茴香半两,酒熬三二十沸,去滓,取酒作面糊和丸,如梧桐子大。每服三五十丸,食前温酒下。"(卷六补虚损门)

有些糊丸的工艺还是比较复杂的,甚至与煎丸相似。如妙应丸:

"京三棱(炮,锉如豆)、青皮(去白,锉如豆)、石三棱(锉如豆)、鸡爪三棱(锉如豆)、厚朴(生姜制,锉如豆,以上五味同用好醋浸三日,取出焙干。各一两),槟榔、肉豆蔻、白豆蔻(各一两),木香(六钱),巴豆霜(半两),硇砂(一两,飞,被研),干漆(六钱,炒出烟)。

"上除巴豆霜、硇砂外同为细末,后入硇砂、巴豆霜同研极细,用元浸药醋打糊为丸,如梧桐子大。每服二丸或三丸,食后温醋下。"(卷之四治一切气门下)

还有一些勉强可以归入糊丸的特殊黏合剂,如金砂丹以真石脑油和丸,"上件为细末,真石脑油和丸,每两作十丸,瓷盒内收。每服取一丸,人参汤化下,或竹叶汤、新汲水亦得。"(卷一治风药门)神应丹以猪心血蒸饼为丸,"上细研,水飞过,候干,用猪心血和之得所,以蒸饼剂裹蒸熟为度,取出就热便丸,如梧桐子大。每服一粒。"(卷一治风药门)四蒸木瓜丸以蒸木瓜为丸,"上八味为细末,大木瓜四个,去顶穰,填药在内,却用顶尽盖定,酒洒蒸熟,研为膏,丸如梧桐子大。每服五十丸,空心温酒下,盐汤下。"(卷一治风药门)猪肚丸以煮猪肚和丸,"上为细末,以猪肚一个煮熟,锉研成膏,和丸如梧桐子大。每服三四十丸,米饮下,日三四服。"(卷六补虚损门)

蜡丸,有纯使用黄蜡者,也有以蜡与乳汁或蜂蜜同和成丸者。如百解丸,"上除黄蜡外同研令匀,入前黄蜡,溶开和成剂,丸如绿豆大。每服二丸,新水送下。"(卷二治伤寒门)寸金丸,"上同为细末,除黄蜡、乳汁二味,熬成膏子,同为丸,如绿豆大,小儿如芥子大。每服一丸,病重者加至三丸。"(卷十治疮肿折伤门)百当膏,"上件一十三味合研极匀,熔蜡并熟蜜少许,同和成膏,旋丸如梧桐子大,小儿如黍米大,每服三丸至五丸,量大小虚实加减服。"(卷十一治小儿诸疾门)

《御药院方》中的浓缩丸有些不同于以往的煎丸，制作方法很特殊，如延生丹：

"辰砂（别研，三两），木香、没药、硇砂（别研去）、白术、人参、沉香（各半两），附子（炮裂，去皮）、葫芦巴（各一两半）。

"以上并为极细末，同研匀，用大萝卜去顶，用银匙剜作罐子，将已剜出萝卜绞取汁，积在碗内，入药末一重，旋以银匙撩萝卜汁在上，再一层如上法。若汁不透，用银筋匙投之，令入药及八分，萝卜顶盖之，用竹签签定。如一个萝卜盛药不了，即用三两个分盛之。先用纸封闭，次用盐泥固济，周回约一指许，用木炭火煅，令通赤，闻药有香方出火，药罐子不动，只于烧处存放，至次日去泥，开罐子，以银匙取药在瓷器内，揉和令匀，为丸。如要干再入萝卜汁和，令得所，丸如小豆大。每服一十丸，细嚼三丸，吞七丸，空心温酒下，或米饮亦得，日二服，临时量力加减服之。"（卷六补虚损门）

再如天真丸：

"羊肉（七斤，精者为妙，先去筋膜并去脂皮，批开入药末），肉苁蓉（十两），当归（一十二两，洗净去芦），湿山药（去皮，一十两），天门冬（焙软，去心，切，一斤）。

"上将前件四味置之在肉内，裹定，用麻缕缠定，用上色糯酒四瓶煮，令酒尽掺在药内，再入水二升，又煮，直候肉如泥，再入黄芪末五两、人参末三两、白术末二两、熟糯米饭焙干为末一十两。前后药末同剂为丸，如梧桐子大。一日约服三百粒，初服百粒，旋加至前数。"（卷六补虚损门）

传统煎丸在《御药院方》中也存在，如皂角丸，"半夏（汤洗七次）、白矾（枯过）、威灵仙（洗）、知母、贝母（去心，炒黄）、青橘皮、甘菊花（各一两），牵牛子（燰，二两），槐角（燰）、薄荷叶、皂角（各五两，将皂角捶碎，以水一十八两六分擦汁，用蜜一斤同熬成膏为用）。上为末，以皂角膏子搜和为丸，如梧桐子大。每服二十丸，食后生姜汤下。"（卷一治风药门）

丰云舒发现，在《御药院方》中还有提出加速蜡丸崩解，立即取效的办法。如妙香丸，"上合研匀，炼黄蜡六两，入白沙蜜三分，同炼令匀，为丸，每两作三十丸……如要药速行，即用针扎一眼子，冷水浸少时，服之即效，更速。"（卷七治积热门）

七、《世医得效方》丸剂

《世医得效方》由元代危亦林编纂。危亦林（1277—1347年），字达斋，南丰（今属江西）人，出生于医学世家，自幼学医，成年以后曾担任南丰医学教授，他以五代人临床积累的丰富经验及家藏名医诸方，参考元代医学十三科目，历时 10 年，编写《世医得效方》二十卷。后经江西医学提举司送太医院审核以后，在至正五年（1345 年）时刊行。全书按十三科的顺序编排，卷一至卷十为大方脉杂病科，卷十一至十二为小方脉科，卷十三为风科，卷十四至十五为产科兼妇人杂病科，卷十六为眼科，卷十七为口齿兼咽喉科，卷十八为正骨兼金镞科，卷十九为疮肿科，卷二十为附篇。

《世医得效方》中丸剂各种剂型均有。基本上与之前医方没有更多变化。

蜡丸的制作，仍是承袭宋代，如卢氏感应丸基本沿袭《局方》。其他也无法超越于此。如太乙神明再造感应丸："肉豆蔻、川姜（炮）、百草霜（各二两），木香（一两半），荜澄茄、京三棱（炮，各一两），巴豆（一百粒，去心，另研），酒蜡（四两），杏仁（一百粒，去皮尖别研），清油、丁香（各一两）。

"右除巴豆、杏仁外，并为末，次下巴豆、杏仁等和匀。先将油煎蜡，令熔化，倾在药末内成剂，入臼内杵千余下，旋圆如绿豆大。每服三五圆。"（卷第四大方脉杂医科诸积）

糊丸的特点是动物类赋形剂的使用增多，还有羊腰（卷五补真丸）、羊肺（皱肺丸）、雄羊脊骨（卷九四美丸）、羊肉（卷十九必胜丸）、羊胆（卷十五当归丸）、獖猪脏头（卷五猪脏丸）、獖猪肚（猪肚丸）、猪肝（卷八宫方瑞莲丸）、猪心血（卷八一醉散）、猪骨髓（卷七蜗牛散）、人乳汁（卷七浮萍丸）、羊乳（卷七羊乳丸）。

丸衣除以往常见的朱砂、金箔、黄丹等外，还有滑石、青黛、靛红、麝香、大黄、盐等。

丰云舒发现，《世医得效方》中有药丸打光的记载。神效解毒圆，"右为末，糯米糊和药一千杵，阴干，不可见日，不然析去。一料可作一千圆，却用铅光石打光。"（卷十大方脉杂医科骨鲠）铅光石，在《本草纲目》中有记载，为《纲目》新增药，李时珍言其"主哽骨"。而这种打光的工艺，也仅出现在此方。

第六节 明 代

随着药物学的进展，明代方剂学也有巨大进展。一方面，大量方剂书，尤其是巨型方剂著作的出版；另一方面，对理、法、方、药的研究也更为重视。出现了一批有创新性、有时代特征的代表性方书。

《普济方》是我国现存最大的一部方书。它搜罗极广，篇幅很大，几乎收录了15世纪以前所有保存下来的方书内容，还收入大量的时方，可谓集大成之作。《普济方》是由朱元璋第五子周定王朱橚组织编辑，由教授腾硕、长史刘醇等参与编辑考订而成，刊于永乐四年（1406年），原作共108卷，它在方剂学上的主要贡献是保存了古代大量医学文献，价值甚至已超出方剂学范围。

吴崑的《医方考》，撰于万历年间。他从历代方书中选出常用方剂700余首，编成本书，共6卷。按病证分为中风、伤寒、感冒、暑湿等72门，每门下列一证，先论病因，次列诸家治疗方法，再汇集名方。《医方考》虽汇集群方，却不追求方剂数量，而是严守质量，"撰之于经，酌以心见，订之于证，发其微义"，重在阐发分析。本书影响深远，清代影响较大的方书如汪昂的《医方集解》、吴仪洛的《成方切用》等都宗《医方考》所开之学风。

施沛辑明代以前著名方剂800余首，成《祖剂》一书，共4卷，收主方70首。该书以《黄帝内经素问》《灵枢经》及伊尹汤液之方为宗，以张仲景《伤寒论》《金匮要略》之方为祖，选《局方》及宋、元、明诸家流传方以归类叙述。追本溯流，把相类方剂归于一起论述，有些地方作者还加了按语，主方除选自《黄帝内经》《伤寒杂病论》之外，还有的选自伊尹《汤液经》《太平惠民和剂局方》《肘后备急方》《广济方》《备急千金要方》《千金翼方》《世医得效方》《集验方》《济生方》及李东垣、张洁古、朱丹溪等人的医方，对学习古代方剂学有一定参考价值。

一、按剂型分类的方书出现

明代开始出现了按剂型分类方剂者，如戴思恭《证治要诀类方》（1405年）、许宏《金镜内台方议》（1422年），这种方法着眼于方剂自身性质，从这个意义上说，无疑是方剂分类的一种进步。

《证治要诀类方》全书共4卷，剂型分为汤、饮、丸、散、膏、丹6种。其中卷一为汤类，载方167首；卷二为饮类，载方36首；卷三为散类，载方104首；卷四为丸类、丹类、膏类，共载方135首，其中丸类方101首，丹类方31首，膏类方3首。

以丸类方为例，收录方剂有苏合香丸、青龙丸、乳香丸、五瘟丸、玉杵丸、铁弹丸、青州白丸子、防风丸、犀角丸、骨碎补丸、乌荆丸、四生丸、轻脚丸、秘方换腿丸、左经丸、木瓜丸、神保丸、消暑丸、酒煮黄连丸、三黄丸、戊己丸、红丸子、小七香丸、感应丸、半硫丸、备急丸、木香槟榔丸、消食丸、解毒丸、虎骨四气丸、茱萸内消丸、大茴香丸、安肾丸、练中丸、鹿茸丸、附子八味丸、都梁丸、生熟地黄丸、鸡苏丸、辰砂化痰丸、丁香五套丸、乌梅丸、青娥丸、橄榄丸、藜芦丸、菟丝子丸、破饮丸、启脾丸、煮朴丸、鹿茸橘皮煎丸、红丸子、小菟丝子丸、威喜丸、山药丸、清心丸、远志丸、交感丸、固阳丸、猪肚丸、酒连丸、肾气丸、苁蓉丸、麻仁丸、润肠丸、威灵丸、乌头丸、大戊己丸、桂香丸、乳豆丸、桃花丸、香连丸、大七香丸、快脾丸、五味丸、二神丸、椒朴丸、小茴香丸、椒附丸、黄连阿胶丸、驻车丸、猪肝丸、蒜连丸、断红丸、钓肠丸、黄连丸、椒目丸、水煮木香丸、断下丸、萸连丸、究原双补丸、十四友丸、远志丸、寿星丸、定志丸、安神丸、抱胆丸、胜金丸、独附丸、艾附丸、五味子八味丸、橘杏丸等 101 方。

《金镜内台方议》全书共 12 卷，据金代成无己《注解伤寒论》对《伤寒论》113 方归为汤、散、丸 3 类，于每方之后均列举方剂配伍与辨证论治的准则，间或阐明制方的深意以及临床灵活加减法。其中丸类收录理中丸、乌梅丸、大陷胸丸、抵当丸、麻仁丸计 5 首。

二、理论和方法上的重视

进入明代，对于剂型的理论和方法开始有了相应的重视，主要表现在一些方书和药物学著作中会集中地收录古今相关言论，同时掺杂一些个人见解，如《普济方》《本草纲目》等。

《普济方》中论述了"合和"法则，首先论述了合和（炮制与制剂）的重要性：

"问曰：凡合和汤药，治诸草石虫兽，用水升数，消杀之法则，云何？答曰：凡草有根茎枝叶皮骨花实，诸虫有毛翅皮甲头足尾骨之属，有须烧炼炮炙，生熟有定。一如后法，顺方者福，逆之者殃。或须皮去肉，或须肉去皮，或须茎根，或须花实，依方炼治，极令净洁。然后升合秤两，勿令参差。药有相生相杀，气力有强有弱，君臣相理，佐使相持，若不广通诸经，则不知有恶有好。或医自以意加减，不依方分。使诸草石强弱相欺，入人腹中不能治病，更加斗争，草石相反，使人迷乱，力甚如刀剑。若调和得所，虽未能治病，犹得安利五脏，于病无所增剧。"（卷五论合和）

对于补益丸剂，《普济方》引用了《圣济总录》的主张："凡服补益丸散者。自非衰损之人。皆可先服利汤。泻去胸腹壅积痰实。然后可服补药。"（卷五论服饵）

对于具体药物制成丸剂有具体的要求，在《普济方》中也有列举。如"凡朴硝、矾石，烧令汁尽乃入丸散""石斛入丸散，先以砧捶极打，令碎乃入臼。不尔捣不熟""凡汤丸用天雄附子乌头乌喙侧子，皆煻灰炮令微坼，削去黑皮，乃秤之""凡半夏，热汤洗去上滑，一云十洗四破，乃称之以入汤。若膏酒丸散，皆煻灰炮之""用乌梅入丸散者，熬之用熟""凡丸散用胶，先炙，使通体沸起燥，乃可捣。有不沸处，更炙之断。"（卷五论合和）

对于常用赋形剂蜜和蜡的使用，在《普济方》中也引述了前人的记载："凡用蜜先火煎，掠去沫，令色微黄则丸，经久不坏。掠之多少，随蜜精粗。遂至大稠，于丸弥佳。""凡丸中用蜡，烊投少蜜中搅调，以和药丸。"

对于制剂的剂量问题和制剂前的加工问题，《普济方》中也有记载，多是源于《本草经集注》《备急千金要方》等前代医家的文献，又有所发挥。此处不赘。

"又服丸之法，大率如梧桐子大二十丸，多不过三十四十丸。及服散者，少则刀圭钱五，多则方寸匕而已。岂服汤特多，煮散丸散则少乎？后之世人。既不知斤两升合之制，又不知汤液煮散之法。今从旧例。率定以药二十五两，水一升小煮，取今一升五合，去滓垽分三服。自余利汤，欲少水而多取数。补汤，欲多取水而少取数。药各依方下制法。凡服汤三日常忌酒，缘汤忌酒故也。凡服治风汤，第一服厚覆取汗，若得汗即须薄服，勿令大汗。中间亦须间食，不尔令人无力，更益虚羸。凡丸药皆如梧桐子大，补者十丸为始，从一服渐加，不过四十丸，过亦损人。云一旦三度服，欲得引日，多时不阙，药气渐渍，熏蒸五脏，积久为佳，不必顿服，早尽为善，徒弃名药，获益甚少。"（卷五论服饵）

《本草纲目》中也集中收录了大量相关内容，而且比较有层次，条文有出处，易于了解历史的演进过程。如关于丸剂的适应范围，既有药物适用丸剂者，也有病证适用丸剂者，分别来自不同的文献。

"《神农本草经》云，'药性有宜丸者，宜散者，宜水煮者，宜酒渍者，宜膏煎者，亦有一物兼宜者，亦有不可入汤酒者，并随药性，不得违越'。

"《本草经集注》云，'又按病有宜服丸、服散、服汤、服酒、服膏煎者，亦兼参用，察病之源以为其制'。

"华佗曰，'病有宜汤者、宜丸者，宜散者，宜下者，宜吐者，宜汗者。汤可以荡涤脏腑，开通经络，调品阴阳。丸可以逐风冷，破坚积，进饮食。'

"李杲曰，'汤者荡也，去大病用之。散者散也，去急病用之。丸者缓也，舒缓而治之也。’‘去下部之疾，其丸极大而光且圆。治中焦者次之，治上焦者极小。稠面糊取其迟化，直至中下。或酒或醋，取其收散之意也。犯半夏、南星，欲去湿者，丸以姜汁稀糊，取其易化也。水浸宿炊饼，又易化；滴水丸，又易化。炼蜜丸者，取其迟化而气循经络也。蜡丸取其难化而旋旋取效，或毒药不伤脾胃也。’”（神农本经名例）

以上皆取自《本草纲目》，有条不紊，层层递进地说明了药用丸剂的适用范围及其理由。

《本草纲目》中对于历代关于剂型剂量问题的阐述也进行了罗列，从而不仅使人了解到古代剂量的估量实际的价值，同时也间接告诉读者丸剂的不同规格。如载陶弘景关于剂量的阐发：

“今药中单行一两种有毒，只如巴豆、甘遂、将军，不可便令尽剂，如经所云：一物一毒，服一丸如细麻；二物一毒，服二丸如大麻；三物一毒，服三丸如胡豆；四物一毒，服四丸如小豆；五物一毒，服五丸如大豆；六物一毒，服六丸如梧子；从此至十，皆以梧子为数。其中又有轻重，且如狼毒、钩吻，岂如附子、芫花辈耶？此类皆须量宜。”（神农本经名例）

“今方家云等分者，非分两之分，谓诸药斤两多少皆同尔，多是丸散用之。

“丸散云刀圭者，十分方寸匕之一，准如梧桐子大也。方寸匕者，作匕正方一寸，抄散取不落为度。五匕者，即今五铢钱边五字者，抄之不落为度。一撮者，四刀圭也。

“凡丸药云如细麻者，即胡麻也，不必扁扁，略相称尔，黍粟亦然。云如大麻子者，准三细麻也。如胡豆者，即今青斑豆也，以二大麻准之。如小豆者，今赤小豆也，以三大麻准之。如大豆者，以二小豆准之。如梧子者，以二大豆准之。如弹丸及鸡子黄者，以四十梧子准之。”（陶隐居《名医别录》合药分剂法则）

《本草纲目》中对于历代关于制剂前的炮制处理等问题的阐述也进行了罗列，从中可以看出自古炮制与制剂密不可分的关联。如载陶弘景曾经对比的阐发：

“凡丸散药，亦先切细暴燥乃捣之。有各捣者，有合捣者，并随方。其润湿药，如天门冬、地黄辈，皆先增分两切暴。独捣碎更暴。若逢阴雨，微火烘之，既燥，停冷捣之。”

李时珍又进一步阐发：“凡诸草木药及滋补药，并忌铁器，金性克木之生发之气，肝肾受伤也。惟宜铜刀、竹刀修治乃佳。亦有忌铜器者，并宜如法。丸

散须用青石碾、石磨、石臼，其砂石者不良。"（陶隐居《名医别录》合药分剂法则）

又引陶弘景言："凡筛丸散，用重密绢，各筛毕，更合于臼中，捣数百遍，色理和同，乃佳也。巴豆、杏仁、胡麻诸膏腻药，皆先熬黄，捣气如膏，指撒（莫结切）。视泯泯，乃稍稍入散中，合研捣散，以轻疏绢筛度之，再合捣匀。"（陶隐居《名医别录》合药分剂法则）

对于蜡丸的制作，引陶弘景言："凡丸中用蜡，皆烊投少蜜中搅调以和药。"

又引李杲之论述对其原理进行了阐释："丸药用蜡，取其固护药之气味势力，以过关膈而作效也。若投以蜜，下咽亦易散化，如何得到脏中。若有毒药，反又害之，非用蜡之本意也。"（陶隐居《名医别录》合药分剂法则）

而对于蜜丸中用蜜的要求，引陶弘景言："凡用蜜，皆先火煎，掠去其沫，令色微黄，则丸药经久不坏。"

又引雷敩则言："凡炼蜜，每一斤止得十二两半是数，火少火过，并不得用也。修合丸药，用蜜只用蜜，用饧只用饧，用糖只用糖，勿交杂用，必泻人也。"（陶隐居《名医别录》合药分剂法则）

三、明代在丸剂剂型方面的贡献举隅——以《本草纲目》为例

明代方剂剂型在前代基础上进一步丰富与充实，其中《本草纲目》（1578年）中所载剂型已达 30 余种（由于统计方法不一致，统计结果会有所不同），除注射剂、微囊剂、滴丸剂等现代剂型之外，几乎囊括了现今应用的所有剂型，并且在加工技巧、外形美观方面，有一定的进步，各种剂型的制备更加规范。

由于课题时间过紧，此处仅选解剖麻雀的方法，以《本草纲目》为例剖析明代剂型的成就。因为《本草纲目》是集明末以前之大成的医学巨著，所以在研究中不可避免地会使用到明代以前的例子（在编写中尽可能使用明代资料）。

在研究《本草纲目》丸剂剂型时，参考了朱盛山、黄长美、石冀雄等编著的《本草纲目特殊制药施药技术》一书，引用了其部分成果。

《本草纲目》载有丸剂给药方约 1200 余首，辅料达百余种，制备方法十余种，给药途径除口服、外用外，尚有栓塞、钓用等多种给药途径。丸剂具体分类如下。

1. 按辅料分 《本草纲目》所载丸剂辅料多达 100 余种，主要有蜂蜜、糊、蜂蜡、豚脂、水、尿、雀卵、血液、粥、饮、饭、唾涎、乳汁、动物脏器及组织等单一辅料以及"粥＋蜜""药＋蜜"等复合辅料。

单一辅料丸：将药物粉末用蜜或其他单一辅料作赋形剂制成的丸剂。按辅料不同分为蜜丸、蜡丸、油脂丸、水丸、尿丸、血丸、粥饮丸、药膏丸、乳汁丸等。

复合辅料丸：将药物粉末用粥加蜜或其他复合辅料为赋形剂制成的丸剂。

不加辅料丸：将药物（不加辅料）制成的丸剂。

2. 按给药途径分类 《本草纲目》中丸剂给药途径相当广泛。除口服给药的内服丸外，尚有其他给药途径的丸剂，如口含丸、肛门栓丸、塞耳丸、塞鼻丸、眼用丸、疮孔塞丸、外敷丸、线系喉钓丸等。

3. 按制备方法分类 按制备方法分类，丸剂可分为加辅料捣合丸、不加辅料捣合丸、浓缩丸、泛制丸、膏状药物捣合丸、捣膏丸、煮丸、熔融丸、包埋丸，以及绵裹丸、篦排丸、生揉丸等。

（1）加辅料捣合丸：将药物或药物粉末加辅料共捣或入辅料和合而制成的丸剂。按辅料组成分为单一辅料捣合丸和复合辅料捣合丸。

1）蜜丸：蜜丸是以蜂蜜为黏合剂的丸剂，"炼蜜丸者，取其迟化而气循经络也"（神农本经名例）。

蜜丸仍是丸剂的主体，据朱盛山等统计（以下统计数字皆源于此），《本草纲目》载有蜜丸300余种，为收载最多的丸剂之一，多为口服给药，尚有口含、肛门给药及子宫给药等。其制法一般均先将药物研合为末，次入炼蜜或生蜜和合制丸或直接入蜜捣合制丸。丸剂的规格有麻子大、芡子大、梧子大、弹子大、鸡子大等。成丸后有的包上朱砂衣、蛤粉衣、金箔衣等，多用于疗慢性疾病及虚证等。

2）饴糖丸：饴糖丸系指药物粉末用饴糖为黏合剂制成的丸剂。《本草纲目》载有饴糖丸仅数种，均为口服及含化给药。其制法一般为先令药物为末，后入饴和合或熔炀和丸，均属塑制法。丸药的规格有梧子大、芡子火等。多用于治疗脾胃虚弱之证。

饴糖是以高粱、米、大麦、粟、玉米等淀粉质的粮食为原料，经发酵糖化制成的食品，又称炀、胶饴。李时珍转引刘熙《释名》曰："糖之清者曰饴，形怡怡然也。稠者曰炀，强硬如锡也。"

关于饴糖的作用，李时珍在"发明"中引述了多位医家的论述："弘景曰，'古方建中汤多用之。糖与酒皆用米蘖，而糖居上品，酒居中品。是糖以和润为优，酒以醺乱为劣也'。""成无己曰，'脾欲缓，急食甘以缓之。胶饴之甘以缓中也。'""好古曰，'饴乃脾经气分药也。甘能补脾之不足。'"（饴糖）

饴糖丸，如干姜下附《十便方》治疗脾胃虚弱，饮食减少，易伤难化，无力肌瘦方，"用干姜频研四两，以白饧切块，水浴过，入铁铫溶化，和丸梧子大。每空心米饮下三十丸。"（第二十六卷干姜）

再如五味子下引《卫生家宝方》治疗久咳肺胀方，"五味二两，粟壳（白饧炒过）半两，为末，白饧丸弹子大。每服一丸，水煎服。"（第十八卷五味子）

3）沙糖丸：沙糖丸系指药物用砂糖为黏合剂制成的丸剂。《本草纲目》载有沙糖丸15种，多为含化丸或内服丸。其制法一般先令药物为末，后入砂糖和丸。丸药的规格有梧子大、芡子大、弹子大等。

《本草纲目》中砂糖的含义与今天略有不同。李时珍先引《新修本草》《日用本草》等言："恭曰，'沙糖，蜀地、西戎、江东并有之。榨甘蔗汁煎成，紫色。'瑞曰，'稀者为蔗糖，干者为沙糖，球者为球糖，饼者为糖饼。沙糖中凝结如石，破之如沙，透明白者，为糖霜。'"李时针又进一步指出："此紫沙糖也。法出西域，唐太宗始遣人传其法入中国。以蔗汁过樟木槽，取而煎成。清者为蔗糖，凝结有沙者为沙糖。漆瓮造成，如石、如霜、如冰者，为石蜜、为糖霜、为冰糖也。紫糖亦可煎化，印成鸟兽果物之状，以充席献。今之货者，又多杂以米饧诸物，不可不知。"

如马勃下附《摘玄方》治声失不出方，"马屁勃、马牙硝等分，研末，沙糖和丸芡子大。噙之。"（第二十一卷马勃）

再如马勃下附《袖珍方》治积热吐血方，"马屁勃为末，沙糖丸如弹子大。每服半丸，冷水化下。"（第二十一卷马勃）

4）白沙糖丸：白沙糖丸系指药物用白砂糖为黏合剂制成的丸剂。白砂糖在《本草纲目》中正名为石蜜，"时珍曰：石蜜，即白沙糖也。凝结作饼块如石者为石蜜，轻白如霜者为糖霜，坚白如冰者为冰糖，皆一物有精粗之异也……《唐本草》明言石蜜煎沙糖为之，而诸注皆以乳糖即为石蜜，殊欠分明。按：王灼《糖霜谱》云：古者惟饮蔗浆，其后煎为蔗饧，又曝为石蜜，唐初以蔗为酒。而糖霜则自大历间有邹和尚者，来住蜀之遂宁伞山，始传造法。故甘蔗所在植之，独有福唐、四明、番禺、广汉、遂宁有冰糖，他处皆颗碎、色浅、味薄。惟竹蔗绿嫩味厚，作霜最佳，西蔗次之。凡霜一瓮，其中品色亦自不同。惟叠如假山者为上，团枝次之，瓮鉴次之，小颗块又次之，沙脚为下；紫色及如水晶色者为上，深琥珀色次之，浅黄又次之，浅白为下。"（第三十三卷石蜜）

如薄荷下引《简便单方》清上化痰方，"利咽膈，治风热。以薄荷末，炼蜜丸芡子大。每噙一丸。白沙糖和之亦可。"（第十四卷薄荷）

再如海松子下引钱乙《小儿方》治小儿寒嗽或作壅喘方，"用松子仁五个，百部（炒）、麻黄各三分，杏仁四十个（去皮尖），以少水略煮三、五沸，化白砂糖丸芡子大。每食后含化十丸，大妙。"（第三十一卷海松子）

5）糊丸：《本草纲目》载有糊丸 400 余种，超过蜜丸，为收载丸剂最多的一种。《本草纲目》中所载成糊材料（糊粉）种类繁多，有用粮食制作的面糊、粳米粉、糯米粉、粟米粉、神曲、麻仁粉等，还有以药物制作的半夏粉、天花粉粉、薏苡仁粉、山药粉等。糊制品除上述糊粉加水制成的外，还有以食用醋、酒、盐水、姜汁代替水制作的，也有以药物汁液如葱汁、胆汁、乳香水作替代品的，还有多种食物和药物联合制作成糊的。使用最多的是米糊和面糊。《本草纲目》所载制作方法比较考究，归纳大致有以下四种。

生调法：取糊粉加适量的清水或特定的酒、醋、药汁，不经加热搅拌成糊状。

打糊法：取糊粉加适量冷水或特定的酒、醋、药汁调匀，加入沸腾的水或特定的酒、醋、药汁中，再慢慢加热使淀粉糊化而呈糊状；或将糊粉用少量温水或特定的药汁调匀后，用沸水或沸腾药汁直接冲至糊状。

煮糊法：取糊粉加适量的水或特定的酒、醋、药汁混合均匀制成块状，置沸水、沸酒或其他特定的沸腾药汁中煮熟，捞出稍凉，揉搓呈泥状。

复合制糊法：采用两种或两种以上的制作方法制糊。

糊丸的制法一般先令药物为末，后入糊捏合制丸，多属塑制法。另外，尚有先煎煮药末，后入糊粉煮和，制成软材，再制成丸剂的成丸法。丸剂的规格有绿豆大、小豆大、芡子大、梧子大等。制好的丸药有的包上朱砂衣、麝香衣，有的进行双料包衣等。糊丸的给药途径非常广泛，有口服、外用、噙化、栓塞、嗅等。

糊类辅料大致有：面糊、糯米糊、粳米糊、糕糊、醋糊、酒糊、胆汁糊、姜汁糊、乳香水糊、山药糊、天花粉糊、茯神糊、半夏粉糊、麻仁汁糊、薏苡仁糊等。列举如下。

面糊：如黄芪下附孙用和《秘宝方》治肠风泻血方，"黄芪、黄连等分，为末。面糊丸绿豆大。每服三十丸，米饮下。"（第十二卷黄芪）

糯米糊：如石胆下附《胜金方》治一切诸毒方，"胆子矾末，糯米糊丸如鸡头子大，以朱砂为衣，仍以朱砂养之。冷水化一丸服。"（第十卷石胆）

粳米糊：如蛆下附《直指》治小儿诸疳，疳积及无辜疳方，"用端午午时取蛤蟆（金眼大腹，不跳不鸣者），捶死，置尿桶中。候生蛆食尽，取蛆入新布袋，悬长流水中三日，新瓦焙干，入麝香少许，为末。每空心，以沙糖汤调服一钱。或粳米糊为丸，每米饮服二三十丸。"（第四十卷蛆）

糕糊：如石膏下附《普济方》治小儿身热方，"石膏一两，青黛一钱。为末，糕糊丸龙眼大。每服一丸，灯心汤化下。"（第九卷石膏）

醋糊：如贯众下附《普济方》治诸般下血，肠风酒痢，血痔鼠痔下血方，"黑狗脊，黄者不用，须内肉赤色者，即本草贯众也。去皮毛，锉焙为末。每服二钱，空心米饮下。或醋糊丸梧子大，每米饮下三四十丸。或烧存性，出火毒为末，入麝香少许，米饮服二钱。"（第十二卷贯众）

酒糊：如黄连下附《普济方》治小便白淫，因心肾气不足，思想无穷所致方，"黄连、白茯苓等分，为末，酒糊丸梧子大。每服三十丸，煎补骨脂汤下，日三服。"（第十三卷黄连）

胆汁糊：如胡黄连下附《普济方》治吐血衄血方，"胡黄连、生地黄等分。为末，猪胆汁丸梧子大，卧时茅花汤下五十丸。"（第十三卷胡黄连）

姜汁糊：如灵砂下附郑氏《小儿方》治伏热吐泻阴阳丸，"用硫黄半两，水银一钱，研黑，姜汁糊丸小豆大。三岁三丸，冷水下；大人三四十丸。"（第九卷灵砂）

乳香水糊：如丹砂下附王好古《医垒元戎》神注丹方，"白茯苓四两（糯米酒煮，软竹刀切片，阴干为末），入朱砂末二钱。以乳香水打糊丸梧子大，朱砂末二钱为衣。阳日，二丸；阴日，一丸。要秘精，新汲水下；要逆气过精，温酒下。并空心。"（第九卷丹砂）

山药糊：如半夏下附许学士《本事方》治白浊梦遗方，"半夏一两，洗十次，切破，以木猪苓二两，同炒黄，出火毒，去猪苓，入煅过牡蛎一两，以山药糊丸梧子大。每服三十丸，茯苓汤送下。肾气闭而一身精气无所管摄，妄行而遗者，宜用此方。盖半夏有利性，猪苓导水，使肾气通也。与下元虚惫者不同。"（第十七卷半夏）

天花粉糊：如百病主治药，茯苓"上盛下虚，火炎水涸，消渴，同黄连等分，天花粉糊丸服"（第三卷消渴）。

茯神糊：如百病主治药，香附子"利三焦，解六郁，消饮食痰饮。一切气疾，同砂仁、甘草末服。同乌药末，点服。同茯神丸服。一味浸酒服之。"（第三卷心下痞满）

如丹砂下附《百一选方》治癫痫狂乱归神丹，"獖猪心二个，切，入大朱砂二两、灯心三两在内，麻扎，石器煮一伏时，取砂为末，以茯神末二两，酒打

薄糊丸梧子大。每服九丸至十五丸、至二十五丸，麦门冬汤下。甚者，乳香、人参汤下。"（第九卷丹砂）

半夏粉糊：如灵砂下附《普济方》治脾疼反胃方，"灵砂一两，蚌粉一两（同炒赤），丁香、胡椒各四十九粒。为末，自然姜汁煮，半夏粉糊丸梧子大。每姜汤下二十丸。"（第九卷灵砂）

麻仁汁糊：如沉香下附严子礼《济生方》治大肠虚闭，因汗多，津液耗涸者方，"沉香一两，肉苁蓉（酒浸焙）二两，各研末，以麻仁研汁作糊，丸梧桐子大。每服一百丸，蜜汤下。"（第三十四卷沉香）

薏苡仁糊：如乌头下附《朱氏集验方》治脾虚湿肿方，"大附子五枚（去皮四破），以赤小豆半升，藏附子于中，慢火煮熟，去豆焙研末，以薏苡仁粉打糊丸梧子大。每服十丸，萝卜汤下。"（第十七卷乌头）

6）蜡丸：《本草纲目》载有蜡丸20余种，均为口服给药。其制法一般先将药物为末，次熔融蜡捣合而制成蜡丸，丸剂的规格有麻子大、芡子大，梧子大等。"蜡丸取其难化而旋旋取效，或毒药不伤脾胃也"。

其引陶弘景言曰："蜂先以此为蜜跖，煎蜜亦得之。初时极香软。人更煮炼，或少加醋酒，便黄赤，以作烛色为好。今医家皆用白蜡，但取削之，于夏月暴百日许，自然白也。卒用之，烊内水中十余遍，亦白。"蜂蜡有黄蜡、白蜡之分，李时珍曰："蜡乃蜜脾底也。取蜜后炼过，滤入水中，候凝取之，色黄者俗名黄蜡，煎炼极净色白者为白蜡，非新则白而久则黄也。与今时所用虫造白蜡不同。"（第三十九卷蜜蜡）

如砒石下附《普济方》治一切积痢方，"砒霜、黄丹等分。蜡和收，旋丸绿豆大。每米饮下三丸。"（第十卷砒石）

再如黄蜡，矾石下附《东坡良方》治虫蛇兽毒及蛊毒方，"生明矾、明雄黄等分，于端午日研末，黄蜡和丸梧子大。每服七丸，念药王菩萨七遍，熟水送下。"（第十一卷矾石）

再如白蜡，海松子下附寇宗奭治大便虚秘方，"松子仁、柏子仁、麻子仁等分，研泥，溶白蜡和，丸梧桐子大。每服五十丸，黄芪汤下。"（第三十一卷海松子）

7）植物油脂丸：植物油脂丸是以植物种仁或植物树脂为赋形剂的丸剂。

杏仁丸：如百病主治药下百部"止暴嗽，浸酒服。三十年嗽，煎膏服。小儿寒嗽，同麻黄、杏仁丸服。"（第三卷咳嗽）

桃仁丸：如百病主治药下杏仁"上气喘息，同桃仁丸服，取利"（第三卷喘逆）。

胡桃仁丸：如百病主治药下五灵脂"咳嗽肺胀，同胡桃仁丸服，名敛肺丸"（第三卷咳嗽）。

菜子油丸：如戳下附《简便方》治虫牙作痛方，"鱼腥草、花椒、菜子油等分，捣匀，入泥少许，和作小丸如豆大。随牙左右塞耳内，两边轮换。"（第二十七卷戳）

枫子油丸：如枭耳下附《乾坤生意》方，"用枭耳叶为末，以大枫子油和丸梧子大。每服三四十丸，以茶汤下，日二服。"（第十五卷枭耳）

松脂丸：如菊下附服食白菊法，"《太清灵宝方》引：九月九日白菊花二斤，茯苓一斤。并捣罗为末。每服二钱，温酒调下，日三服。或以炼过松脂和丸鸡子大，每服一丸。"（第十五卷菊）

8）脂肪丸：脂肪丸系指用豚脂、驴脂等动物脂肪为赋形剂制成的丸剂。李时珍曰："凡凝者为肪为脂，释者为膏为油，腊月炼净收用。"（第五十卷豕）采用动物脂肪为赋形剂制丸，取其药理协同作用。

猪脂：如葵下附《千金》治关格胀满，大小便不通，欲死者方，"用葵子为末，猪脂和丸梧子大。每服五十丸，效止。"（第十六卷葵）

羊脂：如胡椒下附。《普济方》治风虫牙痛方，"用胡椒一钱半，以羊脂拌打四十丸，擦之追涎"（第三十二卷胡椒）。

驴脂：百病主治药下"驴脂，多年疟，和乌梅丸服"（第三卷疟）。

9）水丸：《本草纲目》中以水为赋形剂制丸者众，计有46种，天水、地水、转化水各不相同。又有冷、热、温、凉之分，生、熟、清、浊之别。造丸之法有滴水为丸（泛制法）和以水捣合为丸（塑制法）二种，水丸除口服给药外，还有口含、泡洗、煮服、灌鼻等。以下按水的类别录例口服水丸。

井华水：平旦首汲之井泉水。李时珍引汪颖曰："井水新汲，疗病利人，平旦第一汲，为井华水，其功极广，又与诸水不同。"（第五卷井泉水）"井华水宜煎补阴之药……宜煎一切痰火气血药"（第五卷井华水）。

如牵牛子附《圣济总录》治小儿肿病，大小便不利方，"黑牵牛、白牵牛各二两，炒取头末，井华水和丸绿豆大。每服二十丸，萝卜子煎汤下。"（第十八卷牵牛子）

新汲水：李时珍先引《嘉祐本草》曰："凡饮水疗疾，皆取新汲清泉，不用停污浊暖，非直无效，亦且损人。"继引虞抟曰："新汲井华水，取天一真气，浮于水面，用以煎补阴之剂，及炼丹煮茗，性味同于雪水也。"

如牛下附《圣惠》治白虎风痛方，"寒热发歇，骨节微肿。用水牛肉脯一两（炙黄），燕窠土、伏龙肝、飞罗面各二两，砒黄一钱，为末。每以少许新汲水和，作弹丸大，于痛处摩之。痛止，即取药抛于热油铛中。"（第五十卷牛）

顺流水：李时珍引虞抟《医学正传》云："顺流水性顺而下流，故治下焦腰膝之证，及通利大小便之药用之。"（第五卷流水）

如五倍子下附《本事方》治肠风下血方，"五倍子、白矾各半两。为末，顺流水丸梧子大。每服七丸，米饮下。"（第三十九卷五倍子）

无根水：陈嘉谟《本草蒙筌》曰："一名潦水。土凹积留，不见流动者方是，扶脾胃果有神功。"（卷之八诸水）

如头垢下附《卫生宝鉴》治妇人吹乳方，"百齿霜，以无根水丸梧桐子大。每服三丸，食后屋上倒流水下，随左右暖卧，取汗甚效。或以胡椒七粒，同百齿霜和丸，热酒下，得汗立愈。"（第五十二卷头垢）

冷热水：又称"阴阳水""生熟汤"。中医指凉水和开水合在一起的水。李时珍曰："以新汲水百沸汤合一盏和匀，故曰生熟。今人谓之阴阳水。"

如石硫黄下附《杨子建护命方》反胃呕吐方，"方见水银。脾虚下白，脾胃虚冷，停水滞气，凝成白涕下出。舶上硫黄一两研末，炒面一分同研，滴冷热水丸梧子大。每米汤下五十丸。"（第十一卷石硫黄）

熟水：指开水，即沸腾以后的水。

如李时珍引李杲言："热在下焦，但治下焦，其病必愈。遂处以北方寒水所化大苦寒之药，黄檗、知母各一两，酒洗焙碾，入桂一钱为引，熟水丸如芡子大。每服二百丸，沸汤下。"（第三十五卷檗木）

雪水：如麻黄下附《备急千金要方》伤寒雪煎，"麻黄十斤（去节），杏仁四升（去皮，熬），大黄一斤十三两。先以雪水五石四斗，渍麻黄于东向灶釜中。三宿后，纳大黄搅匀，桑薪煮至二石，去滓。纳杏仁同煮至六七斗，绞去滓，置铜器中。更以雪水三斗，合煎令得二斗四升，药成，丸如弹子大。有病者以沸白汤五合，研一丸服之，立汗出。不愈，再服一丸。封药勿令泄气。"（第十五卷麻黄）

其他：《本草纲目》中还记载了有些特殊的液体作为赋形剂。

如茄子下附苏颂《图经本草》治大风热痰，"用黄老茄子大者不计多少，以新瓶盛，埋土中，经一年尽化为水，取出入苦参末，同丸桐子大。食已及卧时酒下三十丸，甚效。此方出江南人传。"（第二十八卷茄子）

10）药汁丸：系指将药物粉末用药汁为赋形剂制成的丸剂。药汁系指药物的自然汁，均由鲜药制备。《本草纲目》载有药汁丸多达数十种：有单一药汁丸、如葱汁丸、姜汁丸、藕汁丸、刺棘汁丸、青蒿汁丸、牛膝汁丸、地黄汁丸、旱莲草汁丸、韭根汁丸等，还有复合药汁丸，如甘蔗汁加姜汁制成的丸剂。采用药汁制丸，各取其药理作用。

葱汁丸：如蝼蛄下附《普济方》塞耳治聋方，"蝼蛄五钱，穿山甲（注：现已禁用）（炮）五钱，麝香少许，为末，葱汁和丸，塞之。外用嗅鼻药，即通。"（第四十一卷蝼蛄）

再如粉锡下附《邵真人方》治妇人心痛急者方，"好官粉为末，葱汁和丸小豆大。每服七丸，黄酒送下即止。粉能杀虫，葱能透气故也。"（第八卷粉锡）

姜汁丸：如白豆蔻下附《济生方》治脾虚反胃方，"白豆蔻、缩砂仁各二两，丁香一两，陈廪米一升，黄土炒焦，去土研细，姜汁和丸梧子大。每服百丸，姜汤下。名太仓丸。"（第十四卷白豆蔻）

再如莱菔子下附《简便单方》治痰气喘息方。"萝卜子炒，皂荚烧存性，等分为末，姜汁和，炼蜜丸梧子大。每服五七十丸，白汤下。"（第二十六卷莱菔子）

藕汁丸：如黄芪下附《本事方》治痈疽内固方，"黄芪、人参各一两，为末，入真龙脑一钱，用生藕汁和丸绿豆大。每服二十丸，温水下，日三服。"（第十二卷黄芪）

刺棘汁丸：如木香下附《普济方》治小便浑浊如精状方，"木香、没药、当归等分，为末，以刺棘心自然汁和丸梧子大，每食前盐汤下三十丸"（第十四卷木香）。

青蒿汁丸：如小麦面下附《德生堂》治诸疟久疟方，"用三姓人家寒食面各一合，五月五日午时采青蒿，擂自然汁，和丸绿豆大。临发日早，无根水一丸。"（第二十二卷小麦面）

牛膝汁丸：如苦参下附张文仲《备急方》治瘰疬结核方，"苦参四两，牛膝汁丸绿豆大。每暖水下二十丸。"（第十三卷苦参）

地黄汁丸：如人参根下附《和剂局方》治妊娠吐水，酸心腹痛，不能饮食方，"人参、干姜炮等分，为末，以生地黄汁和丸梧子大。每服五十丸，米汤下。"（第十二卷人参根）

再如黄连下附崔氏治消渴，小便滑数如油方，"黄连五两，栝楼根五两，为末，生地黄汁丸梧子大。每牛乳下五十丸，日二服。"（第十三卷黄连）

旱莲草汁丸：如女贞实下附世传《女贞丹方》云："女贞实即冬青树子，去梗叶，酒浸一日夜，布袋擦去皮，晒干为末。待旱莲草出多，取数石捣汁熬浓，和丸梧子大。每夜酒送百丸。不旬日间，膂力加倍，老者即不夜起。又能变白发为黑色，强腰膝，起阴气。"（第三十六卷女贞实）

韭根汁丸：如乌头附《经验良方》韭根丸，"治元阳虚，头痛如破，眼睛如锥刺。大川乌头（去皮微炮）、全蝎（以糯米炒过，去米）等分为末，韭根汁丸绿豆大。每薄荷茶下十五丸，一日一服。"（第六卷乌头）

黄精汁丸：如肉苁蓉下藏器曰："强筋健髓，以苁蓉、鳝鱼二味为末，黄精汁丸服之，力可十倍。"（第十二卷肉苁蓉）

冬瓜汁丸：如黄连下附《易简方》三消骨蒸方，"黄连末，以冬瓜自然汁浸一夜，晒干又浸，如此七次，为末，以冬瓜汁和丸梧子大。每服三四十丸，大麦汤下。寻常渴，只一服见效。"（第十三卷黄连）

天花粉汁丸：如补虚滋阴下附方，"白扁豆、栝楼根汁和丸服"（第三卷百病主治药消渴）。

复合药汁丸：两种或两种以上的药汁混合为赋形剂。

如丁香下附《圣惠方》引《摘玄方》治反胃吐食方，"用母丁香、神曲（炒）等分，为末。米饮服一钱。朝食暮吐：丁香十五个研末，甘蔗汁、姜汁和，丸莲子大。噙咽之。"（第三十四卷丁香）。

11）乳汁丸：系指将药物粉末用人乳汁或其他动物乳汁为黏合（湿润）剂制成的丸剂。《本草纲目》认为："凡入药并取首生男儿，无病妇人之乳，白而稠者佳。若色黄赤清而腥秽如涎者，并不可用。"（第五十二卷乳汁）

乳汁丸多采用先令药物为末后入乳汁和合。或将乳汁浓缩成膏入药末捣和制丸。丸药规格有麻子大、绿豆大等。均为口服给药。

《本草纲目》采用乳汁为赋形剂者，仅人乳和牛乳，入药随方，均取其药理协同作用。

人乳汁丸，如水萍附《备急千金要方》治消渴饮水，日至一石者又方，"用干浮萍、栝楼根等分，为末，人乳汁和丸梧子大。空腹饮服二十丸。"（第十九卷水萍）

牛乳汁丸，如雌黄下附《直指方》治癫痫瘛疭，眼暗嚼舌方，"雌黄、黄丹（炒）各一两，为末，入麝香少许，以牛乳汁半升熬成膏，和杵千下，丸麻子大。每温水服三、五丸。"（第九卷雌黄）

12）胆汁丸：系指用动物胆汁为黏合（湿润）剂制成的丸剂。《本草纲目》载有胆汁丸22种，其中猪胆汁丸10种，狗胆汁丸7种，牛胆汁丸3种。羊胆汁丸和鱼胆汁丸各1种。其制丸一般均先令药物为末，和入胆汁捣合制丸，均属塑制丸。另外还有胆汁拌和药末，置饭上蒸熟后制丸的方法。丸药的规格有黍米大、绿豆大、芡子大、芥子大、梧子大等。胆汁丸除口服给药外，尚有口含、水化注鼻、肛门栓塞等。

胆汁丸：如绿矾下附《保幼大全》治痄虫食土及生物方，"研绿矾末，猪胆汁丸绿豆大。每米饮下五、七丸。"（第十一卷绿矾）

狗胆汁丸：如桂下附《圣惠方》治产后心痛，恶血冲心，气闷欲绝方，"桂心三两为末，狗胆汁丸芡子大。每热酒服一丸。"（第三十四卷桂）

牛胆汁丸：如龙胆附《删繁方》治谷疸劳疸方，"用龙胆一两，苦参三两。为末，牛胆汁和丸梧子大。先食以麦饮服五丸，日三服，不愈稍增。"（第十三卷龙胆）

羊胆汁丸：如溺白垽附《普济方》治偏正头痛方，"人中白、地龙（炒）等分为末，羊胆汁丸芥子大。每新汲水化一丸，注鼻中嚏之。名一滴金。"（第五十二卷溺白垽）

鱼胆汁丸：如生姜下附《圣惠》消渴饮水方，"干生姜末一两，以鲫鱼胆汁和，丸梧子大。每服七丸，米饮下。"（第二十六卷生姜）。

13）酒丸：丸系指将药物粉末用酒为黏合（湿润）剂制成的丸剂，以酒制丸的药物一般均黏性较大。酒丸的制法一般先令药物为末，后入酒捣合制丸，均属塑制法。酒丸的规格有麻子大、绿豆大、弹子大等，既有口服给药，也有外用。

如凤仙下附《摘玄方》治噎食不下方，"凤仙花子酒浸三宿，晒干为末，酒丸绿豆大。每服八粒，温酒下。"（第十七卷凤仙）

再如海蛤下附寇宗奭治伤寒出汗不彻，手脚搐者方，"用海蛤、川乌头各一两，穿山甲二两，为末，酒丸如弹子大，捏扁，置所患足心下。别擘葱白盖药，以帛缠定。于暖室中热水浸脚至膝上，水冷又添，候遍身汗出为度。凡一二日一作，以知为度。"（第四十六卷海蛤）

14）醋丸：系指将药物粉末用醋为赋形剂制成的丸剂。李时珍引《新修本草》曰："醋有数种：有米醋、麦醋、曲醋、糠醋、糟醋、饧醋、桃醋、葡萄、大枣、蘡薁等诸杂果醋，会意者亦极酸烈。惟米醋二、三年者入药。余止可啖，不可入药也。"醋丸的制法一般为先令药物为末。和入醋捣合制丸，或将醋浓缩成膏和药末制丸，均属塑制法。丸药的规格有芡子大、白豆大、梧子大等。既有口服给药，也有外用。

如狗脊下附《普济方》治男子诸风四宝丹，"用金毛狗脊（盐泥固济，煅红去毛）、苏木、草薢、川乌头（生用）等分。为末，米醋和丸梧子大。每服二十丸，温酒、盐汤下。"（第十二卷狗脊）

再如古文钱下附《圣惠方》治目生珠管及肤翳方，"铜钱青一两，细墨半两，为末，醋丸白豆大。每以一丸，乳汁、新汲水各少许，浸化点之。"（第八卷古文钱）

15）尿丸：系指将药物用尿液为赋剂制成的丸剂。寇宗奭曰："人溺，须童子者佳。"李时珍言牛溺"黄犍牛、黑牯牛者良"。尿丸的制备一般均先令药物为末后入尿液捣合制丸；或浓缩尿液后入药末一同熬至可丸，或煎如稠膏后制丸。丸药规格有麻子大、梧子大等。尿丸均为口服给药。

《本草纲目》中，以尿液为赋形剂制丸者，仅人尿和牛尿两种。

如蝎下附《圣惠》定痛丸，治肾脏虚，冷气攻脐腹，疼痛不可忍，及两胁疼痛，"用干蝎七钱半，焙为末。以酒及童便各三升，煎如稠膏，丸梧子大。每温酒下二十丸。"（第四十卷蝎）

如牛溺下附《普济方》治水气喘促，小便涩方，"用犍牛尿一斗，诃黎勒皮（末）半斤。先以铜器熬尿至三升，入末熬至可丸，丸梧桐子大。每服茶下三十丸，日三服。"（第五十卷牛溺）

16）血丸：系指将药物粉末用动物血液为赋形剂制成的丸剂。《本草纲目》载有血丸23种。其中猪血丸11种，鸡血丸4种，狗血丸、狐血丸、兔血丸、鸭血丸、鹿血丸各两种。血丸的制备均采用先令药物为末，后入血液捣合制丸。丸剂的规格有麻子大、梧子大等。血丸除口服给药外，尚有口含。

猪血丸：如乌头下附治诸风痫疾方，"生川乌头（去皮）二钱半，五灵脂半两，为末，猪心血丸梧子大。每姜汤化服一丸。"（第十七卷乌头）

鸡血丸：真珠下附《肘后》治卒忤不言方，"真珠末，用鸡冠血和，丸小豆大。以三四粒纳口中。"（卷四十六真珠）

狗血丸：如葶苈下附《肘后》治卒发颠狂方，"葶苈一升，捣三千杵，取白犬血和丸麻子大。酒服一丸，三服取瘥。"（第十六卷葶苈）

狐血丸：如狐下附方引《万毕术》云："狐血渍黍，令人不醉。"引高诱注云："以狐血渍黍米、麦门冬，阴干为丸。饮时以一丸置舌下含之，令人不醉也。"（第五十一卷狐）

兔血丸：如兔下附《谈野翁方》治心气痛方，"腊月八日，取活兔血和面，丸梧桐子大。每白汤下二十一丸。"（第五十一卷兔）

鸭血丸：如鹜肪下附《外台秘要》鸭头丸，"治阳水暴肿，面赤，烦躁喘急，小便涩。其效如神，此裴河东方也。用甜葶苈（炒）二两（熬膏），汉防己末二两，以绿头鸭血同头全捣三千杵，丸梧子大。每木通汤下七十丸，日三服。"（卷四十七鹜肪）

鹿血丸：如薰陆香下附《瑞竹堂经验方》治心气疼痛不可忍方，"用乳香三两，真茶四两，为末，以腊月鹿血和丸弹子大。每温醋化一丸，服之。"（第三十四卷薰陆香）

17）唾涎丸：系指药物粉末用动物唾涎为赋形剂制成的丸剂。唾涎丸按赋形的不同，分为牛涎丸、鱼涎丸。其制备方法多为先令药物为末，后入唾涎捣合制丸。丸剂的规格有黄米大、梧子大、龙眼大。均为口服。

牛涎丸：如牛齝草下附《医学正传》治反胃噎膈大力夺命丸，"牛转草、杵头糠各半斤，糯米一升，为末，取黄母牛涎和，丸龙眼大，煮熟食之"（第五十卷牛）。

鱼涎丸：如黄颡鱼下附《普济》生津丸，"治消渴饮水无度。以黄颡鱼涎和青蛤粉、滑石末等分，丸梧子大。每陈粟米汤下三十丸。"（卷四十四黄颡鱼）

18）蛋（卵）丸：系指将药物粉末用鸡蛋或雀卵为赋形剂制成的丸剂。蛋（卵）丸的制备方法一般均为先令药物为末，后入蛋清或雀卵和合制丸，丸药的规格有芡子大、绿豆大等。蛋（卵）丸均为口服给药。

鸡子清丸：如斑蝥下附《经验方》内消瘰疬，不拘大人小儿方，"用斑蝥一两（去翅、足），以粟一升同炒，米焦去米不用，入干薄荷四两为末，乌鸡子清丸如绿豆大。空心腊茶下一丸，加至五丸，却每日减一丸，减至一丸后，每日五丸，以消为度。"（第四十卷斑蝥）

鸡子黄丸：如常山蜀漆下附张文仲《备急方》治三十年疟方，"用恒山一两半，龙骨五钱，附子（炮）二钱半，大黄一两。为末，鸡子黄和丸梧子大。未发时五丸，将发时五丸，白汤下。"（第十七卷常山蜀漆）

雀卵丸：如鲤鱼下附《备急千金要方》治丈人阴痿方，"鲤鱼胆、雄鸡肝各一枚为末，雀卵和，丸小豆大。每吞一丸。"（第四十四卷鲤鱼）

19）饭丸：系指将药物粉末用饭为黏合剂制成的丸剂。李时珍曰："饭食，诸谷皆可为之，各随米性，详见本条。然有入药诸饭，不可类从者，应当别出。大抵皆取粳、籼、粟米者尔。"（第二十五卷饭）

粳米饭丸：如锡吝脂下附《普济方》治小儿天吊多涎，搐搦不定方，"锡吝脂一两（水淘黑汁令尽），水银一分（以少枣肉研，不见星），牛黄半分，麝香

半分，研匀，粳米饭丸黍米大。每服三十二丸，新汲水下，名保命丹。"（第八卷锡吝脂）

再如蜀椒下附治夏月湿泻方，"川椒（炒取红）、肉豆蔻（煨）各一两，为末，粳米饭丸梧桐子大。每量人米饮服百丸。"（第三十二卷蜀椒）

糯米饭丸：如续随子下附《圣济录》治涎积癥块方，"续随子三十枚，腻粉二钱，青黛（炒）一钱。研匀，糯米饭丸芡子大。每服一丸，打破，以大枣一枚，烧熟去皮核，同嚼，冷茶送下。半夜后，取下积聚恶物为效。"（第十七卷续随子）

粟米饭丸：如黄连下《易简方》治痢方，"黄连（茱萸炒过）四两，木香（面煨）一两，粟米饭丸。"（第十三卷黄连）再如茅香下附《圣济总录》冷劳久病方，"茅香花、艾叶四两，烧存性，研末，粟米饭丸梧子大。初以蛇床子汤下二十九至三十丸，微吐不妨，后用枣汤下，立效。"（第十四茅香）

20）粥丸：系指将药物粉末用粥为赋形剂制成的丸剂。李时珍曰："粥字象米在釜中相属之形。《释名》云：煮米为糜，使糜烂也。粥浊于糜，育育然也。厚曰饘，薄曰酏。"（第二十五卷粥）又曰："糯米、秫米、黍、米粥，气味甘，温，无毒。主治益气，治脾胃虚寒，泄痢吐逆，小儿痘疮白色。""粳米、籼米、粟米、粱米粥，气味甘，温、平，无毒。主治利小便，止烦渴，养脾胃。"

粥丸有糯米粥丸、粟米粥丸，赤黍米粥丸等，其制法均为先令药物为末，后入粥捣合制丸。丸药规格有芡子大、梧子大等，多为口服给药，尚有口含丸。

《本草纲目》中有糯米粥丸、粟米粥丸、秫米粥丸、罂子粟粥丸、陈廪米粥丸、赤小豆粥丸等。

糯米粥丸：如不灰木下附《圣济录》治咽喉肿痛，五心烦热方，"不灰木（以牛粪烧赤）四两，太阴玄精石（煅赤）四两，真珠一钱。为末，糯米粥丸芡子大。每服一丸，以生地黄汁、粟米泔研化服，日二次。"（第九卷不灰木）

粟米粥丸：如食茱萸下附《普济方》治久泻虚痢腹痛者方，"榄子丸治之。榄子、肉豆蔻各一两，陈米一两半。以米一分同二味炒黄为末，一分生碾为末，粟米粥丸梧桐子大。每陈米饮下五十丸，日三服。"（第三十二卷食茱萸）

秫米粥丸：如莎草香附子下附《直指方》治诸般下血方，"用香附以醋、酒各半煮熟，焙研为末，黄秫米糊丸梧子大。每服四十丸，米饮下，日二服。"（第十四卷莎草香附子）

罂子粟粥丸：如罂子粟下附《图经》治反胃吐食方，"罂粟粥：用白罂粟米三合，人参末三大钱，生山芋五寸（细切，研）。三物以水一升二合，煮取

六合，入生姜汁及盐花少许，和匀分服。不计早晚，亦不妨别服汤丸。"（第二十三卷罂子粟）

陈廪米粥丸：如干姜下附苏颂《图经》治脾胃虚冷，不下食，积久羸弱成瘵者方，"用温州白干姜，浆水煮透，取出焙干捣末，陈廪米煮粥饮丸梧子大。每服三、五十丸，白汤下。其效如神。"（第二十六卷干姜）

赤小豆粥丸：如乌头下附《朱氏集验方》治脾虚湿肿方，"大附子五枚（去皮四破），以赤小豆半升，藏附子于中，慢火煮熟，去豆焙研末，以薏苡仁粉打糊丸梧子大。每服十丸，萝卜汤下。"（第十七卷乌头）

21）饮丸：系指将药物粉末用米饮为赋形剂制成的丸剂。米饮即米汤。饮丸有米饮丸、粟饮丸等。其制备方法为先令药物为末。后入饮捣合制丸。饮丸均为口服给药。

如决明下附《普济方》治青盲雀目方，"决明一升，地肤子五两，为末，米饮丸梧子大，每米饮下二三十丸"（第十六卷决明）。

如苦参下附《御药院方》治肺热生疮，遍身皆是方，"用苦参末，粟米饮，丸梧子大。每服五十丸。空心米饮下。"（第十三卷米饮）

22）漆丸：系指将药物粉末，用漆为赋形剂制成的丸剂。

如漆下附《直指方》解中蛊毒方，"平胃散末，以生漆和丸梧桐子大。每空心温酒下七十丸至百丸。"（第三十五卷漆）

再如当归活血流气，"治女人血气，同干漆丸服"（百病主治药心腹痛）。

23）糕丸：系指将药物粉末，用糕为赋形剂制成的丸剂。李时珍曰："糕以黍、糯合粳米粉蒸成，状如凝膏也。单糯粉作者，曰粢。米粉合豆末、糖、蜜蒸成者曰饵。《释名》云：粢，慈软也。饵，而也，相粘而也。扬雄《方言》云：饵谓之糕，或谓之粢，或谓之餈（音令），或谓之馑（音泡）。然亦微有分别，不可不知之也。"又曰："晚粳米糕，可代蒸饼，丸脾胃药，取其易化也。糯米粢，可代糯糊，丸丹药，取其相粘也。九日登高米糕，亦可入药。"（第二十五卷糕）

糕丸制法多为先令药物为末，后入糕捣合制丸，丸药的规格有弹子大，梧子大等。

如石膏下附《集验方》治风热心躁，口干狂言，浑身壮热方，"寒水石半斤，烧半日。净地坑内盆合，四面湿土拥起，经宿取出。入甘草末、天竺黄各二两，龙脑二分，糯米糕丸弹子大。蜜水磨下。"（第九卷石膏）

再如薰陆香下附《直指方》治漏疮脓血方，"白乳香二钱，牡蛎粉一钱。为

末，雪糕丸麻子大。每姜汤服三十丸。"（第三十四卷薰陆香）

糕丸有雪糕丸和糯米糕丸，雪糕即白色米糕。

24）蒸饼丸：系指将药物以蒸饼为赋形剂制成的丸剂。蒸饼即馒头。李时珍引刘熙《释名》云："饼者，并也，溲面使合并也。有蒸饼、汤饼、胡饼、索饼、酥饼之属，皆随形命名也。"进而指出："小麦面修治食品甚多，惟蒸饼其来最古，是酵糟发成单面所造，丸药所须，且能治疾，而本草不载，亦一缺也。惟腊月及寒食日蒸之，至皮裂，去皮悬之风干。临时以水浸胀，擂烂滤过，和脾胃及三焦药，甚易消化。且面已过性，不助湿热。其以果菜、油腻诸物为馅者，不堪入药。"（第二十五卷蒸饼）由此可见蒸饼丸剂使用普遍。

蒸饼丸的制法有多种：多数是将药物研末，后与蒸饼为丸；还有将药物或捣或煮制成膏，再入干蒸饼和合制丸；也有先令药物为末，后用水或童便，或姜汁浸蒸饼和合制丸。丸药的规格有小豆大、茨子大、梧子大等。

如矾石下附《普济方》治疟疾寒热又方，"白矾（枯）三两，蒸饼丸梧子大。每空心米饮服十五丸。"（第十一卷矾石）

再如熊胆下附《保幼大全》治诸疳羸瘦方，"熊胆、使君子末等分研匀，瓷器蒸溶，蒸饼丸麻子大。每米饮下二十丸。"（第五十一卷熊）

再如雌黄下附《圣惠方》治心痛吐水，不下饮食，发止不定方，"雌黄二两，醋二斤，慢火煎成膏，用干蒸饼和丸梧子大，每服七丸，姜汤下。"（第九卷雌黄）

再如五灵脂附《百一方》治痰血凝结紫芝丸，"用五灵脂（水飞）、半夏（汤泡）等分为末，姜汁浸蒸饼丸梧子大。每饮下二十丸。"（第四十八卷五灵脂）

再如密陀僧下附《选奇方》治消渴饮水神效丸，"用密陀僧二两，研末，汤浸蒸饼丸梧子大。浓煎蚕茧、盐汤，或茄根汤，或酒下，一日五丸，日增五丸，至三十丸止，不可多服。"（第八卷密陀僧）

25）髓丸：系指将药物粉末用动物骨髓为赋形剂制成的丸剂。髓丸有猪髓丸和羊髓丸。其制备方法为先令药物为末，后入髓捣合制丸。丸药规格有梧子大、茨子大等。髓丸均为口服给药。

如龟甲下附《丹溪方》补阴丸，"用龟下甲（酒炙）、熟地黄（九蒸九晒）各六两，黄柏（盐水浸炒）、知母（酒炒）各四两，石器为末，以猪脊髓和丸梧子大。每服百丸，温酒下。"（第四十五卷龟甲）

再如紫葳下附《普济方》治婴儿不乳，百日内，小儿无故口青不饮乳方，

"用凌霄花、大蓝叶、芒硝、大黄等分，为末，以羊髓和丸梧子大。每研一丸，以乳送下。"（第十八卷紫葳）

26）复合辅料丸：系指以两种或两种以上辅料组成的复合辅料为赋形剂和药粉捣合制成的丸剂。复合辅料丸在之前就已经出现，随着时间的推移，这种现象逐渐减少。

酒加蜜：如雀下附《圣惠方》治内外目障，目昏生翳，远视似有黑花，以及内障不见物方，"用雀儿十个（去毛翅足嘴，连肠胃骨肉研烂），磁石（煅，醋淬七次，水飞）、神曲（炒）、青盐、肉苁蓉（酒浸炙）各一两，菟丝子（酒浸三日，晒）三两，为末。以酒二升，少入炼蜜，同雀、盐研膏和，丸梧桐子大。每温酒下二十丸，日二服。"（第四十八卷雀）

药汁加蜜：如藕豆下附《仁存堂方》治消渴饮水方，"金豆丸：用白扁豆浸去皮，为末，以天花粉汁同蜜和丸梧子大，金箔为衣。每服二三十丸，天花粉汁下，日二服。"（第二十四卷藕豆）

枣肉加蜜：如食盐下附《直指方》治漏精白浊方，"雪白盐一两（并筑紧固济，煅一日，出火毒），白茯苓、山药各一两。为末，枣肉和蜜丸梧子大。每枣汤下三十丸。盖甘以济咸，脾肾两得也。"（第十一卷食盐）

糊加蜜：赤箭下附邓才《杂兴方》益气固精方，"还筒子半两，芡实半两，金银花二两，破故纸（酒浸，春三、夏一、秋二、冬五日，焙，研末）二两。各研末，蜜糊丸梧子大。每服五十丸，空心盐汤、温酒任下。郑西泉所传方。"（第十二卷赤箭）

27）其他特殊辅料丸剂。

墨汁丸：如砒石下附《灵苑方》治项上瘰疬方，"信州砒黄研末，浓墨汁丸梧子大，铫内炒干，竹筒盛之。每用针破，将药半丸贴之，自落，蚀尽为度。"（第十卷砒石）

蚯蚓涎丸：如白颈蚯蚓下附《普济方》乳香丸，"治小儿慢惊风，心神闷乱，烦懊不安，筋脉拘急，胃虚虫动，反折啼叫。用乳香半钱，胡粉一钱，研匀，以白颈蚯蚓（生，捏去土），捣烂和，丸麻子大。每服七丸至十五丸，葱白煎汤下。"（第四十二卷蚯蚓）

柿饼：如皂荚下附《圣惠方》钓痰膏，"用半夏醋煮过，以皂角膏和匀，入明矾少许，以柿饼捣膏，丸如弹子，噙之。"（第三十五卷皂荚）

（2）不加辅料捣合丸：不加辅料捣合丸系指不加辅料将处方中药物直接共捣或分别各捣后和合而制成的丸剂。不加辅料捣合丸的制备采用直接将处方中药物捣合制丸。或各捣后和合再捣合制丸；或先将处方中药物或部分药物蒸、煮、熬、煨后再捣合制丸。丸药的规格有绿豆大、梧子大等。既口服，也有外用给药。

1）单味药独捣：指处方中仅一味药物，直接研捣成丸。

如桃下附《外台秘要》治骨蒸作热方，"桃仁一百二十枚，留尖去皮及双仁，杵为丸，平旦井花水顿服之。令尽量饮酒至醉，仍须任意吃水。隔日一剂。百日不得食肉。"（第二十九卷桃）

2）多味药合捣：指处方中有两味或两味以上药物，共同研捣为丸。

如雄黄下附《太上玄变经》小丹服法，"雄黄、柏子仁各二斤，松脂（炼过）十斤。合捣为丸。每旦北向服五丸。"（第九卷雄黄）

再如蓖麻下附吴旻《扶寿方》治肺风面疮起白屑，或微有赤疮方，"用蓖麻子仁四十九粒，白果、胶枣各三粒，瓦松三钱，肥皂一个，捣为丸。洗面用之良。"（第十七卷蓖麻）

3）蒸（煮）捣法：如木香下附刘松石《保寿堂方》治肠风下血方，"木香、黄连等分为末，入肥猪大肠内，两头扎定，煮极烂，去药食肠。或连药捣为丸服。"（第十四卷木香）

再如韭下附崔元亮《海上方》治腰脚无力方，"韭子一升（拣净，蒸两炊久，曝干，簸去黑皮，炒黄捣粉）。安息香二大两，水煮一二百沸，慢火炒赤色，和捣为丸梧子大。如干，入少蜜。每日空腹酒下三十丸。"（第二十六卷韭）

4）熬（煨）捣法：胡黄连下附《总微论》治小儿黄疸方，"胡黄连、川黄连各一两。为末，用黄瓜一个，去瓤留盖，入药在内合定，面裹煨熟，去面，捣丸绿豆大。每量大小温水下。"（第十三卷胡黄连）

在如苦参下附寇宗奭《衍义》治遍身风疹，痒痛不可忍，胸颈脐腹及近隐皆然者，亦多涎痰，夜不得睡方，"用苦参末一两，皂角二两。水一升，揉滤取汁。银石器熬成膏，和末丸梧子大。每服三十丸。"（第十三卷苦参）

（3）浓缩丸：浓缩丸按其制法特点，分为半浸膏丸和全浸膏丸两类。而历代文献中半浸膏丸较多，全浸膏丸较少。

1）半浸膏丸：系指将部分药材提取液或药汁浓缩成膏与部分药材的粉末捣合制成的丸剂。半浸膏丸的制备过程一般为将部分药材煎煮、去渣，取药液浓缩成膏，加药末捣合制成软材，制丸成型。丸药的规格有绿豆大、弹子大、梧子大等。

如薄荷下附《济生方》治瘰疬结核、或破未破方，"以新薄荷二斤（取汁），皂荚一挺（水浸去皮，捣取汁）。同于银石器内熬膏。入连翘末半两，连白青皮、陈皮、黑牵牛（半生半炒）各一两，皂荚仁一两半，同捣和丸梧子大。每服三十丸，煎连翘汤下。"（第十四卷薄荷）

再如旋花下附萨谦斋《瑞竹堂方》太乙金锁丹，"用五色龙骨五两，覆盆子五两，莲花蕊四两，未开者，阴干，鼓子花三两，五月五日采之，鸡头子仁一百颗，并为末。以金樱子二百枚，去毛，木臼捣烂，水七升，煎浓汁一升，去渣。和药，杵二千下，丸梧子大。每空心温盐酒下三十丸。"（第十八卷旋花）

2）全浸膏丸：系指将药材提取液或药材原汁浓缩成膏，直接制成的丸剂。浸提药材所用的溶媒主要为水、酒、蜜和童便等，还有不加任何溶媒，直接利用植物本身所含水分煎煮成丸的。全浸膏丸的制备过程一般为将处方中药物煎煮、去渣、浓缩成膏，煎令可丸，制丸成型。

丸药的规格有绿豆大、弹子大、梧子大等。

水：如厚朴下王璆《百一选方》厚朴煎丸，"用厚朴（去皮锉片）、生姜（连皮切片）二斤，以水五升同煮干，去姜，焙朴。以干姜四两，甘草二两，再同厚朴以水五升煮干，去草，焙姜、朴为末。用枣肉、生姜同煮熟，去姜，捣枣和，丸梧子大。每服五十丸，米饮下。一方加熟附子。"（第三十五卷厚朴）

再如鳢肠下附孙真人《千金月令》方金陵煎，益髭发，变白为黑，"金陵草一秤，六月以后收采，拣青嫩无泥土者。不用洗，摘去黄叶，烂捣，新布绞取汁，以纱绢滤过，入通油器钵盛之，日中煎五日。又取生姜一斤绞汁，白蜜一斤合和，日中煎。以柳木篦搅勿停手，待如稀饧，药乃成矣。每日及午后各服一匙，以温酒一盏化下。如欲作丸，日中再煎，令可丸，大如梧子，每服三十丸。"（第十六卷鳢肠）

酒：如莨菪下附《箧中方》治肠风下血莨菪煎，"用莨菪实一升，曝干捣筛，生姜半斤，取汁，银锅中更以无灰酒二升搜之，上火煎如稠饧，即旋投酒。度用酒可及五升即止。慢火煎令可丸，大如梧子，每旦酒饮通下三丸，增至五、七丸止。"（第十七卷莨菪）

蜜：如熟地黄下附服食法，"地黄根净洗，捣绞汁，煎令稠，入白蜜更煎，令可丸，丸如梧子大。每晨温酒送下三十丸，日三服。"（第十六卷熟地黄）

童便：如杏核仁下附刘禹锡《传信方》补肺丸治咳嗽，"用杏仁二大升，山中者不用，去双仁者，以童子小便二斗浸之，春夏七日，秋冬二七日，连皮尖于砂盆中研滤取汁，煮令鱼眼沸，候软如面糊即成。以粗布摊曝之，可丸即丸服之。食前后总须服三五十丸。"（第二十九卷杏）

原汁：如假苏茎穗下附《经验方》治一切偏风，口眼㖞斜，"用青荆芥一斤，青薄荷一斤，同入砂盆内研烂，生绢绞汁，于瓷器中煎成膏，漉去滓三分之一，将二分日干，为末，以膏和丸梧子大。每服三十丸，白汤下，早暮各一服。"（第十四卷假苏）

（4）泛制丸：泛制丸系指将药末用适宜的液体辅料为黏合（湿润）剂泛制成的球形制剂。《本草纲目》载有泛制丸数十种。其制法为将药物粉碎成细粉，滴加湿润（黏合）剂泛制成丸。泛制丸的赋形剂种类较多，有水、酒、醋、药汁等，主要是润湿药末产生黏性而泛制成剂。赋形剂的选用，各随药方，均取其药理作用。

如雄黄下附《和剂局方》治饮酒成癖酒癥丸，"雄黄（皂角子大）六个，巴豆（连皮油）十五个，蝎梢十五个。同研，入白面五两半，滴水丸豌豆大，将干，入麸内炒香。将一粒放水试之，浮则取起收之。每服二丸，温酒下。"（第九卷雄黄）

再如生硝下附《普济方》治伏暑泻痢及肠风下血，或酒毒下血，一服见效，远年者不过三服方，"硝石、舶上硫黄各一两，白矾、滑石半两，飞面四两，为末，滴水丸梧子大。每新汲水下三五十丸。名甘露丸。"（第十一卷生硝）

再如桃下附《圣济总录》治鬼疟寒热："树上自干桃子二、七枚为末，滴水丸梧子大，朱砂为衣。每服一丸，侵晨面东井华水下，良。"（第二十九卷桃）

（5）膏状药物捣合丸：膏状药物或以膏状药物为黏合剂制成的丸剂。

1）单味膏状药物直接为丸：如饴糖下附《肘后》治鱼骨鲠咽，不能出方，"用饴糖丸鸡子黄大吞之。不下再吞。"（第二十五卷饴糖）

2）以膏状药物为黏合剂制丸：如阿胶下附《局方》治赤白痢疾，"黄连阿胶丸：治肠胃气虚，冷热不调，下痢赤白，里急后重，腹痛口渴，小便不利。用阿胶（炒过，水化成膏）一两，黄连三两，茯苓二两。为末，捣丸梧子大。每服五十丸，粟米汤下，日三。"（第五十卷阿胶）

（6）捣膏丸：捣膏丸系指将处方中部分药物粉碎为末，以另单味药捣膏为黏合剂制成的丸剂。可捣为膏的药物有葱白、胡桃仁、枣、梅、蒜、地黄等植物类药和羊肝、猪肝、猪肠、蚯蚓等动物类药。

捣膏丸按药膏类别分为植物药捣膏丸和动物药捣膏丸。

1）植物药捣膏丸：《本草纲目》载有此类丸剂数十种，按药物品种分有枣、梅、蒜、地黄、葱白等捣膏丸。

2）动物药捣膏丸：《本草纲目》载有的动物药捣膏丸。按捣膏动物类别分有全动物捣膏丸、动物脏器捣膏丸、动物肌肉组织捣膏丸等。

（7）煮丸：煮丸系指将药物和成剂，煮熟后给药或成丸后煮服的丸剂。煮丸的制备方法有二：①先煮后丸，将药物研合为末，用水或药液和成剂，煮熟，捣和制丸；②先丸后煮，采用适当的方法将药物制成丸剂，临用时煮服或煮熟后，经干燥，贮藏备用。

煮丸的溶媒有水、酒、醋等。

如术下附《生生编》治小儿癣疾方，"苍术四两，为末。羊肝一具，竹刀批开，撒术末，线缚，入砂锅煮熟，捣作丸服。"（第十二卷术）

如常山蜀漆下附《备急千金要方》恒山丸，"恒山三两，研末，鸡子白和丸梧子大，瓦器煮熟，杀腥气，则取晒干收之。每服二十丸，竹叶汤下，五更一服，天明一服，发前一服，或吐或否即止。"（第十七卷常山蜀漆）

（8）熔融丸：熔融丸系指将药物捣后熔融制成的丸剂，属固体分散药剂。熔融丸的制备方法属于固体分散法，固体分散法是19世纪60年代初发明的用固体分散法来提高口服药物吸收的制剂技术，该法是利用一种固体载体将药物分散成分子、胶体或微晶状态，然后再制成一定剂型，如滴丸的制备。

朱盛山等提出，16世纪《本草纲目》收载了利用固体分散法制备丸剂的方法，它比Sekigucih和Obi两位提出的固体分散法在制药方面的使用，早数百年。

如骐麟竭下附《御药院方》治慢惊瘛疭，定魄安魂，益气方，"用血竭半两，乳香二钱半，同捣成剂，火炙熔丸梧桐子大。每服一丸，薄荷煎汤化下。夏月用人参汤。"（第三十四卷骐麟竭）

如银朱下附曾世荣《活幼全书》治痰气结胸鹤顶丹，"用银朱半两，明矾一两，同碾。以熨斗盛火，瓦盏盛药，熔化，急刮搓丸。每服一钱，真茶入姜汁少许服之。"（第九卷银朱）

（9）包埋丸：包埋丸系指将药物包埋于辅料之中而制成的丸剂。被包埋的药物有动物和植物，包埋药物的辅料有面粉、糖等。

如狗蝇下附李时珍治痰疟不止方，"活取一枚，去翅、足，面裹为丸，衣以黄丹。发日早，米饮吞之，得吐即止。或以蜡丸酒服亦可。"（第四十卷狗蝇）

再如李时珍引葛洪《肘后备急方》治疟疾寒热方，"用鼠妇四枚，糖裹为丸，水下便断。又用鼠负、豆豉各十四枚，捣丸芡子大，未发前日汤服二丸，将发时再服二丸便止。"（第四十一卷鼠妇）

（10）绵裹丸：绵裹丸系指采用绵裹方法，将药物制成的丸剂。

如蚕下附《院方》治疟疾不止方，"白僵蚕（直者）一个。切作七段，绵裹为丸，朱砂为衣，作一服。日未出时，面向东，用桃、李枝七寸煎汤，吞下。"（第三十九卷蚕）

（11）篦排丸：篦排丸系指将药物用篦子排制而成的丸剂。制备篦排丸的药物，均具有可排性，一般为软固体药物。

采用篦子排丸，类同于半机械操作，是古代利用生活器具制药的典型范例。它具有三大特点：①减少药物污染；②制丸速度快；③丸药大小均匀，便用分剂使用。

如狗胆下附《经验方》治血气撮痛不可忍者方，"用黑狗胆一个（半干半湿）剜开，以篦子排丸绿豆大，蛤粉滚过。每服五丸，以烧生铁淬酒送下。"（第五十卷狗）

（12）原形药丸：原形药丸原药为圆形或椭圆形，采用适宜的方法，加工后，不改变原药形状的制剂。给药后，有效成分通过生物骨架或生物膜缓缓释放。

如梅下附治喉痹乳蛾冰梅丸，"用青梅二十枚（盐十二两，腌五日，取梅汁），入明矾三两，桔梗、白芷、防风各二两，猪牙皂角三十条，俱为细末，拌汁和梅入瓶收之。每用一枚，噙咽津液。"（第二十九卷梅）

（13）生揉丸：生揉丸系指将可揉性药物直接揉搓成的丸剂。《本草纲目》载有生揉丸数种，多为外用。制备生揉丸的药材主要为花、叶类。

如艾下附《青囊杂纂》治头风久痛方，"蕲艾揉为丸，时时嗅之，以黄水出为度"（第十五卷艾）。

第七节　清　代

一、清代方书及特点

清代方剂学与药物学有类似的特点，即数量众多，内容丰富，而且多短小精悍，适于应用。同时对理法方药和方剂配合意义的研究已更为普遍，水准也不断提高。

清代在方剂学方面影响最大的著作要首推汪昂的《医方集解》。首先，该书在分类编排上打破了过去方书以病证分类的传统，而采用根据方剂功效分门别类的方法，按补养、涌吐、发表、攻里、表里等21门归纳诸方。这样既便于查阅，又避免了重复。每一具体医方又分项分别介绍其组成、方解、附方等，条理清晰，眉目分明。这种方法一直沿用至今。其次，选方精炼。该书选取正、附方各300余首，选取原则是"诸书所共取，人世所常用"。由小见大，由精见博。所选方剂皆药味简洁、药物平易者，便于使用。书中虽有少数峻猛之剂，亦为攻坚夺病所必需者，而对冷僻、专治奇证怪病或药味超过20味以上者，则不收录。最后，议论有独到见解，该书中作者个人发明则以"昂按"标明。作者每每对待学术上的争鸣直陈己见，影响深远。

吴仪洛鉴于《医方考》和《医方集解》各具优缺点，综合二书内容，进行了删改补充，编成《成方切用》一书，影响亦较广。

在清代众方书中独树一帜的还有赵学敏的《串雅内外编》。这是一部民间"走方医"（铃医）的医术方药经验汇编。赵学敏是一位独具慧眼的科学家，将走方医秘不传授的方剂整理保存下来。全书载方贯穿"简、便、廉"的原则，高度评价走方医的截、顶、串三法，记载了许多卓有疗效的经验。

清代现存的方书数量之多是清之前任何朝代都不能相比的。导致这一现象除了时代晚近的客观因素外，与医学发展的趋势也有一定关联——进入清代大型医学著作的编写已经成为历史，社会更需要的是实用而简明的工具，博物馆式的巨著缺少了存在的市场，取而代之的是小型而实用的医学著作，这种操作性强又不乏个性色彩的理论结合实际的书籍特别适合于当时的时代需求。方书也是这样。

清代方书具有以下特点。

第一，研究方剂组成理论之风盛行，故方论类著作层出不穷。

第二，偏于实用性的小型方书多，这些方书以汇编单方验方为主，而综合性的大型方书少，尤其是没有政府组织编撰的大型方书。

第三，方书出现个性化特点，方书种类与编撰形式较之前代更为丰富多样。

清代方书大致有如下类型。

（1）方论类专著：方论类方书虽不起自清代，但在清代尤为流行。代表性著作如罗美的《古今名医方论》四卷，汪昂的《医方集解》三卷，张璐的《千金方衍义》三十卷，王晋三的《绛雪园古方选注》三卷，吴谦等的《医宗金鉴·删补名医方论》八卷，吴仪洛的《成方切用》十三卷等。

（2）综合类方书：此类医书实为包罗万象的小型选集，多为内外妇儿皆备，理论与临床皆有。代表性著作如张璐的《张氏医通》十六卷，徐大椿的《兰台轨范》八卷，程国彭的《医学心悟》五卷等。

（3）单验方及简易便方专书：此类方书民间性较强，有的甚至就是走方医验方单方合集。代表性著作如孙伟的《良朋汇集》五卷，年希尧的《集验良方》六卷，陶东平的《惠直堂经验方》四卷，华岫云的《种福堂公选良方》四卷，赵学敏的《串雅内外编》八卷等。

（4）歌诀类方书：此类方书的编纂目的在于普及，一是面向大众，二是利于医学门徒的记诵。代表性著作如汪昂的《汤头歌诀》一卷，陈修园的《长沙方歌括》六卷、《金匮方歌括》六卷、《时方歌括》二卷，吴辰灿等的《景岳新方歌》等。

（5）汇集本草中方剂的方书：此类很特殊，本草从宋代《经史证类备急本草》起，在药物之后列举医方，形成惯例。本草书中所载医方之多往往不亚于方书，有心者摘取出来进行分类，便于临床应用。代表性著作如蔡烈先的《本草万方针线》八卷等。

（6）记载某一种或某一类病证，以及某种治法的方书：此类方书实即某种（类）病的专方集，或者某治法的专方集。针对性强，便于掌握。代表性著作如潘云师的《血症经验良方》一卷，汪汲的《怪疾奇方》一卷，程鹏程的《急救广生集》八卷等。

（7）中成药的著作：此类方书多为药店配方，代表性著作如乐凤鸣的《同仁堂药目》、胡雪岩的《胡庆余堂丸散膏丹全集》、京师药行商会同人编辑的《京师药行商会配方》等。

二、清代方书中丸剂

因为清代方书特点著作繁多，著作本身小型而富有个性，同时一些综合性医书和本草类医书中也有大量剂型内容保存。所以对清代剂型的总结和研究就极具挑战，需要相当的时间和巨大的工作量。此次研究仅能沙中淘金，难免挂一漏万。

1. 方论类专著中丸剂

（1）罗美的《古今名医方论》：1675年刊行，四卷，方论著作。罗美，字澹生，号东逸，江苏淳安县人，徙居常熟县。该书精选实用名方与自订方150余首，选辑名医方论200余则。每方先载方名，次叙主治，再述药物组成和煎服方法，最后选用有代表性的古今名医对此方的论述。其中有一方数论的，有一方一论的，有数方合论的，所选方论，各具特色。该书详论药性、方剂配伍和命名、适应证等。正如罗氏在凡例中指出："是编非但论其方之因、方之用，详其药性，君臣制法，命名之义而已，必论其内外新久之殊，寒热虚实之机，更引诸方而比类之，又推本方而互通之，论一病不为一病所拘，明一方而得众病之用，游于方之中，超乎方之外，全以活法示人。"罗氏也曾撰方论若干，皆编入此书中，同时对前人方论，附加评语，指出论中精义所在，进一步突出了方论在方剂专著中的地位。作者对既往方书贪大求全的倾向十分不满，一针见血地指出："⋯⋯后世继起者，莫不贵叙证之繁，治法之备，集方之盛求用前人，不知病名愈多，后学愈昏，方治愈繁，用者愈无把柄。"可见方书由博返约，以方论为核心的问题得到医家的进一步重视。后吴谦《医宗金鉴》以本书为基础增减成《删补名医方论》，进一步扩大了影响。该书对后世医家深有影响，为方剂学的发展做出了一定贡献，至今该书对医疗、教学、科研仍有重要的参考价值。

《古今名医方论》收录丸剂大约24个，主要在卷四，有蜜丸、水丸和糊丸以及不易分类的以复合辅料成丸者，等等。

1）蜜丸：如防己椒目葶苈大黄丸，"防己、椒目、葶苈（熬）、大黄（各一两）。上为末，蜜丸如桐子大。先食饮服一丸，日三服。稍增，口中有津液，渴者加芒硝半两。"

再如石斛夜光丸，"上为细末，炼蜜丸桐子大。每服三五十丸，温酒、盐汤下。"罗东逸曰："其以为丸者，补上治下，利以缓，利以久，不利以速也。"

2）水丸：如滋肾丸，"黄柏（二两，酒炒），知母（二两，酒浸，炒），肉桂（一钱）。上为细末，熟水丸桐子大。每服五十丸，空心下。"

再如礞石滚痰丸，"黄芩、大黄（酒蒸，各八两），沉香（五钱，忌火），礞石（一两，焰硝煅过，陈久者佳，新煅者有火毒，不宜用）。上四味为细末，水丸川椒大，量人大小用之。用温水一口送过咽。"

3）糊丸：如当归龙荟丸，"当归、龙胆草、黄连、黄芩、栀子仁（各一两），大黄、芦荟、青黛（各五钱），木香（二钱五分），麝香（五分，另研）。上为末，炒神曲糊丸。每服二十丸，姜汤下。"

再如指迷茯苓丸，"半夏（制，二两），茯苓（一两），风化硝（二钱半），枳壳（五钱）。上四味，姜汁糊为丸。"

朱砂安神丸，"朱砂（另研）、黄连（各半两），生地黄（三钱），当归、甘草（各二钱）。上为细末，酒泡，蒸饼丸，如麻子大，朱砂为衣，每服三十丸，卧时津液下。"

四神丸，"肉果（二两），破故纸（四两，炒），五味子（三两），吴茱萸

（五钱，盐汤泡过）。上为末，红枣四十九枚，生姜四两切，水煮枣熟，去姜，取枣肉，捣和药丸桐子大，空心盐汤下。"此亦枣肉为丸。

虎潜丸，"上为末，煮羯羊肉，捣为丸桐子大，淡盐汤下"。此亦肉为丸。叶仲坚曰："羊肉为丸，补之以味；淡盐汤下，急于入肾。斯皆潜之为义。"

没有蜡丸和浓缩丸。

4）复合辅料成丸者：如磁朱丸，"磁石（二两，煅），辰砂（一两），神曲（生，三两，更以一两水和作饼煮浮，搜入前药，炼蜜为丸）。每服十丸，加至三十丸，空心米汤下。"以神曲糊与蜜复合成赋形剂丸。柯韵伯曰："神曲推陈致新，上交心神，下达肾志，以生意智。且食入于阴，长气于阳，夺其食则已，此《内经》治狂法也，食消则意智明而精神治，是用神曲之旨乎！炼蜜和丸，又甘以缓之矣。"

5）不用辅料成丸者：如左金丸，"黄连（六两，炒），吴茱萸（一两，汤泡）。上为末，作丸。"

再如四生丸，"生地黄、生柏叶、生荷叶、生艾叶（等分）。上四味，捣烂为丸如鸡子大，每服一丸，滚汤化服。"

6）泛制丸：如越鞠丸为水泛丸，"香附、苍术、抚芎、山栀仁、神曲。水发丸，每服百丸。"

更衣丸为酒泛为丸，"朱砂（五钱，研如飞面），芦荟（七钱，研细）。滴好酒少许，和丸。每服一钱二分，好酒下。"

（2）吴谦等的《医宗金鉴·删补名医方论》：《医宗金鉴》是乾隆年间由吴谦等奉敕编辑的一部医学教科书。吴谦（1689—1759年），字六吉，安徽歙县人，官至清代太医院院判。该书于1742年成书，卷二十六至三十三之《删补名医方论》为方论专篇，载清以前历代名方195首，按温、清、消、补等分为8卷，每方先列主治病证、药味剂量、制法服法，后附医学名家之论说作为注解，以说明方药配合、药理作用以及加减变化。因本书所有引据，有补有删，以达到简单明了的效果，故名。

《删补名医方论》中载丸剂32个，皆为历代名方，但所载丸剂的类型较少。

1）蜜丸：《删补名医方论》中有蜜丸如天王补心丹、资生丸、六味地黄丸、八味地黄丸、资生肾气丸、封髓丹、泻青丸、备急丸、磁朱丸、石斛夜光丸、大黄䗪虫丸、麻仁丸、理中丸和乌梅丸，在乌梅丸下引柯韵伯对丸剂的认识，"加蜜为丸，少与而渐加之，缓则治其本也"。

2）水丸：有滋肾丸、礞石滚痰丸、舟车神祐丸等。

3）糊丸：和磁朱丸、当归龙荟丸等。

如大补阴丸为复合辅料成丸，以猪脊髓和炼蜜为丸，"黄柏（盐酒炒）、知母（盐水炒，各四两），熟地（酒蒸）、败龟版（酥炙，各六两），猪脊髓和炼蜜为小丸，日干。每服三钱，淡盐汤下。"

由于《医宗金鉴》具有教材性质，所选方剂皆属经典名方，但在制剂上谈不上创新。

（3）吴仪洛的《成方切用》：十三卷，吴仪洛于1761年以《医方考》和《医方集解》为蓝本加以增改而成。吴仪洛，字遵程，清代浙江海盐县人。该书共列24门，主方下附类方，收集古今成方1300余首。每方先述出处、适应证候，次述药物组成、配伍、方义及加减化裁。

在众多方剂中丸剂占较高比例。蜜丸、水丸、糊丸、蜡丸和浓缩丸皆有应用。蜜丸因其较多且未见奇特处，暂且不论。

1）水丸：除一般塑制丸外，还有水泛为丸的，如大黄龙丸，"舶上硫黄、硝石（一两），白矾、雄黄、滑石（五钱），白面（四两），五味研末，入面和匀，滴水丸，如梧子大。每服三十丸，新汲井水下。"（卷七上消暑门）

除以水为丸，尚有以酒、醋、药物汁液为丸者，如酒糊丸（如槐角丸）、醋糊丸（如香连丸）、生姜糊丸（如半硫丸）等。

2）糊丸：有面糊丸（如三才封髓丹）、山药糊丸（如茯菟丹）、莲肉粉糊丸（如金锁固精丸）、蒸饼糊丸（如小保和丸）、神曲糊丸（如健脾丸）、糯米糊丸（如二气丹）、姜汁和蒸饼糊丸（如顺气消食化痰丸）、薄荷糊丸（如白金丸）等。还有药物研末直接为丸者，如控涎丹，"甘遂（去心）、大戟（去皮）、白芥子，等分为末，糊丸。临卧姜汤服五七丸，至十丸，痰猛加丸数。"（卷九上除痰门）。

3）蜡丸：只有一方，即传统的感应丸，"木香、肉豆蔻、丁香（两半），干姜（炮）、百草霜（一两），杏仁（一百四十粒去皮尖），巴豆（七十粒，去心皮膜，研去油）。巴豆杏仁另研。同前药末和匀，用好黄蜡六两，溶化，重绢滤去渣。好酒一升，于砂锅内煮数沸，候酒冷蜡浮。用清油一两，铫内熬熟，取蜡四两，同化成汁。就铫内和前药末，乘热拌匀。丸如豆大，每服三十丸，空心姜汤下。"（卷六下祛寒门）对于蜡的提纯一如既往。

4）浓缩丸：如太平丸，"陈皮、厚朴、木香、乌药、白芥子、草豆蔻、三棱、蓬莪术（煨）、干姜、牙皂（炒烟断）、泽泻（各三钱），以上十一味，共为细末，另将巴豆，用滚汤泡去皮心并膜，称足一钱，用水一碗，微火煮半碗。

将巴豆捞起，用乳钵研极细，仍将煎汤搀入，研匀。然后量药多少，入蒸饼浸烂捣，丸前药如绿豆大。"（卷四上攻下门）再如硇砂丸，"硇砂、巴豆（去油）、三棱、干姜、白芷（五钱），木香、青皮、胡椒（二钱半），干漆（炒）、大黄（一两），槟榔、肉豆蔻（一个），为末，酽醋二升，煮巴豆五七沸，再下三棱大黄末，同煎五七沸，入硇砂熬成膏。和诸药杵丸，绿豆大，每服五丸，姜汤下。"（卷四上攻下门）

2. 综合类方书中的丸剂

（1）张璐的《张氏医通》：十六卷，撰于康熙三十四年（1695 年）。此书前十二卷论病，包括临床各科，分门分证，征引古代文献及历代医家医论，每病先列《黄帝内经》《金匮要略》之论述，次引后世诸家之说，同时结合个人临证经验发表议论。前十二卷从中风至婴儿共分十六门，每门又分子目，体例实取法于王肯堂《证治准绳》，而选辑更为精审。其后四卷论方，"诸家类集方药，皆随论次第。是编逐门但隶专方，其藉古方加减各门可以通用者，仿佛祖剂之义。另自为卷于后。"共分 94 门，祖方一卷，专论方祖源委，分析其配伍、功能与治疗之证。另三卷为专方，以病证分门集方，并有方解。本次取材即自该书十三至十五卷专方。

蜜丸、水丸、糊丸、蜡丸和浓缩丸皆有应用。蜜丸同上理由不论。

1）水丸：除水制为丸外，也有酒、苦酒、醋和药物汁液为丸者，如酒糊丸（如小安肾丸）、苦酒糊丸（如酒浸牛膝丸）、醋糊丸（如遇仙丹）、姜汁糊丸（如金匮干姜人参半夏丸）等。

2）糊丸：陈曲糊丸（如红丸子）、陈米饮糊丸（如复元丹）、皂角煎汁糊丸（如乔氏阴阳攻积丸）、饭糊丸（如左龙丸）、山药糊丸（如固脬丸）、蒸饼糊丸（如芦荟丸），等等。

有些糊丸较特殊，如二至丸，"附子（炮，一枚），桂心（一两），杜仲（盐酒炒）、补骨脂（炒。各二两），鹿茸（酥炙）、麋茸（酥炙。各一具）。上为细末。青盐半两。热酒中化去砂土。入鹿角胶一两糊丸。梧子大。每服七十丸。"（卷十四，腰痛门）再如黄芪丸，"为末。用羯羊肾一对，去脂膜勿犯铁，酒煮捣烂绞汁糊丸，梧子大。空心盐汤，临卧温酒下五十丸。"（卷十五耳门）

3）蜡丸：如威喜丸（局方），"蜂蜡、白茯苓（各四两）。上以茯苓为小块，如骰子大，用猪苓二两，煮汁一升，去滓，煮入茯苓内，汁尽晒干为末。溶蜡为丸，如弹子大。"（卷十四遗精门）

4）浓缩丸：如四味阿魏丸，"山楂肉（姜汁炒。一两），连翘仁、黄连（姜

汁炒。各五钱），为末。另用阿魏一两。醋煮糊丸麻子大。每服二十丸至三十丸。食前沸汤下。"（卷十三积聚门）

丸剂外壳在本书中没有大的突破，沿用了以金箔为衣（如牛黄清心丸）、矾红为衣（如红丸子）、麝香为衣（如既济丸）、朱砂为衣（如兔脑丸）、辰砂为衣（如抱龙丸）等方法。

突出的是本书中蜡壳丸明显增多。蜡壳丸，如牛黄清心丸，"上十二味，各取净末配匀，蜜如成剂，分作五十丸，金箔为衣，待干蜡护。临用开化，沸汤姜汤任下。"（卷十三中风门）其他如清心牛黄丸、至宝丹、苏合香丸、活络丹等皆以"蜡护"。上述医方多出自《局方》，在原书中尚无蜡护（尚须细查），仅苏合香丸亦蜡纸裹护。再如兔脑丸，"麝香（取当门子，一钱），明乳香（二钱半），母丁香（二钱）。上为细末，拣腊月天医日修合，活劈兔脑为丸，如芡实大，朱砂为衣，蜡和收藏。"（卷十五妇人门上）蜡壳丸所包裹的丸剂多为贵重药物组成。

水泛为丸的制法在本书中应用较多，如有保和丸、曲糵丸、滚痰丸、酒癥丸、越鞠丸、宝鉴木香槟榔丸、开关利膈丸、泻青丸、煮黄丸、铁弹丸，等等。具体如酒癥丸（局方），"为末，入白曲二两半，滴水丸如豌豆大，候稍干，入麸炒香，每服二三丸。温酒下。茶清亦可。"（卷十三伤饮食门）再如醉仙散，为"治疠风遍身麻木，卫气受病，先起于面者"之方，本为散剂。"令人如醉，或下脓血，病根乃去"。根据病情轻重，斟酌为之，"或用水泛为丸服之，免伤口齿。此瞑眩之药，中病即已，不可过剂，以取糜伤口齿之患。"（卷十四疠风门）

（2）程国彭的《医学心悟》：五卷，成书于1732年。程国彭（1662—1735年），字钟龄，号恒阳子，又号普明子，天都（今安徽歙县）人。程钟龄将历代医家制定的许多治法概括为"八法"，在《医学心悟》中说："论病之原，以内伤外感四字括之。论病之情，则以寒热虚实表里阴阳八字统之。而论治病之方，则又以汗和下消吐清温补八法尽之。"又说："一法之中，八法备焉，八法之中，百法备焉。"卷一总述四诊八纲及八法的理论、法则及其在临床上的运用；卷二阐述《伤寒论》的理论和证治；卷三至五分述内、外、妇产、五官等科主要病证的辨证论治，每证分别记述病原、病状、诊断和治法。本次素材即取自该书卷三至卷五。

本书中丸剂仅次于汤剂，有60余方。

1）蜜丸：并无特殊之处，不赘。

2）水丸：如半仙丸，"半夏为末，水丸，如黄豆大。每用一丸，纳鼻中，男左、女右。"（卷四五绝）再如独圣丸，"五灵脂（去土，炒烟尽）。为末，醋丸，绿豆大。每服一、二钱，淡醋水下，清酒亦得。"（卷五妇人门）防风黄芩丸，"细实条芩（炒焦）、防风（各等分）。上为末，酒糊丸，桐子大。每服二钱，食前开水送下。"（卷五妇人门）有以水为丸，以醋为丸，以酒为丸者，还有以生姜自然汁为丸，如千金消暑丸，药物"共为细末，生姜自然汁糊丸，如绿豆大。每服五六十丸，开水下。"（卷三类中风）还有以大枣煎汤为丸，如加味七神丸，"肉豆蔻（面裹煨）、吴茱萸（去梗、汤泡七次）、广木香（各一两），补骨脂（盐酒炒，二两），白术（陈土炒，四两），茯苓（蒸，二两），车前子（去壳，蒸，二两）。大枣煎汤叠为丸。每服三钱，开水下。"（卷三泄泻）

3）糊丸：在本书中占比重较高，超过蜜丸。有以米粥糊丸（如九味芦荟丸）、面糊丸（如神仙解语丹）、米饮糊丸（如枳实理中丸）等。

有以一种药物煎熬成赋形剂制成糊丸者，如和中丸，"白术（陈土炒，四两），扁豆（炒，三两），茯苓（一两五钱），枳实（面炒，二两），陈皮（三两），神曲（炒黑），麦芽（炒），山楂（炒）、香附（姜汁炒，二两），砂仁（一两五钱），半夏（姜汁炒，一两），丹参（酒蒸，二两），五谷虫（酒拌炒焦黄色，三两）。荷叶一枚，煎水叠为丸。每日上午、下午开水下二钱。"（卷三鼓胀）

有以两种以上赋形剂煎熬糊丸者，如通经丸，"当归尾、赤芍药、生地黄、川芎、牛膝、五灵脂（各一两），红花、桃仁（各五钱），香附（二两），琥珀（七钱五分），苏木屑二两。煎酒，和砂糖，熬化为丸，如桐子大。每服三钱，酒下。"（卷三水肿）再如白术丸，"白术、茯苓、陈皮（各二两），砂仁、神曲（各一两五钱），五谷虫（四两）。用荷叶、老米煎水，叠为丸。每服三钱，开水下。"（卷三鼓胀）

还有以药物自身糊丸者，如化虫丸，"芜荑（去梗）、白雷丸（各五钱），槟榔（二钱五分），雄黄（一钱五分），木香、白术、陈皮（各三钱），神曲（炒，四钱）。以百部二两，熬膏糊丸，如桐子大。每服一钱五分，米饮下。（卷三心痛）

4）浓缩丸：如虎骨膏丸，第一步，以虎骨二斤，"锉碎、洗净，用嫩桑枝、金毛狗脊去毛、白菊花去蒂各十两，秦艽二两，煎水，熬虎骨成胶、收起如蜜样，和药为丸，如不足量加炼蜜"。第二步，以"大熟地（四两），当归（三两），牛膝、山药、茯苓、杜仲、枸杞、续断、桑寄生（各二两），熟附子（七钱），厚肉桂（去皮，不见火，五钱），丹皮、泽泻（八钱），人参（二两，贫者以黄芪四两代之）。上为末，以虎骨胶为丸。每早开水下三钱。"（卷三痹）再如九龙丹，"儿茶、血竭、乳香、没药、青木香、穿山甲（炒，各一两）。上各等分，为末，归尾三两，红花二两，酒煎膏，丸如桐子大。每服二钱，空心热酒送下。"（卷六外科症治方药）第一步将前6药研末，第二步将当归、红花以酒煎成膏，再将前药末混合成丸。

有以药物自身黏性直接捣烂成丸者，如四生丸，"生地黄、生荷叶、生侧柏叶、生艾叶（各等分）。细切，同捣极烂为丸，如鸡子大。每服一丸，水煎，去渣服。"（卷三虚劳）

本书没有蜡丸。

3. 单验方及简易便方专书

（1）华岫云的《种福堂公选良方》：四卷。该书原题叶天士撰，卷一为《温热论》《续刻临证指南医案》，卷二至卷四为内外伤、儿科、妇科和附方，收集常见疾病的验方、秘方，共计880首，诸方按病证分类，每方详述适应证、方药组成及用法。据书前序称，华氏收集《续补叶天士医案》《温热论》与平生所集各种经验奇方，准备付刊，突然去世。"其方止刻十之二三，半途而废。"其好友岳廷璋，力劝程叶两商人出资授梓，"完璧以公同志"。本次取材即自该书的后3卷"公选良方"。

本书中丸剂所占比例较小。蜜丸、水丸、糊丸、蜡丸和浓缩丸皆有出现。

1）蜜丸：除一般常见的炼蜜为丸之外，有些蜜丸是和其他制法配合使用的，如痔漏退管方，"上为末，再将地榆槐角二味，入猪脏内，煮熟捣烂，共捣，蜜丸，每服三钱，空心滚汤送下"（卷二痔漏）。

2）水丸：本书中水丸不多。如追毒丹，"上俱为细末，面调水为丸，如丸不就，用酒打面糊为丸，如麦大，两头尖，入于针破口内，用水澄膏贴之"（卷三疗）。

3）糊丸：在本书丸剂中占比重较大，如"治色欲过度，精浊白浊，小水长而不痛者，并治妇人虚寒，淋带崩漏等症：生龙骨（水飞）、生牡蛎（水飞）、生菟丝粉、生韭菜子粉。上四味各等分，不见火研末，生干面冷水调浆为丸，每服一钱，或至三钱，晚上陈酒送下，清晨服亦可。"（卷二赤白浊）再如治大便下血虚弱者："旱莲草阴干为末，以槐花煎汤调炒米粉糊丸桐子大，每日服五钱，以人参五分煎汤下，二服即愈。"（卷二肠风）再如神圣辟瘟丹，"上为末，面糊丸，如弹子大，黄丹为衣，晒干焚之。"（卷二瘟疫）

4）蜡丸：如止久泻丸，"将蜡熔化小铜杓内，再以丹矾二味细末投入，乘热为丸如豆大，空心服五丸，红痢清茶下，白痢姜汤下"（卷二泄泻）。再如治耳聋方，"真北细辛研末，熔黄蜡为丸，如鼠粪大，以绵裹塞耳中，二三次即愈"（卷三耳）。再如移毒方，"用地龙装在经霜丝瓜内，煅枯焦连瓜为末，每瓜末三钱，入麝香二分，乳香、没药各五分，雄黄一钱，蟾酥一分，黄蜡一两，共为末蜡丸，每服三分"（卷三诸疮）。

5）浓缩丸：如思仙丹，"莲须（十两），石莲肉（十两，去内青蕊并外皮），芡实（十两，去壳）。上为末，再以金樱子三斤，去毛子，水淘净，入大锅内水煎，滤过再煎，加饴糖和匀前药，丸如梧子大，每服七八十丸。"

利用药物自身黏性黏合成丸，如五子丸，"火麻仁、紫苏子、松子肉、杏仁（炒去皮尖）、芝麻（炒）。共研如泥，瓷器收贮，每服一丸弹子大，蜜水化下。"（卷二便闭）再如治久痢虚滑不禁，可以实肠方，"用臭椿树皮根，切碎酒拌炒，为细末，用真阿胶，水化开和为丸，如桐子大，每服三五十丸，空心米汤下"（卷二痢）。

6）蜡壳丸：如黎洞丹，"上共为末，将藤黄化开为丸，如芡实大，若干少用白蜜，外用蜡皮封固，每服一丸，用无灰酒送下"（卷四跌打损伤）。蜡壳所包裹的也是珍惜和易挥发的药物。

本书因属验方集性质，故与其他方书不同，所采之方具有一定的民间性质，采用药物、制剂、炮制方法也较朴实。

（2）赵学敏的《串雅内外编》：八卷，赵学敏编，专门记载民间有效单方验方的代表著作，撰成于1759年。赵学敏，字恕轩，号依吉，浙江钱塘（今杭州）人。该书部分内容取自同宗走方医赵伯云的口述及手抄本方书，参考《百草镜》《救生苦海》《养素园》等书籍，并汇集当时社会上流传的经验效方而成，实属走方医的经验汇集，故取名《串雅》。该书所收之方具有简、便、廉、验之特点。

本书有显著的走方医特点，但制剂的多数剂型也有使用，蜜丸、水丸、糊丸、蜡丸都有。

1）蜜丸：书中也有不少蜜丸，除常见制法外有些制法略显怪异。书中有些蜜丸是在经典方剂基础上进行改造而成的，如"治老人不寐"，书中用"六味地黄丸一料，加麦冬四两，炒枣仁五两，黄连三钱，肉桂五钱，当归三两，白芍五两，甘菊花三两，白芥子二两，各为末，蜜丸。每日饭前用白滚水送服五钱。老年人服至百岁，精力愈健。"（内编卷一截药内治门）

有些炮制制剂方法非常复杂，如"黑盐顶""盐一升，纳粗瓷瓶中，将泥头筑实。先以糠火围烧，渐加炭火，候烧透赤色，盐如水汁，即去火待凝，将瓶敲破，取出；用豆豉一升熬煎；桃仁一两和麸炒熟；巴豆二两，去心膜及壳，隔纸炒令油出，须生熟得中，焦则少力，生又损人。将四物捣匀，入蜜丸桐子大，每服三丸，须平旦时服最好。"（内编卷三顶药）

再如无极丸，用"大黄一斤分作四份：一份用童便一碗，食盐二钱，浸一日切晒；一份用醇酒一碗，浸一日切晒，再以巴豆仁三十五粒，用豆炒黄，去豆不用；一份用红花四两，泡水一碗，浸一日切晒；一份用当归四两，入盐醋一碗，同浸一日，去当归，切晒。为末，蜜丸如桐子大，每服五十丸，空心温酒下，利下恶物为验，未下再服。"（内编卷三串药）

再如坎离丸，"全当归（用好酒浸洗三日，晒干锉碎），川芎（拣极大者用水洗净锉碎），白芍（温水洗净锉碎，用好酒浸一日，晒干炒赤），以上各四两。熟地黄八两（淮庆者佳。四两用砂仁，四两用白茯苓同入绢袋，用好酒二壶煮干，只用地黄），厚黄柏（去皮）八两（二两盐水浸，二两酒浸，二两人乳浸，二两蜜浸，俱晒干炒赤），知母（去毛）四两（制与黄柏同）。上六味，和匀，平铺三四分厚，夜露日晒三日夜，研细末，用真冬密一斤八两，加水半碗，共炼至滴水成珠，再加水一碗，煎一滚，和前药丸桐子大，每服八九十丸，空心盐汤下，冬用温酒下。"（内编卷一截药内治门）

2）水丸：也有个性，如喷嚏丸，"生半夏三钱为末，水丸如黄豆大，塞鼻孔中必喷嚏，如不止，以凉水饮之，立止"（内编卷四，单方内治门）。本方用于治疗中风不语、尸厥等证，治宜醒神开窍为主，此方用半夏塞鼻取嚏，促使苏醒。

该书中也有水丸系泛制而成。如八仙丹，"上药为末，滴水为丸，如粟米大，每服二、三丸"（内编卷一截药总治门）。

3）糊丸：在书中也占一定比例，如辟瘟丹，"苍术为君，须加倍用，其余羌活、独活、白芷、香附、大黄、甘松、山奈、赤箭、雄黄各等分为细末，面糊丸，如弹子大，黄丹为衣，晒干焚之，可辟时气"（内编卷一截药内治门）。

"青绿顶"很有意思，用于治顽痰不化。"石青一两，石绿五钱，水飞为末，曲糊丸绿豆大，温水下十丸，吐出痰二三碗，不损人。风痰猝中，方用生石绿二两，乳细，水化去石，慢火熬干，再研入麝香一分，糯米粉糊丸弹子大，阴干。猝中每丸作二服，薄荷酒下；余风朱砂酒下。吐青涎、泻下恶物立效。小儿用铜绿研粉，醋面糊丸芡实大，每服薄荷酒下一丸，须臾吐痰如胶，神效。"

（内编卷三顶药）对于证型不同的顽痰，不仅改变方药，连剂型所用赋形剂也进行了改变，虽然都是糊丸，赋形剂分别采用了神曲、糯米粉和醋面。

4）蜡丸：在书中也有使用，如铁刷丸治一切痢下初起，"百草霜三钱，金墨一钱，半夏七分，巴豆煮十四粒研匀，黄蜡三钱同香油化开，和成丸剂，量大小每服三、五丸，或四五十丸，姜汤下。"（内编卷一截药内治门）蜡丸中加入香油可以使丸剂变软。也有不加油的蜡丸，如截泻丸，用"黄丹（飞过）、枯矾、黄蜡各一两，石榴皮八钱（炒），将蜡溶化小铜杓内，再以丹、矾等三味研细末投入，乘热为丸如绿豆大，空心服五丸，红痢清茶下，白痢姜汤下。"（内编卷一截药内治门）

由于本书内容取自走方医，所以与《医宗金鉴》等正统医书相比，在用药制剂上具有一定的怪异性，但在玄妙的幕后也隐藏着潜在的合理性，需要拨云见日，慧眼识珠。

4. 歌诀类方书 明清之际，歌诀类方书流行，即使非医非药人员，也有会背诵《汤头歌诀》《长沙方歌括》等的。由于此类书籍旨在普及医药知识，也便于习医初学者记诵，但关于剂型涉猎较少，所以不在此进行分析。

5. 汇集本草方剂之方书中的丸剂 《本草万方针线》简称《万方针线》，八卷。蔡烈先辑于1712年。蔡烈先字承侯，号茧斋，清代浙江山阴县人。本书将《本草纲目》中所附的单方（包括全部附方以及发明项下的个别处方）15000余首，按病证分类编成索引。分为通治部、外科、女科、儿科、上部、中部、下部共7部，105门。每一病证均记明该书的卷、页数。是《本草纲目》有关病证治疗方剂的一种检索工具书。

书成之后，命名《本草万方针线》，"盖因针引线，万无一失。虽不敢谓为本草功臣，但有《本草》者不可无此《针线》。家家有《本草》，有此《针线》，百病千方，顷刻可用，人尽医矣。于以救人，不无小补。"

《本草纲目》剂型已于之前分析，本书并无突破原书处方，故无必要进行重复研究，不需赘言。

6. 单一方书中的丸剂 单一方书指记载某一种或某一类病证，以及某种治法的方书。此类方书属于"创新思维"，水平参差不齐。

程鹏程的《急救广生集》八卷，又名《得生堂外治秘方》，外治法专书。成书于1803年。作者程鹏程，字南谷，号讯叟，浙江桐乡人。本书系程鹏程博览群书，广辑方书，历数十年，集内外治法3000余方，并将其外治方1500余首进行分门别类，汇纂成编，为集十卷。其内容总括了嘉庆以前历代医家行之有效的外治经验，是一部内容丰富的外治法的宝贵史料。原为救急而作，所载方药具有简、便、验、廉的特点。书中所用外治疗法包括贴、涂、针、灸、砭、镰、浸洗、熨揭、蒸提、按摩等多种方法，几乎集外治之大全，其中许多方法沿用至今，确有疗效。在治则上，按同病异治、异病同治的理论，多数病种下列多种方法，以备选用。

因为本书的独特切入点，所以丸剂所占不高。但也正是由于本书专于外治，所以制剂和用法与他书有很多不同之处。

1）蜜丸：本书的蜜丸也皆为外用，如求嗣，"吴茱萸、川椒（各一升）。为末，炼蜜丸如弹子大。绵裹纳阴中，日再易之。但子宫开，即有子也。（《经心录》）"（卷五妇科）再如摩腰膏，诸药"共为末，蜜丸如弹子大。用生姜自然汁化开作麋，蘸手掌上，烘热摩腰痛处，以暖帛扎之，少顷热如火。每日饭后用一丸。（《葛可久方》）"（卷九外治补遗）虽名为膏，实际还是先制蜜丸，用时再以生姜汁化开外用。

2）水丸：如塞鼻丸，"伏龙肝为末，水丸，塞两鼻孔。（《经验广集》）"（卷二杂症呕吐）再如治疗阴症肚痛，"明矾、火硝、胡椒（各一钱），真黄丹（八分）。共为细末，陈醋为丸。男左女右，握在手心，以帛缚之，汗出而愈。（《奇方类编》）"（卷二杂症阴症）

还有以唾液赋形的水丸，如阴冷一方，"用五味子（四两）为末，以口中玉泉和丸，兔矢大，频纳阴中取效（《近效方》）"（卷五妇科阴症）。

再如鼻痔方，是以香油为赋形剂的水丸，"瓜蒂（炒）、甘遂（炒各四钱），枯矾（五分），松香五分（为衣）。香油调硬些。每用一丸，入鼻内点痔，化为臭水。一日一次，自烂下。（《集验方》）"（卷二杂症鼻病）

3）糊丸：本书中糊丸类型非常丰富，分别有以面、粥饮、粳米、生葱、鲇鱼肝、大风子肉、肥皂、乌梅肉、大蒜头、枣肉、粽角、雄鸡软肝、田螺糊丸的剂型。

如风寒虫牙痛，"白芷、北细辛（各五分），肉桂、麻黄、草乌（各三分），真蟾酥（一分五厘）。共为细末，面糊丸，如桐子大。每用一丸，咬痛牙下即愈。（《谈野翁方》）"（卷二杂症牙齿）

再如辟瘟仙丹，诸药"共为末，以粥饮作丸，约重钱许，中空一小孔，藏朱砂少许，瓷罐收贮，遇疫病时行，焚炉中，能避瘟气。（《端素斋验方》）"（卷二杂症时症）

再如劳疟、瘴疟，"野狐肝（一具）阴干，重五日五更初北斗下，受气为

末，粳米作丸绿豆大。每以一丸，绯帛裹系手中指，男左女右。(《圣惠方》)"（卷二杂症疟疾）

如久泻不痊，"生葱捣烂，入黄丹为丸，如豆大。填脐中，外用膏药贴之，立止。(《十便良方》)"（卷二杂症泻痢）

如骨髓在咽，"栗子肉上皮（五钱）为末，乳香（二钱半）、鮎鱼肝（一个）同捣，丸如梧子大。看鲠远近，以线系，绵裹一丸，水润吞之，提线钩出也。(《圣济总录》)"（卷三急症诸物鲠咽）

如干疥疮，"水银、雄黄、樟脑、川椒、轻粉、枯白矾（各二钱），大风子肉（一百枚，另研）。共研细末。同大风子肉碾匀，加柏油一两化开，和药作丸，如圆眼大，先以鼻臭，次擦患处。"（卷七疡科诸疮）

如玉容丸，诸药"共为细末。用肥皂去核约一斤许，并药末捶丸，秋冬加生蜜五钱，早晚洗之。"（卷九外治补遗）

如鼻痔方，诸药共为末，"以乌梅肉为丸，塞鼻孔"（卷九外治补遗）。

如牙痛方，诸药"共为末，用大蒜头打丸，如绿豆大。以绵包，左齿塞右耳，右齿塞左耳。"（卷九外治补遗）

如治小儿疟疾方又方，"巴豆（一粒），胡椒（二粒），麝香（少许），枣肉为丸。纳脐内，外用膏药贴之。"（卷九外治补遗）

如立回惊症丸，诸药"共研末，以粽角捣为丸，如绿豆大，朱砂金箔为衣，瓷器收贮"（卷九外治补遗）。

如小儿出尿方，"用雄鸡软肝（一个），去筋膜，和桂捣为丸，白滚汤下"（卷九外治补遗）。

如体气方，"田螺（七个），麝香（一分），巴豆（两粒）。将田螺同药捣烂，丸如弹子大，夹胁下觉痛即去。"（卷九外治补遗）

4）蜡丸：如耳聋，"用真北细辛研末，熔黄蜡为丸，如鼠粪大，绵裹塞耳内，二三次即效（《种福堂方》)"（卷二杂症耳疾）。

再如霍乱转筋身冷心下微温者，"朱砂（二两研），蜡（三两）。和丸着火，笼中熏之，周围厚覆，勿令烟泄。兼床下着火，令腹微暖，良久，当汗出而苏。(《外台秘要》)"（卷二杂症霍乱）

5）浓缩丸：如青盲一方，"用猪胆五枚，取汁于铜器中，慢火煎，令可丸如黍米大，纳眼中（《外台秘要》)"（卷二杂症眼疾）。

再如治疗上气咳嗽，腹满羸瘦者，"楸叶（三斗），水（三斗），煮三十沸，去滓，煎至可丸如枣大，以筒纳入下部中立愈。(《海上方》)"（卷二杂症咳嗽）

6）其他：亦有大量药方是以药物自身黏性捣烂成丸者，如头痛，"蓖麻子（一粒）。捣碎同枣肉些，须捣匀，丸如黄豆大，用丝绵裹之，纳鼻孔内，少顷必有清涕流出，即将丸取出，痛即愈，永不再发。倘不急将丸取出，久留鼻内，必致脑髓流出，反成不可药救之症。切记切记。（《岐天师别传》》"（卷二杂症头疾）

如虫牙痛，"矿灰不拘多少为末，砂糖和丸，如米粒大，塞蛀孔中，其效如神（《明医指掌》》"（卷二杂症牙齿）。

再如面上粉刺，"益母草（烧灰）、肥皂（各一两）。共捣为丸。日洗三次，十日后，粉刺自然不生。须忌酒、姜，恐其再发。（《集简方》》"（卷二杂症面疾）

再如耳久聋，"斑蝥（三枚，炒），巴豆（二两，去心皮），入麝香（少许）。丸如枣核大，绵裹塞耳中，以微响、黄水出为度。（《证治汇补》》"（卷二杂症耳疾）

再如妊娠多嗽，"川贝母心去净，拌麸炒黄研末，入砂糖，和丸如鸡豆大。含化一丸立止。（《经验单方》》"（卷五妇科产前）

再如走马牙疳一方，"用雄黄、巴豆霜共研细和丸，如绿豆大，贴两眉中间。一宿，将膏药盖之。（《抱乙子方》》"（卷六幼科疳积）

再如乳疽方，"生半夏（七个），葱头（七个），乳香（五厘），共捣烂为丸，乌金纸包裹，塞鼻孔如前法"（卷九外治补遗）。

再如治小儿疟疾方，"杏仁（一粒），巴豆（一粒去壳）。同捣为丸。贴眉心、脑门缚定。"（卷九外治补遗）

本书是一部极具个性化的方书，非常所载方剂皆来自历代医家方书，但经过整理后特点突出，彰显了中医在急症外治方面的特色。

7. 中成药的著作　此类方书多为药店配方，代表性著作如清康熙本《同仁堂药目》、胡雪岩的《胡庆余堂丸散膏丹全集》、京师药行商会同人编辑的《京师药行商会配方》等。

乐凤鸣的《同仁堂药目》：同仁堂的创始人明代永乐年间从祖籍浙江宁波来到北京，其后，乐显扬当了太医院吏目，康熙八年创办"同仁堂药室"，以"制药一丝不苟，卖药货真价实"为宗旨。曾提出："古方无不效之理，因修合未工、品味不正，故不能应症耳。"强调了炮制制剂对于临床疗效的重要性。同仁堂自创办起一直一姓相传，信用昭彰。《同仁堂药目》作者乐凤鸣是同仁堂药室创立人乐显扬之子，乐凤鸣苦钻医术，刻意研究丸散膏丹及各类剂型配方，并为同仁堂制作药品建立起严格的工艺规范。为方便医家和客商选购药品，乐凤鸣结合宫廷秘方、古方、家传秘方、历代验方，撰写了一部集 362 种配方的《同仁堂药目》，此书迅速传遍全国。现存最早的关于清代乐凤鸣编著的《同仁堂药目》，是中国中医科学院藏光绪十五年己丑（1889 年）刻本。

本书中丸剂的比例占压倒优势，据粗略统计约有 262 种（未统计名"丹"又可能是"丸"的药方）。

本书虽列出详细主治以及服用方法，但对于炮制和制剂却只字不提，这与药商经营方面的商业秘密有关。

清代在方剂学方面是一个百花齐放的时代，在这样一个时代方剂学的著作异彩纷呈，超过历代。但在剂型方面未发现大的突破，丸剂也是一样。

第二章　散剂的历史研究

散剂系指原料药物或与适宜的辅料经粉碎、均匀混合制成的干燥粉末状制剂。散剂可分为口服散剂和局部用散剂。口服散剂一般溶于或分散于水、稀释液或者其他液体中服用，也可直接用水送服。局部用散剂可供皮肤、口腔、咽喉、腔道等处应用；专供治疗、预防和润滑皮肤的散剂也可称为撒布剂或撒粉。

口服散常用于贵重细料药、动物类药、树脂类药、部分不耐煎煮类药以及剧毒类药，如麝香、牛黄、鹿茸、海马、水蛭、地龙等。散剂打粉入药，就是运用了其节省药材、节省提取时间的优点。灵活使用散剂可使毒药成为治病之良药，古今医家皆多以丸散入药，如朱砂、硫黄、马钱子等毒剧中药多以散剂入药。口服散相较于煮散和饮片汤剂，临床应用范围相对狭窄，受众客户群体较小，限制其临床的广泛使用。煮散因其保留复方汤剂的临床疗效，提高有效成分溶出率，提高患者用药依从性等优点，越来越受医药工作者的关注和认可。

局部用散剂，又称外用散，指原药材或饮片打为细粉外敷于肌肤之上，现在除了供皮肤所用外，还可应用于口腔、咽喉、腔道等黏膜处。如《伤寒杂病论》中记载以蛇床子散"温阴中坐药"、王不留行散"小疮即粉之"等。

李东垣在《用药法象》中说："散者，散也，去急病者用之。"即散剂有见效快和吸收快的特点。有学者对《伤寒杂病论》中散剂的特点进行分析，认为使用散剂不但能保留药物刚猛之性以取速效，还能降低对正气的损伤。秦汉时期医生在游历行医时，如果遇到急性病证或慢性病证的急性发作期时，使用散剂可以立即服药，快速缓解病情。例如以治疗急症为主的《肘后备急方》应用散剂也较多，因散剂奏效快的特点更合乎其治病特点。秦汉时期，中国处于农耕社会，地广人稀，交通不便，医家往往需要游历四方，到患者家中诊治疾病。在游历四方的医家中有很多医术高超、医德高尚的名医，如写出了中国医学史上第一部医案《诊籍》的仓公，被世人敬为"神医"的扁鹊及被后人称为"外科圣手"的华佗。根据《汉书》记载，扁鹊"为医或在齐，或在赵。在赵者名扁鹊"，他"过邯郸，闻贵妇人，即为带下医；过洛阳，闻周人爱老人，即为耳目痹医；来入咸阳，闻秦人爱小儿，即为小儿医，随俗为变"。

散剂制备工艺简单，制剂成本较低，在制成散剂后，其水分含量低，含氧量少，不利于微生物生存，方便贮存。另外，散剂价格低廉，疗效确切，服用方便，起效迅速，副作用少，方便患者携带，易于临证加减。需要长时间服药应首选散剂，若长期服用汤剂会影响患者的胃肠道功能并降低食欲，而丸剂难以消化吸收，散剂有效弥补了其他剂型的缺点，安全性可靠，而且能显著减轻患者经济压力，易被患者接受。散剂多重独特优势和显著药效已成为当下最理想的剂型，中药散剂的广泛应用，一方面能促进中药资源的可持续发展，对创建节约型、可持续发展型社会具有重大意义；另一方面对中医学继承与发展也有重要意义。

中药散剂疗效确切，服用方便，很多人以为片剂药物服用最为方便，其实散剂也是极为方便的，只需将药物先放入容器中，再加入适量的开水，搅匀后即可服用，有时散剂因含矿物质而略有沉淀也较为常见。中药散剂贮存简单，其贮存条件并不比其他剂型的药物苛刻，防潮是其要点，因为散剂受潮后易结块和霉变。中药散剂易于加工，相对于药物的其他剂型而言，其加工是相对简单的，至少不需要比其他剂型更多的设备与设施。但是中药的炮制一定要符合规范，否则疗效难以确保，甚或出现毒副作用。

节约资源，中药材大多是一种天然物品，其生长有一定的周期性，有的甚或是濒绝物种，可供使用的量极为受限。大多数的天然中药材也并非取之不尽，用之不竭。中药散剂对于节约资源是行之有效的，有人估算，中药散剂比中药汤剂在同等疗效下，可节约三分之二药物（详见表2-1、表2-2）。

表 2-1　中药散剂用量少于汤剂用量情况

中药名称	汤剂日用量（克）	散剂日用量（克）
京大戟	1.5 ～ 3.0	1
芫花	1.5 ～ 3.0	0.6 ～ 0.9
牵牛子	3.0 ～ 6.0	1.5 ～ 3.0
蕲蛇	3.0 ～ 9.0	1.0 ～ 1.5
肉桂	1.0 ～ 5.0	1.0 ～ 2.0
鸡内金	3.0 ～ 10.0	1.5 ～ 3.0

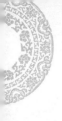
中药名称	汤剂日用量（克）	散剂日用量（克）
紫珠叶	3.0～15.0	1.5～3.0
白及	6.0～15.0	3.0～6.0
三七	3.0～9.0	1.0～3.0
延胡索	3.0～10.0	1.5～3.0
虻虫	1.0～1.5	0.3
皂荚	1.5～5.0	0.6～1.5
川贝母	3.0～10.0	1.0～2.0
青礞石	10.0～15.0	3.0～6.0
人参	3.0～9.0	2
甜瓜蒂	2.5～5.0	0.3～1.0
瓦楞子	9.0～1.50	1.0～3.0
水牛角	15.0～30.0	1.5～3.0
甘草	1.5～9.0	0.38～1.43
山药	15～30	0.24～1.56
茯苓	9～15	0.35～1.69
当归	6～12	0.41～1.20
半夏	3～9	0.09～1.11
天南星	3～6	0.04～0.66
白附	3～6	0.19～0.92
天竺黄	3～9	0.06～0.15
贝母	3～9	0.35～0.79
陈皮	3～9	0.05～1.41
木香	1.5～6	0.20～0.97
三七	3～9	0.17～1.87
红花	3～9	0.23～0.94
防风	4.5～9	0.02～0.69
薄荷	3～6	0.21～1.34
黄连	2～5	0.07～0.16
大黄	5～10	0.23～1.24
天麻	3～9	0.06～0.22

中药名称	汤剂日用量（克）	散剂日用量（克）
钩藤	3～12	0.49～0.60
全蝎	3～6	0.11～0.28
僵蚕	5～9	0.08～0.16
牛黄	0.15～0.41	0.03～0.13
麝香	0.03～0.1	0.04～0.16
冰片	0.15～0.30	0.04～0.10
珍珠	0.1～0.3	0.03～0.12
朱砂	0.1～0.5	0.13～0.27

表2-2　中药宜入散剂不入汤剂用量情况

中药名称	散剂日用量（克／次）
青黛	1.00～3.00
牛黄	0.15～0.35
熊胆粉	0.25～0.50
芦荟	2.00～5.00
甘遂	0.50～1.50
巴豆	0.10～0.30
千金子	1.00～2.00
鹤草芽	30.00～45.00
洋金花	0.30～0.60
朱砂	0.10～0.50
琥珀	1.50～3.00
珍珠	0.10～0.30
麝香	0.03～0.10
冰片	0.15～0.30
鹿茸	0.15～0.30
紫河车	2.00～3.00
黄狗肾	1.00～3.00
藜芦	0.30～0.60

第一节 中药散剂的历史沿革

一、先秦时期

根据现有文献记载，散剂最早出现于先秦时期，煮散的雏形在该时期也已出现。长沙马王堆汉墓中发现的《五十二病方》中就载有散剂。散剂是该书方剂数量最多的剂型，可惜的是无散剂之名，如"一方：屑芍药，以□半杯，以三指大撮饮之"。《五十二病方》载一方"（春）木臼中，煮以酒■""入三指一最（撮）……"即时煮散。在医学经典著作《黄帝内经》中亦载有散剂，如《素问·病能论》记载："有病身热解堕，汗出如浴，恶风少气，此为何病？岐伯曰：病名曰酒风。帝曰：治之奈何？岐伯曰：以泽泻、术各十分、麋衔五分，合以三指撮为后饭。"

二、秦汉及魏晋南北朝时期

秦汉时期，散剂的应用更加广泛，而且出现以散命名的方剂。成书于东汉的《伤寒杂病论》最先为散剂定名，共收载散剂方剂有38首，以内服散剂为主，外用散剂较少，将散剂运用于众多病证，对散剂制法、类型、用法用量及功用特点彰显得淋漓尽致。如五苓散、四逆散、当归芍药散、百合滑石散、茵陈五苓散、瓜蒂散、牡蛎泽泻散、当归赤小豆散、当归芍药散、薏苡附子败酱散等多首著名散剂，至今仍在临床应用。如五苓散方后云："上五味，捣为散，以白饮和服方寸匕，日三服。"其中白饮即米汤。散剂也可如汤剂煎煮后服用，无需去滓。《伤寒论》中四逆散方后加减有云："泄利下重者，先以水五升，煮薤白三升……以散三方寸匕，内汤中，煮取一升半，分温再服。"《伤寒杂病论》中的抵当汤、下瘀血汤、抵当丸、半夏干姜散、四逆散、半夏散及汤、薏苡附子败酱散、麻黄杏仁薏苡甘草汤、防己黄芪汤等均是煮散的具体应用，制法采用"杵为散""杵为末"后，再与水共煎，去渣或连渣服用。以抵挡汤为例进行说明，原文如下："水蛭（熬），虻虫（各三十个，去翅足，熬），桃仁（二十个，去皮尖），大黄（三两，酒洗），上四味，以水五升，煮取三升，去滓，温服一升。"

该时期的著名医家华佗，开始将散剂应用在外科手术中，并发明了"麻沸散"。麻沸散为华佗所创的一种麻醉药，在施行外科手术时使用。《后汉书·华佗传》曰:"若疾发结于内,针药所不能及者,乃令先以酒服麻沸散,既醉无所觉,因刳破腹背,抽割积聚。"由于华佗的《青囊经》失传,造成了麻沸散方也失传了。传说是由曼陀罗花(也叫闹羊花、万桃花、醉心花、狗核桃)1斤,生草乌、香白芷、当归、川芎各4钱,天南星1钱,共6味药组成;另一说由羊踯躅3钱,茉莉花根1钱,当归1两,石菖蒲3分组成。

魏晋南北朝时期,散剂亦在大量医书中出现。如三国时期著名的医家华佗开始将散剂应用在外科手术当中。晋代著名医学家、炼丹家、道教人士葛洪编写的我国第一部临床急救手册《肘后备急方》,以及带有神秘色彩的我国现存最早的痈疽及金疮方面的外科专著《刘涓子鬼遗方》(又称《神仙遗论》),都载有大量散剂。东晋葛洪《肘后备急方》为治疗急性病证或某些慢性病急性发作所著,而散剂制备简单、起效迅速等特点符合备急的需求,故记载了大量散剂。

《肘后备急方》记载的散剂数量非常巨大,内服外用均有,设计的疾病门类有30余种,包括治痈疽疬乳诸毒肿方、治面发秃身臭心鄙丑方、治中风诸急方、治伤寒时气温病方、治卒心痛方等。如治卒发癫狂病方,原文如下:"盖此药不太吐逆,只出涎水,小儿服一字,瓜蒂不限多少,细碾为末,壮年一字,十五以下、老怯半字,早晨井花水下。一食须含沙糖一块,良久涎如水出。年深涎尽,有一块如涎布,水上如鉴矣。涎尽,食粥一两日。如吐多困甚,即咽麝香汤一盏即止矣。麝细研,温水调下。昔天平尚书觉昏眩,即服之,取涎有效。"地黄膏,原文如下:"松脂、白胶香、薰陆香各一两,当归、蜡各一两半。甘草一两,并切猪脂,羊肾脂各半合许。生地黄汁亦半合,以松脂等末。纳脂膏,地黄汁中,微火煎令黄,下腊绞去滓。涂布,贴疮,极有验,甘家秘不能传。此是半剂。"《肘后备急方》中亦有使用煮散的记载,如治疗瘴气疫疠温毒的老君神明白散,原文如下:"术一两,附子三两,乌头四两,桔梗二两半,细辛一两,捣,筛……病已四五日,以水三升,煮散,服一升,覆取汗出也。"

《刘涓子鬼遗方》中载有的方剂主要用于痈疽、金疮,书中散剂几十方,主要以内服散剂为主,外用散剂较少。内服散剂中有酒服散、水服散、童子便散及煮散等形式。如续断散,原文如下:"芎劳(一两半),地黄(二两),蛇衔(二两),当归(一两半),苁蓉(一两半),干姜(三分,炮),续断(三两),附子(三分,炮),汉椒(三分,出汗,去目),桂心(三分),人参(一两),甘草(一两,炙),细辛(二分),白芷(三分),一本用芍药(一两半),上十四味捣筛,理令匀,调温酒服之方寸匕,日三服,夜一服。"续断生肌膏,原文如下:"续断,干地黄,细辛,当归,芎劳,黄芪,通草,芍药,白芷,牛膝，附子（炮），人参，甘草（炙，各十二两），腊月猪脂（四升），上十四味，㕮咀，诸药纳膏中渍半日，微火煎三上，候白芷色黄，膏即成，敷疮上，日四，正膏中是猪脂煎。"该书中亦有煮散的使用，如用以治痈的白蔹薄方，原文如下："白蔹，大黄，黄芩（各等分），上三味捣筛，和鸡子白涂布上，敷痈上，一燥辄易之，亦可治。又以三指撮置三升水中，煮三沸，绵注汁拭肿上数十过，以寒水石沫涂肿上，纸覆之，燥复易，一易辄以煮汁拭之，昼夜二十易之。"

三、隋唐时期

唐末至五代十国，散剂亦有较为广泛的应用，首次提出了煮散的概念。孙思邈《备急千金要方》中收载散剂 201 方，仍以内服散剂为主，外用散剂的应用开始增多，主要涉及养生、内、外、妇、儿等科。散剂的使用方法也更加多样，煮散、内服、敷面、纳鼻、沐头，等等。

在该时期煮散一词被正式提出，孙思邈的《备急千金要方》中明确以煮散命名的方剂共 11 首，如丹参牛膝煮散、紫石煮散、续命煮散、褚澄汉防己煮散和安心煮散等。例如：

安心煮散："白芍药，远志，宿姜（各二两），茯苓，知母，赤石脂，麦门冬，紫菀，石膏（各四十二铢），人参（二十四铢），桂心，麻黄，黄芩（各三十铢），葳蕤（三十六铢），甘草（十铢），上十五味治，下筛为粗散，先以水五升，淡竹叶一升，煮取三升，去滓，煮散一方寸匕，牢以绢裹煮时动之，煎取八合，为一服。日再。"

大续命散："麻黄，乌头，防风，桂心，甘草，蜀椒，杏仁，石膏，人参，芍药，当归，茹（《翼方》作川芎），黄芩，茯苓，干姜（各一两），上十五味治下筛，以酒服方寸匕，日再后加，以知为度。"

鹿角散："鹿角（长一握），牛乳（三升），川芎，细辛，天门冬，白芷，白附子，白术，白蔹（各三两），杏仁（二七枚），酥（三两），上十一味㕮咀，其鹿角先以水渍一百日，出与诸药纳牛乳中，缓火煎令汁尽，出角，以白练袋贮之，余药勿取。至夜取牛乳石上摩鹿角，取涂面，旦以浆洗之，无乳，小便研之亦得。"

仓公散："特生礜石，皂荚，雄黄，藜芦（各等分），上四味治，下筛，取如大豆许，纳管中，吹入病患鼻，得嚏则气通便活，若未嚏，复更吹之，以得嚏为度，此药起死回生。"

头风摩散："附子（一枚中形者），盐（如附子大），上二味，治下筛，沐头竟以方寸匕摩顶上，日三。"

唐初《外台秘要》总结并归纳了唐初和唐代以前的方药理论论著，亦收载有煮散方剂25首。如治疗小儿热渴痢的八味龙骨散，心实热的茯神煮散，筋实极的丹参煮散，以八味龙骨散为例进行说明，原文如下："龙骨（研）、甘草（炙）、赤石脂、寒水石、大黄、石膏、桂心、栝蒌（各三分）。上药捣散，以水及酒五合煮散二合，量大小分服之效。"

四、宋金元时期

散剂与我国本土宗教道教有着深厚的渊源，散剂为道士所创，由丹药演变而来，随着道家在民间及士大夫间的传播、宋代皇家的表率与推广，散剂的应用在宋金元时期达到鼎盛。《太平惠民和剂局方》剂型中散剂约占一半，书中散剂多为煮散、服散、外用散，而且对散剂制法、服法、用法有详细叙述，对现代制剂技术有一定的指导意义。

宋代出现了第一部官颁药典《太平惠民和剂局方》、第一部儿科专著《小儿药证直诀》。金元时期出现了两大学派（河间学派、易水学派），诞生了金元四大家（刘完素、李东垣、张从正、朱震亨）。该时期亦是散剂应用最为繁盛的时期。

《太平惠民和剂局方》中共收载散剂212首，以内服散剂为主，外用散剂较少，内服散剂中出现了新的调服形式——茶调。举例如下。

清神散："檀香（锉），人参（去芦），羌活（去苗），防风（去苗，各一十两），薄荷（去土），荆芥穗，上为末，每服二钱，沸汤点服，或入茶末点服亦得，食后服。"

人参败毒散："柴胡（去苗），甘草，桔梗，人参（去芦），芎䓖，茯苓（去皮），枳壳（去瓤，麸炒），上十味，各三十两，为粗末，每服二钱，水一盏，入生姜、薄荷各少许，同煎七分，去滓，不拘时候，寒多则热服，热多则温服。"

大圣散："泽兰（叶），石膏（研）各二两，卷柏（去根），白茯苓（去皮），防风（去芦），厚朴（去粗皮，姜汁炙），细辛（去苗），柏子仁（微炒）各一两，五味子（拣净），人参（去苗），藁本（去苗），干姜（炮），川椒（去目、闭口者，微炒出汗），白芷，白术，黄芪（去苗），川乌（炮，去皮、脐）丹参各三分，芜荑（微炒赤），甘草（炙），川芎，芍药，当归各一两三分，白薇，阿胶（碎，炒燥）各半两，肉桂（一两一分），生干地黄（一两半），上为细末，每服二钱，空心，临卧，热酒调下。若急疾有患，不拘时候，日三服。"

宋代另外一部重要的医学著作《小儿药证直诀》，其为儿科学专著，对后世儿科学发展具有极为深远的影响。其中亦收载大量散剂，共40方，内服、外用散剂均有，以内服散剂为主。

治虚风方回生散："大天南星（一个，重八、九钱以上者良），上用地坑子一个，深三寸许，用炭火五斤，烧通赤，入好酒半盏在内，然后入天南星，却用炭火三、二条，盖却坑子，候南星微裂，取出刺碎，再炒匀熟，不可稍生，候冷为细末，每服五分或一字，量儿大小，浓煎生姜、防风汤，食前调下，无时。"

敷齿立效散："鸭嘴，胆矾（一钱匕，红研），麝香（少许），上研匀，每以少许敷牙齿龈上。又一方用蟾酥一字，加麝香和匀敷之。议曰：血之流行也，气之循环者卫也。变蒸足后，饮食之间，深恐有伤于荣卫而作众疾。其或气伤于毒，血伤于热，热毒攻之。虚脏所受，何脏为虚？盖小儿肾之一脏常主虚，不可令受热毒，攻及肾脏，伤乎筋骨。惟齿受骨之余气，故先作疾，名曰走马，非徐徐而作。所宜服药，甘露饮地黄膏、化毒丹、消毒饮。其外证以前件立效散及麝酥膏敷之。切忌与食热毒之物。此疳不同常证，医宜深究保全为上。若用常方，难于痊愈。"

金华散："黄丹（一两），轻粉（一钱），黄柏，黄连（各半两），麝香（少许），上为末，先洗，次干掺之，如干癣疮，用腊月猪脂和敷，如无，用麻油亦可，加黄芩。"

宋代煮散的临床应用愈加盛行。庞安时《伤寒总病论》中记载："近世常行煮散，古方汤液存而不用。"《苏沈良方》载"近世用汤者全少，应汤者全用煮散"。《梦溪笔谈》言："古方用汤最多，用丸者散者殊少。近世用汤者殊少，应汤皆用煮散。"煮散的盛行可见一斑。《太平惠民和剂局方》收载有效方769首，其中煮散方237首，占总方约30%，占散剂约60%。这237首煮散方中包括了藿香正气散、逍遥散、凉膈散、华盖散、五积散等这样一些著名煮散剂，还包括了四物汤、苏子降气汤、真人养脏汤等这样一些名为汤，而实系煮散的方剂。

柴胡石膏散："赤芍药，柴胡（去苗），前胡（去苗），石膏（煅），干葛（各五十两），升麻（二十五两），黄芩，桑白皮（各三十七两半），荆芥穗（去土，三十七两），上为粗末。每服二钱，水一盏，入生姜三片，豉十余粒，同煎七分，去滓，稍热服。小儿分作三服，更量大小加减，不计时候。"

宋代煮散剂型不但在成人患者中广泛应用，而且在儿科也得到推广。如钱乙《小儿药证直诀》中就有导赤散、泻白散、泻黄散、异功散、阿胶散、益黄散等煮散剂，它们均为粗末煮散，用量虽多为 1～3 钱，但治疗小儿诸疾却能收到量小力宏之效。以泻黄散为例进行说明，原文如下："藿香叶（七钱），山栀子仁（一钱），石膏（五钱），甘草（三两），防风（四两，去芦、切焙），上锉，同蜜酒微炒香，为细末，每服一钱至二钱，水一盏，煎至五分，温服清汁，无时。"

宋代不但新创煮散方剂，还将古方中一些汤剂也改为煮散。如《圣济总录》中将麻黄汤用法改为"右四味，㕮咀如麻豆，每服五钱匕，水一盏半，煎去八分，去渣温服"。将白虎汤改为"右四味，粗捣筛，每服五钱匕，水一盏，煎去七分，去渣温服"，的确可说显示出"近世一切为散，遂忘汤法"（《圣济总录》）的盛况。可见煮散在宋代已达到了鼎盛时期，正如沈括《梦溪笔谈》云："古方用汤最多，用丸者散者殊少。近世用汤者殊少，应汤皆用煮散。"

金元时期与宋代合称宋金元时期，因其研习了宋代的承制，尤其在药物方面多依据《太平惠民和剂局方》。该时期散剂的制作方法和特点与宋代也基本一致，仍然以口服散为主，尤以金元四大家的论著为代表。如刘完素《黄帝素问宣明论方》，李东垣《内外伤辨惑论》《脾胃论》，张子和《儒林事亲》。

《黄帝素问宣明论方》共载散剂 116 方，口服散剂比例在 95% 以上，外用散剂较少。

防风通圣散："防风，川芎，当归，芍药，大黄，薄荷叶，麻黄，连翘，芒硝（各半两），石膏，黄芩，桔梗（各一两），滑石（三两），甘草（二两），荆芥，白术，栀子（各一分），上为末，每服一钱，水一大盏、生姜三片，煎至六分，温服。"

安神散："御米壳（蜜炒，一两），人参，陈皮（去白），甘草（炙，各一两），上为末，每服一钱，煎乌梅汤调下，临卧服。"

《内外伤辨惑论》中共载散剂 5 方，均为内服散。《脾胃论》共载散剂 8 方，亦全为内服散。

除湿散："神曲（炒黄，一两），茯苓（七钱），车前子（炒香），泽泻以上各五钱，半夏（汤洗），干生姜以上各三钱，甘草（炙），红花以上各二钱，上同为极细末，每服三钱匕，白汤调下，食前。"

加减平胃散："甘草（锉，炒，二两），浓朴（去粗皮，姜制炒香），陈皮（去白）以上各三两二钱，苍术（去粗皮，米泔浸，五两），上为细末，每服二钱，水一盏，入生姜三片，干枣二枚，同煎至七分，去渣，温服；或去姜、枣，带热服，空心、食前。入盐一捻，沸汤点服亦得。常服调气暖胃，化宿食，消痰饮，辟风寒冷湿，四时非节之气。如小便赤涩，加白茯苓、泽泻；如米谷不化，食饮多伤，加枳实；如胸中气不快，心下痞气，加枳壳、木香；如脾胃困弱，不思饮食，加黄芪、人参；如心下痞闷，腹胀者，加浓朴、甘草减半；如遇夏，则加炒黄芩；如遇雨水湿润时，加茯苓、泽泻；如遇有痰涎，加半夏、陈皮；凡加时，除苍术、浓朴外，根据例加之，如一服五钱，有痰加半夏五分；如嗽，饮食减少，脉弦细，加当归、黄芪。如脉洪大缓，加黄芩、黄连；如大便硬，加大黄三钱，芒硝二钱，先嚼麸炒桃仁烂，以药送下。"

《儒林事亲》中载散剂 91 方，仍以内服散剂为主，出现了较多的外用剂型，如外用贴剂，鼻用制剂等。举例如下：

常山散："常山（二两），甘草（二两半），上为细末，水煎，空心服之。"

地龙散："地龙（去土），玄胡索，荜茇，以上各等份，上为细末，每用一字，用绵子裹，随左右痛，于耳内塞之，大效。"

不卧散："川芎（一两半），石膏（七钱半），藜芦（半两，去土），甘草（二钱半，生），上为细末，口噙水，鼻内各嗅之，少时，吃白汤半碗，汗出解之。"

金元时期煮散的应用亦十分广泛，《黄帝内经宣明论方》《内外伤辨惑论》《脾胃论》《儒林事亲》亦有煮散的大量记载。《黄帝内经宣明论方》中的煮散亦占到散剂的 30% 左右，如防风通圣散、白术圣散子、白药子散、双解散、小百劳散。《内外伤辨惑论》中煮散占到散剂的 40%，如双和散、益胃散。《脾胃论》中的煮散占到散剂的 75%，如白术安胃散、藿香安胃散、加减平胃散、清胃散、异功散。《儒林事亲》中的煮散占到散剂的 30%，如八仙散、当归活血散、内托散、五积散、犀角散。

柏子仁散："柏子仁，茯苓，防风，细辛，白术，官桂，枳壳，川芎各三两，附子，当归，槟榔各半两，上为末，每服三钱，水一盏半，生姜三片，枣二枚，同煎至八分，去滓，温服，不计时候。"

中药散剂发展至宋时到了它的鼎盛时期，这其中除了中医药发展的自身推动因素外，还有着深刻的社会历史原因。唐末至五代十国，战乱连年，民不聊生，生产遭到极大破坏，药材匮乏，为了节约药材，最大限度地发挥药力，不少医家开始提倡使用散剂。经历了唐代的安史之乱和藩镇割据肆虐，到了五代由于政权分割，交通阻隔，药材贸易匮乏。唐代军医崔知悌曾描述自己著书原因："仆寨帷之暇，颇敦经史，逮乎药术，弥复关怀。今历选群方，兼申短思，苟非切要，讵能载录。晚述职孤城，空庄四绝，寻医访道，理阙多疑，岂得坐而相守，以俟其毙。此书所记，故录于此。盖拟备诸私室，未敢贻厥将来，必有以为要，亦所不隐也。"从中亦可看到战争的残酷性、毁灭性，以及边疆地区环境恶劣，交通不便，生活质量低下，军中药物短缺。军中如何有效地处理有限的医疗物资，不仅关系到士兵的性命，也关系到将领军权的稳定。由河东节度使都虞候李筌撰写的我国古代重要兵书《太白阴经》可以窥视一斑。《太白阴经·药类方》中20首方剂就有15首散剂，可见散剂在军中是广泛应用的。如"疗时行热病方：栀子二十枚、干姜五两、茵陈二两、升麻五两、大黄五两、芒硝五两。右六味为末，米汁调服，空心，三钱匕，须臾利，不利则暖粥投之，利多服浆水止之，阴阳毒不可服。疗赤班子疮：栀子二十枚、茈胡三两、黄芩二两、芒硝五两。右为细末，饭饮调下，三钱匕，以利为度。"据王焘编撰的《外台秘要》引用的方剂统计，崔知悌的方剂也多为汤、丸、散剂，散剂占其中很大的一部分。可见军中的药物处理成散剂也许是最节约成本的方式，既便于保存，又利于运输，服用也很简便。

《太平惠民和剂局方》作为最早的成药药典，规定了严格的制剂规范，由官方统一监管药材的生产、炮制和销售等操作流程，该模式保证了中药材的质量，也为煮散剂的推广与盛行奠定了基础。

宋政府重视发展医药，导致药材需求增加。近代中医教育家、医史学家谢观先生曾说过："中国历代政府，重视医学者，无过于宋。"廖育群等在《中国科学技术史·医学卷》中认为："在中国医学发展史上，要说对医学关注最多的王朝，当数北宋时期。"当代中医史学家李经纬教授也认为："在历代皇帝中，重视发展医药卫生并主要发挥积极影响者，当以宋代为最，而宋代又以北宋诸帝最为突出。"有学者统计，两宋时期朝廷共颁布了837条与医学有关的诏令，内容涉及医学文献校正、编修与刊行，不同社会阶层疾病的救治，医学教育、医疗机构、临时医院、慈善机构的设置及管理，不同医学人才的选拔、任用、考核及奖惩，改革风俗、决狱、控制和改造巫医，颁布五运六气和月令，对海外药材的管理，其中对社会各阶层疾病的救治诏令最多，共333次，足见宋政府对医疗事业的关注程度之重，为历代政府所不及。

　　北宋著名医学家庞安时在其所著的《伤寒总病论》中有这样一段话道出了其中的真正原因："安时妄意，唐遭安史之乱，藩镇跋扈，迨至五代，四方药石，鲜有交通，故医家少用汤液，多行煮散。……人参当皇祐年，每两千四五，白术自来每两十数文，今增至四五百，所出州土，不绝如带，民家苗种，以获厚利，足以知地脉愈薄，产药至少矣。汤液之制，遭值天下祸乱之久，地脉薄产之时，天灾众多之世，安得不悋惜而为煮散乎。"可见，庞安时认为药物的使用剂量是宋人大量使用煮散剂的主要原因。

　　北宋初期，后蜀、南唐、吴越等政权还相继存在。长期的军阀混战，对当时的生产力造成了极大的破坏，生灵涂炭，民不聊生。封建君主靠军权而获得君权，封建统治者对于军中医务工作及兵士的健康是非常不重视的，相比之下他们对宫廷医药极其讲究，设有"御医"等专职人员。由此可见，正是宋高祖、宋高宗的军旅生涯，以及对军队医疗卫生的了解，煮散剂的长处才被认可，从而得以推广和普及。

　　另外，宋人用药极度浪费，加上土地贫瘠，产药量甚少，因此没有足够的药物以供医疗之用。并举例说礜石、曾青之类被认为用来治疗急重病的珍贵药物在王公贵族家都非常短缺，平常百姓家就可想而知了。受到以上条件的限制，怎么能够不吝惜药物的使用剂量，放弃用量大的汤剂而被迫使用剂量小的煮散剂呢！煮散剂可以减少药材的浪费，迎合了历史需求，因此带来了煮散剂在医学上的广泛使用。

　　据史料记载，北宋的首都开封的医药曾一度是短缺的，《宋会要辑稿·职官》中记载："元祐八年（1093年）四月二十六日，诏：访闻近日在京军民难得医药，令开封府体访。如委是人多病患，可措置于太医局选差医人，就班直军营、坊巷，分认地分诊治。本府那官提举合药并日支食钱，于御前寄收封桩钱内等支破。候患人稀少，即罢。"又："绍兴元年（1131年）十一月十二日，诊御脉判太医局樊彦端言：近东京差到太医局学生九人，欲乞收管在局，依祖宗旧法，专一医治殿前马步军、三司诸军班直，遇有缓急病患，依本局自来立定条法，差拨逐处医治。从之。"崇宁二年（1103年）九月十五日讲议司奏议中提到此事，认为"为惠甚博，然未及推行天下。继述其事。"由此则知这仅限于京师，未能推行全国。在宋政府控制下其行政命令推广之艰难尚且如此，更何况唐末宋初之间，藩镇割据，短短几十年间更换了五个朝代、十三个君主。欧阳修曾在《新五代史》中慨叹曰："五代为国，兴亡以兵……于此之时，天下大乱，中国之祸，篡弑相寻。"

总之，煮散在宋代达到顶峰有以下几个原因：唐末至宋初军阀割据，造成药物短缺；适合军旅作战，既节约药材，又便于保存、又利于运输，服用也很简便；宋朝政府重视医药的发展及宋朝科技的发展，为散剂的制作提供了便利。

五、明清时期

明代时期散剂应用亦较为广泛，如朱橚《普济方》、王肯堂《证治准绳》、周文采编集的《医方选要》，散剂有百草霜散、茯神散、芎附散、金鞭散、鸡鸣散等。周文采编集的《医方选要》对散剂的记载竟多达302方，内服散剂仍占多数，但外用散剂的数量大大增加，并出现了眼用散剂。

此外，明代李时珍整理并总结了前人的成果，对散剂的制法加以改进，并对制散工具及制作标准进行了规范。《本草纲目·第一卷·序例上》（陶隐居《名医别录》合药分剂法则）中云："凡丸散药，亦先切细暴燥乃捣之。有各捣者，有合捣者，并随方。其润湿药，如天门冬、地黄辈，皆先增分两切暴，独捣碎更暴。若逢阴雨，微火烘之，既燥，停冷捣之。时珍曰：凡诸草木药及滋补药，并忌铁器，金性克木之生发之气，肝肾受伤也。惟宜铜刀、竹刀修治乃佳。亦有忌铜器者，并宜如法。丸散须用青石碾、石磨、石臼，其砂石者不良。凡筛丸散，用重密绢，各筛毕，更合于臼中，捣数百遍，色理合同，乃佳也。巴豆、杏仁、胡麻诸膏腻药，皆先熬黄，捣令如膏，指搣（莫结切）。视泯泯，乃稍稍入散中，合研捣散，以轻疏绢筛度之，再合捣匀。"

举例如下：

参术散："人参，白术（炒），干姜（炮），白豆蔻，砂仁，丁香（不见火），陈皮，甘草（炙），上㕮咀，各等分，每服三四钱，用水一盏半，生姜三片，煎至七分，调炒过真蛤粉一钱并服。"

白龙散："川芒硝（五两），上芒硝取白如雪者，置银锅内衣新瓦盖，用熟炭火慢慢熬溶清汁，以铁钳钳出倾在石器中凝结如玉色，研极细，入片脑等分。每用少许，以金银簪脚点入目内。凡点时，先用新汲水洗眼净，然后点之，或以少许吹入鼻中亦可。"

绛雪散："片脑（半字），硼砂（一钱），辰砂（三钱），马牙硝，寒水石各二钱，上为细末，研匀，每用一字掺于舌上，津液咽之，或吹入喉中亦可。"

蛤粉散："上以蛤蜊壳不拘多少，炙焦黄色，捣为细末，用生油调和如膏，敷之如冰，仍无痕。"

明代煮散在散剂中占的比例仍较大，明代周文采编集的《医方选要》中收录的煮散占到散剂的近60%，如安眠散、沉香荜澄茄散、柴胡梅连散、大藿香散、附子茴香散。

沉香荜澄茄散："沉香，荜澄茄，附子（炮，去皮脐），葫芦巴（炒），肉桂（去粗皮），补骨脂（炒），川楝子（去核），巴戟（去心），茴香（炒），木香（以上各一钱），桃仁（去皮尖，双仁者），川乌（炮，去皮脐，以上各半钱），上作一服，用水二盅，入盐少许，煎至八分，空心服。"

清代散剂亦有大量使用，并出现了许多创新的散剂应用形式。该时期散剂较明代开始减少，并由之前的以内服为主过渡到外用为主，后来散剂在外用剂型中占据了主导地位，后来散剂直接成为了"外用制剂"的代称。

清代吴鞠通《温病条辨》中共收载散剂19首，仍以内服散剂为主，如银翘散、银翘马勃散、瓜蒂散、一加正气散。清太医院编撰的《太医院秘藏膏丹丸散方》共载散剂126首，外用散剂的数量占到了96%以上，应用形式包括外敷、包贴、吹喉、搽牙、洗面等。

银翘散："连翘（一两），银花（一两），苦桔梗（六钱），薄荷（六钱），竹叶（四钱），生甘草（五钱），芥穗（四钱），淡豆豉（五钱），牛蒡子（六钱），上杵为散，每服六钱，鲜苇根汤煎，香气大出，即取服，勿过煎。肺药取轻清，过煎则味浓而入中焦矣。病重者，约二时一服，日三服，夜一服；轻者三时一服，日二服，夜一服；病不解者，作再服。盖肺位最高，药过重，则过病所，少用又有病重药轻之患，故从普济消毒饮时时清扬法。今人亦间有用辛凉法者，多不见效，盖病大药轻之故，一不见效，随改弦易辙，转去转远，即不更张，缓缓延至数日后，必成中下焦证矣。胸膈闷者，加藿香三钱、郁金三钱，护膻中；渴甚者，加花粉；项肿咽痛者，加马勃、元参，衄者，去芥穗、豆豉，加白茅根三钱、侧柏炭三钱、栀子炭三钱；咳者，加杏仁利肺气；二、三日病犹在肺，热渐入里，加细生地、麦冬保津液；再不解或小便短者，加知母、黄芩、栀子之苦寒，与麦、地之甘寒，合化阴气，而治热淫所胜。"

散剂的用途在清代发生了较大变化，已经由以口服为主变成外用为主，并成为外用制剂的主要形式，有皮肤用散、头部用散、咽部用散、牙部用散、面部用散等。举例如下。

生肌珍珠散："珍珠（豆腐煮，二钱），轻粉（六分），石膏（一钱），冰片

（一分二厘），共为极细末，敷患处。"

　　贴头疼散："白芷（三钱），川芎（三钱），大黄（三钱），牙皂（三钱），干蝎尾（一钱），冰片（一分），共研极细末，青茶卤调浓，摊布贴之。"

　　清咽消肿止痛散："儿茶（二钱），寒水石（三钱），青黛（二钱，水飞净），蛇蜕（原为蛇退，一钱），黄柏（一钱五分），元明粉（一钱五分），没药（一钱）冰片（三分），共研，过重绢罗为极细面，吹喉痛处。"

　　八宝清胃散："冰片（二分），朱砂（三分），琥珀（一钱），乳香（一钱），没药（一钱），胡连（一钱），硼砂（五钱），儿茶（二钱），石膏（五钱），共研极细末，每用少许搽牙上，待流涎水吐出自愈。"

　　玉容散："白附子（二钱），细辛（一钱），白芷（一钱），白蔹（一钱），白及（一钱），防风（一钱），荆芥（一钱），僵蚕（一钱），山栀子（一钱，生），藁本（一钱），天麻（一钱），羌活（一钱），独活（一钱），檀香（一钱），菊花（一钱），枯矾（一钱），甘松（二钱），山奈（二钱），红枣（八个），丝绵包，每清晨洗面，久久自愈。"

　　中华人民共和国成立以来，现代科技不断涌现，新的外用剂型形式不断出现，如软膏剂、搽剂、凝胶剂、贴膏剂等，逐渐取代了传统的外用制剂形式——散剂。虽然各版药典中也都收录了许多散剂，但是散剂在实际应用中已经较少，或许跟应用场景有关。

第二节　散剂的剂量探讨

　　散剂的用量较丸、膏、丹及汤剂的剂量要小很多，一般都差了一个数量级，因此，有必要对其剂量进行探讨，有利于散剂剂量的控制及制备工艺流程的标准化。

一、各个时期剂量单位

　　散剂的剂量较小，表示剂量的单位也较少，还有一些较为主观化的单位，各个时期也不同。《五十二病方》中散剂的剂量是以"撮"表示的。《武威汉代医简》中记载的剂量单位包括一方寸匕、一刀（圭）、半方寸匕、一（三）指撮。《伤寒论》《金匮要略》中记载的剂量单位有半钱匕、方寸匕、八分一匕、一钱匕、三指撮、五钱。《备急千金要方》中记载的剂量单位有：方寸匕、二方寸匕、五方寸匕、一匕半。

《太平惠民和剂局方》中记载剂量单位有半钱、一钱、二钱、三钱、四钱、一大钱。《小儿药证直诀》中记载的剂量单位有五分、半钱、一钱、二钱、一撮。《黄帝素问宣明论方》中记载的剂量单位有一钱、二钱、三钱、半钱、一钱半、四钱、五钱。《内外伤辨惑论》中记载的剂量单位有一钱匕、三钱匕、二钱、三钱、四钱。《脾胃论》中记载的剂量单位有二钱、三钱、五钱。《儒门事亲》中记载的散剂的单位有半两、一两、一钱、二钱、三钱、四钱、五钱、六钱、七钱。

《医方选要》中记载的剂量单位有一两、半钱、一钱、二钱、三钱、四钱、二钱匕。《太医院秘藏膏丹丸散方剂》中记载的剂量单位有四两、一钱、二钱、三钱、四钱、六钱、一撮。

综上，可以将散剂的剂量单位划分为两个时期，唐代以前及宋代以后。唐代以前的剂量单位与当时的度量衡不太一致，以容量来表示药物的多少；宋代以后的剂量是与当时的度量衡一致，开始以重量表示散剂的用量。

二、各时期剂量单位与现代剂量的换算

陶弘景《本草经集注》记载："凡散药有云刀圭者，十分方寸匕之一，准如梧子大也。方寸匕者，作匕正方一寸，抄散取不落为度。钱五匕者，今五铢钱边五字者以抄之，亦令不落为度。一撮者，四刀圭也。十撮为一勺，十勺为一合。以药升分之者，谓药有虚实轻重，不得用斤两，则以升平之。药升合方寸作，上径一寸，下径六分，深八分。内散勿案抑，正尔微动令平调耳。而今人分药，多不复用此。"

此外，依据《备急千金要方》《太平惠民和剂局方》所附《用药指南》《本草纲目》及《伤寒论》药物剂量问题探讨一文，确定如下换算关系，详见表2-3。

刀圭者，十分方寸匕之一；方寸匕者，作匕正方一寸；半钱匕者，则是一钱抄取一边尔，并用五铢钱也；一撮者，四刀圭也；一勺十撮；一合两勺。

1 方寸匕≈2g（矿物药）≈1g（动植物药末）≈2.5mL（药液）

1 方寸匕≈1/10 方寸匕

1 钱匕≈3/5 方寸匕

表 2–3 散剂剂量单位与现代剂量的换算

朝代	散剂剂量单位	与现代剂量的换算
唐代及唐代以前	刀圭	0.20g（矿物药） 0.10g（动植物药末） 0.25mL（药液）
	撮	0.80g（矿物药） 0.40g（动植物药末） 1.00mL（药液）
	钱匕	1.2g（矿物药） 0.6g（动植物药末） 1.5mL（药液）
	方寸匕	2g（矿物药） 1g（动植物药末） 2.5mL（药液）
宋金元时期	分	9.9g
	钱匕	同上
	钱	3.96g
	两	40g
明清时期	撮	同上
	钱	3.75g
	两	37.5g

第三节 散剂的制法

散剂的制备工艺一般包括粉碎、过筛、混合、分剂量、质量检查和包装等。散剂的原料来源于大自然，较其他剂型药材消耗量少，节约资源，而且制剂过程中无须像片剂、颗粒剂等考察成型工艺，制法较为简便。

一、散剂制备遵循的原则

中药散剂制剂方法虽简便，但也要遵循一定的原则，否则会影响药效。中药散剂有其自身特色及优势，中药散剂通过合理配伍、确定散剂制备应遵循的基本原则，具体包括以下四项。

1. 依据物料特性选择方法　中药原料来源复杂，在外观形态、化学组成、质地、粉碎难易程度等诸多方面存在明显差异。对于中药原料的特性，经验性总结为脆性、韧性、硬性、粉性、油性、黏性、弹性等基本特性，但无统一、可量化的标准。

2. 依据设备特性选择方法　不同的粉碎设备工作原理不同，适用物料类型特点不同。柴田式粉碎机通过高速旋转锤头产生冲击与剪切作用，能满足普通物料的粉碎，适宜于部分韧性物料的粉碎；气流磨通过加速压缩空气引起的冲击、剪切、碰撞等作用使物料细化，在粉碎过程中产生的"剥离"效应适宜于强纤维类、角骨类及珍珠等硬性物料的粉碎；球磨机与振动磨均依靠转动介质与物料间的研磨、摩擦、剪切作用实现粉碎，可通过调整工作参数改变主要力学作用，而且均在封闭腔体内进行，能干湿两用及低温粉碎；但振动磨工作速度、效能远快于球磨机，几乎能满足各种物性原料的粉碎需求。

3. 依据临床使用选择方法　给药方式与给药途径是决定制法的重要因素。对于内服散剂，一般制成细粉；对于一些特殊给药途径的外用散剂，如经眼、吹鼻或腔道给药，一般制成最细粉或极细粉。

4. 依据效能污染选择制法　在中试研究及试生产环节，应采用多种粉碎设备对比研究，从收粉率、单位能耗、指标成分含量、粉尘噪声污染等多方面综合评价。同时，应考虑粉碎、筛析及混合设备加工处理能力的配套性，提高生产效率。

二、粉碎

散剂的粉碎粒度与功效有较大的关系。根据中药的升降沉浮理论，粉碎粒度较大的性偏沉降，善于治疗里证，粉碎粒度较小的性偏升浮，善于治疗表证。正如李东垣所言："若一概为细末，不厘清浊矣。经云：清阳发腠理，浊阴归六腑……咀之法，取汁清易循行经络故也。"粉碎粒度还与剂型有一定的关联，粉碎粒度较大的多采用煮散，粒度较小的多采用散剂。描述煮散和散剂的粉碎粒度词语有"粗末""末""细末""如麻豆大"等，其中"如麻豆大""粗末""末"只在煮散中有描述（三化汤在《目录》中标记为汤剂，实为煮散）；而"细末"在散剂中较多使用，煮散中仅有清胃散一首规定为细末。宋代钱乙《小儿药证直诀》中煮散多用"细末"，记载为"细末"的共13首方，约占煮散总方的 1/3，主要原因是儿科中小儿用药，颗粒度小，利于小儿服用。

1. 传统散剂粉碎方法　最早的《五十二病方》《武威汉代医简》中记载的散剂的粉碎方法就是"治"。

《伤寒杂病论》是迄今为止最早的也是最完备的制剂学书籍，其中有非常详尽的散剂制作方法。《伤寒论杂病论》中记载的粉碎方法有杵、捣筛、捣、治、捶、锉；粒度大小有细末、末、碎、粗筛、麻豆大。

《伤寒杂病论》中记载了两种粉碎处方散剂的方法：全方捣筛为散，异捣筛合治之散。全方为散是指方剂的方药一起捣筛为散，此类散剂共 42 种，如白虎桂枝汤、防己黄芪汤、麻黄杏仁薏苡甘草汤、薏苡仁附子败酱散、术附子汤近效方、抵挡汤、风引汤、半夏干姜散、白散、百合滑石散、滑石白鱼散、黄连粉、鸡屎白散、葵子茯苓散、栝楼牡蛎散、排脓散、蒲灰散、烧裈散、四逆散、古本四逆散、獭肝散肘后、五苓散、薏苡附子散、茵陈五苓散、蜘蛛散、猪苓散、文蛤散、文蛤散古本、走马汤外台、赤小豆当归散、蜀漆散、白术散、当归散、当归芍药散、侯氏黑散、天雄散、土瓜根散、紫石寒食散、十枣汤、诃黎勒散、硝石矾石散及枳实芍药散。以当归芍药散为例进行说明，当归芍药散的处方组成为当归三两，芍药一斤，茯苓四两，白术四两，泽泻半斤，芎劳半斤，工艺为上六味，杵为散。

异捣筛合治之散是指散剂的方药分别捣筛后再混合在一起制成散，本类散剂共 5 种：半夏汤、半夏散、牡蛎泽泻散、王不留行散、瓜蒂散。以王不留行散为例进行说明，王不留行散的处方组成为王不留行十分，蒴藋细叶十分，桑东南根皮十分，甘草十八分，川椒三分（除目及闭口者，去汗），黄芩二分，干姜二分芍药二分，厚朴二分；工艺为上九味，桑根皮以上三味，烧灰寸性，勿令灰过，各别杵筛，合治之为散。

《本草经集注》曰："凡丸、散药，亦先细切曝燥乃捣之。又有各捣者，有合捣者，随方所言。其润湿药，如门冬、干地黄辈，皆先切曝，独捣令扁碎，更出细擘曝干。值阴雨，亦以微火烘之，既燥，小停冷仍捣之。"

《备急千金要方》是汉代以后唐代以前最完备的制剂制作书籍。其记载的散剂的粉碎方法有治、捣、研、切锉、咀；粉碎的粒度有：粗粉、末、细末。

《太平惠民和剂局方》是中国第一部官颁药典，其制剂的制作方法更加规范，收载的散剂的粉碎方法有研、捣、锉、咀、碾、杵；粉碎的粒度有末、细末、粗粉、粗散。《太平惠民和剂局方》所附《用药指南》中曰："若罗草药为散，以轻细绢，于酒中调服则不泥。其石药，亦用细绢罗，然后研理数百过，视色理和同为佳。"可见当时用的筛是轻细绢。

《小儿药证直诀》中载散剂的粉碎方法有㕮咀、锉；粒度大小有末、细末、粗末。

《内外伤辨惑论》《脾胃论》中并没有记载散剂的粉碎方法；粒度大小有粗末、细末。

《医方选要》中记载的散剂的粉碎方法有㕮咀、锉、捣、研；粒度大小有粗末、细末、末、极细末。

《温病条辨》中记载的散剂的粉碎方法有杵、研、碾；粒度有细末、极细末。

综上，确定传统散剂的粉碎方法有治、㕮咀、捶、捣、捣筛、杵、锉、研、切锉、碾；其中治、捶、㕮咀、切锉制成的散剂粒度较大，杵、锉、碾制成的散剂粒度较小。粒度有碎、麻豆大、粗散、粗筛、粗末、细末、末、极细末。

"治"在《五十二病方》中的出现频率高达 75 次，冠所有制药方法之首。毫无疑问，"治"在当时的药物处理中有着十分重要的地位。治，《说文解字》解曰："销也。"本意是熔炼金属，引申为研末。书中药物治（研末处理）后，有直接给药（内服或外用），这一种即属于散剂范畴。

㕮咀，最早出现在《伤寒论》中。《备急千金要方·新校〈备急千金要方〉例》中对㕮咀的解释为"切如麻豆大"。宗奭对㕮咀的解释为"㕮咀有含味之意，如人以口齿咀啮，虽破而不尘"。李东垣在《药类法象》中对㕮咀的解释为"夫㕮咀，古之制也。古者无铁刃，以口咬细，令如麻豆，为粗药，煎之，使药水清，饮于腹中则易升易散也，此所谓㕮咀也；今人以刀器锉如麻豆大，此㕮咀之易成也，若一概为细末，不厘清浊矣"。

捶，《说文解字》："以杖击也。从手垂声。之垒切。"引申为以杖将药物击碎。捣，《新华字典》："用棍棒从上到下重重击打。"引申为用棍棒从上到下将药物打碎。捣筛即将药物先捣后再筛，与捣相比粒度更细。锉，《说文解字》："鏿也。从金坐声。昨禾切。"《新华字典》释"锉"曰："用钢制成的磨钢、铁、竹、木等的工具。"引申为用锉将药物制成需要的粒度。切锉即先用器具（刀）将大块药物切成小块，然后再锉成需要的粒度。碾，《新华字典》："把东西轧碎或压平的器具。"引申为用碾将药物制成需要的粒度。研，《说文解字》："礦也。从石开声。五坚切。"《新华字典》释"研"曰："细磨（mì），碾。"引申为用器具将药物制成较细的粒度。

"粗散"相当于现今的最粗粉，过一号筛（10 目）；"粗末"相当于粗粉，过二号筛（20目）；"末"约介于粗末与细末之间，过三号筛（50目）；"细末"相当于中粉，过四号筛（65目）。所以中药煮散粉碎粒度以掌握在10～65目之间为宜。

2. 煮散的粉碎度　为使煮散剂药效成分最大限度地溶出，必须把中药材粉碎到一定程度。对煮散和散剂的粒度描述有"粗末""末""细末""如麻豆大""粗散"等，制散工艺为"㕮咀""上锉"或"锉散"的煮散方大都未见有相应的粒度描述。煮散的粉碎粒度对中药有效成分的煎出影响较大，而确定传统方剂中粒度描述与现代粒径计量标准的——对应关系则是煮散和散剂"遵古"开发的关键步骤。然而文献中鲜有煮散和散剂粒度考证，仅邢丹等以《太平惠民和剂局方》为例讨论了中药煮散技术规范，认为"粗散"相当于现今的最粗粉，过一号筛（10目）；"粗末"相当于粗粉，过二号筛（24目）；"末"约介于粗末与细末之间，过三号筛（50目）；"细末"相当于中粉，过四号筛（65目），文旺等也引用了此观点。庞利霞等认为粒度范围为5～40目且一般为30目。

杨氏等用四川绵阳产的麦冬，利用个子货、厚片、薄片经同时间的冷水、热水浸后测定其浸出物含量表明，切成2mm薄片的麦冬，水溶性浸出物最高。刘氏报道了粉碎度对龟甲、鳖甲煎出率的影响，结果以通过五号筛的粗粉煎出率最高，碾碎后煎出率明显高于饮片，碾碎后两药最高煎出率分别为16.1%和13.6%。因此为了节约药材，提高疗效，建议碾成5号料冲服为佳。庄氏等作了川楝子不同粉碎度对水浸出物的影响实验，结果证明生川楝子以中粉、粗粉入煎为佳，炒川楝子以细粉入煎为好，而且清炒川楝子水浸出物的量明显高于生川楝子。近十几年来，超微粉碎技术已应用于中药粉碎，其粉碎方法多样，使中药材已达到了细胞级超微细粉化，提高了细胞破壁率、比表面积，从而增加其有效成分的溶出率、生物利用度。

三、筛分

筛分是借助筛网孔径大小将物料进行分离而获得较均匀的粒子群的方法。通过筛分可提高物料的流动性，使其更容易均匀混合。散剂的质量标准对其粒度有明确的规定，口服散剂应为细粉，指粉末能全部通过五号筛且通过六号筛的细粉不少于95%；儿科用和局部用散剂应为最细粉，指粉末能全部通过六号筛且通过七号筛的细粉不少于95%（表2-4）。

表 2-4　散剂粉碎对应的药典筛

筛号	筛孔内径（$\bar{x}\pm s$，μm）	目号
五号筛	180±7.6	80
六号筛	150±6.6	100
七号筛	125±5.8	120

四、混合均匀

混合是散剂制备中重要的一环，其目的是使散剂中各组分分散均匀，色泽一致，以保证计量准确，用药安全有效。常用的混合方法有以下两种：①打底套色法：将量少的、质重的、色深的药粉先放入乳钵中（混合之前应用其他色浅的、量多的药粉饱和乳钵）作为基础，然后将量多的、质轻的、色浅的药粉逐渐分次加入乳钵中轻研，使之混匀。②等量倍增法：先称取小剂量的药粉，然后加入等体积的其他成分混匀，依次倍量增加，直至全部混匀，再过筛混合。

每种药物本身具有根升、梢降、叶浮、实沉的差异，故在制粉过程中，又有轻升、重降、后浮、先沉之区别。因此，药物碎粉后，无论药味多少，均全部混合均匀。其方法是，一般不含细料药的方剂，可在粉碎过程中陆续将药末筛入容器，搅匀，过筛 1～2 次，再全部混合均匀。若系粗细（粗为一般药料，细为贵重药料）分碾的药料，则须在粗药料混合拌匀后，再将细药料集中乳匀，计算粗、细药料比重，分次混合均匀再全部过筛拌合，如鹿茸、人参麝香、牛黄之属。若为有色药物，如朱砂、雄黄等，防止沉底，不能出现星点状，须至色泽均匀一致，无黏结、凝块为准。

五、干燥

干燥方法需根据药材的不同性质和成方剂型分别进行干燥，在清代以前的文献中鲜有记载散剂干燥方法的文献，一般是阴干、曝干。"《经》说阴干者，谓就六甲阴中干之。依遁甲法，甲子旬阴中在癸酉，以药着酉地也。余谓不必然，正是不露日曝，于阴影处干之耳。所以亦有云曝干故也。若幸可两用，益当为善。"（《本草经集注》）曝，《新华字典》："曝晒，用强烈阳光照晒。"曝干意为在强烈的阳光下晒干。"

第四节 散剂的使用方法

散剂包括口服散剂与外用散剂两大类，口服散剂又可以分为调服散、煮散；外用散剂又分为鼻用散剂、眼用散剂、皮肤用散剂等。

一、口服散剂

1. 煮散 所谓煮散就是方药首先采用适宜的方法制成散，服用的时候再取一定量上述散采用适宜的溶媒煎煮后服用。《伤寒论》共载煮散9种，分别为白虎桂枝汤、半夏汤、防己黄芪汤、麻黄杏仁薏苡甘草汤、薏苡附子败酱散、近效术附方、抵挡汤、风引汤及半夏干姜散。根据煮散所用溶媒的不同又分为水煮散、井花水散、浆水散。

（1）水煮散：水煮散共7种，分别为白虎桂枝汤、半夏汤、防己黄芪汤、麻黄杏仁薏苡甘草汤、薏苡附子败酱散、抵挡汤及近效术附方。以白虎桂枝汤为例进行说明，白虎桂枝汤由知母六两、甘草二两（炙）、石膏一斤、粳米二合、桂枝三两（去皮）组成，工艺为上锉，每五钱，水一盏半，煎至八分，去滓。

（2）井花水散：井花水散是以井花水为溶媒制成的煮散。井花水又称井华水，为清晨初汲的水。本篇共收载1种井花水散——风引汤。风引汤处方组成为大黄、干姜、龙骨各四两，桂枝三两，甘草、牡蛎各二两，寒水石、滑石、赤石脂、白石脂、紫石英、石膏各六两，其工艺为上十二味，杵，粗筛，以韦囊盛之，取三指撮，井花水三升，煮三沸。

（3）浆水散：浆水散是以浆水味溶媒制成的煮散。浆水，亦名酸浆，其制作工艺为粟米煮熟后，放在冷水里，浸五、六天，味变酸，面上生白花，取水作药用。本篇共收载1种浆水散——半夏干姜散。半夏干姜散的处方组成为半夏干姜各等份，工艺为上二味，杵为散取方寸匕，浆水一升半，煎取七合。

（4）盐散：盐散是煎煮过程中加入盐制成的煮散。代表方剂为《太平惠民和剂局方》的丁香煮散，原文如下："丁香（不见火），红豆（去皮），青皮（去白），甘草（炙），川乌（炮，去皮、脐），陈皮（去白），上件锉为粗散。每服二钱，水一盏，生姜三片，盐一捻，煎至七分，空心，食前稍热服，滓再煎，病退即止，极妙。"

（5）茶散：茶散是煎煮过程中加入茶制成的煮散。代表方剂为《太平惠民和剂局方》的麻黄散，原文如下："诃子皮（去核）、款冬花（去芦、枝、梗）、甘草各五两，麻黄（去根、节，一十两），上为细末。每服二钱，水一盏，入好茶一钱，同煎八分，食后，夜卧，通口服。如半夜不能煎，但以药末入茶和匀，沸汤点或干咽亦得。忌鱼、酒、炙爆、猪肉、腥腻物。"

（6）酽醋散：酽醋散是煎煮过程中加入酽醋制成的煮散，代表方剂为《太平惠民和剂局方》的失笑散，原文如下："蒲黄（炒香）、五灵脂（酒研，淘去砂土，各等分，为末）上先用酽醋调二钱熬成膏，入水一盏，煎七分，食前热服。"

（7）油煎散：油煎散是煎煮过程中加入油共煎制成的煮散，代表方剂为《太平惠民和剂局方》的油煎散，原文如下："五加皮，牡丹皮，赤芍药，当归（去芦）各一两，上为末。每服一钱，水一盏，将青铜钱一文，蘸油入药，煎七分，温服，煎不得搅，吃不得吹，日三服。常服能肥妇人，其效妙甚。"

（8）黄蜡散：黄蜡散是煎煮过程中加入黄蜡共煎制成的煮散，代表方剂为《医方选要》中的安眠散，原文如下："款冬花、麦冬（去心）、乌梅肉、佛耳草各二钱半，陈皮（去白）半两，粟壳（蜜炙）七钱半，甘草（炙）三钱半，上为细末，每服三钱，水一盏，入黄蜡如枣核许，同煎至八分，临睡温服。"

（9）灯芯散：灯芯散是煎煮过程中加入灯芯共煎制成的煮散，代表方剂为《医方选要》中的八正散，原文如下："大黄、瞿麦、萹蓄、车前子、木通、山栀、甘草各一钱，滑石（研）二钱，上咬咀，用水二盏，灯芯二十茎，煎至一盅，食前服。"

2. 调和散　调和散是指采用适宜的溶媒调和均匀后服用的散剂，根据调和溶媒的不同又分为酒服散剂水服散。调和散与煮散最大的区别就是少了再煎煮的过程。本篇共载调和散38种，分别为白散、百合滑石散、半夏散、滑石白鱼散、黄连粉、鸡屎白散、葵子茯苓散、栝楼牡蛎散、牡蛎泽泻散、排脓散、蒲灰散、烧裈散、四逆散、古本四逆散、獭肝散肘后、王不留行散、五苓散、薏苡附子散、茵陈五苓散、蜘蛛散、猪苓散、文蛤散、文蛤散古本、走马汤外台、赤小豆当归散、蜀漆散、白术散、当归散、当归芍药散、侯氏黑散、天雄散、土瓜根散、紫石寒食散、瓜蒂散、十枣汤、诃黎勒散、硝石矾石散及枳实芍药散。根据调和散所用溶媒的不同分为饮服散、沸汤散、浆水散、酒服散、汤汁散、香豉汁散、枣汁散及粥散。

（1）饮服散：饮服散是指以白饮为调和溶媒制成的散剂，共21种，分别为白散、百合滑石散、半夏散、滑石白鱼散、黄连粉、鸡屎白散、葵子茯苓散、栝楼牡蛎散、牡蛎泽泻散、排脓散、蒲灰散、烧裈散、四逆散、古本四逆散、獭肝散肘后、王不留行散、五苓散、薏苡附子散、茵陈五苓散、蜘蛛散、猪苓散。以白散为例，进行说明。白散的处方组成为桔梗三分，巴豆一分（去皮心，熬黑研如脂），贝母三分，工艺为上三味为散，内巴豆，更于臼中杵之，以白饮和服。

（2）沸汤散：沸汤散是以沸汤为调和溶媒制成的散剂，共3种，为两种文蛤散及走马汤外台。以其中一种文蛤散为例进行说明。文蛤散的处方组成为文蛤五两，麻黄三两，甘草三两，生姜三两，石膏五两，杏仁五十个（去皮尖），大枣十二枚（擘）；工艺为上七味，为散，以沸汤和一方寸匕，汤用五合。

（3）浆水散：浆水散是以浆水为调和溶媒制成的散剂。共两种，赤小豆当归散及蜀漆散。浆水，亦名酸浆，其制作工艺为粟米煮熟后，放在冷水里，浸五、六天，味变酸，面上生白花，取水作药用。以赤小豆当归散为例进行说明。赤小豆当归散的处方组成为赤小豆三升（浸，令芽出，曝干），当归三两；工艺为上二味，杵为散，浆水服方寸匕。

（4）酒服散：酒服散是以酒为调和溶媒制成的散剂，共7种，为白术散、当归散、当归芍药散、侯氏黑散、天雄散、土瓜根散及紫石寒食散。以侯氏黑散为例进行说明。侯氏黑散的处方组成为菊花（四十分），白术（十分），细辛（三分），茯苓（三分），牡蛎（三分），桔梗（八分），防风（十分），人参（三分），矾石（三分），黄芩（三分），当归（三分），干姜（三分），芎䓖（三分），桂枝（三分），工艺为上十四味，杵为散，酒服方寸匕。

（5）香豉汁散：香豉汁散是以香豉汁为调和溶媒制成的散剂，本篇只记载1种瓜蒂散。瓜蒂散的处方组成为瓜蒂（一分，熬黄），赤小豆（一分）；工艺为上二味，各别捣筛，为散已，合治之，取一钱匕，以香豉一合，用热汤七合，煮作稀糜，去滓，取汁和散。

（6）枣汁散：枣汁散是以枣汁为调和溶媒制成的散剂，本篇只记载1种十枣汤。十枣汤的处方组成为芫花（熬）、甘遂、大戟各等份；工艺为上三味，捣筛，以水一升五合，先煮肥大枣十枚，取八合，去滓，内药末。

（7）粥服散：粥服散是以麦粥味调和溶媒制成的散剂，共3种，诃黎勒散、硝石矾石散及枳实芍药散。以枳实芍药散为例进行说明。硝石矾石散的处方组成为硝石矾石（烧）等份；工艺为上二味，为散，以大麦粥汁，和服方寸匕。

（8）乳服散：乳服散是以乳汁调服的散剂，其代表方剂为《备急千金要方》

中的川芎散，原文如下："川芎、白术、防己（各半两），上三味治下筛，以乳和与儿服之，量多少，又以儿母手掩脐中，亦以摩儿头及脊，验。二十日儿未能服散者，以乳汁和之，服如麻子一丸。儿大能服药者，以意斟酌之。"

（9）米泔散：米泔散是以米泔调服的散剂，其代表方剂为《太平惠民和剂局方》中的川蝉花无比散，原文如下："蛇蜕（微炙，一两），蝉蜕（去头、足、翅二两），羌活，当归（洗，焙），石决明（用盐同东流水煮一伏时，漉出，捣研如粉）……上为末，每三钱，食后，米泔调服，茶清亦得。忌食发风毒等物。"

（10）粟米饮散：粟米饮散是以粟米饮调服的散剂，其代表方剂为《太平惠民和剂局方》中的赤石脂散，原文如下："赤石脂（煅）、甘草各五两，缩砂仁（二十两），肉豆蔻（面裹，煨熟，四十两），上为末，每服二钱，温粟米饮调下，食前，空心服。"

（11）红花酒散：红花当归散是以红花酒调服的散剂，其代表方剂为《太平惠民和剂局方》中的红花当归散，原文如下："刘寄奴草（五两）、当归（去芦）、牛膝（酒浸）、甘草（炙）、紫葳、红花、苏木〔（一本作莪术）各二两〕、赤芍药（九两）、肉桂（去粗皮）、白芷各一两半，上为细末。每服三钱，热酒调下，空心、临卧各一服。若血久不行，浓煎红花酒调下。"

（12）童子便散：童子便散是以童子便调服的散剂，其代表方剂为《太平惠民和剂局方》中的琥珀黑散，原文如下："琥珀（别研）、朱砂（别研）、百草霜（别研）、新罗白附子（炮）、松墨（烧）、黑衣（灶屋尘也）、血猫灰（鲤鱼鳞是也，烧为灰）各半两，麝香（研）、川当归（去芦）炒、白僵蚕（炒，去丝、嘴），各一分。上为末。每服二钱，炒姜、温酒和童子小便调下，食前。"

（13）腊茶调散：腊茶调散是以蜡茶调服的散剂，其代表方剂为《太平惠民和剂局方》中的密蒙花散，原文如下："密蒙花（净），石决明（用盐同东流水煮一伏时，漉出，研粉），木贼，杜蒺藜（炒，去尖）……上为细末，每服一钱，腊茶清调下，食后，日二服。

（14）竹叶汤散：竹叶汤散是以竹叶汤调服的散剂，其代表方剂为《太平惠民和剂局方》中的珍珠散，原文如下："瓜蒌根末，琥珀，珍珠粉，寒水石（煅，醋淬，研），铁粉，朱砂（研飞），甘草末（生），川大黄，牙硝（枯，研），上等分，各捣为末拌匀。每服一钱，以竹叶汤温调下，不拘时。"

（15）乌梅汤散：乌梅汤散是以乌梅汤调服的散剂，其代表方剂为《黄帝素问宣明论方》中的安神散，原文如下："御米壳（蜜炒，一两）、人参、陈皮（去白）、甘草（炙，各一两），上为末，每服一钱，煎乌梅汤调下，临卧服。"

（16）黄连汤散：黄连汤散是以黄连汤调服的散剂，其代表方剂为《黄帝素问宣明论方》中的槟榔散，原文如下："槟榔、枳壳等分，上为末，每服三钱，煎黄连汤调下，不计时候，温服。"

（17）皂子汤散：皂子汤散是以皂子汤调服的散剂，其代表方剂为《黄帝素问宣明论方》中的丁香散，原文如下："好丁香（二十五个），白丁香（七十个），密陀僧、舶上硫磺、黄莺调（各五分），上为细末，每服一字，皂子煎汤调下，不计时候。"

（18）桑白皮散：桑白皮散是以桑白皮汤调服的散剂，其代表方剂为《黄帝素问宣明论方》中的茯苓散，原文如下："芫花（醋拌炒）、泽泻、郁李仁、甜葶苈、汉防己（各二钱半），陈皮（去白）、白槟榔、瞿麦（各半两），藁本（二钱半），滑石（三分），大戟（炒，三分），上为细末。每服一钱，取桑白皮浓煎汤，空心调下，取下碧绿水，如烂羊脂即瘥；如未尽，隔日又服，肿消如故，不用服，忌盐百日。"

（19）米饮散：米饮散是以米饮调服的散剂，其代表方剂为《小儿药证直诀》中的安虫散，原文如下："胡粉（炒黄）、槟榔、川楝子（去皮核）、鹤虱（炒各二两），白矾（铁器熬一分），干漆（炒烟尽二分），雄黄（一分），巴豆霜（一分），上为细末，每服一字，大者半钱。温米饮调下，痛时服。"

二、外用散

外用散剂的使用也非常广泛，有塞鼻用的，有和膏用的，有涂抹用的，有熏洗用的等。

1. 皮肤用散　皮肤用散是作用部位为皮肤的散剂，代表方剂为百合洗方，其工艺特点及使用方法为以百合一升，上以百合一升，以水一斗，渍之一宿，以洗身。洗已，食煮饼，勿以盐豉也。

拔毒散出自《太医院秘藏膏丹丸散方剂》，原文如下："白矾，雄黄（各三钱），上为细末，茶卤调搽。"

八味黄散，出自《备急千金要方》，原文如下："黄芪，川芎，大黄，黄连，芍药，莽草，黄芩，栀子仁（等分），上八味治下筛，鸡子白和如泥，涂故帛上，随肿大小敷之，干则易。若已开口，封疮上，须开头令歇气。"

练石散，出自《备急千金要方》。原文如下："粗理黄石（一斤），鹿角（半斤烧），白蔹（三两），上三味，以醋五升，烧石赤纳醋中不限数，以醋减半止，细捣末，以余醋和如泥，浓敷之，干即易，取消止，尽更合。诸漏及瘰疬，其药悉皆用之。仍火针针头破敷药。”

六物散，出自《备急千金要方》。原文如下：“干枸杞根、干蔷薇根、甘草（各半两），商陆根、胡粉、滑石（各一两），上件药，治下筛，以苦酒少少和涂，当微汗出，易衣复更涂上，不过三着便愈，或一年复发，发复涂之。”

保生救苦散，出自《太医院秘藏膏丹丸散方剂》。原文如下：“生寒水石、大黄（火煨）、黄柏（油炒）各等分，上为细末，香油调涂患处。”

保散火止痛敷药方，出自《太医院秘藏膏丹丸散方剂》。原文如下：“荆穗（四钱），薄荷（二钱），僵蚕（三钱），夏枯草（四钱），青皮（三钱），桔梗（三钱），牙皂（一钱），金钱重楼（三钱），共研细末，茶卤兑蜜少许调敷。”

2. 鼻用散　鼻用散剂有纳鼻散和吹鼻散两种类型。纳鼻散的代表方剂为鼻塞方记载于桂林古本《伤寒杂病论》，其处方组成为蒲灰、细辛、皂荚、麻黄；工艺及使用方法为上四味，等分为末，调和，纳鼻中少许，嚏则愈。吹鼻散的代表方剂为仓公散记载于《备急千金要方》，原文如下：“特生礜石、皂荚、雄黄、藜芦（各等分），上四味治，下筛，取如大豆许，纳管中，吹入病患鼻，得嚏则气通便活，若未嚏，复更吹之，以得嚏为度，此药起死回生。”

3. 眼用散　眼用散即是直接用于眼部的散剂，代表方剂为《医方选要》中的点眼珍珠散，原文如下：“炉甘石（一斤），黄连（一斤），上将黄连煎汤，以火煅炉甘石通红，入黄连汤内淬之，如此淬七次，去黄连不用；将炉甘石研令极细，用水分过澄去沙脚，阴干，再入乳钵内复研过；每炉甘石末一两，入片脑一钱，研匀。每用少许，先以井华水洗眼净，用金银簪脚点入眼大、小眦头。若多年风烂眼，只如麝香少许点之。”

4. 舌用散　舌用散是作用部位在舌头上的散剂，代表方剂是《太平惠民和剂局方》的朱矾散，原文如下：“朱砂（细研）、白矾（枯，各等分），上件药研极细。每用少许，敷儿舌上，每日三次用之，先使乱发频揩舌上垢，令净即瘥。”

5. 耳用散　耳用散是作用部位在耳朵的散剂，代表方剂是《医方选要》的红绵散，原文如下：“白矾（枯，一钱），干胭脂（二分半），麝香（少许），上为细末，先用绵杖子缠去耳中脓水尽，另用绵杖子送药入耳中，令到底掺之。”

6. 牙用散　牙用散是作用部位在牙的散剂，代表方剂是《医方选要》的麝香白牙散，原文如下：“麝香（研，少许），石膏（煅，半斤），细辛、蒺藜（各一两），三奈、青盐（炒，各半两），丁香、檀香、甘松、白芷（各三钱），上为细末，研匀，以指蘸些少擦牙。加川芎半两尤妙。”

小儿疳虫蚀齿方，出自《金匮要略》。原文如下："雄黄，葶苈，上二味，末之，取腊月猪脂熔，以槐枝绵裹头四五枚，点药烙之。"

7. 喉用散　喉用散是作用部位在牙的散剂，代表方剂是《太医院秘藏膏丹丸散方剂》的清咽消肿止痛散，原文如下："儿茶（二钱），寒水石（三钱），青黛（二钱，水分净），蛇蜕（一钱），黄柏（一钱五分），元明粉（一钱五分），没药（一钱），冰片（三分），共研，过重绢罗为极细面，吹喉痛处。"

8. 头部用散　摩头散，出自《备急千金要方》。原文如下："藁茹、半夏、蜀椒（各六分），乌头（八分），桂心（七分），莽草（四分），附子、细辛（各一两），上八味治，下筛，以大酢和摩头记日数，三日头肤痛，四五日后一着药如前，十日以酢浆洗头复摩药即愈。若生息肉并咽喉中息肉大如枣欲塞，以药摩之即愈。耳鼻齿有疾并用之良。"白芨散，出自《太平惠民和剂局方》。原文如下："白芨、柏仁、防风（去苗）、细辛（去叶，各一两），上为细末，每一钱，以乳汁调涂，在儿颅骨上，每日一次用之。"

头风摩散出自《伤寒论》，由附子与盐混合制备而成。其工艺："大附子一枚（炮），盐，等分，上二味为散，沐了，以方寸匕，已摩疾上，令药力行。"

9. 阴道用散　阴道用散代表方为《金匮要略》狼牙汤。狼牙汤的工艺特点及使用方法："狼牙三两，上一味，以水四升，煎取半升，去滓，以绵缠箸如茧大，浸汤沥阴中，洗之，日四遍。"蛇床子散出自《金匮要略》，原文如下："蛇床子仁，上一味，末之，以白粉少许，和令相得，如枣大，绵裹内之，自然温。"

10. 肛门用散　雄黄散的工艺特点及处方使用方法："雄黄一两，上一味，为末，筒瓦二枚合之，纳药于中，以火烧烟，向肛熏之。"

猪胆汁散出自《伤寒论》，原文如下："又大猪胆一枚，泻汁，和少许法醋，以灌谷道内，如一食顷，当大便出宿食恶物。"

第五节　散剂的临床应用

中药散剂在临床的应用已有数千年历史，其在临床上的运用相对于其他剂型有更高的要求，根据实际病情临证加减及配伍。散剂适应证较其他剂型广，在儿科、内科、外科、妇科均应用较多，既适合治疗慢性疾病，又适宜于急性疾病的抢救，如备急散、行军散、局方紫雪丹等均是救急方；还能直达肠胃祛脏腑之结毒，又能旁走经络四肢散发壅滞；而且能外用于局部烧烫伤及外科止血等，有敛疮生肌止血作用。散剂在临床中应用于多种疾病，如儿科、内科、妇科、外科等的疾病，既可内服也可外用。散剂的临床应用分为传统应用和现代应用两部分，传统应用包含对"证"的治疗及对病的治疗，现代应用主要是针对疾病的治疗。

一、散剂对"证"的治疗

在中医学历史上存在着三大原创中医学说：伤寒学说、内伤学说及温病学说。这三大原创中医学说中对应着三大辨证方法：六经辨证、脏腑辨证及三焦辨证，这三种辨证方法分别见于《伤寒杂病论》《内外伤辨惑论》及《温病条辨》，在这三本书中都有用散剂治疗相应"证"的案例。

《伤寒论》中的五苓散在太阳病篇中，用于治疗小便不利证。其原文如下："太阳病，发汗后，大汗出，胃中干，烦躁不得眠，欲得饮水者，少少与饮之，令胃气和则愈。若脉浮，小便不利，微热消渴者，五苓散主之。"五苓散处方工艺如下："猪苓（十八铢，去皮），泽泻（一两六铢），白术（十八铢），茯苓（十八铢），桂枝（半两，去皮），上五味，捣为散，以白饮和服方寸匕，日三服，多饮暖水，汗出愈。"《伤寒论》中的四逆散用于治疗少阴病，其原文如下："少阴病，四逆，其人或咳，或悸，或小便不利，或腹中痛，或泄利下重者，四逆散主之。"四逆散处方工艺如下："甘草（炙），枳实（破，水渍，炙干），柴胡，芍药，上四味，各十分，捣筛，白饮和服方寸匕，日三服。咳者，加五味子、干姜各五分，并主下利；悸者，加桂枝五分；小便不利者，加茯苓五分；腹中痛者，加附子一枚，炮令坼；泄利下重者，先以水五升，煮薤白三升，去滓，以散三方寸匕内汤中，煮取一升半，分温再服。"

《内外伤辨惑论》中的双和散用于肺之脾胃虚的内伤证，原文如下："白芍药（二两五钱），黄芪、熟地黄、川芎、当归以上各一两，甘草（炙）、官桂（以上各七钱五分），上为粗末，每服四钱，水一盏半，生姜三片，枣二枚，煎至七分，去渣，温服。大病之后，虚劳气乏者，以此调治，不热不冷，温而有补。"

《温病条辨》中的薏苡竹叶散用于治疗湿温证，原文如下："湿郁经脉，身热身痛，汗多自利，胸腹白疹，内外合邪，纯辛走表，纯苦清热，皆在所忌，辛凉淡法，薏苡竹叶散主之。"薏苡竹叶散处方工艺如下："薏苡（五钱），竹叶（三钱），飞滑石（五钱），白蔻仁（一钱五分），连翘（三钱），茯苓块（五钱），百通草（一钱五分），共为细末，每服五钱，日三服。"

二、散剂对病的治疗

散剂在清代之前的医学中亦有广泛使用，包括在儿科疾病、妇科疾病、眼科疾病、皮科疾病、男科疾病、脾胃病、瘟疫等疾病中。

散剂在儿科中的应用十分广泛，《备急千金要方》《小儿药证直诀》中都有大量记载应用散剂治疗儿科疾病的病例。《备急千金要方》中的一物猪蹄散，用以治疗小儿寒热及赤气中人，原文如下："取猪后足悬蹄，烧末捣筛，以饮乳汁一撮，立效。"《小儿药证直诀》中治疗儿科的散剂更多，如治疗小儿实热盗汗的虎杖散，小儿虚热潮作的地骨皮散，小儿慢惊的豆黄卷，小儿目淡红、心虚热的生犀散。以豆黄卷散原位如下："大豆黄卷（水浸黑豆生芽是也，晒干）、板蓝根、贯众、甘草（炙各一两），上四物同为细末，每服半钱至一钱，水煎去滓服，甚者三钱，浆水内入油数点煎。又治吐虫，服无时。治小儿慢惊。多用性太温及热药治之，有惊未退而别生热症者；有病愈而致热症者；有急惊者甚多。当问病者几日？因何得之？曾以何药疗之？可用解毒之药，无不效，宜此方。"

《备急千金要方》中记载有治疗女劳疸的硝石矾石散，治痈疽脓血内漏、诸漏败坏的皮散，以皮散为例进行说明。原文如下："猬皮、蜂房（各一具），地榆、附子、桂心、当归、续断（各五分），干姜、蜀椒、本（各四分），浓朴（六分），上十一味治下筛，空腹以酒服方寸匕，日三，取瘥。加斑蝥七枚，益良。"

《太平惠民和剂局方》中记载有治疗眼科疾病的方剂多达 19 方，治一切风热毒气上攻两眼，多生眵泪，怕日羞明，隐涩难开，眶烂赤肿，或痒或痛，时行暴赤眼，睛昏涩痛的曾青散；治眼目赤肿，昏暗羞明，隐涩难开，攀睛瘀肉，或痒或痛，渐生翳膜，暴赤肿痛的菊花散；治肝经不足，受客热风壅上攻，眼目赤涩，睛疼睑烂，怕日羞明，夜卧多泪，两太阳穴疼，头旋昏眩，视物不明，渐生翳膜的汤泡散。以汤泡散为例进行说明，原文如下："赤芍药，当归（洗，焙），黄连（去须）。上等份，捣，罗为细末。每用二钱，极滚汤泡，乘热熏洗，冷即再温，洗，一日三五次洗，以瘥为度。忌腌藏、毒物。

散剂在治疗男科疾病中亦有十分广泛的应用，如《备急千金要方》中治疗男子羸瘦短气，五脏痿损、腰痛不能房室的杜仲散，原文如下："杜仲、蛇床子、五味子、干地黄（各六分），苁蓉、远志（各八分），木防己、巴戟（各七分），菟丝子（各七分），上九味治下筛，食前酒服方寸匕，日三，常服不绝佳。"

散剂在治疗脾胃疾病中应用的程度更加广泛，如《太平惠民和剂局方》中治脾胃虚弱，内挟冷气，心、胁、脐、腹，胀满刺痛，呕吐恶心，饮食减少，水谷不化，怠惰少力，渐向瘦弱的诃黎勒散；治脾胃虚弱，饮食不进，多困少力，中满痞噎，心忪气喘，呕吐泄泻及伤寒咳噫，并且中和不热，久服养气育神，醒脾悦色，顺正辟邪的参苓白术散；治脾胃虚弱，内挟风冷，泄泻注下，水谷不化，脐下疗痛，腹中雷鸣，胸膈痞闷，胁肋虚胀，以及积寒久利，肠滑不禁，肢体羸困，不进饮食的木香散。《脾胃论》中治脾胃虚弱，不进饮食，呕吐不待腐熟的藿香安胃散；治脾胃不和，不思饮食，心腹、胁肋胀满刺痛，口苦无味，胸满气短，呕哕恶心，噫气吞酸，面色萎黄，肌体瘦弱，怠惰嗜卧，体重节痛，常多自利，或发霍乱，及五噎、八痞、膈气、反胃的加减平胃散；治脾胃虚冷，腹鸣，腹痛，自利，不思饮食的异功散。以藿香安胃散为例进行说明，原文如下："藿香、丁香、人参（以上各二钱五分），橘红（五钱），上件四味为细末，每服二钱，水一大盏，生姜一片，同煎至七分，和渣冷服，食前。"

散剂在治疗时疫时亦有广泛应用，《太平惠民和剂局方》中共载有4首治疗时疫的方剂。如治时行瘟疫，壮热恶风，头痛体疼，鼻塞咽干，心胸烦满，寒热往来，痰实咳嗽，涕唾稠黏的柴胡石膏散；治四时瘟疫，头痛项强，发热憎寒，身体疼痛，以及伤风鼻塞声重，咳嗽头昏的神术散；治伤寒遍身疼痛，百节拘急，头目昏痛，肢体劳倦，壮热憎寒，神志不爽，感冒瘟疫瘴气的神仙百解散；治四时瘟疫、伤寒的香苏散。以神仙百解散为例进行说明，原文如下："山茵陈、柴胡（去芦），前胡（生姜制，炒），人参，羌活，独活，甘草，苍术（米泔，锉，炒浸），干葛，白芍药，升麻，防风（去苗），藁本（去芦），藿香（去梗），白术，半夏（姜汁制）。各一两。立春以后不加减。立夏以后一料加：柴胡（一分），赤茯苓、当归（各半两），立秋以后减柴胡一分，不用当归、茯苓，只加：干姜（炮）、肉桂（去粗皮，各一分），麻黄（去节，半两）。立冬以后并无加减。〔一方无当归，有黄芩（去芦，半两）〕，上为细末，每服三钱，水一盏半，姜三片，枣二个，煎至一盏，热服，不计时候，并进二服。如要表散，加葱白三寸，淡豆豉三十粒，同煎服，以衣被盖覆，汗出而愈。"

散剂是中医传统制剂中最传统的形式，伴随着中医学的产生而出现。先秦时期开始出现；秦汉时期正式出现了以散命名的方剂；魏晋南北朝及唐代散剂取得了长足的发展并出现了"煮散"一名；由于科技的发展，散剂制作水平大大提高，加上政府的大力推广及受到战乱的影响，散剂在宋金元时期达到顶峰；明清时期散剂亦有较为广泛的使用，在明代以前，散剂均以内服为主，清代随着外治法的发展，中医内病外治得到空前的重视，外用散剂逐渐占据了绝对地位，散剂一度成为外用制剂的代名词；近代以来，新的外用制剂形式不断出现，逐渐替代了散剂在外用方面的作用，散剂逐渐式微。

第三章 黑膏药的历史研究

　　膏剂是传统中医药学五大药物剂型丸、散、膏、丹、汤之一，是传统中医药学的重要组成部分，具有悠久的历史和卓越的疗效。膏剂分为膏滋、软膏、膏药等多种类型，其中的膏药被广泛应用于治疗各种疾病，具有使用方便、价格低廉等特点，深受广大群众的欢迎，是民间常用的外治法之一。

　　膏药遵循中医辨证论治的原则，根据不同的病证组方配伍，按照一定的工艺流程熬制而成。膏药通过"膏"（基质）和"药"（药物）直接作用于患者皮肤患处或特定穴位上，经皮肤吸收发挥作用。药物透过皮肤由表入里，渗透到肌肉腠理，一方面在局部产生作用，另一方面通过经络的运行，到达功能失调的脏腑，发挥药物特有的功效。制作膏药的药物大多气味较浓，而且膏药直接贴敷于体表，起到活血化瘀、通络消痞、祛风散寒、消肿止痛、提脓去腐、生肌收口等作用。膏药常用于治疗风湿痹痛、跌打损伤、疮疡溃烂、痈疽疮疖等病证。临床常见的膏药有万应膏、接骨膏、太乙膏、拔毒膏、阳和解凝膏、黄连膏、活血膏等。

　　按照《中华人民共和国药典》（2020年版）规定，膏药系指饮片、食用植物油与红丹（铅丹）或官粉（铅粉）炼制成膏料，摊涂于裱褙材料上制成的供皮肤贴敷的外用制剂。前者称为黑膏药，后者称为白膏药。

　　为深入了解黑膏药这一传统中药剂型的起源和发展，本章对中医古籍中有关黑膏药的资料进行了较为系统地整理，对黑膏药发展的历史脉络进行了梳理，并对黑膏药的制作方法、制作工艺、使用器具等进行了研究，希望能为进一步改进黑膏药的制作工艺，提高临床疗效提供文献支持。

第一节　黑膏药的历史沿革

一、春秋时期至汉代

春秋战国到汉代，中医学开始摆脱巫术的羁绊走上独立发展的道路，并形成了具有体系的医学理论。这一时期膏剂已在临床有所应用，有内服的，也有外用的。外用主要是以猪脂等动物油为主的软膏。

膏剂较早的文献记载可追溯到约成书于战国（公元前475年～公元前221年）中后期到汉代（公元前202年）初期的《山海经》。《山海经》内容主要包括夸父逐日、精卫填海、大禹治水等远古神话传说，以及民间传说中的地理知识。书中记载了很多古代地理、物产、神话、巫术、宗教、历史、医药、民俗、民族等方面的内容，对研究中国古代的历史、地理、文化、民俗、神话等具有一定的参考价值。

书中记载了一种叫"羬羊脂"的动物油脂，用于涂搽皮肤以防皲裂，可以说是最原始的膏剂。

"《西山经》华山之首，曰钱来之山，其上多松，其下多洗石。有兽焉，其状如羊而马尾，名曰羬羊，其脂可以已腊。"

这段话的意思是，西方第一列山系，华山山系之首座山，叫作钱来山，山上有许多松树，山下有很多洗石。山中有一种野兽，形状像羊却长着马的尾巴，名称是羬羊，羬羊的油脂可以润泽治疗干裂的皮肤。

《后汉书》是一部由我国南北朝宋范晔编撰的记载东汉历史的纪传体史书。全书主要记述了上起东汉的光武帝建武元年（公元25年），下至汉献帝建安二十五年（220年），共195年的史事。其中的《方术传》记载了中医外科始祖华佗施行腹部手术的事迹。

《后汉书·方术列传第七十二下》记载，华佗治病时"若疾发结于内，针药所不能及者，乃令先以酒服麻沸散，既醉无所觉，因刳破腹背，抽割积聚。若在肠胃，则断截湔洗，除去疾秽，既而缝合，傅以神膏，四五日创愈，一月之间皆平复"。这里提到的手术后涂敷的"神膏"明显是一种外用膏剂，疗效神奇，四五日即可使创面愈合。

这一时期成书的中医古籍中已陆续出现膏剂的记载。

1.《五十二病方》　书中有膏剂40首，主要是软膏。这些软膏具有预防瘢痕、愈伤止痛、消炎退肿、解毒杀虫、去疔治癣、生肌收敛、汤火灸伤、润肤去燥等功效，用于治疗诸伤、伤痉、婴儿病痫、夕下、大带、癞、牡痔、疽、痈、腑腺、痂、虫蚀、乾瘙、疣、疕等病证。在这些软膏中，含1味药物的单方制剂18首，含2～6味药物的复方制剂14首。40首方中用油调法的有29方，油煎法的有6方，单用油的有4方，调剂法不详的1方。反映出此时的膏药组成简单，制作方法粗糙，尚处于膏药发展的早期阶段。

《五十二病方》中出现的40首软膏剂绝大多数用的是动物油脂，如：毚膏、豭膏、肪膏、胭膏、獭膏、猪煎膏、豹膏、蛇膏、牛脂、殺脂等。其中主要为猪脂，占一半还多，其他牛、羊、蛇、豹等动物油脂仅各占1方。少数用的釭脂、车故脂（此二物帛书整理小组据《说文解字》《备急千金要方》《开宝本草》释为"用以润滑车轴的油脂"）等其他油类。书中尚无使用植物油的记载。

"金伤者，以方（肪）膏、乌豙（喙）□□，皆相□煎，鈲（施）之。"

"治黄黔（芩）、甘草相半，即以毚膏财足以煎之。煎之濆（沸），即以布足（捉）之，予（抒）其汁，□傅□。"

"取无（芜）夷（荑）中霾（核），冶，獭膏以糯，热膏沃冶中，和，以傅。"

"取雄弍，孰（熟）者（煮）余疾，鸡羽自解，隋（堕）其尾，□□□□□皆燔冶，取灰，以豬膏和【傅】。"

"以□脂若豹膏□而灸之，□□□而不痛，娄（屡）复【之】。先饮美【酒】令身温，乃■。"

"冶葀夷（荑）、苦瓠瓣，并以毚职（胑）膏弁，傅之，以布裹【而】约之。"

"冶乌豙（喙），灸殺脂弁，热傅之。"

"产痂：先善以水洒，而灸蛇膏令消，傅。三傅■。"

"凡五物等。已冶五物□□□取牛脂□□□细布□□，并以金铫煁桑炭，……"

2.《武威汉代医简》 医简中除汤剂外，还有熏蒸剂、散剂、丸剂和膏剂。膏剂中有外用膏剂和内服膏剂。该简牍还是较早记载"膏药"这一名词的文献。书简中有三个以"膏药"命名的方子，分别为"千金膏药方""治妇人膏药方"和"百病膏药方"。

外用膏剂有"治人卒雍方""治目恿方"等，如"治人卒雍方：冶赤石脂以寒水和，涂雍上，以愈为故良"。此处"人卒雍"指突然暴发的痈症。该膏剂以寒水调和赤石脂，应属软膏类。

另有"千金膏药方"不仅记载了膏药的组成、制法，还记载了治疗何种疾病及具体使用方法。尤其是该膏药不仅可外用还可内服，除"涂之""摩之"外，还可"吞之"，开启了膏药一膏多用的先河。

"治千金膏药方：

"蜀椒四升，弓穷一升，白芷一升，付子卅果。凡四物皆冶，父且，置铜器中，用淳溢三升渍之。卒时取蕢猪肪三斤先前之。先取鸡子中黄者置梧中挠之三百，取药成，以五分匕一，置鸡子中复挠之二百，薄以涂其雍者上，空者遗之中央大如钱。药乾复涂之，如前法。三涂去其故药。其毋农者行愈，已有农者溃，毋得力作，禁食诸采。□置□上良甚，创愻疼皆中之良。勿传也。逆气吞之，喉痹吞之摩之，心腹愻吞之，嗌愻吞之，血府愻吞之摩之，咽乾摩之，齿愻涂之，昏衄涂之，鼻中生蒽伤涂之，亦可吞之。皆大如酸枣，稍咽之，肠中有益为度。摩之皆三乾而止。此方禁又中妇人乳余。□吞之，气龙，裹药以榖塞之耳，日一易之。金创涂之，头愻风涂之，以三指摩□□□疝吞之，身生蒽气涂之。此膏药大良，勿得传。"

从这段文字来看，该膏药应当是软膏，基质采用的是猪脂，用的油煎法，反映出早期膏剂的特点。

简中另外二个以"膏药"命名的方子，因缺字及文义古奥，无法判断是内服还是外用膏剂。

"治妇人膏药方：

"楼三升，当归十分，白茝四分，付子卅枚，甘草七分，弓大鄄十分，菓草二束。凡七物以盼膊高舍之。"

"百病膏药方：

"蜀椒四升，白茝一升，弓穷一升，付子卅果。凡四物父且，渍以淳醯三升，渍□□□三斤先□□□□枚煎药□□□□□□浚去宰。"

3.《黄帝内经》 书中记载了汤、丸、散、膏、丹、饮、酒等不同剂型，并有较明确的制法、用法、用量和适应证。书中共有13个方剂，其中有两个膏剂，"豕膏"和"马膏"。不过此处的"膏"非膏药，实为动物脂肪。

《灵枢·经筋》载"有热则筋弛纵，缓不胜收，故僻。治之以马膏，膏其急者；以白酒和桂，以涂其缓者，以桑钩钩之，即以生桑灰置之坎中，高下以坐等。以膏熨急颊，且饮美酒，啖美炙肉，不饮酒者，自强也，为之三拊而已"。

张景岳在《类经》中注解"马膏，马脂也，其性味甘平柔润，能养筋治痹，故可以膏其急者"。

《灵枢·痈疽》载"痈发于嗌中，名曰猛疽，猛疽不治，化为脓，脓不泻，塞咽，半日死；其化为脓者，泻则合豕膏，冷食，三日而已""发于腋下赤坚者，名曰米疽，治之以砭石，欲细而长，疏砭之，涂以豕膏，六日已，勿裹之"。

方中"豕膏"即猪脂，其气味甘，微寒，无毒，用以泄肺经积热。苏颂在《图经本草》中载"肪膏，主诸恶疮，利血脉，解风热，润肺。入膏药，宜腊月亥日取之。"文中痈疽属热毒，故宜冷服之，以加强解热效力，使邪由下而出。后世用猪脂做膏药，大概由此演变而来。

此外，《素问·至真要大论》载："帝曰：非调气而得者，治之奈何？有毒无毒，何先何后？愿闻其道。岐伯曰：有毒无毒，所治为主，适大小为制也。帝曰：请言其制。岐伯曰：……惊者平之，上之下之，摩之浴之，薄之劫之，开之发之，适事为故。"其中"摩之""薄之"指的应是外用膏剂。

4.《神农本草经》《神农本草经》是我国第一部本草学专著，托名神农氏所撰，约成书于东汉时期（公元 25～220 年），多数学者认为非一时一人所作。原书已佚，其内容散见于《新修本草》《证类本草》《太平御览》等书中，后人据以辑复。全书共载药 365 种，分为上、中、下三品。每药之下，阐述性味、功效、主治、别名等。

书中序例部分提出应根据药物性质选择剂型，"药性有宜丸者，宜散者，宜水煮者，宜酒渍者，宜膏煎者，亦有一物兼宜者，亦有不可入汤酒者，并随药性，不得违越"。此说阐明了临床具体用药时应根据药物的特性正确选择剂型的重要性，是较早有关剂型理论的记载。同时也证明当时已有丸、散、汤、酒、膏等诸多剂型的存在。其中的"宜膏煎者"，应为内服膏剂之意。

另在"雷丸"条下记载其"味苦，寒。主杀三虫，逐毒气，胃中热，利丈夫，不利女子。作摩膏，除小儿百病。"摩膏，应是外用推拿按摩使用的一种膏剂。

5.《伤寒杂病论》 该书基本概括了临床各科的常用方剂，被誉为"方书之祖"。书中所用剂型种类之多远超以往，计有汤剂、丸剂、散剂、酒剂、洗剂、浴济、熏剂、滴耳剂、软膏剂、肛门栓剂、阴道栓剂等，书中仅有 1 例内服膏剂，未见外用膏剂。

《金匮要略·黄疸病脉证并治第十五》中有"猪膏发煎"一方，应为内服膏剂。

"诸黄，猪膏发煎主之。

"猪膏发煎方：猪膏半斤，乱发如鸡子大三枚。

"上二味，和膏中煎之，发消药成，分再服。病从小便出。"

在《金匮要略·脏腑经络先后病脉证第一》中有"若人能养慎，不令邪风干忤经络，适中经络，未流传腑脏，即医治之；四肢才觉重滞，即导引、吐纳、针灸、膏摩，勿令九窍闭塞；更能无犯王法，禽兽灾伤；房室勿令竭乏，服食节其冷热苦酸辛甘，不遗形体有衰，病则无由入其腠理"。其中提到的"膏摩"，应该是指外用推拿按摩的膏剂。但遗憾的是无论是《伤寒论》还是《金匮要略》中都没有关于这些膏摩方剂组成、用法等的具体描述。

综上，这一历史时期黑膏药还未出现，仅有零星关于膏剂的记载，是膏剂的滥觞。

二、三国至唐代

三国以来至唐代，中医学得到迅速发展，诊断水平明显提高，治法丰富多样。南北朝时称膏剂为"膏方"或"薄贴"。此处"薄"指软膏，"贴"指硬膏。伴随魏晋时期炼丹术的盛行，含铅的黑膏药开始出现。黑膏药在《肘后备急方》首次出现。此时的黑膏药药物组成较少，炼制工艺相对简单，从三国至唐代留存不多的几个黑膏药制法来看，配方组成开始增多，黑膏药的炼制工艺也开始由简单变得复杂，诸多工艺步骤逐渐明确，正处于初步发展时期。

1.《肘后备急方》　《肘后备急方》可以说是我国第一部急救手册。约成书于3世纪末至4世纪初。书中首创急救"成药"概念，该书卷八《治百病备急丸散膏诸要方第七十二》中专设"成剂药"一类，认为应"自常和合，贮此之备，最先于衣食耳"。所载之方，多为易得之药。治法具有简、便、廉、验的特点，是一部实用而易于普及的方书。

该书记载了膏剂、丸剂、锭剂、条剂、灸剂、熨剂、饼剂、尿道栓剂等多种剂型，并收录了大量外用膏药，如丹参膏、雄黄膏、五毒神膏等，其中多数属软膏类，仅1例黑膏药。

软膏如丹参膏：

"疗恶肉，恶核，瘰疬，风结，诸脉肿。

"丹参、蒴藋各二两，秦胶、独活、乌头、白及、牛膝、菊花、防风各一两，茵草叶、踯躅花、蜀椒各半两，十二物切，以苦酒二升渍之一宿，猪膏四斤，俱煎之，令酒竭，勿过焦，去滓以涂诸疾上，日五度，涂故布上贴之。此膏亦可服，得大行即须少少服。《小品》同。"

恶疮雄黄膏方：

"雄黄、雌黄并末，水银各一两，松脂二两，猪脂半斤，乱发如鸡子大，以上合煎，去滓，内水银，傅疮，日再。"

《肘后备急方》中的"成膏"是现存最早的有关黑膏药的记载。

"成膏：清麻油十三两，菜油亦得，黄丹七两，二物铁铛文火煎，粗湿柳批篦搅不停，至色黑，加武火，仍以扇扇之，搅不停，烟断绝尽，看渐稠，膏成。煎须净处，勿令鸡犬见。齿疮帖，痔疮服之。"

"成膏"的组成药物较少，仅清麻油和黄丹两味药，炼制工艺也比较简单，先文火煎，后武火煎，不断搅拌而成，具有早期黑膏药制作简易的特点。方中还记载了熬制时对火候变化的要求"至色黑，加武火"，膏药制成的标准为"渐稠"，以及熬制的禁忌"煎须净处，勿令鸡犬见"。此膏按现在黑膏药的标准来说，只有"膏"，没有"药"，即只有基质（植物油和铅丹）没有添加任何药物。而且用途是"齿疮贴"，即作为龋齿的填充剂，以及"痔疮服之"。因此，严格来说，"成膏"还不是真正意义上的外用黑膏药。

2.《刘涓子鬼遗方》 《刘涓子鬼遗方》是我国第一部中医外科专著。晋代刘涓子著，约成书于南北朝宋元嘉十九年（442年）。《刘涓子鬼遗方》全书载方140余首。

全书共有膏剂79个，其中油脂类软膏70个，非油脂类软膏6个，硬膏型的松香膏3个。书中没有含铅丹的黑膏药，但有多个关于"薄"和"贴"的记载，例如：

"痈高而光者，不大热，用薄。……痈平而痛，用八物黄芪薄……"

"治痈疽极冷，升麻薄方：

"升麻（一两），大黄（一两），白蔹（六分），黄芪（一两），黄芩（六分），白及（一分，干者），牡蛎（二分，粉），龙骨（一两），甘草（二分，炙），芎䓖（一两）。

"上十味筛，和以猪胆调。涂布，敷之痈上，燥易之。"

"治痈疽，白蔹薄方：

"白蔹，大黄，黄芩（各等分）。上三味捣筛，和鸡子白，涂布上，薄痈上，干燥辄易之。亦可以三指撮，置三升水中，煮三沸，绵注汁，拭肿上数十过，以寒水石末涂肿上，纸覆之。燥复易，一易辄以煮汁拭之，昼夜二十易之。"

"治痈疽始一二日，痛微，内薄令消，猪胆薄方：

"黄芪，龙骨，青木香，栀子仁，羚羊角（注：现用山羊角代），干地黄，升麻，白蔹，大黄，黄柏，黄芩，芎䓖，赤小豆，麻黄（去节），黄连，犀角

（注：现用水牛角代）（一两）。上十六味各等分，捣筛，以猪胆调令如泥。以故布，开口如小豆大，以泄热气。"

"治痈疽肿，松脂贴方：

"黄柏、芎䓖、白芷、白蔹、黄芪、黄芩、防风、芍药、莒草、白蜡、当归、大黄（各一两），细辛（二分），腤脂（三两），松脂（二斤）。

"上十六味切，曝干极燥，微火煎三上下，手不得离，布绵绞去滓，贴之。"

"治痈疽肿，松脂贴方：

"当归、黄芪、黄连、芍药、黄芩、大黄、腊蜜、芎䓖（各一两），松脂（一斤半），陈腤脂（一合半）。

"上十味细切，合煎，微火三上下，膏成，绵绞去滓，向火涂纸上贴之。"

"治痈疽肿，松脂贴方：

"松脂（一斤），大黄（三分），腤脂（一两），细辛（半分），黄芩（一分半），防风（半分），白芷、白蔹、芎䓖、当归、芍药、莒草、黄连、白蜡、黄柏（各一分）。

"上一十五味细切，曝令极燥，先煎脂、蜡，下松脂烊尽，纳诸药，三上下，候色足，绞以绵布水中。以新竹片上火炙之，施纸上贴之。此药大秘，实有奇效，不妄传之。"

分析这些方剂的组成可知，"薄"其实是软膏，"贴"是松香硬膏。

书中对膏药的成膏标准有明确的参照物，诸如"白芷黄膏成""候白芷黄膏成""白芷色黄膏成"这样的描述。因白芷色白，炸黄后变色明显，故可作为膏成的参照物。这些成膏标准的确立对后世膏药的熬制起到了一定的指导作用。

3.《本草经集注》 该书分序例及药物两部分。序例除引录《神农本草经》序例原文并加以注释外，增补了药物炮制与配制方法、诸病通用药、解诸毒药、服药食忌、凡药不宜入汤酒者、药有相制使者等内容。药物部分共载药 730 种。书中考定了古今用药的度量衡，规定了汤、酒、膏、丸的制作规范。

陶弘景在书中指出，"疾有宜服丸者，宜服散者，宜服汤者，宜服酒者，宜服膏煎者，亦兼参用"，明确提出了应根据疾病性质和临床需要选择药物剂型的原则。并提出"合药分剂料理法则"，对中药炮制及汤、丸、散、膏等制剂提出了详尽的规范要求。其中对膏剂的要求有：

药材的浸泡时间："凡合膏，初以苦酒渍取，令淹，溲浹后，不用多汁，密覆勿泄。云晬时者，周时也，从今旦至明旦。亦有止一宿者。"

熬膏火候："煮膏，当三上三下，以泄其热势，令药味得出。上之使沲沲沸仍下之，下之取沸静乃上，宁欲小生。"

火候参照物："其中有薤白者，以两头微焦黄为候。有白芷、附子者，亦令小黄色也。"

药渣过滤："以新布绞之""若是可服之膏，膏滓亦堪酒煮稍饮之。可摩之膏，膏滓即宜以薄病上，此盖贫野人欲兼尽其力。"

需后下的挥发性或不宜加热的药材："凡膏中有雄黄、朱砂辈，皆别捣细研如面，须绞膏竟乃投中，以物疾搅，至于凝强，勿使沉聚在下不调也。有水银者，于凝膏中，研令消散。有胡粉亦尔。"

4.《备急千金要方》和《千金翼方》《备急千金要方》收录了汤剂、丸剂、散剂、膏剂等多种剂型，有膏剂 200 多首，其中大部分膏剂为用油脂类直接调制的软膏，小部分为用油脂类煎制而成的软膏。唯一的硬膏，同时也是黑膏药的只有"乌麻膏"。

"乌麻膏：

"治诸漏恶疮，一十三般疔肿，五色游肿，痈疖毒热，狐刺蛇毒，狂犬虫狼六畜所伤不可识者，二十年漏金疮，中风，皆以此膏贴之，恶脓尽即差。止痛生肌，一帖不换药，惟一日一度拭去膏上脓再贴之，以至差止方。

"生乌麻油（一斤），黄丹（四两），蜡（四分，皆大两大升）。

"右三味，以腊日前一日从午，内油铜器中微火煎之，至明旦，看油减一分，下黄丹消尽，下蜡令沫消，药成，至午时下之。惟男子合之，小儿、女人、六畜不得见之。"

在熬制方法上，乌麻膏明确提出了下黄丹的时机，"看油减一分，下黄丹消尽"，同时该膏添加了蜡作为赋形剂，"蜡（四分，皆大两大升）"，也有看膏成的标准，"下蜡令沫消，药成"。并强调了熬制时的禁忌，"惟男子合之，毋令小儿、女子、六畜等见"。该膏与《肘后备急方》中的"成膏"相比，多加了一味赋形剂——蜡，但仍然只有基质，没有药物，还不是典型的黑膏药。

《千金翼方》中也有唯一的一首黑膏药方"赤膏"。

"赤膏：

"主一切火疮、灸疮、金疮、木石伤损，不可差者，医所不能疗，令人忧惧，汗无所出，以涂上一宿，生肌肉即差方。

"生地黄汁（二升），生乌麻脂（二两），薰陆香末、丁香末（各二钱匕），黄丹（四钱），蜡（如鸡子黄二枚）。

"右六味，先极微火煎地黄汁、乌麻脂三分减一，乃下丁香、薰陆香，煎三十沸，乃下黄丹，次下蜡，煎之使消。以匙搅之数千回，下之停凝用之。"

该膏虽然没有明确说用植物油，但有"生乌麻脂"，此"生乌麻脂"即黑芝麻，而且先煎，必然有麻油炼出，故应当也属黑膏药。该膏与"成膏""乌麻膏"相比，已有明确的基质与药物区分。至此，典型的黑膏药终于出现。该膏药方还描述了熬膏时的诸多要求，如对火候的要求"极微火煎"，需先炼油至"地黄汁、乌麻脂三分减一"，熬药油时要"煎三十沸"，看膏成是"煎之（蜡）使消"。

5.《外台秘要》　书中收录汤剂、丸剂、散剂、膏剂、烟雾剂等多种剂型。其中的膏剂多数为内服膏方。如：

"又疗咳嗽喘息，喉中如有物，唾血方：

"杏人（二升，去尖、皮、两人者），猪脂（二合），糖（一升），生姜汁（二升），蜜（一升）。

"右五味，先以猪膏煎杏人黄黑，出以纸拭令净，捣如膏，合煎五物，令可丸。服如杏核，日夜六七，渐加之。"

还载有少量外用膏剂，如：

"延年蒴藋膏，主身痒风搔瘾疹方：

"蒴藋根（切）、蒺藜子（各一升），附子、独活、犀角（屑）、蔷薇根、白芷、防风、苦参、及己、升麻、白蔹、防己（各三两），川椒、莽草、青木香、蛇床子、蛇衔草（各二两），芫蔚子（切，一升），枳实（五枚，炙），茵芋（二两半，切）。

"右二十一味切，以苦酒渍令淹匝一宿，明旦铜器中炭火上，用猪膏五升煎，令三上三下，以候白芷色黄，膏成。绞去滓，内不津器中，用摩风疹（张文仲同）。"

书中所载膏剂只有"疗发背及一切毒肿方"和"乌膏"为含铅的黑膏药。

"又疗发背及一切毒肿方：

"生麻油（六合），黄丹（二两半），地胆（两钱，捣碎，筛），生栗子（四十九枚，取大小中者熬焦，去皮，碎，绢筛）。

"右四味，和于铜器中盛，用炭火重汤煎，候沫溢出，与器口欲平，取小麦一合，分二人嚼取筋，急内药中搅，使与相和，膏擎下，安铜器冷水中，成膏讫，以故绵涂膏，贴所苦处，晨夕换膏。"

该膏除黑膏药所需的基质外，还有相应药物，充分说明黑膏药在不断地发展。方中虽然没有明确说去火毒，但"安铜器冷水中"实际上就是去火毒的一种办法。方中还首次记载了使用黑膏药的裱褙材料"故绵",使用方法是"贴所苦处",换药次数为"晨夕换膏",即一日二次。

"又乌膏,疗一切疮,引脓生肌,杀疮中虫方:

"乌麻油(一升,生,清者),黄丹(二两,罗之),薰陆香(一两,乳头者),松脂(半两),蜡(半两)。

"右五味,缓火煎油三分减一,停待冷,次内黄丹,更上火缓煎,又三分减一,又停冷,次内薰陆香末,不冷即恐溢沸出,煎候香消尽,次下松脂及蜡,看膏稍稠,即以点铁物上试之,斟酌硬软适中,乃罢,先问所患疮是热,即减薰陆及松脂。若疮如久不差,此涉于冷,依方煎之。其贴杖疮者,油若一升,地黄汁半合,黄丹二大两,蜡一小两,余准上法,此膏不须硬。"

该膏不仅有基质有药物,熬制方法较之前的黑膏药记载也更详细复杂,通过观察油量减少来确定下药时机,还明确提出了离火下丹的办法"停待冷,次纳黄丹",以及看膏成的办法"即以点铁物上试之,斟酌硬软适中,乃罢"。

综上,这一历史时期黑膏药开始出现,由简单的只有基质的黑膏药,到出现具备基质和药物的黑膏药,制作方法也由简单向复杂发展,是黑膏药的初步发展阶段。

三、宋代至明代

自宋代到明代,中医学进入了繁荣发展的时期。黑膏药的应用明显增多。宋代大型方书《太平圣惠方》收录了60多个黑膏药处方,明代大型方书《普济方》收录200多个黑膏药处方。就连宋朝画家张择端的《清明上河图》中也有卖膏药的画面。这说明宋代以来医药兴盛,黑膏药的使用非常普遍。随着黑膏药处方数量的增加,其治疗范围也越来越广。宋代以前,膏药主要用于治疗痈疽、疮疖等外科疾患;至明代李时珍述及膏药可贴风湿诸病,汪机《外科理例》载琥珀膏可治瘰疬,太乙膏可治肺痈已破,说明从明代开始膏药已不仅仅限于外科治疗,也可治疗内科疾病。

1.《太平圣惠方》 书中有60多个黑膏药处方,如"雄黄膏方""通神膏方""抵圣膏方""大垂云膏方"等。书中对黑膏药的制法论述详细,具有较高的工艺水平,是研究古代黑膏药的宝贵资料。

"治一切痈疽发背脑痈诸毒疮,及奶痈疼痛,并宜用雄黄膏方:

"雄黄(二两,细研),黄芪(二分),漏芦(三分),络石(三分),续断(三分),营实(三分),紫葛(半两),白蔹(半两),桑寄生(半两),商陆（半两），连翘（半两），汉防己（半两），赤芍药（三两），败酱（半两），川升麻（半两），莽草（半两），当归（一两），苦参（一两），木通（一两），紫菀（一两，去土），芫花（一两），藜芦（一两，去芦头），白及（一两），菌茹（一两），黄丹（十五两），蜡（四两），清油（三斤）。

"右件药，锉碎，以酒二升，拌一宿，先取油安铛内，以慢火煎令熟，即下药，煎白芨赤黑色，滤去药，下蜡候熔，以绵滤过，拭铛，却安油入铛内，下黄丹，于慢火上以柳篦不住手搅，候变色黑，搅滴于水内为珠子，膏成也，去火，入雄黄末，调令匀，倾于瓷器中盛。用故帛上摊贴，逐日换药，以差为度。"

"治风毒疮肿，痈疽丁赘瘤瘿，十香膏方：

"沉香（半两，锉），檀香（半两，锉），丁香（半两，末），郁金香（半两，锉），甘松香（半两，锉），麝香（一分，细研），薰陆香（半两，细研），白胶香（半两，细研），龙齿（半两，细研），黄丹（六两），麻油（一斤），苏合香（半两，锉），木香（半两，末）。

"右件药，先取沉香、檀香、郁金香、甘松香等五味，于油中浸七日，都入铛内，以少炭火温养，五日后，以武火煎三二十沸，滤出香，用绵滤过，净拭铛，油都入铛内，下黄丹，以柳木篦不住手于火上搅，候色黑，滴水中如珠子，软硬得所，去火，将煎丁香等六味，入膏中搅三五百遍，膏成，盛瓷盒内。用软帛上摊贴，日三度换之。"

"治发背痈疽，疮肿结硬，痛不可忍，神圣膏方：

"木香（一两），雄黄（一两，细研），桂心（一两），赤芍药（一两），当归（一两），人参（一两，去芦头），附子（一两，生，去皮、脐），丁香（一两），白芷（一两），黄芪（一两），没药（一两），芎䓖（一两），防风（一两，去芦头），甘草（一两），沉香（一两），细辛（一两），乳香（一两），白檀香（一两），甘松香（一两），蜡（二两），松脂（一两），垂柳枝（二两），柏枝（三两），黄丹（一斤），清麻油（三斤）。

"右件药，并细锉，先煎油沸，下甘松、檀香、柳、柏枝，以慢火煎半日，色赤黑，滤去，下诸药，文火煎，候白芷色黑，滤出，下蜡、松脂令消，以绵滤过，净拭铛，却下药油，入黄丹，下沸，着火煎，不住手搅，候变色黑，滴安水中如珠子，即膏成，以瓷盒盛。取帛上摊贴，每日早晚换之，取差为度。"

"治灸疮急肿疼痛，抽火毒，吮脓膏方：

"黄芪（半两），白及（一分），白芷（一分），白薇（一分），当归（一分），赤芍药（一分），防风（一分，去芦头），甘草（一分），细辛（一分），嫩桑枝（一分），垂柳枝（细锉，二合），乳香（一分，细研），清麻油（一斤）。

"右件药，除乳香，余并细锉，于铛内，用油浸一宿。以慢火煎柳枝色黄黑，绵滤去滓，澄清，拭铛令净，慢火熬药油，入黄丹，以柳木篦不住手搅，令黄丹色稍黑，取少许滴于水内，捻看得所，入乳香，又搅令匀，倾于不津器内盛。每用，看灸疮大小，以纸上匀摊贴之，每日两度换，仍煎葱汤，用软帛蘸揾熨洗之。"

书中关于黑膏药的熬制工艺已比较成熟，已有炸药、炼药油、过滤、下丹等工艺流程，现代黑膏药熬制方法基本与之相同。书中一些黑膏药的制法十分考究，如"十香膏方"需事先将药在油中浸泡 7 日，"神圣膏方"炼制时药材需先后过滤 3 次，"吮脓膏方"使用时要煎葱汤来洗，等等。而且看膏成有"滴在水中药不散""滴于水中如珠""点于铁上试捻成丸""滴于漆器试看，凝不粘手"等多种方法。并记载了"悬于井底一宿""于净地上安一宿"等去火毒的办法。书中还有一些组成非常繁杂的黑膏药，如"雄黄暖膏药方"组成达 40 余味，除麻油外，还用了猪脂、羊脂、野驼脂等动物油脂。

2.《太平惠民和剂局方》 该书荟萃宋以前历代方剂之精华，收录诸多名方，如至宝丹、牛黄清心丸、苏合香丸、紫雪丹、凉膈散、四物汤、逍遥散等，皆为选药精良、配伍得宜、切于实用而卓有疗效的著名方剂。是一部流传较广、影响较大的临床方书。

书中所收方剂多为散、丸等剂型，膏剂仅 14 方，其中属黑膏药的有"云母膏""万金膏""琥珀膏""神仙太一膏"4 方。

"云母膏，治一切疮肿伤折等病：

"蜀椒（去目及闭口者，微炒出汗，甘）、白芷、没药（研）、赤芍药、肉桂（去粗皮）、当归（各半两），盐花（研，一十四两），麒麟竭（研）、菖蒲、白及、芎䓖、草龙胆、木香、白蔹、防风（去芦、叉）、厚朴（去粗皮，姜汁制）、麝香（研）、桔梗、柴胡（去芦头）、松脂、人参、苍术（泔浸一宿）、黄芩、夜合（用皮）、乳香、附子（去皮、脐）、茯苓（去皮）、高良姜（各半两），硝石（研如粉）、甘草、云母（光明白薄者，研粉，各四两），桑白皮、水银（候膏凝如人体热，以生绢袋盛水银，以手弹如针头大，铺在膏上，谓之养药母）、柏叶（不用近道者）、槐叶、柳枝（各二两），陈皮（一两），清油（四十两），黄丹（细研，一十四两），黄芪（去芦，半两）。

"右除云母、硝石、麒麟竭、没药、麝香、乳香、黄丹、盐花八味别研外，并锉如豆大，用上件清油，于瓷器中浸所锉药七日，以物封闭后，用文火煎，不住手搅，三上火，三下火。每上，候匝匝沸，乃下火，候沸定再上，如此三次，候白芷、附子之类黄色为度，勿令焦黑，以绵或新布绞去滓，却入铛中，再上火熬。后下黄丹与别研药八味，以柳篦不住手搅，直至膏凝，良久色变，再上熬，仍滴少许水中，凝结不黏手为度。先炙一瓷器，热即倾药在内，候如人体温热，弹水银在上，每用膏药，即先刮去水银。治发背，先以败蒲一斤，用水三升，煎五十沸，如人体温，将蒲水洗疮，拭干贴药，一两分为三服，温酒下，未成脓者立瘥。于外贴之，奶痈外贴。瘰疬骨疽，毒穿至骨，用药一两，分作三服，温酒下，甚者即泻出恶物，兼外贴，瘥。肠痈，以药半两分为五服，甘草汤下，未成脓者当时消，已有脓者，随药下脓出，后每日酒下五圆，如梧桐子大，待脓止即住服。风眼，贴两太阳穴。壁镜咬、蜘蛛咬，外贴，留疮口。发脑、发髭鬓、发眉、发耳、脐痈、牙痈、牙疼，并外贴包裹，即当时痛止。箭头所伤，箭头在内，外贴，每日吃少许烂绿豆，箭头自出。虎、豹所伤，先以甘草汤洗，然后贴膏，每日换，不过三次贴。狗、蛇咬，生油下十圆，如梧桐子大，仍须贴外。难产三日不分娩，温酒下一分便生。血运欲死，以姜汁和小便半升，温酒下十圆，死者即返。死胎在腹，以榆白皮汤下半两便生。丈夫本脏气，茴香温酒下一分，每日一服，不过二服瘥。中毒药酒洗袄（一本作中暑毒，取地水），温下一分，每日一服，不过四度，泻出恶物瘥。瘤赘，外贴消之。一切肿疖，外贴立瘥。但有所苦，并皆治之，药到即瘥。已上主疗，只忌羊血，余无所忌。如人收此药防身，以蜡纸裹，不令风干，可三十年不损药力。"

该膏组成药物众多，达 39 味。制作方法复杂，治疗范围十分广泛，从发背、奶痈、瘰疬骨疽、肠痈、发脑、发髭鬓、发眉、发耳、脐痈、牙痈、风眼等痈疽，到壁镜咬、蜘蛛咬等虫咬伤，以及牙疼、箭伤、难产等诸证。用法也很独特，不仅可外贴，还可内服。服用时针对不同病证分别用不同的药引服下，有"温酒下""甘草汤下""榆白皮汤下""茴香温酒下"等。另外，该膏用水银挂衣，较为少见。

"万金膏，治痈疽发背，诸般疮疖，从高坠堕，打扑伤损，脚膝生疮，远年臁疮，五般痔漏，一切恶疮，并皆治之。

"龙骨、鳖甲、苦参、乌贼鱼骨、黄柏、草乌头、黄连、猪牙皂角、黄芩、白蔹、白及、木鳖子仁、当归（洗，焙）、厚朴（去粗皮）、川芎、香白芷、没药（别研）、槐枝、柳枝（并同锉，研，各一分），乳香（别研，一钱），黄丹

（一两半），清麻油（四两，冬月用半斤）。

"右除黄丹外，银、石器中将诸药并油内用慢火煎紫赤色，去药不用，却入黄丹一半放油内，不住手搅，令微黑，更入余黄丹，不住手搅，须是慢火熬令紫黑，滴在水上不散，及不黏手，然后更别入黄丹少许，再熬数沸，如硬时却更入油些少，以不黏手为度。用时量疮大小摊纸上贴之。"

该膏记载了分次下黄丹的工艺，"却入黄丹一半放油内……更入余黄丹……然后更别入黄丹少许"，以及膏药熬老如何调整的办法，"如硬时却更入油少些，以不黏手为度"。

"神仙太一膏，治八发痈疽，一切恶疮软疖，不问年月深远，已成脓未成脓，贴之即效。蛇、虎、蝎、犬、汤火、刀斧所伤，并可内服、外贴。发背，先以温水洗疮，拭干，用帛子摊药贴，仍用水下一粒。血气，木通酒下。赤白带下，当归酒下。咳嗽、喉闭、缠喉风，并绵裹含化。一切风赤眼，贴太阳穴，后用山栀子汤下。打扑伤损，贴药，仍用橘皮汤下。腰膝痛，贴之，盐汤下。唾血，桑白皮汤下。诸漏，先以盐汤洗其诸疮疖，并量大小，以纸摊药贴之，并每服一粒。旋圆樱桃大，以蛤粉为衣，其药可收十年不坏，愈久愈烈，神效不可具述。

"玄参、白芷、川当归（去芦）、肉桂（去粗皮）、大黄、赤芍药、生干地黄（各一两）。

"右锉，用麻油二斤浸，春五日、夏三日、秋七日、冬十日，滤去滓，油熬得所，次下黄丹一斤，以滴油在水中不散为度。"

该膏治疗范围也十分广泛，包括痈疽疮疖、外伤内证等。同时既可内服，又可外贴，而且不同病证需使用不同药引送服，有"木通酒下""当归酒下""山栀子汤下""橘皮汤下""盐汤下""桑白皮汤下"等。后世在该膏基础上变化发展出很多同名方，如"太一膏""太乙膏"等。

3.《圣济总录》 该书所录方剂中，丸、散、膏、丹、酒剂等明显增加，充分反映了宋代重视成药的特点。

《圣济总录》叙例云："膏者，谓摩敷之药。煎者，取其和熟为服食之剂。……以服食者为煎，涂敷者为膏。"解释了膏与煎的区别，即膏为外用膏药，煎为内服膏滋。

书中共有膏煎近700首，多数为内服膏滋，收录的黑膏药较少，有"当归膏方""木通膏方""丁香膏方""神效膏方""败毒膏方"等。

"治一切痈疽发背，溃后肌肉不生，宜用此，排脓生肌。神效膏方：

"当归（二两），白芷（一两半），乳香（三分，细研），松脂（一两），芎劳（一两），白蔹（一两半），绯帛灰（半两，细研），乱发灰（半两，细研），甘草（一两半），黄丹（十两），木鳖子（三十枚，去壳），杏仁（一两，汤浸，去皮尖、双仁），木香（一两半），黄蜡（二两），麻油（二升）。

"右十五味，先取油安铛内，炼令香熟，将八味药细锉，下油中浸一宿，以文火煎白芷色黑赤，滤去滓，下松脂、蜡、乳香、绯帛、发灰等，更煎令消，以绵滤去滓，入铛内，下黄丹，不住手搅，变黑光色，滴在水中为珠子，膏成，用瓷器盛。每用以故帛摊贴，日二易之。"

该膏方判断膏成提到"变黑光色"，与后世提到质量好的黑膏药要乌黑、光亮、细腻的要求完全一致。

4.《外科精要》 《外科精要》是我国最早以"外科"命名的专著。宋代陈自明（字良甫、良父）撰。成书于宋景定四年（1263 年），又名《外科宝鉴》，为外科临床重要参考著作。

书中收录了神异膏、家藏神验血竭膏、清凉膏、碧油膏 4 首黑膏药：

"神异膏：

"露蜂房（蜂儿多者一两），玄参（五钱），蛇蜕（盐水洗，一两），黄丹（水飞，炒，五两），麻油（一斤），乱发（男子者如鸡子大），杏仁（一两）。

"右先将麻油入砂器煎发熔尽，下杏仁更煎黑，入蜂房、蛇蜕仍煎黑，滤去，入黄丹急搅，试软硬得中，即成膏矣。其丹不必拘定前数。凡膏药用日久必老硬，煎时预取嫩膏少许，如硬，量和之。

"愚按：神异膏乃解毒生肌之良剂。若毒既解而肌不生，当治其内，不可泥为有余之症，率用攻伐，以致毒在内者不能发散，在外者不能收敛，其为祸不浅。夫有余者热毒也、虚火也；不足者阴虚也、营气也。疮毒特其形耳。"

该膏对下黄丹的数量没有要求，认为可"不必拘定前数"。对膏药放置时间过长变老变硬的情况，提出了煎时预留嫩膏以中和老膏的办法。

"家藏神验血竭膏：

"当归（酒洗）、白芷、大黄（生用）、黄连、黄柏、木鳖子（去壳）、皂角、杏仁、露蜂房（各一两），乳香、没药、血竭（各三两），乱发（男子者，一两），黄丹（水飞细者，炒、晒），麻油。

"右除乳、没、血竭，余入油煎焦，去渣入发，熔化下丹，将柳枝不住手搅，候软硬得中，入乳香等搅匀，即成膏矣。愚按：血竭膏，取其以毒攻毒也。若瘀恶已去，毒气既消，宜用神效当归膏，以其生肌续筋也。"

"清凉膏：

"治一切疮疡，脓去后用之。

"当归（二两），白芷、白及、木鳖子（去壳）、黄柏、白蔹（去皮）、乳香、白胶（各五钱），黄丹（五两，净），麻油（十二两）。

"右入油煎黑去渣，入黄丹，以槐、柳枝不住顺搅，再煎成膏，下乳香等药。"

"碧油膏：

"止痛排脓，灸后用此。

"桃枝、柳枝、桑枝、槐枝、乳香（另研）、血竭（各五钱，研），黄丹（净，四两）。

"右用麻油十两，煎焦去渣，入丹再煎成膏，入乳香、血竭。

"愚按：前二方药味平易，可用之。"

作者对书中部分方剂加了评按，有对病因病机的论述，有对功效的分析，还有对膏药的选择，这对临床应用颇有助益。

5.《外科精义》《外科精义》为元代齐德之所著。成书于元至元元年（1335年）。上卷为外科医论，共有"论疮肿诊候入式法"等35篇。下卷为方论，收方140首。书中内外治法皆有，内容全面。

书中收载了6个黑膏药，有"十香膏""犀角膏""消毒膏""善应膏""没药膏""万应膏"。

"万应膏（同前所传）：

"治一切疮疡，初生肿焮甚者，无问大小，以膏可肿痕贴之，煎葱白水热淋两炊时，良久再淋，肿消为度。如疮老不能差者，亦收敛聚脓，决然早差。

"黄柏、芍药、白芷、黄芪、木鳖仁、杏仁、当归、白及、生地黄、官桂、玄参（去皮，锉碎）、没药、乳香（以上各五钱，研），白蔹、黄蜡（以上各一两），黄芩、大黄（以上各二两），黄丹（一斤），芝麻油（二斤八两）。

"右件十四味，入油内浸一宿，绝早入砂锅慢火熬，用生柳条搅至申时，以焦褐色出火，去粗渣，又以重绵滤过，入丹再熬，旋滴水中成珠子不散者，出火毒，绝烟，入乳香、没药、黄蜡搅匀，用磁器收贮，于土内埋七日，取出摊用。"

万应膏中提到"出火毒，绝烟"，已认识到膏药炼制时产生的浓烟也是火毒。

6.《普济方》《普济方》是中国历史上最大的方书。明代朱橚与滕硕、刘醇等编辑而成，约成书于明永乐四年（1406 年）。全书共计 1960 论，2175 类，778 法，239 幅插图，载方 61739 首。

书中有膏药门 3 卷，收载膏药 300 余首，其中有黑膏药 200 多首，是记载黑膏药处方最多的中医古籍。

膏药门的总论论述了诸痛痒疮疡、痈肿疽疹、瘤气结核等外科病证的病因病机、症状、区别，最后明确指出膏药的功用，"诸疮之证，或肿或溃，或硬或软，不差者，皆藉以膏剂去臭腐，排恶汁，化死肌，生良肉者，正以此也"。

在膏药门的最后，还列出了"熬膏药法"和"贴膏药法"。

"熬膏药法：

"凡膏药中，鲜有不用黈丹。其货卖者多用硝与盐杂和在内，重秤若干。不飞过而用，反有害。熬药法于后。方始用黈丹即黄丹。先以冷水漂过，去其盐硝水，再用漂再去其水，澄干，微火炒紫赤色，将纸摊在地上，出火毒。秤净用，再研细无声。用乳香、没药须用灯心同于乳钵内研细，不然难为研细。候熬药成膏，提起药铫，仍搅无烟起，去灯心，却下此二味，入油内不住手搅匀。熬药用磁器或铜铁铫盛，油浸药一宿，慢火煎熬，诸药黑色，生绢帛滤去滓，留下一两重药油，复将所滤油于慢火上再熬，却将黄丹入油内，用长条槐柳枝不住手搅，候有微烟起，即提起药铫，就柳条点药油，滴在水中面上，凝结成珠，不散方成膏矣。如油尚散，不成珠，再熬，直待成膏。提起药铫，搅无烟出，却入乳香、没药搅匀，倾出磁器内，将前留下油洗铫，一并收拾器内。用新汲水一日一换，将药器放水内三日出火毒，方可用。如膏药硬，酌量加黄蜡、清油，入膏内搅匀得所。其黄蜡等油，减半用之。故熬膏极难于火候，须耐烦看火紧慢。火猛则药中火发，不特失药性，又燎伤制药人面目。"

此段文字全面论述了黑膏药的熬制工艺流程，详尽明晰，从如何洁净黄丹，如何炮制乳香、没药，到熬膏药时选用器具、炸药、过滤、熬药油、下黄丹、判断膏成、去火毒、膏药熬老处理、火候控制，等等，可谓对黑膏药炼制工艺的全面总结。

"贴膏药法：

"如疮有脓血不净，痂瘢闭碍，须用药水洗净。如法拭干，候片时水气干醒，却用膏贴。贴后有黄水及脓血流出，用纸揩擦，从侧畔出。一日一换膏。黄水脓血上两日一换、或三日一换，至愈。"

"黑膏药的使用方法多在每个处方后直接附上，像这样单独总结出贴膏药方法的还是首次出现。方法中提到使用黑膏药前要清洁患处，贴后有黄水脓血要及时擦掉。换药次数一般一日一次，有黄水脓血的则两三日一换。"

书中比较有特点的黑膏药有：

"神效鬼哭膏：

"治杖疮不疼不发无痕，及治痈疽，远年恶疮肿毒，风寒暑湿，疼不可忍者。

"香油（五斤），柳槐桑杞枝（四两半），苏木、降真节（各四钱），甘草（三钱），防风（二钱），川乌（二钱），草乌（二钱），半夏（二钱），黄柏（一钱半），槐花（二钱），红花（四钱），厚朴（二钱），黄连（五钱），蓖麻（三钱），江子（二钱），牙草（四钱），天花粉（二钱），川楝（二钱），当归须（三钱），川椒（二钱），南星（四钱），五加皮（二钱），杜当归（四钱），穿山甲（二钱），苍术（二钱），白及（二钱），木鳖子（二钱），槟榔（二钱），川芎（二钱），贝母（二钱），白芷（二钱），妇人油头发。

"右将前药同五枝一处入油，熬至药成炭黑色，用铁罩篱捞去滓，离火候稍温，下黄丹三十五两，用槐条搅匀，再入火略滚一两沸，药锅离火，再下乳香、没药、血竭末各一两，搅匀，用生麻布滤入别器内，将麝香一两研，轻粉七钱半在锅内和匀，候经一宿用。"

此膏用铁罩篱捞去滓过滤，比别的黑膏药用绵过滤粗放很多。离火下黄丹后，又再上火沸一两滚，也是比较特别的手法。

"万痊膏：

"治一切疮疡，已溃未溃，脓水不绝，及灸疮久不瘥，敛口生肌。每用粘在铁鎞子上，炭火炙消摊纸上，贴患处，两日一换之。

"乳香、没药（各四钱半，另研），半夏（不锉）、当归、续断、杏仁、桃仁、巴豆（和皮捶碎）、木鳖子仁、芫花、大戟、川芎、熟地黄、芍药、苍术、防风、干姜（生用）、蛇床子、桂（各半两），松枝、桃枝（折者，各二两），乱发（二块，如马球大），澄清芝麻油（十斤）。

"右将药下油内浸七日，慢火煎熬，令铁杓搅至半夏黄黑色为度，竹筛滤去滓，另研血竭三钱半，下油内搅匀，用绵滤在盆器中，澄去滓油，揩锅并杓至净，再用绵滤入锅内。入油每一斤用黄丹五两，准备冬春秋间使用。如夏月用者，使黄丹二三两。用慢柴火烧熬，不住手和令变黑色，微溢住火，至沫下依前用慢火熬，候黑烟出住火，如此二日后，用木炭火养，仍不得暂住手搅，直至摊纸上不溢，硬软得所，盛在磁器内，方欲凝时，用绢子裹水银搭在膏面上。如用时揩去水银，如此不至膏药上面一重干了。每用粘在铁鎞子上，炭火炙消摊纸上。贴患处，两日一换。"

此膏用竹筛过滤，与神效鬼哭膏用铁罩篱捞去滓过滤手法类似。另外也用水银挂衣，而且解释了挂衣的作用是防止膏药表面变干，"如此不至膏药上面一重干了。"

另有一味"万金膏"，可"治痈疽发背，诸般疮疖，从高坠堕，打扑伤损，脚膝生疮，远年臁疮，五般痔漏，一切恶疮。又系专治发背方，神妙不可具言"，用法比较特别，要用热醋布敷在膏上不停熨蒸，最后用贯众汤洗去膏药。

"有初觉或做疮，用牛皮胶熬令稀稠得所如药，化摊在毛头纸上，于初觉处或有做疮处贴。次用软布帕子二条，于酸米醋内煮令热漉出，互相于胶纸上乘热蒸熨，不可令布帕冷。布帕二条，不可一齐漉出，常留一条在醋内煮。候蒸熨得一条冷，却于醋内取热布换，冷帕又入醋内煮，庶几常得热布替换熨蒸，即易见效。若疮痒时，乃是药攻其病。蒸煮直候脓出将尽，即浓煎贯众汤候温，洗去胶纸，次日依前更洗。若尚有脓，又如前法蒸熨，连接数日蒸熨不防，但要疮中脓尽，疮成干掩为度。然后用生肌红玉膏糁在疮上，即以万金膏贴，每日一上或两上。每再蒸熨，并如前先铺胶纸于疮上熨了，亦如前用贯众汤洗去胶纸。"

7.《外科理例》《外科理例》成书于明嘉靖十年（1531年），明代汪机所撰。汪机辑录宋元明医家关于外科痈疽疮疡的论述，并结合自己的临证心得，系统阐述外科病证的病因、病机、治则、治法和方药。全书分医论154门，附方265首。

书中收录了"神异膏""神仙太乙膏""琥珀膏"等黑膏药。

其中"神仙太乙膏"后还附有医案，以证明膏药的良好疗效。

"神仙太乙膏：

"治一切疮毒，不问年月深浅，已未成脓。先以温水洗净，软帛拭干，用绯帛摊贴亦可。丸即用冷水吞下。血气不通，温酒下；赤白带，当归酒下；咳嗽及喉闭，缠喉风，并用绵裹含化；诸风弦赤眼，捏作小饼，贴太阳穴，以山栀汤下；打扑伤损，外贴，内服橘皮汤；腰膝痛，贴患处，盐汤下；唾血，丸以蛤粉为衣，桑白皮汤下；瘰疬，盐汤洗，贴，酒下一丸；妇人经脉不通，甘草汤下。其膏可收十余年不坏，愈久愈烈。一切疥，别炼油少许，和膏涂之。诸虫蛇并汤火刀斧伤，皆可内服外贴。

"玄参、白芷、当归、肉桂、生地黄、大黄、赤芍（各一两）。

"咀，用麻油二斤，入铜锅内煎至黑，滤去渣，入黄丹十二两再煎，滴水中，捻软硬得中，成膏矣。予尝用治疮毒并内痈，有奇效。一妇月经不行，腹结块作痛，贴之经行痛止，愈。此方之妙也。"

此外，汪机在《外科理例》瘰疬篇中提道："大抵此症原属虚损，若不审虚实而犯病禁经禁，鲜有不误。常治先以调经解郁，更以隔蒜灸之多自消。如不消，即以琥珀膏贴之。"肺痈肺痿篇中有"肺痈已破，入风者不治，或用太乙膏"。可见明代膏药已不仅用于外科治疗，还可贴敷治疗部分内科病证。

8.《本草纲目》 明代李时珍所著《本草纲目》完稿于明万历六年（1578年），万历二十一年（1593年）刊行问世。全书共190多万字，载有药物1892种，收集医方11096个，绘制精美插图1160幅，分为16部、60类，是中国古代本草集大成者。

李时珍在《本草纲目》中引用了陶弘景《本草经集注》的合药分剂法，对膏药熬制流程进行了总结，包括浸药、炸药、过滤、下黄丹时机、火候、看膏成、去火毒、细料药后下、拔扯膏药等，并对松脂、黄丹、胡粉、密陀僧这几味制作膏药常用药材的炮制提出了要求。

"时珍曰：凡熬贴痈、疽、风、湿诸病膏者，先以药浸油中三日乃煎之，煎至药枯，以绢滤净，煎热下黄丹或胡粉或密陀僧，三上三下，煎至滴水成珠不散，倾入器中，以水浸三日，去火毒用。若用松脂者，煎至成丝，倾入水中，拔扯数百遍乃止。俱宜谨守火候，勿令太过不及也。其有朱砂、雄黄、龙脑、麝香、血竭、乳香、没药等料者，并待膏成时投之。黄丹、胡粉、密陀僧并须水飞瓦炒过。松脂须炼数遍乃良。"

在这段话中，李时珍提到外贴膏药可以治疗风湿等内科诸病，明确指出了膏药的治疗范围，不仅可治疮疡损伤等外科病证，还可贴敷治疗风湿等部分内科病证。

此外，《本草纲目》中还记载了部分黑膏药的制法及用法，如：

"粉锡"条下引《邵真人方》治黄水脓疮，用"官粉（煅黄）、松香各三钱，黄丹一钱，飞矾二钱，为末，香油二两，熬膏敷之"。

"铅丹"条下引陆氏《积德堂方》治血风臁疮，用"黄丹一两，黄蜡一两，香油五钱，熬膏。先以葱、椒汤洗，贴之"。

9.《外科启玄》 《外科启玄》为明代申拱辰所撰。成书并刊于明万历三十二年（1604年）。共收集内服、外用方剂258首，详列组成、用法，并附随症加减法，以及针灸、外治法等。

书中收录4首黑膏药方：

"膏药方：

"专贴发背诸疮。

"真麻油、清桐油（各半斤），猪毛（三两）；二油煎滚，下猪毛熬化后，下黄丹八两，滴水成珠，去火毒。摊贴神效"。

"膏药方：

"治内外臁疮。

"当归、白芷、黄连、白及、白蔹、黄柏、厚朴、五倍子、雄黄、没药、血竭、海螵蛸、黄丹（飞，各六钱），乳香（二钱半），轻粉（一钱）。

"以上各五钱为末，香油熬熟，调成膏贴之。外用布包定，有脓水去之，常洗。药水内加盐洗之效。"

"隔纸膏：

"治久远臁疮顽疮结毒。

"龙骨（二钱），血竭（五分），轻粉（五分），冰片（一分），阿魏（二分），乳香、没药（各一钱），麝香（一分），黄丹（飞，一两），生芝麻（一合，捣末），香油（三两）。

"先将丹、油、芝麻熬数沸，从下细药，临起方下冰片、麝香搅匀。用甘草煮油纸，两面扎孔贴之效。"

"贴痔乳香膏药方：

"专贴痔漏如神。

"茱萸、白及、白蔹、黄连、黄柏、当归（各二钱）、黄丹（二钱）、乳香（一钱），轻粉（三分），冰片。

"右香油四两，用柳枝煎枯，入药煎枯滤净，再数沸，入黄丹，次乳香、轻粉，搅匀，次入冰片少许，用磁罐收贮。用薄油纸甘草煮之揉攘摊贴，先洗次贴。生肌长肉，止痛甚妙。"

这些黑膏药在使用方法上很有特点，"治内外臁疮"膏药方强调"外用布包定，有脓水去之，常洗。药水内加盐洗之效……"敷料要常洗，用盐水洗伤口，这已意识到外科消毒的重要性。"治久远臁疮顽疮结毒"和"贴痔乳香膏药方"都提到用甘草煮油纸的方法，其中原理尚待考证。

10.《外科正宗》　明代陈实功所著《外科正宗》成书并刊于明万历四十五年（1617年）。书中记载疾病百余种，每病列病理、症状、诊断、治法、验案，最后选列方剂。载外科方药56种，详列药物组成、主治及使用方法。该书集唐至明以来外科外敷内服方药之大成，较全面反映了明代之前中医外科学的成就。

书中载有"加味太乙膏""追风逐湿膏"等多种黑膏药。

"加味太乙膏：

"太乙膏中槐柳枝，元丹魏芍血余宜，大黄木鳖芷轻粉，乳没当归地桂奇。

"治发背痈疽，及一切恶疮，跌打伤损，湿痰流毒，风湿风温，遍身筋骨走注作痛，内伤风郁，心腹胸背攻刺作疼，腿脚酸软，腰膝无力，汤泼火烧，刀伤棒毒，五损内痈，七伤外症，俱贴患处。又男子遗精，妇人白带，俱贴脐下。脏毒肠痈亦可丸服。诸般疮疖，血气癫痒，诸药不止痛痒者，并效。

"肉桂、白芷、当归、元参、赤芍、生地、大黄、土木鳖（各二两），真阿魏（二钱），轻粉（四钱），槐枝、柳枝（各一百段），血余（一两），乳香（净末，五钱），没药（净末，三钱），东丹（四十两）。

"上十味，并槐柳枝，用真麻油秤五斤，将药浸入油内，春五、夏三、秋七、冬十，候日数已毕，入洁净大锅内，慢火熬至药枯浮起为度。住火片时，用布袋滤净药渣，将油秤准足数，将锅刷净，复用细旧绢将油滤入锅内，要清净为美，将血余投下，慢火熬至血余浮起，以柳槐挑看，似膏溶化之象，方算熬熟。净油一斤，将飞过黄丹六两五钱，徐徐投入，火加大些，夏秋亢热，每油一斤，加丹五钱，不住手搅，候锅内先发青烟，后至白烟迭迭旋起，气味香馥者，其膏已成，即便住手，将膏滴入水内。须软硬得中，如老，加熟油，若嫩，加炒丹。每各少许，渐渐加火，务要冬夏老嫩得宜为佳。候烟尽，掇下锅来，方下阿魏，切成薄片，散于膏面上化尽；次下乳、没、轻粉搅匀，倾入水内，以柳棍搂成一块，再换冷水浸片时，乘温，每膏半斤，扯拔百转成块，又换冷水投浸。用时每取小块铜杓内烊化，随便摊贴至妙。"

方中对黑膏药的一些制作工艺提出了明确的要求，如过滤"要清净为美"；下黄丹比例为"净油一斤，将飞过黄丹六两五钱"，夏秋季节天气炎热，"每油一斤，加丹五钱"；判断膏成看"锅内先发青烟，后至白烟迭迭旋起，气味香馥"；膏过老过、嫩调节"如老，加熟油，若嫩，加炒丹"；去火毒"换冷水投浸"。另外，该膏治疗范围较广，从发背痈疽，跌打伤损等外科病证，到湿痰流毒、风湿、风温，甚至遗精、白带等内科病证都可治疗。

"追风逐湿膏：

"逐湿膏中羌独活，川草二乌辛芷术，豨桂麻藤星夏归，大黄甘草同熬入。

"治风寒暑湿相伤，致骨节疼痛，筋挛不能步履，或麻木湿痹等症。

"豨莶草、麻黄、川乌、草乌、海风藤、半夏、南星、羌活、蓖麻子（打碎）、桂枝（各三两）独活、细辛、当归、白芷、苍术、大黄（各二两）。

"以上药各切片，用葱汁、姜汁各二碗拌药先浸一宿。次日用香油半斤，先将药入锅内，慢火煎至葱、姜二汁将干不爆时，方下油与药相煎，渣枯为度，细绢滤清。每油一斤，配飞过炒丹十两为准。将前油入锅内煎滚，至滴水成珠不散，方下黄丹，徐徐搅入，其膏已成；再下碾净松香净末一斤四两，同熬化，取下锅来，将盆顿稳，再下乳香、木香、胡椒、轻粉末各二两，白芥子细末四两，渐入搅匀，倾入钵内盛贮，用时热汤顿化，绫缎摊贴。七日后，诸病可痊，百发百中。"

该膏加黄丹比例较高，"每油一斤，下飞过炒丹十两"，最后还加"松香净末一斤四两"，估计成膏比较老硬。

在其他一些外科类中医古籍中也收载了部分黑膏药，如魏泰《卫济宝书》中的麝香膏，李迅《集验背疽方》中的神异膏，周文采《外科集验方》书中收录了神仙太乙膏、消毒膏、神异膏、万金膏、善应膏、琥珀膏、十香膏等膏药。

综上，这一历史时期黑膏药得到了较大的发展，不仅方剂数量增多，而且治疗范围从痈疽疮疡等外科病证，扩大到风湿、肺痈肠痈、湿痰流毒、风湿风温、遗精白带等内科病证，黑膏药进入了繁荣发展的一个时期。

四、清代

清代是中医学发展的鼎盛时期，是中医外治较为成熟的阶段。清代医家对外科疾病认识水平不断提高，这一时期，学术氛围活跃，部分医家坚持外科不动针刀的理念，坚持内治法，在某种程度上促进了膏药的发展。清代膏药已经成为常见的外治剂型，是治疗外科疾病，尤其是皮肤科疾病的主要疗法。

1.《外科大成》《外科大成》为清代祁坤所撰。成书于清康熙四年（1665年）。共载 358 种外科病证。该书继承和发展了明代陈实功《外科正宗》的学术经验，对外科学理论和临床经验的论述颇多精辟见解，是清代较有影响的外科专著。

书中收载 5 首黑膏药，"亚圣膏""绛珠膏""家传西圣膏方""白龙膏""绛硼膏"，其中比较有特色的是"家传西圣膏方"。

"家传西圣膏方：

"家传西圣膏，治男妇小儿，远年近日，五劳七伤，左瘫右痪，手足麻木，遍身筋骨疼痛，咳嗽痰喘，疟疾痢疾，痞疾走气，遗精白浊，偏坠疝气，寒湿脚气，及妇人经脉不调，赤白带下，血山崩漏，并跌打损伤，一切肿毒瘰疬，顽疮结毒，臭烂，筋骨疼痛不能动履者。贴之悉验。

"当归、川芎、赤芍、生地、熟地、白术、苍术、甘草节、陈皮、半夏、青皮、香附、枳壳、乌药、何首乌、白芷、知母、杏仁、桑皮、金银花、黄连、黄芩、黄柏、大黄、白蒺藜、栀子、柴胡、连翘、薄荷、威灵仙、木通、桃仁、玄参、桔梗、白鲜皮、猪苓、泽泻、前胡、升麻、五加皮、麻黄、牛膝、杜仲、山药、益母草、远志、续断、良姜、藁本、青风藤、茵陈、地榆、防风、荆芥、两头尖、羌活、独活、苦参、天麻、南星、川乌、草乌、文蛤、巴豆仁、芫花（以上各五钱）、细辛、贝母、僵蚕、大枫子、穿山甲（各一两），蜈蚣（二十一条），苍耳头（二十一个），虾蟆（七个），白花蛇、地龙、全蝎、海桐皮、白及、白蔹（各五钱），木鳖子（八两），桃、柳、榆、槐、桑、楝或杏、楮（或椿七枝各三七寸），血余（四两）。

"用真麻油十三斤浸之，春五，夏三，秋七，冬半月。日数毕，入大锅内，慢火煎至药枯，浮起为度，住火片时，用布袋滤净药渣，将油称准，将锅展净，复用细绢滤油入锅内，要清净为美，投血余，慢火熬至血余浮起，以柳棒挑看似膏溶化之象方美，熬熟。每净油一斤，用飞过黄丹六两五钱，徐徐投入，火加大些。夏秋亢热，每油一斤加丹五钱。不住手搅，俟锅内先发青烟，后至白烟，叠叠旋起，气味香馥者，其膏已成。即便住火，将膏滴入水中试软硬得中，如老加熟油，若稀加炒丹少许。渐渐加火，务要冬夏老嫩得所为佳。掇下锅来，搅挨烟尽，下细药搅匀，倾水内，以柳棍搂，成块再换，冷水浸片时，乘温每膏半斤拔扯百转，成块又换冷水投浸。用时，取一块铜杓内溶化摊用，细药开后。

"乳香、没药、血竭（各一两），轻粉（八钱），朝脑（二两），龙骨（二两），赤石脂（二两），海螵蛸（五钱），冰片、麝香（三钱），雄黄（二两），共为末，加入前膏内。

"五劳七伤，遍身筋骨疼痛，腰脚酸软无力，贴膏肓穴、肾俞穴、三里穴。痰喘，气急咳嗽，贴肺俞穴、华盖穴、膻中穴。左瘫右痪，手足麻木，贴肩井穴、曲池穴、三里穴。遗精白浊，赤白带下，经脉不调，血山崩漏，贴阴交穴、开元穴。痢疾水泻，贴丹田穴。疟疾，男贴左臂，女贴右臂。腰疼，贴命门穴。疝气，贴膀胱穴。头风，贴风门穴。心气疼，贴中脘穴。走气疼，贴章门穴。寒湿脚气，贴三里穴。胸腹胀闷，贴中脘穴。噎食转食，亦贴中脘穴。痞疾，先用面作圈，围痞块上，入皮硝两许，纸盖，熨斗熨热去硝，贴膏再熨，出汗至腹内觉热方止。跌打损伤及诸毒诸疮，俱贴患处。

"凡内外诸症，贴之必用热布熨之。疥癣疹癫等症，贴脐熨之，汗出为度。

血瘀痞疾，加阿魏、马齿苋膏各二两，贴之立验（阿魏化腐去滞，须以水顿化，倾入膏内。离火搅之，煎去水气，次下细药）。

"䌷绢摊膏，用鸡子清浆过。布摊膏，用松香、黄蜡涂过。狗皮摊膏，用水洗去硝气。油纸摊膏，用甘草汤或加槐枝煮过摊用。"

此膏治疗范围极广，内外妇儿科无所不治；处方组成极其繁杂，约有近百味中药；熬制工艺讲究，制法详细；用法独特，主要是穴位贴敷，不同病证需贴敷不同穴位，贴后还用热布熨烫。此外，该膏还提到对膏药不同裱褙材料的处理方法，这是其他书中没有出现过的。

2.《医学源流论》《医学源流论》为清代徐大椿（字灵胎，号洄溪道人）所撰，刊于乾隆二十二年（1757年）。全书分为7门，计有医论97篇，内容丰富，论述精辟。

书中"薄贴论"篇对膏药的作用机制进行了论述，认为膏药既可治表，也可治里。并指出膏药针对不同病证时的用量及换药次数应不同。"今所用之膏药，古人谓之薄贴。其用大端有二：一以治表，一以治里。治表者，如呼脓去腐，止痛生肌，并遮风护肉之类。其膏宜轻薄日换，此理人所易知。治里者，或驱风寒，或和气血，或消痰痞，或壮筋骨，其方甚多，药亦随病加减。其膏宜重厚而久贴，此理人难知。"

同时还阐述了膏药通过皮肤毛孔、腠理经络的通道发挥作用，这是为数不多的关于黑膏药理论的记载。"盖人之疾病，由外以入内，其流行于经络脏腑者，必服药乃能驱之。若其病既有定所，在于皮肤筋骨之间，可按而得者，用膏贴之，闭塞其气，使药性从毛孔而入其腠理，通经贯络，或提而出之，或攻而散之，较之服药尤有力，此至妙之法也。故凡病之气聚血结而有形者，薄贴之法为良。"

最后强调炼制黑膏药要认真仔细，"但制膏之法，取药必真，心志必诚，火候必到，方能有效，否则不能奏功"。

3.《串雅内外编》　书中有内服、外用等膏剂，收录的黑膏药较少，有"神仙太乙膏""宁和堂暖脐膏""千里光膏"3首。

"神仙太乙膏"中对膏药用法讲解比较详细，膏后还附了制丹法。

"神仙太乙膏：

"治一切痈疽，疮毒已、未成溃者。如治发背，先以温水洗净，软绢拭干，将膏用红布摊贴。如治瘰疬，用盐汤洗净摊贴。风赤眼，捏作小饼贴太阳穴。腰膝疼痛贴患处。妇人经脉不通、腹痛，贴脐口。一切疥疮，用麻油煎滚和膏涂之。虎犬蛇蝎伤，刀斧伤，亦贴患处。

"元参（一两），白芷（一两），当归（一两），赤芍（一两），肉桂（一两），大黄（一两），生地（一两），麻油二斤，入铜锅内煎至黑，滤去渣，入黄丹十二两，再煎成滴水，手捻软硬得中，即成膏矣。肿毒跌扑疼痛，加乳香、没药。煎油时，应加槐、桃、桑、柳嫩枝各一两。

"（附制丹法：黄丹先炒紫色，倾入缸内，用滚水一桶泡之，再汲凉水满缸，用棒常搅，浸一宿，去水再炒，如前二次，研末令极细，用甘草二两，薄荷、防风、红花各五钱同煎，收干尤妙）。"

"宁和堂暖脐膏"治水泻白痢，注明孕妇忌贴，说明作者已注意到膏药的不适用人群。

"宁和堂暖脐膏：治水泻白痢，神效，孕妇忌贴。香油（一斤，或用麻油），生姜（一斤，切片），黄丹（半斤，飞过，熬膏摊布贴脐上），或用红药丸。"

"千里光膏"先炼千里光为膏，在其他药炸出药油后再一起炼制。

"千里光膏：贴疮疖风癣、杨梅疮毒、鹅掌风等症极效。

"千里光（采茎叶捣汁，砂锅内熬成膏，二两），防风（二两），荆芥（二两），黄柏（二两），金银花（二两），当归（二两），生地（二两），川椒（一两），白芷（一两），大黄（一两），红花（一两），苦参（四两），用麻油浸三日，熬枯黑色，去滓，每油二碗，配千里光膏一碗，再熬，滴水成珠，飞丹收成膏，入乳香、没药各一两，轻粉三钱，槐枝搅匀，收用。"

4.《疡医大全》 《疡医大全》为清代顾世澄所撰。该书成书并刊于清乾隆二十五年（1760年）。该书汇集历代名医言论、古今验方，及顾氏实践心得。全书资料丰富，辨证详尽，施治全面，是现存内容最为丰富的一部中医外证全书。

书中收录黑膏药30余首，有"仙方膏""神应万验膏""救苦膏""五枝膏"等，其中名叫"太乙"的黑膏药就有4个，分别是"太乙膏""神仙太乙膏""新制加味太乙膏""秘传太乙万灵膏"。其中比较有特点的黑膏药有"秘传太乙万灵膏"等。

"秘传太乙万灵膏：

"治一切痈疽发背，七十二般疱疖，三十六种疔毒，无名肿毒，痰核瘰疬，内损骨节，外伤皮肉，手足麻木不仁，流注疼痛，膈前背后吊起刺痛等证。初起贴之，肿消痛止。已溃贴之，脓干肌生，功效如神。

"羌活，草麻仁，蝉蜕，大蜂房，蜈蚣，败龟版，苦参，猪皂角，元参，槐角子，青蒿，过山龙，甘草，半枝莲，荆芥，蕲艾叶，黄芩，仙人掌，川椒，蒲公英，白蔹，龙胆草，防风，忍冬藤，白及，生附子，大黄，石菖蒲，栀子，赤芍药，独活，何首乌，黄芪，蛇床子，桔梗，黑牵牛，漏芦，木鳖子（去壳），肉桂，大枫子，巴豆（去壳），地骨皮，昆布，苍耳子，黄柏，青木香，连翘，鼠粘子，桃仁，白僵蚕，血余，穿山甲，黄连，当归，牛膝，苍术，升麻，蛇蜕，槟榔，槐枝，柳枝，桃枝（各一两）。

"右六十二味咀片，用真麻油十斤浸，春五、夏三、秋四、冬十日，入大铁锅内，熬至烟尽为度，先去粗渣冷定，用大皮纸以针戳眼，滤去细渣，复入净锅内，熬至黑色，滴水成珠不散。每油一斤，入淘过黄丹炒紫色者八两（如无黄丹，用水飞细密陀僧末，八两代之），下丹之时，以柳棍不住手搅匀，离火再下：白芷、天南星、草乌、北细辛、半夏、高良姜、川乌各一两，上七味，俱生研细末，筛入膏内搅匀，冷定，再下后乳极细末：海螵蛸一两、乳香去油、百草霜、没药（去油）、鸡肫皮、血竭、象牙末、雄黄、寒水石、儿茶、白石脂、朱砂、赤石脂、轻粉（各五钱）、青鱼胆、熊胆（各三钱）、甘松、三奈、潮脑、冰片、麝香、琥珀、珍珠、龙骨、水银（各二钱），细末。筛入搅匀，倾入冷水内扯拔，换水浸二日，拔去火毒，然后装磁钵内。临用摊贴。"

此膏药物组成达90余味，治疗痈疽发背、疱疖疔毒、痰核瘰疬、骨节损伤、麻木疼痛等多种外科病证。制作特别之处为用大皮纸戳针眼来过滤，而不是用绢布等纺织品，这是不常用的过滤材质。此外，还提出如无黄丹，用水飞细密陀僧末代替。

"除湿固本膏（袁鼎臣卖三两一张）：

"贴一切风湿，筋骨疼痛，立刻止痛。

"人参（另研）、大熟地、黄芪、五加皮（去粗皮，各五钱），大附子（去皮、脐）、当归、川续断、川牛膝、尺桂（如无，厚桂代，各三钱），杏仁（去皮、尖）、白芷（去梢，各一钱五分）。

"右药同麻油一斤，熬至药枯，滤清去渣，将油复入净锅内，入人参末，文火熬至滴水成珠不散，入炒锅飞黄丹七两收之，倾入水内，拔去火毒，磁罐密贮，临用摊贴。"

该膏用人参入外用药比较少见，故称"袁鼎臣卖三两一张"是有原因的。

5.《急救广生集》 《急救广生集》为清代程鹏程（字南弨，号讥叟）辑纂。成书于清嘉庆八年（1803年）是一部外治法专著。全书共10卷，涉及急症、奇症、杂症、妇儿、外伤等内容。书中共辑录外治方1500余首，据其主治病证分门类编。

书中收录4首黑膏药，"抓癣膏""生肌长肉膏药""时行暑疖""身臂雕青"。

"抓癣膏：

"血余、香油、桐油、生猪脑子（各半斤），桃仁（四两），白蜡（四钱）。

"同下锅内，文武火熬的脑子尽滤去渣，下黄丹（十四两），熬成膏，待温再下胡黄连、白芷、苏木、红花、三棱、莪术（各三钱），归尾、硇砂（各五钱），麝香（一钱五分），各为细末，入前膏内，搅匀收贮，勿令泄气。有块先用皮硝煎水洗患处，次用姜擦，方用绢帛摊贴，后用鞋底炙热熨之，五七十遍，觉内热方可，痞即消缩，其效如神。（《李沧溪方》）"

该膏特别提到贴膏前要"先用皮硝煎水洗患处，次用姜擦，方用绢帛摊贴"，贴后"用鞋底炙热熨之，五七十遍，觉内热方可"。

6.《外科证治全书》 清代许克昌、毕法同辑之《外科证治全书》，成书并刊于清道光十一年（1831年）。书中主要论述痈疽等外科病的辨证论治，以及内景证治、外因杂伤证治等，并附有常用验方。

书中收黑膏药2首，"夹纸膏"和"洞天膏"。

"夹纸膏：

"黄蜡（五两），黄丹（飞）、铅粉（各四两），轻粉、乳香、没药（各五钱），冰片（三分，末），麻油（春夏二两，秋冬三两）。

"上，先将蜡、油煎五、六沸，下没、乳末，再二、三沸，下轻粉，随下丹粉，槐、柳枝搅十余次，取起冷定后，下冰片搅匀，瓶盛浸水中一宿，出火毒。用时先以苦茶洗疮，将膏用薄油纸较患处长阔一倍，以膏摊一面，余一面刺孔数十折束盖膏，以有孔一面，向患处贴，三日一换，三帖即愈"。

该膏贴敷的方法比较特别，先用苦茶洗疮，后将膏药涂油纸后再对折，将纸一面扎孔后贴上，通过小孔将膏药渗透以作用于皮肤。

"洞天膏（七十六）：

"治阳痈疮疖。

"香白芷（四两），木鳖子肉、蓖麻子仁、独活（各三两），大黄（三两），乳香、没药（各二两），老葱（二斤，洗去泥，风干，后入）。

"上用麻油三斤浸药，春秋五日、夏三日、冬七日，用桑火熬至药枯，用绢将药渣沥去，将油复入锅内熬至滴水不散，遂离火。少顷，每油一斤入炒透黄丹（研极细）六两，旋搅旋下，下完搅匀，再慢火熬至滴水成珠，以两手取珠为丸，不粘指为度。离火置阴处，俟退火气以油纸摊用。如作嫩膏则每斤油内入黄丹三两不用六两，熬黑取用。"

该膏记载了"置阴处"的去火毒办法，并有以减少黄丹用量来制作嫩膏的办法。

7.《理瀹骈文》 《理瀹骈文》为清代吴尚先（字师机，晚号潜玉居士、潜玉老人）所撰。成书并刊于清同治三年（1864 年），又名《外治医说》。该书是我国第一部论述膏药的专著。吴氏在综合前人外治理论的基础上，结合自己数十年临床经验，并广泛收集民间经验方，对中医外治法的理论和治疗方法进行了全面的总结。书中引用外治的方剂有 5000 多首，主治范围包括内、外、妇、儿、五官等各科病证。

吴尚先在书中几乎把一切能见的病都用膏药来治疗，还详细论述了膏药的治病原理。同时记述了膏药的应用方法和配制方法，收集了近百种外治方法，而且特别强调他用膏药治疗疾病的疗效，"余初亦未敢谓外治必能得效，逮亲验万人，始知膏药治病无殊汤药，用之得法，其响立应"。将膏药的临证应用推向了高峰。

书中总结了膏药的治病原理，书前许楣序中说到"变汤液而为薄贴，由毫孔以入之内，亦取其气之相中而已"，说明膏药经皮肤吸收发挥作用。膏药治病原理，吴师机认为"一是拔，一是截。凡病所结聚之处，拔之则病自出，无深入内陷之患；病所经由之处，截之则邪自断，无妄行传变之虞"。

吴尚先还善用生、猛、峻、香之药，并强调"膏中用药味，必得通经走络，开窍透骨，拔病外出之品为引。如姜、葱、韭、蒜、白芥子、花椒，以及槐、柳、桑、桃、蓖麻子、凤仙草、轻粉、穿山甲之类，要不可少，不独冰、麝也"。

吴尚先还认识到基质与药物之间的相互关系，认为"膏与药分为二，临症活变在此。有但用膏而不必药者；有竟用药而不必膏者；有膏与药兼用者；有膏自膏，药自药，以相反相济为用者；有膏即药，药即膏，以相佐相益为用者。古人于熬者曰膏，撮者曰药，兹合之而两全。今人混言膏药，兹离之而各妙。"

"膏，纲也。药，目也。膏判上、中、下三焦，五脏六腑，表里、寒热、虚实，以提其纲。药随膏而条分缕析，以为之目。膏有上焦心肺之膏，有中焦脾胃之膏，有下焦肝肾之膏。有专主一脏之膏，脏有清有温。有专主一腑之膏，腑有通有涩。又有通治三焦、通治五脏、通治六腑之膏。又有表里寒热虚实分用之膏，互用之膏，兼用之膏。药则或糁膏内，或敷膏外，或先膏而用洗擦，或后膏而用熏熨。膏以帅药，药以助膏。"

书中"略言"说到："外治之理即内治之理，外治之药亦即内治之药，所异者法耳。"说明外治的理论与内治的理论是一致的，膏药治病，与中医辨证论治的理论一脉相承。

"膏方取法，不外于汤丸。凡汤丸之有效者，皆可熬膏。"说明膏药的组成来源与汤剂、丸剂等一致。

书中还详细记述了膏药熬制时的一些工艺，如用油量，"每干药一斤，约用油三斤或二斤半。鲜药一斤，约用油半斤或一斤"；炸药，"先浸后熬，熬枯后去渣"；炼药油，"将油再炼至滴水成珠，称之，视前油约七折上下"；下黄丹比例，"每净油一斤，下炒黄丹六两收"；膏过老过嫩调节，"盖膏蒸一回则老一回，嫩则尚可加丹，老则枯而无力，且不能黏也"；加皮胶增加膏药黏度，"膏成后，将锅取起，俟稍温以皮胶一二两，醋酒炖化，乘热和入，则膏黏。勿炒珠，炒珠无力也。先以一滴试之，不爆方下"；膏成后须搅拌，"须搅千余遍令匀，愈多愈好"；出火毒，"浸水中出火毒"；存贮，"瓦钵分储，勿使见风"。其中膏药加皮胶以增加黏度这一工艺在别的书中少见。

吴氏自创清阳膏、散阴膏、金仙膏、行水膏等 21 方，诸方之下详述其主治病证、敷贴部位、糁药加减，以及与各种外治法配合应用等内容，颇为后世医家推崇。

书中属黑膏药的有"护岩膏""脾肾双补膏""汪本消痰消核膏"等。

"护岩膏：党参、生黄芪、酒当归、大熟地各一两，川乌、南星各七钱，半夏、陈皮、青皮、川芎、白芍、白术、甘草、羌活、防风、乌药、香附、白芷、枳壳、灵脂、远志、菖蒲、僵蚕、蜂房、木鳖仁、白及、白蔹、五倍、龙骨、牡蛎、延胡醋炒各五钱，生姜、葱白、槐、柳枝各二两，凤仙干者八钱，艾叶四钱，白芥子、花椒各三钱，麻油熬，黄丹收，入木香、官桂、乳香、没药、血竭、儿茶、血余灰末各五钱，枯矾、陈壁土各三钱，赤石脂七钱，牛皮胶二两，酒化开，乘热搅匀。"

"脾肾双补膏：苍术、熟地各一斤，五味、茯苓各半斤，干姜一两，川椒五钱，或用砂仁末，亦可麻油熬，黄丹收，糯米炒，熨腹，助脾运。"

"汪本消痰消核膏，用甘遂、南星、半夏各一两，麻油熬，下麻黄、大戟、僵蚕四钱，白芥子五钱，藤黄六钱，朴硝七钱，黄丹收贴，则皆用控涎法而变通者也。"

因已有膏药炼制方法的总述，因此诸方中制备方法记述较简单，多以"麻油熬，黄丹收"来描述。

8.《外治寿世方》　清代邹存淦所辑纂的《外治寿世方》，成书并刊于清光绪三年（1877年）。书分《外治寿世方初编》和《外治寿世方续编》两部分。初编按病种、人体部位以及妇、儿、急救、杂治分为62门，载方2400余首；续编则以膏丹立目，收外治膏丹约80余种。所治统括内、外、妇、儿等各类疾病，并兼及养生。

书中收录6个黑膏药方，有治阴火上冲方、治背痈方、治赤白浊方、"宁和堂暖脐膏""红缎膏方""催生膏"。

用黑膏药催生是十分罕见的，书中就记载了一例。

"催生膏：

治交骨不开，及各种难产。用大龟（全个）初死者佳，头足血肉俱用，约十两外，如无，用生龟板（一斤）代，以小磨麻油（二斤）熬去渣，炒黄丹（十二两），炒铅粉（四两）收，每用四五钱，皮纸摊贴脐上。

"外用车前子（四钱），川芎、当归（各三钱），冬葵子（二钱），枳壳、白芷、半夏、白蔹（各一钱），研末，麻油、葱汁各一大钟调药，敷于膏外，纸盖布扎，令产妇平身安睡，睡醒即产。盖睡则阴气复，母子皆有力也。"

该膏使用时将黑膏药摊皮纸贴脐上，还另调药膏敷于膏外，用法十分独特。

其他书中的记载还有吴谦等人的《医宗金鉴·外科心法要诀》收录巴膏方、亚圣膏、绛珠膏、五云膏、加味太乙膏，张正《外科医镜》中的灵应膏，凌奂《外科方外奇方》收录有三妙膏、京都硇砂膏、巴鲫膏、大土膏、乌龙膏、加味太乙膏、简易玉红膏等黑膏药方，马文植《外科传薪集》阳和解凝膏至今仍在应用。

综上，这一历史时期黑膏药在临床上得到广泛应用，更有医家对其理论进行了系统的整理，将黑膏药的发展推向了高峰。

第二节　黑膏药制作方法和工艺

黑膏药由简单的只有麻油、黄丹、蜡等基质的简易配方，到组成繁复有基质、有药物的成熟配方，其制作发展过程经历了从简单到复杂这一事物发展的必然历程，工艺条件也从简单的文武火熬制，发展到炸药、熬药油、下丹成膏、去火毒等复杂的工艺流程，这是历代医家不断总结经验，完善制作方法的结果。

一、制作过程

一般情况下，黑膏药的制作过程分为药料提取、熬炼药油、下丹成膏、去火毒、摊涂裱褙材料等几个步骤。

1. 药料提取 药料提取是指将药材先用油炸，炸至表面深褐色，内部焦黄色，滤除药渣，得到药油的过程。

一些不宜油炸的药材，如可溶性或挥发性的药材：乳香、没药、冰片、樟脑等，可先研成细粉，待膏熬成，摊涂前投入已熔化的膏药中混匀。贵重药材如麝香等可先研成细粉，待膏药摊涂后撒布于表面。

早期的黑膏药熬制方法比较粗糙，只是简单的直接熬制，不论是油、药材、还是黄丹，都全部一起下锅熬制，药料提取这个环节并不明显。如晋代《肘后备急方》中的成膏"清麻油十三两，菜油亦得，黄丹七两，二物铁铛文火煎，粗湿柳批篦搅不停，至色黑，加武火，仍以扇扇之，搅不停，烟断绝尽，看渐稠，膏成"。唐代《外台秘要》中的疗发背及一切毒肿方，用"生麻油（六合），黄丹（二两半），地胆（两钱，捣碎，筛），生栗子（四十九枚，取大小中者熬焦，去皮，碎，绢筛），右四味，和于铜器中盛，用炭火重汤煎，候沫溢出"。

唐代《千金翼方》中的赤膏虽然不再把药材一股脑地下锅，分了先后次序，但仍然没有炸药这一过程，"右六味，先极微火煎地黄汁、乌麻脂三分减一，乃下丁香、薰陆香，煎三十沸，乃下黄丹，次下蜡，煎之使消。以匙搅之数千回，下之停凝用之"。

直到宋代《太平圣惠方》中的黑膏药才开始有炸药提取药油这一步骤。如黄丹膏方"右件药，锉碎，先下油脂于锅中，煎令熔，次下药，以文火煎半日"，木通膏方"右件药，细锉，于油内浸三宿，入净铛内，以慢火熬令柳枝黄黑色为度，绵滤去滓澄清"。

在炸药之前，还需先炼油，这样做的目的，可能是先将油温升高，将其中的水分蒸发掉，如《太平圣惠方》雄黄膏方"先取油安铛内，以慢火煎令熟"，抵圣膏方"先于银锅内熬油令沸"，木通膏方"以生麻油二斤，于铛中，文火煎令香"，腽肭脐膏方"先以猪羊驼脂等，于大锅内，文火煎，去清汁，去脂滓，后入麻油，煎令如鱼眼沸"。炼油时间较长的当数《备急千金要方》中的乌麻膏，"以腊日前一日从午，内油铜器中微火煎，至明旦，看油减一分"方可。午时是指中午 11 点到下午 1 点，明旦是指天亮，约为凌晨 5、6 点，也就是说需先将生乌麻油熬制 16～17 个小时。

炸药时药材炸到何种程度才算达到要求，一般用参照物来进行观察。常见的参照物有白芷、柳枝、头发等物，这些参照物未炸前与炸制后的颜色或状态有明显不同，肉眼能比较直观地看出来，是很好的质量控制方法。如《太平圣惠方》通神膏方"候白芷黄黑色",大垂云膏"煎候白芷黄赤色",神圣膏方"候白芷色黑",木通膏方"以慢火熬令柳枝黄黑色为度",露蜂房膏方"煎令发消尽"。宋代《太平惠民和剂局方》所附"指南总论"中"论合和法"云:"凡合膏药……其中有薤白者,以两头微焦黄为度。有白芷、附子者,亦令小黄色也。"

为了提高药材有效成分的提取,某些黑膏药先用油或其他液体浸泡药材,然后再进行炸制。如《太平圣惠方》中的乌膏方"以上药,先以油浸一宿,明旦以文火煎",十香膏方"右件药,先取沉香、檀香、郁金香、甘松香等五味,于油中浸七日",乌犀膏方"右件药,细锉,于净铛内,以油浸药三宿"。

值得注意的是,《太平圣惠方》中还出现了以酒浸泡药材的雄黄膏方,这与现代用有机溶剂事先提取的方法类似,"右件药,锉碎,以酒二升,拌一宿"。另外,还有用其他液体浸泡的,如《外科正宗》中的追风逐湿膏,"以上药各切片,用葱汁、姜汁各二碗拌药先浸一宿"。

制备黑膏药需要事先用油或其他液体浸泡药材,药材浸泡时间在不同的季节有不同的要求,一般都是夏天时间较短,冬天时间稍长,春秋季介于二者之间。如《太平惠民和剂局方》中的神仙太一膏,"用麻油二斤浸,春五日、夏三日、秋七日、冬十日",《外科大成》中的家传西圣膏方,"用真麻油十三斤浸之,春五,夏三,秋七,冬半月",《疡医大全》中的秘传太乙万灵膏,"右六十二味咀片,用真麻油十斤浸,春五、夏三,秋四、冬十日",《外科证治全书》中的洞天膏,"上用麻油三斤浸药,春秋五日、夏三日、冬七日"。

2. 熬炼药油 熬炼药油是指将去渣后的药油继续加热,使油脂在高温条件下氧化、聚合、增稠,以适应制膏要求。一般需炼至"滴水成珠"的程度。检查炼油程度时,可取药油少许,滴于水中,能聚结成珠而不散为度。熬炼过"老"则制成的膏药松脆、黏着力小,贴于皮肤时易脱落;如太"嫩"则制成的膏药质软,贴于皮肤后容易移动。

早期的黑膏药制备方法中没有明确提出药材熬制要过滤,如前所述《千金翼方》赤膏、《外台秘要》疗发背及一切毒肿方和《外台秘要》乌膏,均直接将药渣留在膏药中。较早明确提出膏药制备过程中要过滤的为《太平圣惠方》一书,如黄丹膏方"候香熟,以绵滤去滓,都入药油于锅中",在雄黄膏方中还提到要过滤两次,"煎白鼓赤黑色,滤去药,下蜡候熔,以绵滤过"。对过滤提出具体要求的有明代《外科正宗》,书中的加味太乙膏,描述"住火片时,用布袋滤净药渣,将油秤准足数,将锅刷净,复用细旧绢将油滤入锅内,要清净为美"。清代《外科方外奇方》中的三妙膏也提到"入锅务要清洁为美"。

黑膏药中的"药油"一词，较早见于宋代《太平圣惠方》，如黄丹膏方"以绵滤去滓，都入药油于锅中"，琥珀膏方"绵滤去滓澄清，却于铛内慢火熬药油"，麒麟竭膏"以绵滤去滓，拭铛令净，却下药油，以慢火熬"。

3. 下丹成膏

（1）下黄丹方式：下丹是指在炼成的药油中加入黄丹，发生化学反应生成脂肪酸铅盐的过程。药油加热至 320℃ 左右，徐徐加入黄丹，边加边搅拌，保证丹与油充分反应，进而成为黑褐色的稠厚液体。为检查膏药的老、嫩程度，可取少量样品滴于水中，数秒钟后取出。用手指拉之带丝不断表示太嫩，拉之发脆表示过老。膏柔软而不黏手，表示老嫩适宜。

黑膏药熬炼药油后即下黄丹，下黄丹的方式不尽相同，一般分为火上下丹法和离火下丹法两种。所谓火上下丹法，是指药油稍经熬炼便下黄丹，油丹反应过程中油锅一直置火上加热，待膏成后才离火。所谓离火下丹法，是指药油熬到一定程度后，油锅立即离火，然后下黄丹成膏。

古籍中记载的黑膏药多用火上下丹法。早期的《肘后备急方》成膏用清麻油与黄丹同煎，《外台秘要》疗发背及一切毒肿方中生麻油、黄丹、地胆、生栗子同煎，《备急千金要方》乌麻膏"看油减一分，下黄丹消尽"，《千金翼方》赤膏"先极微火煎地黄汁、乌麻脂三分减一，乃下丁香、薰陆香，煎三十沸，乃下黄丹"，应该都是火上下丹。只有《外台秘要》乌膏"先空煎油三分减一，停待冷，次内黄丹"，说的是离火下丹。

到宋代《太平圣惠方》中 60 多个黑膏药方，大部分是火上下丹，如抵圣膏方"先于银锅内熬油令沸，下丹，以柳木篦搅"，大垂云膏方"以绵滤过，拭铛令净，再煎下丹"，乌膏方"黄丹（七两，炒令紫色）右入前油中煎，以柳木篦不住手搅"，黑金膏方"以慢火熬药，入黄丹，用柳木篦不住手搅"。

还有部分黑膏药熬制时下黄丹这一步骤在熬好的药油过滤药渣之后，没有明确说明是火上下丹还是离火下丹，如木通膏方"以绵滤去滓，下黄丹及羊脂"，垂云膏方"绵滤去滓，油都安铛内，下黄丹，搅勿住手"，黄丹膏方"以绵滤去滓，都入药油于锅中，纳黄丹，不住手搅令匀"。

另有部分黑膏药下丹之后再加热，如神圣膏方"却下药油，入黄丹，下沸，着火煎，不住手搅"，乌犀膏方"绵滤去滓，拭铛令净，都倾铛内，下黄丹，文火上煎，不住手以柳篦搅"，雄黄膏方"以绵滤过，拭铛令净，都倾入铛内，下黄丹于火上煎"。

只有少数黑膏药明确记载采用离火下丹法，如《外科传薪集》阳和解凝膏"隔宿油冷，见过斤两，每斤油加炒黄丹七两，搅匀"，《外科集验方》神异膏"复入清油在铫内，乘冷投黄丹急搅片时"，《疡医大全》神应万验膏"取起冷定，用夏布滤去渣，再入净锅内，称准每油二两，入炒过黄丹一两"。

离火下丹法虽然曾在早期出现过，但在实际应用中使用较少，多数黑膏药还是采用火上下丹法。

《太平惠民和剂局方》万金膏提出了分次下黄丹的办法，此举可能是为了更好地观察膏药的老嫩程度，随时调节，"右除黄丹外，银、石器中将诸药并油内用慢火煎紫赤色，去药不用，却入黄丹一半放油内，不住手搅，令微黑，更入余黄丹，不住手搅，须是慢火熬令紫黑，滴在水上不散，及不黏手，然后更别入黄丹少许，再熬数沸，如硬时却更入油些少，以不黏手为度。"

（2）下黄丹比例：黑膏药熬炼过程中下黄丹是很重要的步骤，下多少黄丹合适是关系到膏药成败的关键。现代黑膏药制作工艺中一般下黄丹用量为用油量的 1/3 到 1/2。

古籍记载中的黑膏药作为方剂的一种，一般都有明确的剂量要求，如《肘后备急方》"清麻油十三两，菜油亦得，黄丹七两"，《备急千金要方》"生乌麻油（一斤），黄丹（四两）"，《外台秘要》"生麻油（六合），黄丹（二两半）"，可据此估算出黄丹与油的比例，约在 1/4 到 1/2。

有的古籍中没有明确指出下黄丹的量，而是根据经验添加，如《集验背疽方》神异膏"徐徐下黄丹，不拘多少，得中为度"。

明确提出油丹比例是黑膏药熬制技术的进步，是制作经验的总结升华。较早提出油丹比例的是明代陈实功的《外科正宗》，他在书中的加味太乙膏处提到"净油一斤，将飞过黄丹六两五钱，徐徐投入，火加大些，夏秋亢热，每油一斤，加丹五钱"，追风逐湿膏"每油一斤，配飞过炒丹十两为准"。一本书中出现两个不同的油丹比例，可见这个比例是不固定的，可能随膏药的组成、功用、季节不同而调整。

此外，其他古籍中也有明确提出油丹比例的，如《外科大成》亚圣膏"每净油一斤，入黄丹七两"，《医宗金鉴·外科心法要诀》巴膏方"每油一斤，入黄丹六两"，《外科传薪集》阳和解凝膏"每斤油加炒黄丹七两"，《疡医大全》仙方膏"每油一斤，下飞过黄丹八两为则"，神应万验膏"称准每油二两，入炒过黄丹一两"，《外科证治全书》洞天膏"如作嫩膏，则每斤油内入黄丹三两不用六两"。按古代一斤十六两折算，油丹比例最少的约在 1/5（作嫩膏），多数在

1/3 至 1/2。

（3）如何判断膏成：下黄丹后看锅中药油变稠变色，膏药基本熬制完成。

早期的膏药判断膏成的办法不尽相同，如《肘后备急方》成膏"烟断绝尽，看渐稠，膏成"，《备急千金要方》乌麻膏"下黄丹消尽，下蜡令沫消，药成"，《外台秘要》乌膏"看膏稍稠，即以点铁物上试之，斟酌硬软适中，乃罢"。

从宋代《太平圣惠方》开始，膏成的标准几乎都是以膏药滴水成珠或不污手、不粘手为标准。如《太平圣惠方》雄黄膏方"候变色黑，搅滴于水内为珠子，膏成也"，另一雄黄膏方则为"有油泡子飞，即膏成"，薤白膏方"待油力尽，滴于水内成珠子，看不污人手，即停火"，《太平惠民和剂局方》云母膏"良久色变，再上熬，仍滴少许水中，凝结不黏手为度"。

根据 2020 年版《中国药典》中药膏药质量的判断标准，合格的膏药应满足以下要求：膏药的膏体应油润细腻、光亮、老嫩适度、摊涂均匀、无飞边缺口，加温后能粘贴于皮肤上且不移动。黑膏药应乌黑、无红斑。白膏药应无白点。

黑膏药熬制后应老嫩适宜，贴在皮肤上要有适宜的黏性，不移位。黑膏药过老或过嫩都是熬制失败的表现。所谓"老"，是膏药太硬太脆，黏着力小，贴于皮肤时易脱落。所谓"嫩"，是膏药太软太粘，贴在皮肤上容易移动。

为检查膏药的老、嫩程度，可取少量样品滴于水中，数秒钟后取出。用手指拉之带丝不断表示太嫩，拉之发脆表示过老。膏柔软而不粘手，表示老嫩适宜。

现代可以用软化点测定仪测定结果作为膏药老嫩程度的参考标准，但在古代，全靠肉眼及经验判断，多用"软硬得所"来形容膏药的老嫩适宜程度。如《太平圣惠方》黄丹膏方"软硬得所，用瓷盒盛"，通神膏方"不住手搅，稀稠得所，滴在水中，药不散，即膏成"，垂云膏方"时时点于铁上，试捻成圆，即药成"，乌膏方"不停手搅，时时滴少许漆器上，试看，凝不粘手，去火"，木通膏方"时时点于铁上，试看凝如饧，去火"。

唐代《外台秘要》中的乌膏，方中除麻油及黄丹外，还有熏陆香及丁香，长时间煎炼，又加松脂及蜡等，按现在的说法，是膏质过硬（老）。作为对比，唐代《千金翼方》中的赤膏，由于黄丹与油未充分皂化，故呈"赤"色，即含有过多未变化的铅丹，属于膏质过"嫩"。

造成膏老、膏嫩的原因，可能是药油熬制时间与油丹比例不合适。

黑膏药过老其主要原因是药油熬得太过，如熬油时火太大或时间太长，一般情况下要随时调整火的大小，要使油温稳定上升。

膏药过嫩一个是油丹比例不对，如《外科证治全书》洞天膏"如作嫩膏，则每斤油内入黄丹三两不用六两"。可见黄丹量少则容易造成膏嫩。再一个是药油熬得太嫩，熬的时间不够，油温太低，没有达到滴水成珠的最佳境界。

膏药如果熬制不当，造成过老或过嫩，需要进行调节。一般膏过老会加油，或蜡，或嫩膏来调节。如膏过嫩则可加黄丹进行调节。如《外科集验方》中的善应膏"如膏药硬，约量加黄蜡、清油入膏内，搅匀得所"，《外科正宗》加味太乙膏"如老，加熟油，若嫩，加炒丹。每各少许，渐渐加火，务要冬夏老嫩得宜为佳。"如果膏药放置时间过长变老硬，也可加嫩膏调节，如《外科精要》中的神异膏"凡膏药用日久必老硬，煎时预取嫩膏少许，如硬，量和之"。

因季节不同，黑膏药的老嫩程度需要略作调整，如《疡医大全》新制加味太乙膏明确提出"夏月宜略老些，冬天宜略嫩些"，《外科选要》乳香膏"秋冬欲软，春夏欲坚"。可能是因夏季气温高，黑膏药略老遇热也可软化；冬季气温低，黑膏药略嫩遇冷会变硬。

4. 去火毒　现代研究认为，油丹化合制成的膏药若直接应用，会对身体局部产生刺激，轻者出现红斑、瘙痒，重者发疱、溃疡，产生这种刺激反应俗称"火毒"，亦可视为经熬炼后膏药的"燥性"。因此将炼成的膏药徐徐倾入冷水中并不断搅拌，待冷却凝结，取出反复揉搓，制成团块，在冷水中浸泡以去净"火毒"。所谓"火毒"，很可能是膏药在高温时氧化和分解生成的具刺激性的低分子产物，如醛、酮、低级脂肪酸铅盐等。这些物质中一部分能溶解于水，化学稳定性差，或有挥发性，故用水洗、水中浸泡或长期放于阴凉处的办法可清除掉。

古代医家认识到用火煅炼过的金石类药材需要去火毒，用火炒过的药材也需要去火毒，因此，经高温熬制的黑膏药也须去火毒。历史上，火毒最早是在炼丹术中提出来的，如《太平圣惠方》"丹药序"中的丹药，基本上都要求去火毒，"阴阳既合于运行，水火宜专于信候，遂能去其火毒，全彼至和"。散在其他卷的丹方中也有少量要求去火毒。

明代佚名氏所著《异授眼科》"合药法"中提到"务将各药料预先研细，称定包好，煎定膏子，各用器盛定，无一不备，方将各末子称准，并在一处，重筛去粗末，次将熟蜜入器内，次称膏子入蜜化匀，次入细药搅匀得所，方下黄丹、麝香，收定，连器下窖出火毒，然后入磁罐收用，愈久愈佳。若骤用，则火猛耳"。

黑膏药去火毒的处理，多用放置在冷水中或井中、地坑中等阴凉之处，或长时间放置。

用水洗的办法去火毒的如《外台秘要》疗发背及一切毒肿方，需"安铜器冷水中"，《疡医大全》秘传太乙万灵膏"换水浸二日，拔去火毒"，除湿固本膏"倾入水内，拔去火毒"，《外科集验方》神异膏"膏药熬成了，须连所盛瓷器置净水中，出火毒一昼夜，歇三日方可用"，善应膏"用新汲水一日一换，将药器坐放水内三日，出火毒方可用之"，《外科选要》乳香膏"倾在水中出火毒"，《外科证治全书》夹纸膏"瓶盛浸水中一宿，出火毒"。

用放置在阴凉地方去火毒的如《太平圣惠方》通神膏方"即膏成，以瓷盒盛，密封闭，悬于井底一宿，时出火毒"，抵圣膏方"于地坑内出火毒一宿"，排脓止痛膏方"即于净地上安一宿，以物盖，出火毒"，《外科精义》没药膏"磁盒内盛，放地上，以盆合一宿出火毒"，《疡医大全》神应万验膏将膏"埋土内五日，去火毒"，神仙太乙膏"掘窖埋土中出火毒三日，任用"，《外科集验方》神仙太乙膏"掘窖子埋阴树下，以土覆三日出火毒"，《外科方外奇方》大土膏"收贮埋地下三日出火毒"。

需要注意的是，药油下黄丹后继续熬炼时，发生复杂的化学反应，虽然主要是皂化成油酸铅，强烈皂化反应的同时，还会产生大量刺激性气体，即油丹化合时产生的大量浓烟，这些浓烟也是"火毒"。对这些浓烟的水溶液进行检测，发现呈弱酸性，主要是丙烯酸、丙烯醛等及其分解物，这些成分是产生刺激性的主要因素之一。因此，在制备黑膏药时应去尽烟气。对此，我国最早记载熬炼黑膏药的《肘后备急方》成膏中就有"粗湿柳批篦搅不停，至色黑，加武火，仍以扇扇之，搅不停，烟断绝尽，看渐稠，膏成"，《外科精义》万应膏也有"出火毒，绝烟"，这说明古代制膏药时就已认识到去尽烟气的重要性。

5. 细料药后下　黑膏药去"火毒"后，或住火后，一些挥发性或贵重药材如麝香、冰片、雄黄等粉末状药材再加入，并搅拌均匀，然后涂于裱褙材料上，于干燥阴凉处贮存。

宋代《太平惠民和剂局方·指南总论·论合和法》有云："膏中用雄黄、朱砂、麝香、乳香、铅丹之辈，皆别研如粉，候膏毕乃可投中，以物疾搅，至于凝强，勿使沉聚在下不调。有水银、胡粉者，于膏中研令极细。"

明代《炮炙大法·用药凡例》也有记载："凡膏中有雄黄、朱砂辈，皆当令研如面，俟膏毕乃投入，以物杖搅之，不尔沉聚在下，不匀也。"

以上是对黑膏药制剂经验的总结凝练，而其他古籍中也有部分散在的关于摊涂膏药时后下挥发性或贵重药材的记载，如《太平圣惠方》中的雄黄膏方，

"即膏成，入雄黄、麝香搅令匀，安瓷盒内盛"，《外科启玄》中的隔纸膏，"先将丹、油、芝麻熬数沸，从下细药，临起方下冰片、麝香搅匀"，《疡医大全》脚针膏"冷定下麝末摊贴"，《外科证治全书》夹纸膏"取起冷定后，下冰片搅匀"，阳和解凝膏"将油锅移冷灶上，下后药末，制乳香末，制没药末（各二两），麝香末（一两），苏合油（四两），上将三味研极细，同药合油入膏熔化搅匀"。

6. 扯拔膏药　膏药制成后，有的可直接装瓶贮藏，有的还要经过扯拔。《外科正宗》加味太乙膏，"乘温，每膏半斤，扯拔百转成块，又换冷水投浸"，《医宗金鉴·外科心法要诀》巴膏方，"用凉水一盆，将膏药倾入水内，用手扯药千余遍，换水数次，拔去火气，磁罐收贮"，《疡医大全》神应万验膏需将膏药"坐冷水中，稍凉取起，用水湿手扯捻百下，使各药和匀"。这样做可以判断膏药熬制是否合适，同时增加了接触水的面积，增加去火毒的效力。

7. 特殊处理　古籍中还记载了一些特殊的膏药制法。

如宋代《太平惠民和剂局方》"云母膏"组成药物水银后有小字"候膏凝如人体热，以生绢袋盛水银，以手弹如针头大，铺在膏上，谓之养药母"，使用时"每用膏药，即先刮去水银"。一般膏药不须挂衣，而用水银挂衣更是罕见。直至200多年后明代《普济方》"万疰膏"也用"绢子裹水银搭在膏面上，如用时揩去水银，如此不至膏药上面一重干了"，解释了水银挂衣的理由。

有部分可内服的黑膏药，还可像丸剂一样挂衣，或以蜡纸包裹以便长期保存，如《太平惠民和剂局方》神仙太一膏"旋圆樱桃大，以蛤粉为衣，其药可收十年不坏，愈久愈烈，神效不可具述"。云母膏"如人收此药防身，以蜡纸裹，不令风干，可三十年不损药力"。

二、基质

黑膏药的基质主要是植物油和铅丹，有的还添加了蜡或松脂作为赋形剂。

1. 油

（1）关于麻油：膏药熬制所用的植物油，多数为麻油，即今天所说的香油。古籍中称其为"清麻油"（《肘后备急方》成膏）、"生乌麻油"（《备急千金要方》乌麻膏）、"生麻油"（《外台秘要》疗发背及一切毒肿方）、"麻油"（《太平圣惠方》黄丹膏方）、"清油"（《太平圣惠方》雄黄膏方）、"清芝麻油"（《外科精义》十香膏）、"芝麻油"（《外科精义》消毒膏）、"香油"（《外科集验方》善应膏）、"真麻油"（《外科理例》臁疮方）、"真香油"（《疡医大全》克坚膏）、"大磨真麻油"(《疡医大全》仙方膏)、"小磨麻油"(《外治寿世方》催生膏)等。

熬制黑膏药也有少数使用菜油(《肘后备急方》成膏)、清桐油(《外科启玄》膏药方)、大麻油(《外科传薪集》贴散膏方)的。另外还有用"陈油"(《太平圣惠方》抵圣膏方)的,推测可能是时间较长的油类。

《本草纲目》记载,胡麻油"气味:甘,微寒,无毒。主治:利大肠,产妇胞衣不落。生油摩肿,生秃发(别录)。去头面游风(孙思邈)。主天行热闷,肠内结热。服一合,取利为度(藏器)。主喑哑,杀五黄,下三焦热毒气,通大小肠,治蛔心痛。傅一切恶疮疥癣,杀一切虫。取一合,和鸡子两颗,芒硝一两,搅服。少时,即泻下热毒,甚良(孟诜)。陈油:煎膏,生肌长肉止痛,消痈肿,补皮裂(日华)。治痈疽热病(苏颂)。解热毒、食毒、虫毒,杀诸虫蝼蚁(时珍)"。

李时珍认为胡麻油"但生用之,有润燥解毒、止痛消肿之功"。

麻油本身就是一味中药,具有治疗疮肿痈疽等外科疾病的作用,尤其在《本草纲目》引《日华子本草》中记载其"煎膏"后可"生肌长肉止痛,消痈肿,补皮裂",这与黑膏药的某些治疗作用完全一致,可见用麻油作基质是有一定道理的。

现代研究认为,黑膏药熬制应选用质地纯净、沸点低、熬炼时泡沫少、制成品软化点及黏着力适当的植物油。以麻油为最好,其制成品外观光润。其他棉子油、豆油、菜油、花生油、混合油等亦可以应用,但一般较容易产生泡沫。这与古代医家经过多年实践总结出来宝贵经验十分吻合。

(2)膏药用油从动物油向植物油的演变:早期的膏药选用的基质多数为动物类油脂,如前所述的《山海经》中的"豲羊脂",《五十二病方》中的"彘膏""豹膏""蛇膏""牛脂""羖脂""豕膏"等,《武威汉代医简》中的"贲猪肪",《黄帝内经》中的"豕膏""马膏",均为动物油脂。

直到晋代葛洪《肘后备急方》才出现了使用植物油"麻油"制作膏药的记录,如疗疮方"以生麻油总稀稠得所",耳卒痛,痛不可忍求死者"菖蒲,附子各一分,末,和乌麻油炼,点耳中,则立止"。刘禹锡《传信方》治蚰蜒入耳"以麻油作煎饼枕卧,须臾蚰蜒自出而差",生眉毛"用七月乌麻花阴干为末,生乌麻油浸,每夜敷之",蜈蚣啮人方"乌麻油和胡粉敷上",以及最早的黑膏药——成膏,"清麻油十三两,菜油亦得",以植物油熬制黑膏药的历史拉开了序幕。

南北朝时《刘涓子鬼遗方》中膏药所用基质仍以猪脂为主,部分膏药强调要用腊月猪脂，如鸥脂膏方"以腊月猪脂二升二合，微火煎一沸一下……"水银膏方"以腊月猪脂七合和，并水银搅令调……"可能是因为腊月猪脂含水分少，质量较好，不容易酸败变质的原因。书中尚无用植物油为基质的记载。

唐代《备急千金要方》中甲煎唇脂和摩膏、生发膏等已开始应用麻油作基质，如治唇裂口臭方"又以酒水各一升浸一宿，明旦内于一斗五升乌麻油中，微火煎之"，治头中二十种病，头眩，发秃落，面中风膏摩方"如非十二月合，则用生乌麻油和涂头皮"，生发膏方用"胡麻油（一升）"。书中唯一的黑膏药乌麻膏即用"生乌麻油（一斤）"熬制。《千金翼方》中除黑膏药赤膏用"生乌麻脂"外，还有丹参膏"以苦酒五升，麻油七升，合煎苦酒尽，去滓。用猪脂煎成膏……"

唐代《外台秘要》除疗发背及一切毒肿方用"生麻油（六合）"，乌膏用"乌麻油（一升，生，清者）"外，还有水银膏方"用麻油一斤，蜡二两，先煎苦参、细辛"，皯疱面内外疗方又方"牛脂（一升），鹅脂（一升），羊脂（五合），麻油（二合）"等膏药都用到麻油。

从晋代至唐代的方剂组成分析，这一时期应为动物油与植物油混用的过渡时期。

至宋代，《太平圣惠方》中60多个黑膏药组成中，绝大多数使用植物油，极少数在使用植物油的同时也加上了动物油，如黄丹膏方加猪脂，连翘膏方加猪脂和羊脂，生肌膏方加羊肾脂，麝香膏方加黄犬脂，雄黄暖膏药方加猪脂、羊脂和野驼脂等。《太平惠民和剂局方》中的黑膏药已全部为植物油，没有掺杂动物油。《圣济总录》中的黑膏药也是单纯使用植物油，没有动物油。

到明代，《外科精要》中黑膏药也全是植物油，只有《外科精义》十香膏中除清芝麻油外，还使用了真酥、猪脂和羊肾脂，其他古籍中记载的黑膏药也几乎不再混用植物油和动物油。

至此，植物油基本取代动物油成为黑膏药的基质用油。

黑膏药基质用油从动物油向植物油转化，可能有以下两方面的原因：

1）动物油容易变质，不适合黑膏药的长期保存。猪油本是很好的基质，《本草纲目》中记载猪油的相关性味功效有：

"脂膏：

"〔修治〕〔时珍曰〕凡凝者为肪为脂，释者为膏为油，腊月炼净收用。〔恭曰〕十二月上亥日，取入新瓶，埋亥地百日用之，名膈脂。每升入鸡子白十四枚，更良。〔弘景曰〕勿令中水，腊月者历年不坏。项下膏谓之负革肪，入道家炼五金用。

"［气味］甘，微寒，无毒。反乌梅、梅子。

"［主治］煎膏药，解斑蝥、芫青毒（别录）。解地胆、亭长、野葛、硫黄毒，诸肝毒，利肠胃，通小便，除五疸水肿，生毛发（时珍）。破冷结，散宿血（孙思邈）。利血脉，散风热，润肺。入膏药，主诸疮（苏颂）。杀虫，治皮肤风，涂恶疮（日华）。治痈疽（苏恭）。悦皮肤。作手膏，不皲裂（陶弘景）。胎产衣不下，以酒多服，佳（徐之才）。鬓膏：生发悦面（别录）。"

苏颂在《图经本草》中提到"肪膏，主诸恶疮，利血脉，解风热，润肺。入膏药，宜腊月亥日取之。"

这些都说明猪油在早期膏药中被广泛使用是有道理的，因为具有无刺激性、易为表皮吸收的优点。但其缺点在于不宜久贮，易变质分解、酸败而产生异臭。其酸性产物对创面会产生不良刺激，妨碍愈合。古人显然是鉴于"酸败"这一问题，从而改进膏药基质的。

而麻油性质稳定，药性清凉，具有消炎止痛、滋润肌肤的作用。麻油因为具有这些猪油没有的优势，所以在膏药的发展过程中逐渐取代猪油，成为基质的主要用油。

2）与中国古代榨油技术的发展有关。在古代，动物油是人们食用、照明、润滑等的主要来源。如《周礼·天官冢宰》记载："凡用禽献，春行羔豚，膳膏香；夏行腒鱐，膳膏臊；秋行犊麛，膳膏腥；冬行鲜羽，膳膏膻。"这里规定了四季献给天子的禽兽及烹饪用油。现代注解"膏香"为牛油，"膏臊"为狗油，"膏腥"为猪油，"膏膻"为羊油，均为动物油脂。1968 年从河北省满城县西汉中山靖王刘胜之妻窦绾墓出土的长信宫灯，专家根据出土的灯罩上的残留蜡状物，推测宫灯内燃烧的的物质也是动物油脂。

在汉代以前，植物油在饮食、照明中应用较少。虽然植物油料作物在我国有很长的种植历史，品种也很丰富。比如大豆，古代叫作菽，春秋时期已被列为五谷之一，但那时这些作物主要是作为粮食、蔬菜食用的，真正用来做榨油原料的，大概在汉朝才出现。

最开始用来榨油的原料也不是大豆，而是芝麻。汉武帝时期，张骞出使西域，给中原地区带回了很多西域的农作物种子：葡萄、苜蓿、石榴、芝麻等。芝麻因为是张骞从西域胡地带回的，所以芝麻最早叫"胡麻"。在汉时已被用于榨油，所生产的油叫"麻油"或"胡麻油"。

宋代是我国古代科技发展的一个高峰，榨油技术在这一时期也得到了长足发展，用于榨油的油料作物开始增多。北宋庄绰在《鸡肋编》里记载："油，通四方可食与然者，惟胡麻为上，俗呼脂麻。……而河东食大麻油……陕西又食杏仁、红蓝花子、蔓菁子油……山东亦以苍耳子作油……颖州亦食鱼油……"

第一次记录了榨油器具的是元代王祯所著的《东鲁王氏农书》。在这本书里有一章节《油榨》，详细记录了油榨车的结构和使用方法。"油榨，取油具也。用坚大四木，各围可五尺，长可丈余，叠作卧枋于地。……傍用击楔，或上用压梁，得油甚速。"

明代是我国古代科技发展的一个高峰，问世于 1637 年的《天工开物》，是我国第一部关于农业和手工业生产的综合性著作。书中《膏液》篇详细地介绍了十余种油料作物的出油率、油品的性状及优劣排名。"凡胡麻与蓖麻子、樟树子，每石得油四十斤。莱菔子每石得油二十七斤（甘美异常，益人五脏）。芸苔子每石得油三十斤，其耨勤而地沃、榨法精到者，仍得四十斤（陈历一年，则空内而无油）。茶子每石得油一十五斤（油味似猪脂，甚美，其枯则止可种火及毒鱼用）。桐子仁每石得油三十三斤。柏子分打时，皮油得二十斤，水油得十五斤，混打时共得三十三斤（此须绝净者）。冬青子每石得油十二斤。黄豆每石得油九斤（吴下取油食后，以其饼充豕粮）。菘菜子每石得油三十斤（油出清如绿水）。棉花子每百斤得油七斤（初出甚黑浊，澄半月清甚）。苋菜子每石得油三十斤（味甚甘美，嫌性冷滑）。亚麻、大麻仁每石得油二十余斤。"

书中对各种食用油脂的油料优劣进行了排名，最好的是胡麻、莱菔子（萝卜籽）、黄豆、菘菜子（白菜籽），其次是苏麻、芸苔子（油菜籽），再次是茶籽，再次是苋菜子，最差的是大麻仁。"凡油供馔食用者，胡麻（一名脂麻）、莱菔子、黄豆、菘菜子（一名白菜）为上。苏麻（形似紫苏，粒大于胡麻）、芸苔子（江南名菜子）次之，茶子（其树高丈余，子如金罂子，去壳取仁）次之，苋菜子次之，大麻仁（粒如胡荽子，剥取其皮，为绰索用者）为下。"另外书中对当时的榨油工艺和榨油器具也进行了详尽的描述和绘制。

大豆在我国种植历史很悠久，但是作为榨油原料却较晚，原因就是大豆的含油量低，只有 16% ～ 19%，到了明代用压榨法的出油率仅为 7.5%。而芝麻含油较高，达到 45% ～ 50%，用压榨法能获得接近 35% 的出油率。另外一种出油率很高的桐子，其榨出的桐子油不能食用，只能用作燃料。除了芝麻，其他食用油油料作物很少有超过 25% 的出油率。

由此可知，植物油能取代动物油广泛应用于中药制剂领域，与榨油技术的发展密切相关。因为对外交流，物种引进的原因，芝麻进入中国，麻油开始出现。而榨油技术的进步，以及芝麻本身极高的出油率使之成为膏药制剂的主要用油。

2. 铅丹 红丹（铅丹）又名铅华、黄丹（《本草经集注》）、丹粉（《新修本草》）、朱粉（《本草纲目》）、虢丹（《普济方》）等，中医古籍中多以"黄丹""铅丹"名见载。

早在东汉《神农本草经》中就有"铅丹"的记载，认为其"味辛，微寒，主吐逆胃反，惊痫癫疾，除热下气。炼化还成九光。久服，通神明。"《本草纲目》载其"止小便，除毒热脐挛，金疮血溢（别录）。惊悸狂走，消渴。煎膏用，止痛生肌（甄权）。镇心安神，止吐血及嗽，敷疮长肉，及汤火疮，染须（大明）。治疟及久积（宗奭）。坠痰杀虫，去怯除忤恶，止痢明目（时珍）。""铅丹体重而性沉，味兼盐、矾，走血分，能坠痰去怯，故治惊痫癫狂，吐逆反胃有奇功。能消积杀虫，故治疳疾、下痢、疟疾有实绩。能解热拔毒，长肉去瘀，故治恶疮肿毒，及入膏药，为外科必用之物也。"《本草求真》谓其"杀虫解热，坠痰去积，且更拔毒祛瘀，长肉生肌，膏药每取为用"。《医学入门》认为铅丹"善生肌止痛止血，诸疮、金疮、汤火、染须，皆用煎膏或末敷之"。

由这些记载可知，铅丹除了治疗内科疾病外，还广泛用于外科治疗，可治"金疮溢血""煎膏用，止痛生肌""敷金疮，长肉，及汤火疮""拔毒祛瘀，长肉生肌"。李时珍分析，因其"能解热拔毒，长肉去瘀，故治恶疮肿毒，及入膏药，为外科必用之物也"。

此外，古代医家已认识到铅丹有毒性，如《圣济总录》铅丹散方中有云"铅丹久服肠痛，宜减之"，这是典型的铅中毒的表现。而清代医家汪昂在《医方集解》中收录了一个急救服铅粉的方子，用的是"以麻油调蜂蜜，加饴糖与服"。《疡医大全》卷三十九救急部"解误服铅粉门主方"有一个验方，是"麻油、黄蜜、红砂糖，搅匀服之"。以上二方是否说明麻油在一定程度上可缓解铅丹的毒性呢？黑膏药的基质采用麻油与铅丹合用是否具有减毒的功效尚待进一步的研究。

3. 蜡 膏药熬制除加黄丹外，有的还加入了蜡。蜡作为赋形剂，可增加膏药的稠度和凝固性。

古人用蜡分蜜蜡和虫白蜡。

蜜蜡本身也是一味中药，其性味甘，微温，无毒。

《神农本草经》载"蜜蜡：味甘，微温。主下利脓血，补中，续绝伤金创。益气、不饥、耐老。生山谷。"

《名医别录》载"蜜蜡：无毒。白蜡：治久泄澼后重见白脓，补绝伤，利小儿。久服轻身，不饥。生武都，生于蜜房木石间（恶芫花、齐蛤）。"

《本草经集注》载"此蜜蜡尔，生于蜜中，故谓蜜蜡。蜂皆先以此为蜜蹠，煎蜜亦得之。初时极香软，人更煮炼，或加少醋酒，便黄赤，以作烛色为好。今药家皆应用白蜡，但取削之，于夏月日曝百日许自然白；卒用之，亦可烊内水中十余过亦白。世方惟以合治下丸，而《仙经》断谷最为要用，今人但嚼食方寸者，亦一日不饥也。"

《图经本草》载"蜡，蜜脾底也。初时香嫩，重煮治乃成，药家应用白蜡，更须煎炼水中烊十数过即白。古人荒岁多食蜡以度饥，欲啖当合大枣咀嚼即易烂也。"

《本草纲目》载"蜜之气味俱厚，属乎阴也，故养脾；蜡之气味俱薄，属乎阳也，故养胃。厚者味甘，而性缓质柔，故润脏腑；薄者味淡，而性啬质坚，故止泄利。张仲景治痢有调气饮，《千金方》治痢有胶蜡汤，其效甚捷，盖有见于此欤。"

《本草求真》载"凡荡除下焦之药以此裹丸，亦其免伤上部之意"。

还有一种虫白蜡，性味甘，温，无毒。

《本草蒙筌》载"虫白蜡：附树枝结成，系小虫食树汁化者（虫类虮虱，有白有黑。每食冬青树汁，久而化为白脂，熔则成蜡。人谓虫屎着树而然，非也。亦有不变蜡者，则结苞枝上，初如黍米，渐圆大青紫，宛若树之结实，土人呼为蜡种，来年春深则苞拆而虫出延树矣。欲广蓄者，候苞将折时，连枝采系他树，其虫亦应候而出）。逢秋刮取，以水煮溶。滤置冷器之中（或滤冷水内亦可，但去渣滓净为美），自然凝聚成块。文理莹澈，不忝石膏。《本经》原脱漏未书，丹溪始珍重才用。尝与戴原礼简云：白蜡者，禀气收敛坚凝，诚为外科要药。生肌止血定痛，接骨续筋补虚。与合欢皮同煎，入长肉膏神效。但未试可服否？其合欢皮服之验矣（蜡有二种，蜜白蜡人可服饵，《本经》石蜜款内曾已载详。其虫白蜡《本经》未载。后因丹溪此简有未试可服否一句，乃知言此虫蜡也。故采之以补脱漏）。白蜡尘取，能治瘵虫。"

《本草纲目》载白蜡：

"［主治］生肌止血定痛，补虚续筋接骨（震亨）。入丸散服，杀瘵虫（时珍）。

"［发明］〔震亨曰〕白蜡属金，禀受收敛坚强之气，为外科要药。与合欢皮同入长肌肉膏中，用之神效，但未试其可服否也。

"〔时珍曰〕蜡树叶亦治疮肿，故白蜡为外科要药，正如桑螵蛸与桑木之气相通也。"

《本草求真》认为虫蜡"味甘气温，按甘益血补中，温能通经活络，故书载能止痛生肌，补虚绝续。与桑螵蛸同有补虚之意，可为外科圣药。是以郑赞寰云：汪御章尿血，用白蜡加于凉血滋肾药中，遂愈。又书云，用此合合欢皮，同入长肉膏中神效。又治下疳，服之未成即消，已成即敛。以半两入鲫鱼腹中煮食，治肠红神效。则知虫蜡亦皆生肌活血之味。""但蜜蜡味甘淡涩微温，虫蜡则味甘不淡而温也。蜜蜡因有涩性，可以止泻治痢。虫蜡涩性差减，而痢则鲜用也。蜜蜡本于蜂蜜之气，仅得甘之余气而成，而所主在胃；虫蜡得树收敛坚强之气，而所治专在筋肉骨血也。二者微似之中，恍惚之际，不可不知。"

多数黑膏药的处方中笼统提出使用"蜡"，少量黑膏药处方中明确区分黄蜡和白蜡，如《太平圣惠方》的大垂云膏方、木通膏方等用黄蜡，雄黄膏方、麝香膏方等用白蜡。同时使用黄蜡和白蜡的有《疡医大全》中的红玉膏、肿毒疮疖膏和结毒膏药。

关于黄蜡和白蜡的区别，《本草纲目》"蜜蜡"条下收录了历代医家对黄蜡和白蜡不同的认识：

"〔弘景曰〕蜂先以此为蜜跖，煎蜜亦得之。初时极香软，人更煮炼，或少加醋酒，便黄赤，以作烛色为好。今医家皆用白蜡，但取削之，于夏月暴百日许，自然白也。卒用之，烊内水中十余遍，亦白。

"〔宗奭曰〕新蜡色白，随久则黄。白蜡乃蜡之精英者也。

"〔时珍曰〕蜡乃蜜脾底也。取蜜后炼过，滤入水中，候凝取之，色黄者俗名黄蜡，煎炼极净色白者为白蜡，非新则白而久则黄也。与今时所用虫造白蜡不同。"

由此可见，蜡也是具有"续绝伤金疮""补绝伤""贴疮生肌止痛"等外科治疗作用的，朱震亨（丹溪）称"其为外科要药，与合欢皮同入长肌肉膏中，用之神效"，李时珍也赞同这种看法。

蜡在黑膏药熬制过程除赋形外，还有缓解刺激的作用。有研究发现，现代认为黑膏药的"火毒"是油在高温下氧化聚合反应中生成的低分子分解产物，如醛、酮、低级脂肪酸等。加入蜂蜡后，药膏"火毒"较先前降低，可能的原因就是蜂蜡在加热溶解后，将游离于黑膏药之外的致敏源——低分子分解产物包裹于内，缓慢释放，从而降低了对皮肤的刺激性。对人体刺激性强的药物，常以蜂蜡为赋形剂制成蜡丸，就是取其缓慢释药，从而降低对人体刺激性这一特性。

4. 松脂　黑膏药熬制的赋形剂除蜡之外，还有加入松脂的。加入松脂能提高膏药的硬度和黏度，便于贴敷之用。

《本草纲目》记载：

"松脂：

"〔气味〕苦、甘，温，无毒。〔权曰〕甘，平。

"〔震亨曰〕松脂属阳金。伏汞。

"〔主治〕痈疽恶疮，头疡白秃，疗瘑风气，安五脏，除热。久服，轻身不老延年（本经）。除胃中伏热，咽干消渴，风痹死肌。炼之令白。其赤者，主恶痹（别录）。煎膏，生肌止痛，排脓抽风。贴诸疮脓血瘘烂。塞牙孔，杀虫（甄权）。除邪下气，润心肺，治耳聋。古方多用辟谷（大明）。强筋骨，利耳目，治崩带（时珍）。"

《滇南本草》认为松香（松脂）"搽疥癞疮。吃，安五脏，除胃中湿热，疗赤白癜风、疠风"。

《医学入门》载其"煎膏贴诸疮瘘烂，排脓生肌止痛……煎膏药用桃、柳、桑、槐、芙蓉叶煎水煮拔"。

《本草备要》载"祛风去湿，化毒杀虫，生肌止痛。养生家炼之服食，今熬膏多用之。"

《神农本草经疏》载"松脂感天之阳气而得乎地之火土之化者也。故其味苦而兼甘，其气则温，其性无毒。得阳气兼火土，则其性燥，燥则除湿散风寒。苦而燥则能杀虫。甘能除热，胃中伏热散则咽干消渴自止。痹者，风寒湿合而为病也。地之湿气，感则害人皮肉筋脉，此死肌之所由来也。湿热之邪散则血不瘀败，荣气通调而无壅滞，故主疽恶疮。荣和热散，则头疡白秃、疥瘑风气俱愈矣。热消则荣血和，风湿去则卫气安，脾胃健，五脏无病，可知湿去则身轻可必。久服不老延年，固可想见。"

《本草汇言》认为松脂"拔毒消痈，吸脓去腐肉之药也（朱丹溪）。其气温燥（苗天秀稿），其质黏泥，于外科作散子敷涂，或和油炼成膏子，贴盖一切溃烂，败秽腐肉，能排脓血，为必用之物。故前古主痈疽恶疮，白秃瘑疥，虫牙鼠瘘，不过外应敷贴，功尽之矣。……如入疡科，敷贴料中，可去脓拔毒，腐秽初作，或初溃者可用，如久溃疡，脓血已尽，气虚血寒，肉泛而不敛者，用此不惟不能生新肌，反增溃烂，延流皮肉，损人筋脉，不可胜言，用者当细审之。"

由上可知，松脂也有外科治疗作用，"痈疽恶疮，头疡白秃，疥瘙风气"，尤其《本草纲目》引甄权《药性论》中提到"煎膏，生肌止痛，排脓抽风。贴诸疮脓血瘘烂。"这与黑膏药的功效有相辅相成之义。《本草汇言》还指出松脂作为疡科敷贴料使用的适应证与不适应证，反映了古人对松脂作为外科用药认识的深入。

三、火候

膏药熬制过程的火候有文火、武火、大火、紧火、急火、慢火、微火、极微火等，一般多用文火或慢火煎熬，熬油沸或收膏时用武火，微火摊贴。如《肘后备急方》成膏"二物铁铛文火煎，粗湿柳批篦搅不停"，《千金翼方》赤膏"先极微火煎地黄汁、乌麻脂三分减一"，《太平圣惠方》乌蛇膏方"下黄丹，便以武火上不住手搅"，雄黄暖膏药"有患者，于绢帛上，微火摊贴于折损处，一日一度换之"，雄黄膏方"先取油安铛内，以慢火煎令熟"，木通膏方"下锉药，急火煎"，《外科理例》臁疮方"入黄丹（一两半）、白蜡（半两），紧火熬黑提起"，《疡医大全》神应万验膏"顿一炷香，再用大火，炸成炭"。

还有一些特殊的火候，如"三上火，三下火"，《太平惠民和剂局方》云母膏"用文火煎，不住手搅，三上火，三下火。每上，候匝匝沸，乃下火，候沸定再上，如此三次。"意为先大火熬沸，再改小火，然后再沸再改小火，如此三次。晋代陶弘景《本草经集注·合药分剂料理法则》中早就提到，"煮膏，当三上三下，以泄其热势，令药味得出。上之使迤迤沸乃下之，下之取沸静乃上，宁欲小生。"

黑膏药熬制时对火候的把握非常重要，《外科集验方》神异膏中就提到"熬此膏药极难于火候，须耐烦看火紧慢，火猛则药中火发，不特失药性，又伤人面目，救助不及，千万谨戒"。

用于生火的燃料多是木炭，如《外台秘要》疗发背及一切毒肿方"用炭火重汤煎，候沫溢出"，《太平圣惠方》中雄黄膏方"以炭火炼熟"，十香膏方"于油中浸七日，都入铛内，以少炭火温养"，《外科精义》消毒膏"木炭火上煎杏仁焦色"。少数用柴火，如《外科证治全书》洞天膏"用桑火熬至药枯"。

第三节　黑膏药制作所用器具

一、熬制用器具

黑膏药熬制时所用器具多用铛、铫、锅等。铛是一种平底浅锅，《太平圣惠方》通神膏方"先取油倾于铛中，以文火煎令熟"。铫的形状像比较高的壶，口大有盖，旁边有柄，用沙土或金属制成，《太平圣惠方》乳香膏方用"取铫子，于慢火上炒黄丹令赤"。锅是圆形中凹的一种器具，如《太平圣惠方》黄丹膏方"先下油脂于锅中，煎令熔"。

根据材质的不同，有铁铛，《肘后备急方》成膏描述"二物铁铛文火煎"；银铫，《外科集验方》神异膏"上用真麻油一斤，同发入银铫中文武火熬"；磁石铫，善应膏"将磁石铫盛香油一斤，浸药一宿"；银锅，《太平圣惠方》抵圣膏方"先于银锅内熬油令沸"；沙锅，《外科精义》万应膏"绝早入沙锅慢火熬"等。

也有笼统描述使用铜器，如《备急千金要方》乌麻膏"内油铜器中微火煎之"；银器，如《太平惠民和剂局方》万金膏"右除黄丹外，银、石器中将诸药并油内用慢火煎紫赤色"；石器，如《外科精义》没药膏"石器内，或沙锅内，露天底炼油令熟"；砂器，如《外科精要》神异膏"先将麻油入砂器煎发熔尽"。

还有一些搅拌和过滤用的器具。

柳木篦，很多古籍中提到这种搅拌用的工具，如《太平圣惠方》抵圣膏方"下丹，以柳木篦搅，候变黑色"。但古籍中仅见使用柳木篦的记载，未发现对其形状的相关描述。篦子指的是一种齿比较密的梳头工具，这与搅拌似乎没有什么关系。柳木篦到底为何种形状的工具呢？笔者在绘有200多幅中药炮制图的明代古籍《补遗雷公炮制便览》一书中的青黛图下发现一种用来撇沫的工具，与梳头的篦子形状很像，推测可能就是"木篦"。

还有用匙搅拌的，如《千金翼方》赤膏"以匙搅之数千回"，推测应是与勺类似的一种工具。

另外，还有柳、槐、桃等树枝用来搅拌。

柳枝，《太平圣惠方》挺子膏方"次下药末，以柳枝子搅"；槐枝，《外科精要》清凉膏"入黄丹，以槐、柳枝不住顺搅"；桃枝，《疡医大全》救苦膏"以桃、柳枝不住手搅，至滴水成珠"；《医宗金鉴·外科心法要诀》中的五云膏"用桃、柳、桑、槐、枣五样树枝搅之"。

柳树自古以来就在民间有着驱邪的作用与功效。桃木亦名降龙木，李时珍在《本草纲目》里面记载："〔时珍曰〕《典术》云：桃乃西方之木，五木之精，仙木也。味辛气恶，故能厌伏邪气，制百鬼。今人门上用桃符以此。"桃、柳木都可以用来辟邪，黑膏药熬制使用桃柳枝等来搅拌，不知是否有祛除病邪的意义在内。

现代研究证明，黑膏药熬制时搅拌最好使用柳木棒，因其具有韧性大，不易折断，不易传热，也不易燃烧等特点。同时，搅拌的柳枝含水分（湿的），一方面促进油丹之间的皂化反应，一方面借水分的蒸发带走部分有毒气体，不断搅拌至烟尽，既有利于油丹充分作用，又帮助毒气散除。

黑膏药制作时，炸完药后需要过滤，过滤多用绵、绢等丝织品。"绵"是蚕丝结成的片或团，供絮衣被等用，有丝绵，绵绸等。这个"绵"与现代的"棉"不是一回事。"棉"是指"棉花"，一年生草本植物，纤维供纺织及絮衣被用。"绢"是指采用平纹组织，质地细腻、平整、挺括的天然白色生丝织物。绢都是白的，是没有染色的普通丝织品。原始的绢就是帛，帛者，白巾也。也有使用布作过滤用具。

《太平圣惠方》抵圣膏方"用绵滤去滓"，《外科正宗》琥珀膏"绢滤净油，徐下黄丹"，《外科大成》家传西圣膏"用布袋滤净药渣"，《外科精义》万应膏"去粗渣，又以重绵滤过"，《疡医大全》神应万验膏"用夏布滤去渣"，全体神膏"以麻布滤去渣再煎"。

讲究的用新布料、好布料，《外科集验方》神异膏"用好绵滤去渣"，十香膏"再以新棉滤过"；不讲究的用旧布料，如《外科正宗》加味太乙膏"复用细旧绢将油滤入锅内"。

还有用纸过滤的，《外科理例》云母膏"纸滤去渣，再熬"。

二、裱褙材料

黑膏药的裱褙材料，一般使用各种帛、绢、绫缎等纺织品，《太平圣惠方》黑金膏方"每使，看肿痛处大小，于火畔煨，摊故帛上，厚贴，日二换之"，贴膏方"摊于绢上，贴肿处"，乳香暖膏方"于白熟绢上摊贴，立效"，《外科正宗》追风逐湿膏"用时热汤顿化，绫缎摊贴"，《医宗金鉴·外科心法要诀》五云膏"用时勿令见火，以重汤炖化，红缎摊贴"。

也有用纸的，如油纸、蜡纸、皮纸等，《外科证治全书》夹纸膏"用时先以苦茶洗疮，将膏用薄油纸较患处长阔一倍，以膏摊一面，余一面刺孔数十折束盖膏，以有孔一面，向患处贴"，《太平圣惠方》雄黄膏方"以蜡纸上摊贴，每日早晚换之"，《医宗金鉴·外科心法要诀》巴膏方"重汤炖化，薄纸摊贴"，《外治寿世方》催生膏"每用四五钱，皮纸摊贴脐上"。

少数黑膏药用树叶作为贴敷材料，如《太平圣惠方》的排脓生肌膏方用"少少涂于楸叶上以贴，日二易之"，《外科理例》的臁疮方用"冬青叶摊药贴之"。

《外科大成》家传西圣膏中还提到了不同的贴敷材料事先要用不同的方法处理，"紬绢摊膏，用鸡子清浆过。布摊膏，用松香、黄蜡涂过。狗皮摊膏，用水洗去硝气。油纸摊膏，用甘草汤或加槐枝煮过摊用。"

黑膏药中有一个特殊品种，狗皮膏。顾名思义，即是以狗皮为裱褙材料的黑膏药。因为狗皮也可入药，并不是普通的裱褙材料。在《本草纲目》中记载狗皮可用于治腰痛，"腰痛，炙热黄狗皮裹之，频用取瘥"。所以狗皮也是构成膏药的组成成分之一。

兽皮很多，为什么只有狗皮膏，而没有羊皮膏、猪皮膏、马皮膏、牛皮膏呢？因为狗的皮肤是没有汗腺的，狗排汗是通过口腔、舌头等进行的，因此具有良好的保暖作用。狗皮的皮板比羊皮硬，所以对跌打损伤患者又具有类似小夹板一样的固定作用。因此选用狗皮作为膏药的裱褙材料，确实具备多方面的优点。

《万病回春》中贴泻痢如神的狗皮膏，"乳香（五钱），没药（五钱），木鳖子（十个），柳枝（四十九节，如筋大），杏仁（四十九个），桃枝（四十九节，二指长）。上用香油七两，将木鳖子以下四味入油炸浮，捞起渣，下好黄丹飞过三两，熬将成膏，用槐枝不住手搅，滴水成珠，退火，再入乳香、没药，加麝香一分，搅匀。退火毒以狗皮摊膏贴脐上。"

《串雅内外编》治积滞的灵宝化积膏，"巴豆仁（一百粒），蓖麻仁（一百粒），五灵脂（四两），阿魏（一两，醋煮化），当归（一两），两头尖（五钱），穿山甲（五钱），乳香（去油，五钱），没药（去油，五钱），麝香（三分），松香（一斤半），芝麻油（五两）。除乳香、没药、麝香、松香、阿魏之外，余药俱切片浸油内三日，用砂锅煎药至焦黑色，去滓，入松香煎一饭时，再入乳香、没药、麝香、阿魏。然后取起入水中抽洗，以金黄色为度。煎时以桃、柳枝用手搅匀勿令枯，用狗皮摊贴患处，每日以热袜底熨，令药气深入为妙。"

三、贮存器具

黑膏药制成后，需要选用合适的包装贮存起来。贮存器具的材质、密封性等可能对黑膏药的质量产生影响。合适的贮存器具可以有效隔离空气，防止氧化，避免温度、湿度、光照等条件的影响以防变质，同时方便储存和运输。

1. 瓷盒　古籍记载中，黑膏药制成之后多用瓷盒封装，如《太平圣惠方》神效乌膏方"搅令匀，倾入瓷盒中收之"，通神膏方"即膏成，以瓷盒盛，密封闭"。

多姿多彩的瓷器是中国古代的伟大发明之一，"瓷器"与"中国"在英文中同为一词，可以充分说明陶瓷是中国的代表。大约在公元前16世纪的商代中期，中国就出现了早期的瓷器。瓷器脱胎于陶器，与陶器相比，具有胎质紧密、经久耐用、便于清洗、外观华美等特点，而且不易腐蚀，又远比金、银、铜、玉、漆器造价低廉，因而广泛应用于生活的各个领域，成为人们生活中不可缺少的日用品。

瓷器的气孔极少，吸水率很低。用瓷器储存物品，严密封口后，能防止物品水分挥发、渗透及外界细菌的侵入。而且瓷器化学性质稳定，经久耐用。这一点比金属制品如铜器、铁器、铝器等要优越。瓷器具有一定的耐酸、碱、盐及大气中碳酸气侵蚀的能力，不易与这些物质发生化学反应，不生锈老化。因此瓷盒成为黑膏药贮藏的主要用具也就不奇怪了。

2. 不津器　古籍中还提到一种黑膏药的贮存器具"不津器"，如《太平圣惠方》中提到的垂云膏方"即药成，用不津器盛"，木通膏方"搅匀，用不津器盛"，黑金膏方"看软硬得所，于不津器内收"，琥珀膏方"搅令匀，倾于不津器内盛"等。

"不津器"是种什么器具，据缪启愉先生所著《齐民要术校释》注释，如《齐民要术·卷六》"养羊第五十七"中有"盆中浮酥，得冷悉凝，以手接取，搦去水，作团，著铜器中，或不津瓦器亦得。……冬即内著羊肚中，夏盛不津器"。缪启愉注释"不津，不渗漏"。《齐民要术·卷八》"常满盐、花盐第六十九"中有"造常满盐法：以不津瓮受十石者一口，置庭中石上，以白盐满之，以甘水沃之，令上恒有游水。须用时，挹取，煎，即成盐"。缪启愉校释："不津瓮，不渗漏的瓮。"

由此可知，不会渗漏的器具——不津器，也是黑膏药贮存的一种用具。

3. 蜡纸　此外还有少数以蜡纸收裹的黑膏药，这主要是部分可内服的黑膏药，如同丸剂一般用蜡纸收裹。

《太平惠民和剂局方》云母膏"如人收此药防身，以蜡纸裹，不令风干，可三十年不损药力"。

蜡纸是唐代时开始出现的，就是把麻纸涂上蜡加工出来的纸，用于包装食品不浸油、防潮气。用蜡加工保存物品早就有记载，如唐代《备急千金要方》卷一有"药藏"一篇，专门讲如何贮藏药物的，其中提到"其丸散以瓷器贮，密蜡封之，勿令泄气，则三十年不坏"的说法，可见那时已有用蜡贮藏药材的用法。书中的百和香做成后"内瓷器中，蜡纸封，勿令泄"。

《外台秘要》中有"吃力迦丸方"，就是用蜡纸包裹的，"右十五味，捣筛极细，白蜜煎，去沫，和为丸。每朝取井华水，服如梧子四丸。于净器中研破服。老小每碎一丸服之。仍取一丸如弹丸，蜡纸裹绯袋盛，当心带之。"

第四节　黑膏药的使用方法

一、外用

黑膏药的使用方法主要为外用，少数黑膏药外用兼内服（内服黑膏药见下文）。

清代吴师机《理瀹骈文》中有"膏药贴法，不专主一穴……若脏腑，则视病所在，上贴心口，中贴脐眼，下贴丹田，或兼贴心俞与心口对，命门与脐眼对，足心与丹田应。外症除贴患处外，用一膏贴心口以护其心，或用开胃膏使进饮食，以助其力，可以代内托。"

一般黑膏药用时多以布帛摊涂，贴患处，如《外台秘要》疗发背及一切毒肿方"以故绵涂膏，贴所苦处"。有的病证不贴患处，《外科正宗》加味太乙膏"又男子遗精，妇人白带，俱贴脐下"。

有的用前要先冲洗患处，《太平圣惠方》挺子膏方"多年冷漏恶疮，先用甘草煎水洗，然后贴之"，五香膏方"先以米泔洗，拭干，以膏摊于故帛上，贴之"。《太平惠民和剂局方》云母膏"治发背，先以败蒲一斤，用水三升，煎五十沸。如人体温，将蒲水洗疮，拭干贴药"，神仙太一膏"发背，先以温水洗疮，拭干，用帛子摊药贴""诸漏，先以盐汤洗其诸疮疖，并量大小，以纸摊药贴之"。《疡医大全》克坚膏"先用皮硝水洗皮肤，方贴癣处"，抓癣膏"有块先用皮硝煎洗癣处，次用姜擦，方用绢帛摊贴后"。《外科证治全书》夹纸膏"用时先以苦茶洗疮"。

有的用前要先将膏药烤化,《太平圣惠方》黑金膏方"看肿痛处大小,于火畔煨,摊故帛上,厚贴"。《外科正宗》加味太乙膏"用时每取小块铜杓内烊化,随便摊贴至妙",追风逐湿膏"用时热汤顿化,绫缎摊贴"。

有的贴后还要再热熨,如《疡医大全》抓癣膏"方用绢帛摊贴后,用鞋底炙热熨之五七十遍觉内热方可"。《外科大成》家传西圣膏"凡内外诸症,贴之必用热布熨之。疥癣疹癞等症,贴脐熨之,汗出为度"。

有的针对不同病证有不同的穴位贴敷,《外科大成》家传西圣膏,"五劳七伤,遍身筋骨疼痛,腰脚酸软无力,贴膏肓穴、肾俞穴、三里穴。痰喘,气急咳嗽,贴肺俞穴、华盖穴、膻中穴。左瘫右痪,手足麻木,贴肩井穴、曲池穴、三里穴。遗精白浊,赤白带下,经脉不调,血山崩漏,贴阴交穴、开元穴。痢疾水泻,贴丹田穴。疟疾,男贴左臂,女贴右臂。腰疼,贴命门穴。疝气,贴膀胱穴。头风,贴风门穴。心气疼,贴中脘穴。走气疼,贴章门穴。寒湿脚气,贴三里穴。胸腹胀闷,贴中脘穴。噎食转食,亦贴中脘穴。"

黑膏药的换药时间,多数为一天两次换药,如《外台秘要》疗发背及一切毒肿方"晨夕换膏",《太平圣惠方》乌蛇膏方"日二易之";也有一天一次的,露蜂房膏方"日一换之",雄黄膏方"逐日换药";一天三次的,《太平圣惠方》十香膏方"日三度换之",《外科集验方》神异膏"日换两次,夜换一次";一天二三次的,《太平圣惠方》败龟膏方"日二三度易之";也有时间较长的,三日一换,《外科证治全书》夹纸膏"三日一换"。

二、可内服的黑膏药

吴师机《理瀹骈文》中称:"古膏,除太乙、观音、霜云外,治四时伤寒有两万灵膏,治脾胃有金丝万应膏,治劳损有五养膏,又有暖脐膏、涌泉膏,可见内症用膏,古原有是法。特其药庞杂,并治及外症,与汤头之纯一者不同。"这段话说明膏剂用来治疗内科疾病古已有之,这些膏剂中有的是内服膏滋,也有可同时内服及外用的膏药。但是黑膏药中含有黄丹,具有一定毒性,在今天看来,是绝对不能内服的。

然而《疡医大全》新制加味太乙膏中却提到,"古方因内服外贴,故未免其功不专。今特定此方,专为外贴而设,其拔毒外治之功,较前更胜也。"意思是古方黑膏药本来就有内服外贴的功用,这样内外兼顾反倒降低了药效。由此可见,对于可内外兼用的黑膏药,古人还是考虑到了黑膏药的"毒性",在配方上有所顾虑。

黑膏药的发明与炼丹术有密切关系，炼丹的目的是为了追求长生不老，炼制出来的金丹本就是为内服的，所以黑膏药可以内服也就不奇怪了。而且黑膏药中的黄丹，在《神农本草经》中记载是有"久服通神明""久服成仙"的功效，"铅丹，味辛，微寒，主吐逆胃反，惊痫癫疾，除热下气。炼化还成九光。久服通神明（《御览》引作'吐下，云久服成仙'）。"而且黄丹除了制作膏药外，在丸剂、散剂中也是常用的。如《千金翼方》铅丹散：

"主消渴方：

"铅丹（二两），栝楼（八两），茯苓、甘草（炙，各一两半），麦门冬（八两，去心）。

"上五味，捣筛为散，旦以浆服方寸匕，日二。"

《太平惠民和剂局方》水浸丹：

"治伏暑伤冷，冷热不调，霍乱吐利，口干烦渴，并宜服之。

"巴豆（大者二十五枚，去皮、膜，研，取油尽如粉），黄丹（炒，研，罗过，取一两一分）。

"右同研匀，用黄蜡熔作汁，别为圆如梧桐子大。每服五圆，以水浸少顷，别以新汲水吞下，不拘时候。"

还有一个可能，古代提炼铅丹的技术不高，炼出的铅丹含铅量较低，毒性可能较低，所以可以内服。据报道，753年，唐朝鉴真和尚东渡日本时带去的唐代中药现在保存在日本奈良正仓院的有56种，其中就有铅丹，登记入库时间为756年。20世纪40年代末，日本有关部门对这批稀世珍宝进行研究，发现这些唐代铅丹质量很低，氧化铅含量只有26.2%。研究者据此推测，唐代铅丹制法未趋成熟。同时，在唐、宋及清前期资料中，制铅丹时往往加入硝石、硫黄等同炒，实践证明这样难以得到高质量的铅丹。而现代提炼的铅丹主要成为四氧化三铅，纯度要求在95%以上，毒性较大。

在古籍中发现的20多种外用兼内服的黑膏药有：

晋代《肘后备急方》成膏"痔疮服之"。

宋代《太平圣惠方》抵圣膏方"如有发背，每日空心，酒下七粒，如梧桐子大。只可三服止"，大垂云膏方"发背疮，热酒调一钱服"，乌膏方"肠痈作圆如梧桐子大，空腹以温酒下十圆"，止痛生肌膏方"如内损疼痛，只用酒服五圆，如皂荚子大"，挺子膏方"痈肿，皂荚酒调服一圆，如弹子大"。

宋代《太平惠民和剂局方》云母膏"治发背……一两分为三服，温酒下，未成脓者立瘥。……瘰疬骨疽,毒穿至骨,用药一两,分作三服,温酒下,甚者即泻出恶物,兼外贴,瘥。肠痈,以药半两分为五服,甘草汤下,未成脓者当时消,已有脓者,随药下脓出,后每日酒下五圆,如梧桐子大,待脓止即住服。……狗、蛇咬,生油下十圆,如梧桐子大,仍须贴外。难产三日不分娩,温酒下一分便生。血运欲死,以姜汁和小便半升,温酒下十圆,死者即返。死胎在腹,以榆白皮汤下半两便生。丈夫本脏气,茴香温酒下一分,每日一服,不过二服瘥。中毒药酒洗袜(一本作中暑毒,取地水),温下一分,每日一服,不过四度,泻出恶物瘥。"神仙太一膏"蛇、虎、蝎、犬、汤火、刀斧所伤,并可内服、外贴。发背……仍用水下一粒。血气,木通酒下。赤白带下,当归酒下。咳嗽、喉闭、缠喉风,并绵裹含化。一切风赤眼,贴太阳穴,后用山栀子汤下。打扑伤损,贴药,仍用橘皮汤下。腰膝痛,贴之,盐汤下。唾血,桑白皮汤下。诸漏……并每服一粒。"

元代《外科精义》十香膏"肠胃痈疽可作丸,梧桐子大,每服七丸,空心温酒送下"。

明代《外科集验方》神仙太乙膏"蛇虎伤,蜈螫,犬咬伤,烫火,刀斧所伤,皆可内服外贴。如发背……即用冷水下。血气不通,温酒送下。赤白带下,当归酒下。咳嗽及喉闭,缠喉风,并用新绵裹膏药,置口中含化。一切风赤眼,……后服,以山栀子汤送下。打扑伤损外贴,内服,橘皮汤下。腰膝痛者,患处贴,患内服,盐汤送下。唾血者,桑白皮汤下。诸瘘,先以盐汤洗净。诸疮,并量大小,以纸摊贴。每服一圆如樱桃大……一方久远瘰疬同上,瘘疮盐汤洗贴,酒下一圆。妇人血脉不通,甘草汤下。"善应膏"又治妇人吹乳,以药圆和梧桐子大,新汲水下二十圆。肺痈、肠痈亦可为圆吞服,温酒、米饮或北梗、甘草煎汤皆可。"十香膏"肠胃痈疽,可作圆如梧桐子大,每服十圆,空心温酒送下"。

明代《外科理例》云母膏"或服,或贴,随用",神仙太乙膏"丸即用冷水吞下。血气不通,温酒下;赤白带,当归酒下;咳嗽及喉闭,缠喉风,并用绵裹含化;诸风弦赤眼,捏作小饼,贴太阳穴,以山栀汤下;打扑伤损,外贴,内服橘皮汤;腰膝痛,贴患处,盐汤下;唾血,丸以蛤粉为衣,桑白皮汤下;瘰疬,盐汤洗,贴,酒下一丸;妇人经脉不通,甘草汤下。……诸虫蛇并汤火刀斧伤,皆可内服外贴。"

明代《外科正宗》加味太乙膏"脏毒肠痈亦可丸服"。

清代《医宗金鉴·外科心法要诀》加味太乙膏"脏毒肠痈,亦可丸服"。

清代《疡医大全》太乙膏"肺痈肠痈，即以此膏为丸，服之并效"，神仙太乙膏"治痈疽及一切恶毒，不问年月深浅，已未成脓，蛇虎蜈蝎，犬咬汤火，刀斧砍伤，皆可内服外贴。血气不通，温酒送下。赤白带下，当归酒下。喉痹缠喉风，并用新绵裹膏药，置口中含化。一切风赤眼，用膏捏作小饼，贴太阳穴后，以山栀子汤送下。跌打损伤，外贴内服，橘皮汤下。腰膝痛者，外贴内服，用盐汤下。唾血者，桑白皮汤送下。"

由以上资料可知，从晋代首次出现的黑膏药《肘后备急方》中的成膏开始，黑膏药就是可以内服的。随着黑膏药的不断发展，宋、元、明、清历代都有可内服的黑膏药。这些可内服的黑膏药内服时多数用于治疗口腔疾病，或发背、肺痈、肠痈、胃痈等病证，甚至妇人赤白带下，经脉不通等。这些可内服的黑膏药是否具有毒性，毒性大小如何，对人体的伤害性如何，相关机理尚待进一步研究。

三、使用禁忌

黑膏药使用时有各种禁忌，如《太平圣惠方》抵圣膏方"煎时切忌水药中"，生肌膏方"勿令伤风"，沉香膏"勿令风吹着针处为妙"，《外科集验方》善应膏"不可犯荤手及火焙"，《医宗金鉴·外科心法要诀》巴膏方"用时不宜见火，须以银杓盛之"，五云膏"用时勿令见火"。

此外还有食忌，《太平惠民和剂局方》云母膏"以上主疗，只忌羊血，余无所忌"。不宜使用黑膏药的情况，《疡医大全》五枝膏"凡已溃者，切不可贴"。妊娠禁忌，《外治寿世方》宁和堂暖脐膏"孕妇忌贴"。

贮存注意事项，《疡医大全》抓癣膏"收贮，勿令泄气"。

古人制药时需心境虔诚，黑膏药的炼制又与炼丹有密切的关系，因此有很多禁忌，如《肘后备急方》成膏"煎须净处，勿令鸡犬见"，《备急千金要方》乌麻膏"惟男子合之，小儿、女人、六畜不得见之"，《外科集验方》神异膏"合时不可与妇人、鸡犬猫厌秽物见之"，《疡医大全》救苦膏"须择吉期，虔诚修合"，《外科方外奇方》大土膏"熬膏时须要虔诚，切忌污秽，及妇人鸡犬之类"。

膏剂作为一种传统中药剂型，在我国的应用已有两千多年的历史。最早出现的多是以动物油脂为基质的软膏，直到晋代在葛洪撰著的《肘后备急方》中才首次出现含铅的黑膏药，它的出现与炼丹术的发展相关。从晋代到唐代，黑膏药的处方寥寥无几，制作方式也十分简单，是黑膏药的初级发展阶段。从宋代开始，黑膏药得到了迅速的发展，方剂数量大大增加。在宋代官修方书《太平圣惠方》和明代大型方书《普济方》中都有大量黑膏药的记载，从这些记载中不难看出黑膏药的制作方法和工艺条件明显复杂与精进，而且使用范围也不再限于外科，开始运用到内科疾病的治疗中。到清代，黑膏药发展达到较为成熟的阶段，此时黑膏药已经成为普遍的外用剂型，是治疗外科疾病尤其是皮肤科疾病的主要疗法。而且膏药的相关理论得到系统整理，出现了中国第一部论述膏药的专著——《理瀹骈文》，使膏药的发展达到了高峰。黑膏药的发展经历了从无到有，组方从简单到复杂，工艺从粗陋到精湛的历史必然进程。

黑膏药作为中医特有的外治法之一，历史悠久，广泛应用于中医临床，与内治法相比，具有异曲同工的作用，都在中医治疗疾病的过程中发挥着重要作用。虽然黑膏药的制备工艺复杂，组方中含有铅丹，具有一定毒副作用，发展受到限制，但随着科学的进步，将现代技术手段与传统工艺相结合，在充分保留黑膏药疗效的同时，去除它的毒副作用将不是问题。黑膏药必将焕发出新的活力，在我国的医疗卫生保健事业中发挥更大作用！

第四章　丹剂的历史研究

　　丹剂在我国已有2000年的历史。在古代医籍中，丹的含义比较混乱，勉强可以称为有广义与狭义之分。广义的丹，通常以药材贵重、疗效较好的药物称为丹，如大活络丹；也有以药剂色赤者为丹，如红灵丹。这种广义的丹包括的剂型冗多而杂乱，有以丸为丹的，有以散为丹的，有以锭为丹的，甚至有以液为丹的，如化针丹、化癖丹等。这些实际并不属于丹剂剂型。狭义的丹药一般是指含有汞、硫黄等矿物，经过加热升华提炼而成的一种化合制剂，具有剂量小、作用大、含矿物质之特点。此剂多外用，如红升丹、白降丹等。此外，习惯上把某些较贵重的药品或有特殊功效的药物剂型叫作丹，如至宝丹、紫雪丹等。本书所讨论的是指狭义的丹剂，系指用水银、硝石、白矾、硫黄、雄黄等多种矿物药经加热升华或熔合方法制成的不同结晶形状的制品。或者以此制品为主而形成的剂型，如九一丹、五五丹等，除专供外用之外，也有内服的剂型。有些丹剂已经成为单味药在使用，如轻粉别名汞粉、峭粉、水银粉、腻粉、银粉、扫盆等。主要成分为氯化亚汞（Hg_2Cl_2）。《本草纲目》："水银乃至阴毒物，因火煅丹砂而出，加以盐、矾炼而为轻粉。"但在观念中约定俗成地认为轻粉即为单味药。在这里我们也不把其作为丹剂的例证进行讨论。

　　由于丹剂概念的不同，本文讨论的范围与其他丹剂历史的范围也有所区别。同时，历史上中药的任何一个剂型都没有像丹剂这样受到政治、宗教、文化等非医学因素的冲击与干扰，本文的讨论中或多或少要涉及其中的内容，但由于时间、经历和学术视野的限制，这一涉及仅能浅尝辄止，留待将来有机会再做研究。

　　历史上记载的炼丹家很多，早期以道家哲学作为他们的炼丹理论基础，牵强附会而成立起"长生不老"的说法。从秦始皇起历朝帝王对长生不老趋之若鹜，道教和道家也因此被敬为上宾。作为炼丹的理论基础，基本记载了汞和铅的一些化学性质、化学反应、提炼方法，以及黄金的不稳定性、多种金属可制成合金等。丹药是炼丹术的产物，丹剂也就是从古代炼丹术递嬗下来的一种独特的剂型形式。

从方士的炼丹术到今天的丹药，道教对我国中医药事业的发展有着不可磨灭的贡献，没有道教，我国的丹药不可能发展到今天。炼丹术对中国及世界制药化学的贡献也是为世人所瞩目的。

从丹剂我们可以看出，古代哲学思想、宗教意识对其产生的影响。其实，整个中医学都贯穿着浓厚的中华民族的思想和思维方式。中医学产生于古代，孕育于传统文化土壤，一直没有从自然哲学母体中分化和独立出来，中医学与中国传统哲学文化在几千年的并存过程中，相互渗透，相互补充，相互为用。中医学的每个形成发展的过程都受到各个时代的文化思想的影响，形成于各个时期的剂型特别是丹剂当然也不例外。

第一节　先秦两汉

韩吉绍指出，"丹"的原义最初是指丹砂。《说文解字》云："丹，巴越之赤石也。"在战国至秦汉时期流行的神仙服食活动中，丹砂是一种重要的服食药物。自汉代炼丹术兴起以后，"丹"一般指人工烧炼的还丹，其功能有了十分明确的界定，即神仙不死。如《黄帝九鼎神丹经》云："凡欲长生而不得神丹、金液，徒自苦耳。虽呼吸导引、吐故纳新及服草木之药可得延年，不免于死也。服神丹令人神仙度世，与天地相毕，与日月同光，坐见万里，役使鬼神，举家升虚，无翼而飞，乘云驾龙，上下太清，漏刻之间，周游八极，不拘江河，不畏百毒。"

在丹剂形成之前，炼丹术却早已出现，在我国已有2000多年的历史。早期炼丹家将神丹、金液视为成仙不死的手段，在上层和方士中采用。也有学者根据《周礼·天官篇》有"疡医疗疡，以五毒攻之"的记载，认为是丹剂已经成型的例证，但是缺少更多的证据。

在战国末期，《淮南子》和《淮南子万毕术》二书记载了丹砂、汞、铅、曾青等炼丹的原料。到了东汉，炼丹术进一步发展，当时最有名的炼丹家魏伯阳（100—170年）撰著的《周易参同契》是世界上现存最早的有关炼丹著作。作为炼丹的理论基础，基本记载了汞和铅的一些化学性质、化学反应、提炼方法等。

马王堆医学简帛是1973年在长沙马王堆三号汉墓出土的古医书，包括《足臂十一脉灸经》《阴阳十一脉灸经甲本》《脉法》《阴阳脉死候》《五十二病方》等 5 种古医书的帛书，是我国目前发现最早的古医书。其中的帛书《五十二病方》撰书年代可能在春秋战国之际，其抄录年代则不晚于秦汉之际，是我国现已发现最古的方剂专著。

其中有一条治疗"般（瘕）者"的药方引起人们的注意，"以水银二，男子恶四，丹一，并和，置突［上］二、三月，盛（成），即囊而傅之"。其中所说的"突"，即是灶突，即炉灶的烟道。

这条似乎可以看作是丹剂的萌芽，许霞指出，其制作的独到之处，不需炼丹炉"升华"，而是利用烟囱的微热加工较长时间而制成。本书化学制剂的使用是世界医药史上的先声。可惜很难再找到同样或相似的例证。

除本书外，在汉代以前的诸医书中均未见到丹剂的踪影。在中药学的奠基之作，成书于汉代的《神农本草经》中也未有只言片语提到丹剂。《神农本草经》总结了最早的剂型理论："药性有宜丸者，宜散者，宜水煮者，宜酒渍者，宜膏煎者，亦有一物兼宜者。亦有不可入汤酒者。并随药性，不得违越。"意在说明药物制作各种剂型有一定的选择性，但是没有提及丹剂。

第二节　魏晋南北朝时期

魏晋南北朝时期，随着社会的进步，中医学不断发展，方剂来源不断拓宽，剂型数量显著增多。尤其是道教与医学的相互渗透，炼丹术的成果逐渐引入到医学，丹剂逐渐形成。

中国历史上最著名的炼丹家要数东晋葛洪。他是一位兼通医药的著名的道士、炼丹家。他所著《抱朴子内篇》可以认为是集汉魏以来的炼丹术之大成。书中记载了不少烧丹炼汞的实验方法，炼丹设备及丹方等化学知识。例如"丹砂烧之成水银，积变又还成丹砂"。葛洪除了用汞、硫化汞、铅、砷化合物等以外，还用了许多不是很纯的化合物如胆石、硝石、赤石脂、矾石、磁石、云母、卤盐等用为炼丹的原料，从而使炼丹术本身积累了许多化学知识。《抱朴子内篇》中以金丹、黄白与仙药分别立论，仙药除了延年益寿外，这些药物还可以直接用于治疗，而金丹并不具有类似特征。《抱朴子内篇》记载的丹方多达几十种，尽管个别丹方也涉及治疗疾病，如岷山丹"以井华水服如小豆，百日，盲者皆能视之，百病自愈，发白还黑，齿落更生"，墨子丹"服之一刀圭，万病去身，长服不死"等，但韩吉绍研究后认为，这只是成仙的先奏，而并不是治疗，其最终功能仍在于成仙。因此《抱朴子内篇》中的神丹尚未具备治疗具体疾病的功能，自然葛洪的医方著作《肘后备急方》中无丹方内容。

可能正像韩吉绍的理解，在当时哪怕像葛洪这样既是道教领袖又是医学名流的巨擘鼻祖，仍然认为养生成仙与治疗疾病是完全不同的，因此在最有可能产生丹剂的著作中并没有相应的内容。

与葛洪相似的陶弘景，在促进本草学与炼丹知识融合上做出了贡献，《本草经集注》中的药物知识即大量融摄道教内容。他认为，道、医实殊途同归，"道经、仙方、服食、断谷、延年、却老，乃至飞丹转石之奇，云腾羽化之妙，莫不以药导为先。用药之理，又一同本草，但制御之途，小异世法。犹如粱、肉，主于济命，华夷禽兽，皆共仰资。其为生理则同，其为性灵则异耳。大略所用不多，远至廿余物，或单行数种，便致大益，是其深练岁积。即本草所云久服之效，不如世人微觉便止。故能臻其所极，以致遐龄，岂但充体愈疾而已哉！"《本草经集注》药物之下多引"仙经"内容补医家之不足，陶弘景援道入医的程度相当之深。然而，他并没有将炼制的神丹用于治病。

在《本草经集注》序录中，除对《神农本草经》十三条序文注释外，还分列了数条有关药物剂型理论的内容，如："药有宜丸者，宜散者，宜水煮者，宜酒渍者，宜膏煎者，亦有一物兼宜者，亦有不可入汤酒者，并随药性，不得违越。"又有："又疾有宜服丸者，宜服散者，宜服汤者，宜服酒者，宜服膏煎者，亦兼参用，察病之源，以为其制耳。"这就从药物性质和疾病两个方面对剂型的选择进行了限制，这种观点现在证明是科学的，并仍然是临床选用剂型的两个决定性因素。序录中还对散、丸、汤、酒、膏等剂型的制作和规格进行了规范，如："凡散药有云刀圭者，十分方寸匕之一，准如梧子大也。方寸匕者，作匕正方一寸，抄散取不落为度。钱五匕者，今五铢钱边五字者以抄之，亦令不落为度。一撮者，四刀圭也。十撮为一勺，十勺为一合。"另如："凡汤酒膏药，旧方皆云㕮咀者，谓秤毕捣之如大豆者。"这是对传统剂型进行规范的较早文献，对后世影响巨大。但从这些详细的论述中丝毫没有丹剂的痕迹。陶弘景整理过葛洪的《肘后备急方》，成为《肘后百一方》，其中也未见到丹剂。

1965年在南京北郊象山七号墓王丹虎墓出土了丹药，据王丹虎墓志铭文："晋故散骑常侍特进卫将军尚书左仆射都亭肃侯琅耶临沂王彬之长女，字丹虎。年五十八，升平三年七月廿八日卒。其年九月卅日葬于白石，在彬之墓右。刻砖为识。"墓志铭为东晋升平三年（359年）刻。王氏家族是东晋时最有权势的家族，东晋王朝就是在王氏的支持下建立起来的，在当时的民谣中就有"王与马，共天下"的说法，意思是东晋王朝实际上是王氏与皇帝司马氏共有的天下，王氏家族的权势地位由此可见一斑。墓主人王丹虎的父亲王彬是东晋朝廷的高官，官至尚书、左仆射。丹丸出土时，存放在一个圆形的漆盒内，共计200余粒，呈朱红色，大小不一，直径为0.4～0.5cm，大的重0.468g，小的也有0.275g。通过对丹丸进行化学分析发现它的主要成分为硫化汞，这是一种毒性很大的化合物，其中硫的含量为13.0%，汞的含量为60.9%，另有约26.1%的成分目前尚不清楚为何物。这些丹药现藏于上海中医药大学医史博物馆。这应该是现存最早的丹药的实物文物了。从现在可以看到的资料可以推测这仍然是仙丹，而非用于治疗的丹剂。

第三节　隋　唐

隋唐时期，尤其是唐代，是中国封建社会的鼎盛时期，社会开放，文化交流繁荣，医学文化也绚丽纷呈，医药学思想活跃，医学出现空前昌盛的局面。道教丹药的功能发生了重要变化，除去传统的养生成修仙外，开始有了治病功能，而且此消彼长的趋势愈来愈明显。

一、《备急千金要方》与《千金翼方》丹剂

《备急千金要方》中已经有具体丹剂用于治疗的详细记载，如据称治客忤霍乱、腹痛胀满、尸疰恶气、癫狂鬼语、蛊毒妖魅、温疟，但是一切恶毒无所不治的太乙神精丹。

该方由六味药物组成：丹砂、曾青、雌黄、雄黄、磁石各四两，金牙二两半。

其制剂方法就相当复杂，逐录如下：

"右六味，各捣，绢下筛，其丹砂、雌黄、雄黄三味，以醯醋浸之，曾青好酒于铜器中渍，纸密封讫，日中曝百日，经夏急五日，亦得无日，以火暖之。然后各研，令如细粉，以醯醋拌，使干湿得所，纳土釜中，以六一泥固济，勿令泄气。干后安铁环施脚高一尺五寸置釜上，以渐放火，初放火取熟两秤，炭各长四寸置釜上，待三分二分尽，即益。如此三度尽用熟火，然后用益生炭其过三上熟火以外，皆须加火渐多，及至一伏时，其火已欲近釜，即便满，就釜下益炭，经两度即罢，火尽极冷，然后出之，其药精飞化凝着釜上。"

以色泽判断品质优劣，"五色者上，三色者次，一色者下。虽无五色，但色

光明皎洁如雪最佳。"

更进一步，"若飞上不尽，更令与火如前，以雄鸡翼扫取，或多或少不定，研如枣膏，丸如黍粒"。

服用方法："平旦空腹一丸为度。其疟病积久，百方不瘥。又加心腹胀满上气，身面脚等并肿垂死者，服一丸，吐即瘥；亦有不吐瘥者，若不吐复不瘥者更服一丸半；仍不瘥者后日增半丸，渐服无有不瘥。气亦定，当吐出青黄白物，其因疟两胁下有癖块者，亦当清除。若心腹不胀满者，可与一丸，日日加之，以知为度，不必专须吐，亦可一丸即瘥。勿并与服，亦可三日一服，皆须以意斟酌量得其宜。或腹内有水即下者勿怪。若患疟日近，精神健，亦可斟酌病人药性，并与两丸作一丸顿服之，皆至午后食，勿使冷，勿使热，豉浆粥任意食之。若病疟盗汗虚弱者，日服一丸，至三日吐即止。若患疟不汗，气复不流，脚冷者，服一丸。至三日若不汗，气复，脚即暖有润汗，不至三日吐即止。若患疟无颜色者，服药后三日即有颜色。亦有须吐瘥者，亦有服少许而瘥者，亦有杀药强人服三四丸，始觉药行者，凡人禀性不同，不可一概与之。但作黍米大服之为始渐加以知为度，药力验壮，勿并多服，特慎油面鱼肉蒜，当清净服之。若有患久不瘥在床，羸瘦并腹胀满及肿，或下痢者多死，但与药救之，十人中或瘥三四人也，痕症积聚，服一刀圭，以浆水送下。"

对于危重患者亦有疗效，"诸卒死中恶客忤霍乱腹满体带五尸疰恶风痓忤大病相易死亡灭门，狂癫鬼话，已死气绝，心上微暖者，扶起其头，以物撬开口，不可开凿去两齿，以浆饮送药，药下即活，诸久病者，日服一刀圭，覆令汗，汗出即愈。不愈者，不过再服，亦有不汗而瘥，复有不汗不愈者，服如上法加半刀圭以瘥为度。""亦有已死者，冬二日夏一日，与此药服，服得下药便活，若不得入腹不活。加金牙磁石者，服至五服，内必令人吐逆下利。过此即自定其药如小豆大为始，从此渐小，不得更大，大风恶癞可二十服。偏风痹节，诸恶风癞病等亦可二十服。自余诸恶病者皆止一二服，量人轻重弱强不得多与。若欲解杀药但烂煮，食肥猪肉，服此药后，小应头痛身热一二日来，大不能得食味，后自渐得气味，五日后便能食。若贪食过多者宜节之。"

服药后的注意事项也有明确交代，"若服药下闷乱，可煮木防己汤服之，即定"。

该药还有防疫功效，"常以绛囊带九刀圭散，男左女右，小儿系头上，辟瘴毒恶时气、射工。小儿患，可以苦酒和之，涂方寸纸上着儿心腹上，令药在上治之。"

《千金翼方》成书于唐永淳元年（682年）。为孙思邈的晚年作品，以补正《备急千金要方》之不足。也有学者提出非孙思邈亲为，乃其门人辑之。全书分30卷，为《千金要方》之续编，凡189门，载方2000余首。

在"服药"一节中指出："人非金石，况犯寒热雾露，既不调理，必生疾疢，常宜服药，辟外气，和脏腑也。平居服五补七宣丸、钟乳丸，量其性冷热虚实，自求好方常服。其红雪三黄丸、青木香丸、理中丸、神明膏、陈元膏、春初水解散、天行茵陈丸散，皆宜先贮之，以防疾发，忽有卒急不备难求。腊日合一剂乌膏、楸叶膏，以防痈疮等。若能服食，尤是高人。世有偶学合炼，又非真好，或身婴朝绂，心近名利，如此等辈，亦何足言。今退居之人，岂望不死羽化之事，但免外物逼切，庶几全其天年。然小小金石事，又须闲解神精丹防危救急，所不可缺耳。伏火丹砂保精养魂，尤宜长服。伏火石硫黄救脚气，除冷癖，理腰膝，能食有力。小还丹愈疾去风。伏火磁石明目坚骨。火炼白石英紫石英疗结滞气块，强力坚骨。伏火水银压热镇心。金银膏养精神，去邪气。此等方药，固宜留心功力，各依《本草》。其余丹火以冀神助，非可卒致。有心者亦宜精恳。倘遇其真。"

虽然除小还丹标明方名，其他丹剂并未明确。韩吉绍从成分及功效判断，《千金翼方》上段条文中所述矿石药均可在《太清丹经要诀》中找到对应丹方，如伏火石硫黄为流珠丹，伏火水银为艮雪丹，火炼白石英、紫石英则与太一玉粉丹相似（参见下文）。只不过《千金翼方》中没有列其丹名而已。此说确为的见。《千金翼方》不止没有方名，也并未详细介绍丹剂的具体内容，而《太清丹经要诀》却给予了补充完善。

二、《太清丹经要诀》的疗疾丹剂

孙思邈的《太清丹经要诀》是道教炼丹著作，但在其中也有部分以治疗疾病相关的丹剂。他在序中抒发了自己"救疾济危"的胸怀，介绍了自己"亲经试炼"的经历，表达了以丹剂治疾"报施功效"的意愿：

"余历观远古方书，金云：身生羽翼、飞行轻举者，莫不皆因服丹。每咏言斯事，未尝不切慕于心。但恨神道悬邈，云迹疏绝，徒望青天，莫知升举。始验还丹伏火之术，玉醴金液之方，淡乎难窥，杳焉靡测，自非阴德，何能感之？是以五灵三使之药，九光七曜之丹，如此之方，其道差近。此来握玩，久而弥笃。虽艰远而必造，纵小道而亦求。不惮始终之劳，讵辞朝夕之倦？研究不已，冀有异闻。良以天道无私，视听因之而启。不违其愿，不夺其志，报施功效，其何速欤！岂自衒其所能，趋利世间之意？意在救疾济危也。所以撰二三丹诀，亲经试炼，毫末之间，一无差失，并具言述，按而行之，悉皆成就。"

书中丹药试举例如下：

1. 能"延人寿命，愈疾"的太一玉粉丹

"朱砂（一斤），雄黄（一斤），玉粉（十两）。

"右玉粉极硬，难捣，但以生铁臼捣之，以轻疏绢罗之再度，即得入用。磁石粉十两，其性极硬，亦依玉粉法治之，以水沉取细者用之，筛用亦得。

"紫石英（五两），白石英（五两），银粉（五两），空青（十两），流艮雪（一斤，用银雪）。

"右以打作薄，以河东盐合捣研令细，绢筛下，不尽者，依前更著盐研筛，以尽为度。即以药末等和，以配醋，微湿拌之，曝干，可十遍余上。

"先以白盐为籍，次布药末等，讫，又以盐覆之。即以上下釜相合，以六一泥固济，以文武火九日九夜，寒之一日一夜。

"开看：焕彻如寒霜素雪之状，又似钟乳垂穗之形，五色备具，无可比象。

"又更还取药三遍，以醋拌，如前以白盐末覆籍，一依前法布之，更无别异。如此可四五转讫，一依炼金英丹法。炼之讫，然后将服。其势力不若金英丹，二种药并能延人寿命，愈疾。"

2. 小还丹

小还丹有两首。

其一：

"水银（一斤），石硫黄（四两，飞炼如朱色，依大丹法出毒了，研如粉），光明砂（三两，别捣研），犀角末（四两，别捣研），麝香（二两，别研）。

"右五味搅和令调，以枣肉和为丸，如大麻子许，每食后一丸。去心忪，热风鬼气，邪痓虫毒，天行瘟疟，镇心，益五藏，利关节，除胀满心痛，中恶，益颜色，明耳目。热毒风服五百丸，瘟疟服一百丸，天行饮下十丸，虫毒准上，心忪二十丸，每食后只可二三丸，不可多服，垒至如前，功能不可具载。略而言之，余依本草。"

其二：

"石亭脂（四两），水银（一斤），铅黄华（三两），金（一两，成薄者）。

"右水银、金，铅黄等，加功细研，取大铁瓶莹磨之末。硫黄三两，先布瓶下为籍，次下前三味，讫，又布。余一两硫黄末为覆，次下盖。都毕，以六一

泥固济，火先文后武，七日七夜止。又寒半日开之，其中尽化为丹，焕然晖赫，光耀眼目。准此丹一两，用牛黄、麝香各半钱，重于洪州土钵中，以玉锤研之极细，用枣穰丸如梧子。每日食后，枣裹之食三丸，治风颠痫，失心鬼魅魍魉等，久服凝骨髓，益血脉，润肌肤，出颜色，安魂魄，通神仙也。"

3. 艮雪丹

艮雪丹"主镇心安藏，除邪瘴恶气、痉忤、风癫风痫等疾"，又可"治传尸、疟瘴、病时气和一切热病，入口立愈，神效"。"若用入面脂，治皯黯。"

其药物组成、剂量、炮制、制剂方法如下：

主药："汞一斤，以炼成十三两锡，破以次计之，即时合者八两汞、六两半锡。"

杂药："吴白矾六两，于铛中熔，以火熬沸，尽使干讫，即捣筛为末。用此炼白矾，今时炼六两秤得五两，黄矾四两为末。于铛中熬使干，更捣筛为末。太阴玄精二两，捣筛为末。朴消二两，捣碎熬使水气尽为末。伏龙肝四两为末，取一两和盐及诸药。增盐六两，捣筛为末，于铛中熬取干。"

制剂过程、方法及服用方法和注意事项："初炼锡三遍讫，更熔，投好醋中杀锡毒，更于铛中熔讫，以水银投锡中，以铁杖搅使相和置薄，掘地作浅坑子，以一张纸籍下，取写勿流于地上，纸上留者，水银和银是也。仍以好醋喷之使湿，即急盖其上，次熬盐使干讫，取黄矾、白矾、伏龙肝二两总和捣，勿留于臼中，捣之为末，以鹿筛度之，入少许醋拌，勿使湿；取二两伏龙肝籍釜下，铁匙按之，使平实；次以盐燥末二匙，按使平实；次朴消，还以匙拨使平实。即内药，但平拨，不须实，以匙多少抵使平整。即以盆子覆上，固济使密，著火三日两夜，开药收取。如恐不尽，所有恶者并铛中药滓，总和于一小盆中，取少醋喷之，使才润，细研之讫，以一匙内底，盖盐，依初飞法固济讫，著火两日一夜，即开看，所有水银并皆尽矣，取药即休……飞药三两转已后，可研令极细，以枣穰和为丸，丸如麻子大，每日服四丸。若不觉有异者，渐加至六七丸。每旦服之，不过三二丸。其药性微冷，若先患冷疾，不宜服之。"

4. 赤雪流硃丹

赤雪流硃丹治"卒暴之病，及垂死欲气绝及已绝者"及疟疾。

药物组成、剂量、炮制及制剂："雄黄一斤捣，轻纱筛讫，以苦酒拌和之令泡泡，日干，干更拌，如此十遍止。"

"与白盐末拌和。以盐覆籍，固济，一日一夜后，以微火炙六一泥，令极干。渐加火，勿须猛，更一日一夜。即加猛火，令其下釜，旦暮常须与火同色，不得暂时令火微弱，如此烧三日三夜止。寒之一复时，开取上釜药精，更微研之。下釜余滓亦捣，以药精相和，饭拌令涡涡。依前布置，文武火一如前法烧之。"

药物性状："药成，焕然晖赫，并作垂珠色丝之状，又似结纲张罗之势，光彩鲜明，耀人目睛，见之者不觉心神惊骇，惟宜安心。"

服用方法："以药细研之，可三四麻子大，直尔鸡子黄许酒灌之，令药入口，即扶起头，少时即差。其口禁不受药者，可斡上齿而灌之，令药入口，以手按之下腹，及摇动之，使其药气流散，须臾即苏。""小小疟疾"则"入口即愈"。

5. 太阳粉（丹）

太阳粉（丹）以石亭脂为主药，石亭脂是石硫黄之赤色者。太阳粉（丹）的功效亦是石硫黄的功效，即《神农本草经》的主治"妇人阴蚀、痛痔恶血，坚筋骨，治头秃。"《名医别录》的主治"心腹积聚，邪气、冷癖在胁，咳逆上气，脚冷疼弱无力，及鼻衄、恶疮，兼下部漏疮，止血杀疥虫。"以及孙思邈自己补充的"治脚气，男子阴痿、阳道衰弱，妇人体冷血气、腹内雷鸣，但是患冷，诸药不能疗者"。

药物组成及剂量："石亭脂（十斤），盐花（五升），伏龙肝（二斤），左味（三斗）。"

炮制及制剂方法："石亭脂破如豆大，用盐花和左味煮之七日七夜，其脂以布袋盛之，悬勿令著铁，煮毒性尽出，研，和前伏龙肝令均入内釜中。先布盐花，安亭脂尽，上还将白盐为盖了，固济之，三日三夜文武火，依前法锻讫，寒之半日开。"

服用方法："令研粉令极细，以饭和为丸，丸如梧桐子大，每日空腹服五六丸，酒送之，若兼余草药为丸，服之益佳也。"

6. 铅丹

"治一切热及鬼气、癫痫病及疟疾。""每有诸热病者，皆治之。"

药物组成、剂量及泡制方法："铅四斤（炼熟使），水银一斤（盐研令净）。"

制剂方法："取黍谷二斗蒸之，令破蒸熟，以醋浆水投谷中，密盖五六日，令为醋。次用车辙中土，筛安拌中，搅和似煎饼面。取铅销之，投泥中拌半。即于好铛中，更烊铅令销，暖汞投一斤铅中，待泻凝，以绳子系之，悬于铛中二七日，其精自下醋中。收淘洗令净，和朴消、消石各一两，如飞丹法三遍，飞之，每转三日。收取精，以饭和为丸，丸如麻子大。"

7. 紫精丹

"去诸风疾，明目补心。""变白，功力既多，卒难陈述。"

药物组成及剂量："水银（一斤），石亭脂（半斤）。"

制剂方法及服用方法："已上二味入瓶固济，用黄土纸筋为泥，泥瓶子身三遍，可厚一大寸已。上用瓷盏合瓶子口，以六一泥固济之，可厚半寸。用火三日三夜，一日一夜半文，一日一夜半武。日满出药，打碎，取新青竹筒盛，和醋于筒中，又于大釜中重汤煮之三日夜，常令鱼目沸，日满，以冷水淘去醋味，曝干一日，还内筒中，以清水和朴消，如前煮一复时，出药、净淘，曝干，捣为末极细，用枣穰和少麝香丸之。欲丸时，和少酥及用涂手，不然即著手。丸如梧桐子大，每日食上服之五丸，二斤已上变白，功力既多，卒难陈述。"

禁忌："与下流珠方同，忌蒜、米醋。"

8. 流珠丹

流珠丹治疗"所有冷风等病，无不愈者"。

药物组成、剂量、炮制："硫黄一斤，铛中以小麻油煮之，取黑为度。"

制剂："即用灰汁煮之，去油讫，即研盐，于铛中伏之，用六一泥固济铛口，以文火经一日两夜，又用武火渐加，以铛赤为度。去火，待寒出药，清水淘去盐味，取酒七升，蜜半升，亦云一升蜜，一如紫精丹法煮之，三日三夜。出药，清水淘去酒味，曝干捣筛，以枣穰丸之，更捣五六千杵，至万尤佳。丸如梧桐子大。"

服用方法及禁忌："空心服，每日三十丸，觉热即减至十五丸。长年服者，每日只可五丸。""忌蒜米醋。"

除此，还有治疗眼疾的玉泉眼药方等。

三、《外台秘要》《医心方》丹剂

《外台秘要》是一部集唐及唐以前诸家各科医学方书之大成的著作，即使在这样一部大部头巨著中也没有丹剂的踪影，甚至连《备急千金要方》中的太一神精丸和《千金翼方》中的小还丹也没有出现。可见当时丹剂在医学上的使用还不普遍。

《医心方》为日本丹波康赖所著，成书于日本永观二年，相当于我国北宋雍熙元年（984年），由于书中内容辑自我国唐及唐以前古典医籍，所以在此讨论。《医心方》全书共30卷，广泛涉猎唐及唐以前的医经、本草、针灸、神仙、方术等各方面典籍，其中引述了我国现已失存的古医书的一些内容，是研究唐及唐以前我国医学文献的重要著作。就方剂剂型而言，《医心方》不仅反映了唐及唐以前的剂型发展水平，也可通过此书总结数本已佚方书的剂型情况。遗憾的是与《外台秘要》一样，本书也没有丹剂处方的出现，连孙思邈的丹剂也没有转载。

虽然没有丹剂的具体药方记载，但有关丹剂的论述在《医心方》中却已经占明显位置。如在"诸丹论第八"引已失传的《服石论》云："凡诸丹皆是众石之精，论其切力可济生拔死，人亦有知之，亦有不知之者，然知者至少，不知之者极多。悠悠夭狂之徒则巧历不能计其头数。故至人以之宝爱，庸夫以之轻贱，轻贱则寿促，宝爱则命延。人皆重其延命而不解延其命，贵驻其年而不知驻其年，是可叹者也。余及少年以来常好事，每以诸小丹救疾，十分而愈其七八，其九十暴之属。亦有气已尽而药入口须臾即活者，亦有气未绝而药入口少时直瘥地，亦有经半日始瘥者，赤有终朝如愈者，大都神效之功，语不难尽。自斯以后，但有得此方及有过此药者，咸勿起谤心，但生信意，则必无横死之虑也。"（卷第十九）

《服石论》作者为靳邵，南宋张杲《医说·三皇历代名医》曰："靳邵，不知何许人也。性明敏，有才术，本草经方诵览无不通究，裁方治疗，意出众见，创置五石散、矾石散方，晋朝士大夫无不服饵，获异效焉。"靳邵为晋代名医，文中透露出他已经开始"每以诸小丹救疾，十分而愈其七八"。不过这只是"意出众见"的卓越医生才敢于使用。

在"服金液丹方第十四"中，同样引述《服石论》介绍了丹剂——金液华神丹。云："金液华神丹无慎忌，疗万病。金液华神丹本是太上真人九元子之秘方，此药所合，非俗人所知。但以五阴相催，四时轮转，有生之类，倏忽如流。先贤悯而零涕，往哲睹而兴威，感遂乃流传俗代，以救苍生之病，使百姓有病之徒咸能除愈。至如腐肠之疾，遇药便除；膏肓之疴，无不瘥愈。纤毫必遂，肌理无遗。此药力有越电之功，五石与大阴真别类，秋霜，一届松竹与兰艾何同害于人者，不日而除。损肌肤者，应时而遣。若服此药，有异于常，不问陈仓生冷，至于血食鱼蒜酢滑猪鹿，同时共餐唯多益善，并无禁忌。药之对病，如后所陈。"

在陈述其药效神奇后又进一步阐述其主治范围：

"夫人受五常，非是一体，或患久冷滞痼，头面枯燥，身体焦干，唯皮与骨。食不消化，米粒浑出，复患心膈痰饮，食乃无味。假使食讫，复患恶气，上填胸喉，多呕吐冷沫。夜卧咽喉干燥，舌上皮颓，梦见雷电之声。或梦逾山越海，睡中厌，手足酸疼，背膊烦闷，蛊尸杂疰，中恶猝死，腰疼膝冷，天阴即发。或患五劳七伤，中寒痹湿，复有男子、妇女、僧尼、寡妇、少女之徒，梦与鬼神交接，真似生人初得，羞而不言，后乃隐而不说，往还日久，鬼气缠身，腹内病成，由惜鬼情，至死不遁鬼魅邪气所缠。眠多坐少，梦想飞扬，魂魄离散，昏昏常困，似瘥还伫，诸有读诵之人常吸，冷气冲心，腹肠雷鸣，镇如雷吼。复有百二十种风，十种水，谷赤白等利，多年不瘥之徒，此丹并皆治疗。"

同时强调其药方的神秘性："此药所合，非是道（通）人不知其妙，自量其性，测其劳逸，临时斟酌，方委其功。诸君子，无乃轻泄，弥秘之。"

最后叮嘱服法："服法对治并可依诸丹之法，但件药主治条云：或有服一二丸，或有服四五丸，病瘥即止，此非养生之丹。不可多服，云云。"（卷第十九）

在本章中，还列数了红雪、绛雪、紫雪、白雪等雪方和五石凌、金石凌等治疗及服用方法，惟独没有记载其药物组成和制作方法。

四、其他方书丹剂

从唐代的《龙门石刻药方》《传信方》《经效产宝》《颅囟经》等方书及唐代《新修本草》中皆未检出有关丹剂的内容。

《仙授理伤续断秘方》又名《理伤续断方》，是唐代骨伤学家蔺道人所著，约成书于841～846年（唐代会昌年间），是我国现存最早的骨伤科专著。全书共1卷，分3节，篇幅不长，但内容丰富。本书共收载16个丸方。有些名为丹药，实为丸药，如大活血丹、活血丹、黑虎丹等。

敦煌卷子中仅一部检出丹药。《道家合和金丹法》为敦煌卷子。现藏法国巴黎国立图书馆，为法国人伯希和劫掠之品，其编号为P.3093。此卷子内容主要是道家为求长生不死而和合金丹的诸"法"，有六一泥法、长生涌泉汞法、钗子法、白朱砂法等，从其内容所用术语看，属道家医书无疑，故名之为《道家和合金丹法》。原卷子首尾残佚，无卷名。其抄写年代经考证属六朝写本。所涉及的剂型有散剂、丸剂、丹剂、药豆。原卷子已经残缺，比较完整的丹药有六一泥法、长生涌泉汞法、钗子法及又方、白朱砂法，皆只有制法而无治法。从形式上看仍为炼丹术所服食的丹药，而不是治疗所用丹剂。

五、《雷公炮炙论》丹剂

《雷公炮炙论》是我国第一部药物炮制专著，对后世的影响比较大。但是，关于其书的成书年代，历来争论比较多，有刘宋说、隋人说、唐—五代说、赵宋说等，经张世臣、关怀考证得出结论：《雷公炮炙论》为隋末唐初之辅宋的雷敩所著；后由唐末五代之胡洽重定，此胡洽与南北朝之胡（道）洽并非一人。此说与所有史料相契合，同时可以解释诸假说的正误原因。本书即从此说，将其放在唐代讨论。

邱功、朱建平指出，与唐以前的本草及方书中有关炮制的内容相比，《雷公炮炙论》其炮制禁忌、操作、器具，以及烦琐和新奇的炮制方法独具特色，与道教外丹术有着非常密切的关系，而唐代是道教外丹术发展的鼎盛时期，而且物质文化生活蓬勃发展，社会安定，金丹服饵成为当时全国性的风气，其被打上的时代烙印也是让人比较信服的。具体体现在将外丹禁忌，外丹操作诸如水飞、研磨、六一泥固济法、伏火法、关法、煿法等，外丹器皿诸如瓷瓶子、瓷合子、瓷锅子、铛、筛罗、乳钵等移入炮制操作，并借用草木药炼丹的方法，将草木药作为辅料炮制药物，它是中药制药学发展到一定历史阶段的产物。

尽管本书中没有具体的丹剂药方及制作方法，但从以上仍能看出丹剂的影响。

六、炼丹家的努力

在医家积极引进炼丹术成果用于医疗的同时，炼丹家也不惜放下身段将其养生立命的技术应用到医学之中。

韩吉绍发现，唐代中后期，炼丹家在丹方医用方面的探索明显增多，许多丹方被应用于医学，如《张真人金石灵砂论》《太清石壁记》《通玄秘术》等书都有以丹剂治疗疾病的集中记载。《太清石壁记》更是明确将丹分为大丹与小丹，小丹不足以服之神仙，只可救世疗病。而该书几乎全是小丹制法及疗效的记载。《通玄秘术》成书于晚唐，其中的丹方有了显著变化。第一，出现金石与草木混用趋势，丹方为金石药的观念开始出现分化。第二，丹方功效进一步向医药靠近，早期医用丹方功效笼统不切实际的特点得以明显改善，而且大部分丹方均有相对合理的服食规范。第三，一些丹方还具有驻颜、壮阳、治疗男女性病甚至避暑御寒等功能，丹方用途进一步多样化与复杂化。

第四节　宋　代

宋代相当长的时段社会安定，经济繁荣，科学技术发达，文化兴盛，政府重视医学，给医学的发展带来契机，以致宋代医学兴盛，中药制剂水平达到一个新的高度。

宋代是丹药医用的鼎盛时期。医家吸收唐代炼丹术的成果，创作了大量医用丹剂。炼丹术与医药逐渐融合，非金石类药材加入丹剂中，含有非金石类药材的丹剂的数量逐渐超过传统的金石类丹剂，不含金石药材的丸剂也被称作丹药。医家吸收炼丹术的成果，促进宋代制药工艺的发展，尤其是金石类药材的加工工艺，起源于炼丹术的"火毒"也被医学所接受，改进了中药的炮制工艺。

这一时期出现众多影响深远的方剂学著作，官修者如《太平圣惠方》《圣济总录》《太平惠民合剂局方》等，个人著作如《博济方》《鸡峰普济方》《普济本事方》《济生方》等。与唐代不同，这些著作中均记录有大量丹方。

一、《太平圣惠方》丹剂

《太平圣惠方》中记载了以丹命名的方剂 87 首，其中卷九十五"丹药序"中收有丹药 42 方，基本来自道家的丹书，与编撰者王怀隐有很大的关系。还有 45 首以丹命名的药方散在全书各章节中，这部分丹剂可能来自民间，是民间医生吸收道家丹药的成果。此后，丹药开始在医书中盛行起来，成为方剂中的重要组成部分。

《太平圣惠方》卷九十五"丹药序"开宗明义，指出："夫轻清上腾，重浊下结，乾道有凝明之气，散作星辰，坤灵韬变化之清，流于金石，备诸药品，皆载神功。阴阳既合于运行，水火宜专于信候，遂能去其火毒，全彼至和，实由锻炼之勤，乃着玄微之验。今则仙经究妙，丹灶分功，安期可与于讨论。俞跗未穷其指的，事存按据，理定锱铢，既有功能，可资修养尔。"明确地告诉我们，丹药来自炼丹术。

韩吉绍将《太平圣惠方》卷九十五"丹药序"中的 42 种丹方与《道藏》中的丹方进行了初步比较，发现 12 种丹方能够在《道藏》中找到出处，其中 11 种见于《通玄秘术》，1 种见于《云笈七签》。

《通玄秘术》为晚唐布衣沈知言撰。其书序曰：

"夫人立身之本，以道德修术，固益肌体为先。少年之盛，岂顾后衰。配人察三才之贵，圆首方足，悉符天地之形，不可以自轻失也。知言卯角之年，栖心于道。昔太和初于书曹之上，遇道士马自然，示余秘诀，兼玄通如意丸，五解之法。知言顾暂幽陋，罔测玄机，时于其间人寰。采补延生，往往得其一二。泊咸通五年春之淮南，有故友荥阳郑公，示余神丹诸家秘要，皆是济世治疗人间一切诸疾延驻之门，并制伏五金八石，点变造化，辟除寒暑，绝粒休粮。或箭镞入肉取不去者，不限年月深远，点摩丹药，其镞自出，有造化之神功，在三卷之内。好道后学览之，必莹心骇目。其于伏火金石灵丹，备在卷中，知言辄编次之，勒成上中下三卷，号曰：《通玄秘术》，以奉好尚君子。养生之本，将贻同志，幸勿轻传耳。"

据序言可知，《通玄秘术》的资料来源一是太和（827—835）初道士马自然的"秘诀兼玄通如意丸五解之法"，多为采补延生方；一是咸通五年（864年）故友荥阳郑公传授的"神丹诸家秘要"。《通玄秘术》共载医用丹方22种及其他方剂5种。

我们把《通玄秘术》与《太平圣惠方》相同或相似的丹剂选取3首作一比较。

《太平圣惠方》中的白金丹：

"治一切风，遍风日不收敛，及半身不遂。"

药物组成及剂量："朱砂（三两，别研为末），雌黄（一两半），硫黄（一两）。"

制剂方法、服用方法及禁忌："上二黄同研如粉，先于铛中销成汁，次下朱砂末，搅令匀，即以桑灰汁，煮三日三夜。旋以暖灰添之，日满，即刮入鼎子中，以文火烧干，出阴气尽，重固济，以十斤火煅，候火销至三二斤即住。其药只在鼎子底，作一片，凿取成白金状，以甘草余甘子，瓷器中水煮一日，出火毒了，研为末，以粟米饭和丸，如绿豆大。每日空心，以冷椒汤下三丸，渐加至五丸，服之半月，大效。忌羊血。"

《通玄秘术》胜金丹：

"治一切风疾，半身不遂，口不收敛转动不得者"。

药物组成及剂量："朱砂三两，别研后入雌黄一两半，太阳半两。"

制剂方法、服用方法及禁忌："右并研如粉，先以桑灰汁于铛子中，销二黄成汁，下朱砂末，搅令自匀相乳入，即下灰汁约一斗半中，煮三日三夜。旋暖灰汁添，日满。药成泣即住。刮取药入鼎子中，以文火逼干阴气尽，重固济令如法。复以火二十斤煅，火销至三五斤即住。待冷，看药已在鼎底作一片，凿取成白金，研如粉。以甘草汤余甘子瓷器中，煮一日出火毒了，更研令极细，以粟米饭丸，丸如菜豆大。每日空心，冷椒汤下三丸，加至五丸，治一切风疾，半身不遂，口不收敛转动不得者，服半两便差。忌羊血。"

《太平圣惠方》中的伏火水银硫黄紫粉丹：

"治一切冷气，反胃吐食，冷热血气，冷劳伤风，一切冷病神效"。

药物组成及剂量："硫黄（六两），水银（二两半），针砂（二两，淘洗令净），太阴玄精（二两研入）。"

制剂方法、服用方法："上件药，先细研硫黄，次下水银。点少热水，研如泥，候水银星断，即入鼎中，并玄精针砂，以水煮七日七夜，常如鱼目沸，水耗，即以暖水添之，时时以铁匙搅。七日满，即泣干，仍以微火爆阴气尽，即入合子中，固之泥。法用砂盆末白垩土盐花，捣为泥，固济干了，入灰池内，埋合子。两边以五两火养六十日，日夜长令不绝。日满，以大火十斤断一日，任火自消，冷了，以甘草汤浸一日，出火毒，已鲜紫色，候干，细研为末，以粳米饭和丸，如黍米大。每日空心，以温酒下七丸，渐加至十丸，经旬日见效。"

《通玄秘术》中的太阳紫粉丹：

"治反胃痃癖，一切冷病，无不差者"。

药物组成及剂量："硫黄、马牙硝、汞各三两。"

制剂方法、服用方法及禁忌："右以无灰酒五合，旋点于钵中，研三味如泥，银星尽即止。日中干之，布于铛内，以□合定，如法固济乾了。于铛下以炭火三五两养，经半日来，渐加火至七八两，经一夜时即住火。待冷开取药，以白蜜拌令□□，于青竹筒子中盛贮，米饭上蒸一炊，久出更研细，以枣穰为丸，丸如梧桐子大。每日空心，盐汤及姜汤，酒任下三丸。治反胃痃癖，一切冷病，无不差者。有孕女子勿服，损胎。忌鲤鱼。"

《太平圣惠方》紫灵丹：

"治一切冷气消食，破女子宿血冷病，神效。"

药物组成、剂量及炮制："硫黄（八两，舶上者，细研），白盐花（三斤，一斤半日用，一斤半以米醋三升拌，日曝干之）。"

制剂方法、服用方法："上件药，用一鼎子，先筑白盐令实。中心剜作坑子，入硫黄末了，即以米醋拌了。盐盖之，亦实筑。又以白盐盖之，密密固了。以文火养之，从旦至午后。渐加火，烧至有鬼焰出。即以小帚子蘸醋洒之，焰住即止。放冷取出，用水研，飞去盐，药在盆底，干了又细研。以粟米饭和丸，如绿豆大，每日空心，以温酒下五丸。其盐水煎花吃甚好。"

《通玄秘术》阴伏紫金丹：

"治女子血气，暖子宫，驻颜悦色，若患肠风泻血不止，兼赤白带下，曾服药不差者，服此丹永除根本。但是冷疾，无不治之"。

药物组成、剂量及炮制："硫黄（五两，碎研，水飞），盐花（一升）。"

制剂方法、服用方法及禁忌："右布盐花半升，于小平底锉子内，次铺太阳末，又以余盐盖之。别以一瓦器盖定锉子面，以水没得药上二寸已来，以湿纸固缝。文火养，长令鱼眼沸，七日七夜。勿令火绝水耗。旋换添之时时开搅，勿令粘缀锉底。日满□干，加火锻通赤。冷，以汤沃去盐味，日中干之。以枣穰为丸，丸如小豆大。每日空心，茶酒任下五丸，忌羊血、葵菜。"

再来看看《太平圣惠方》与《云笈七签》的比较。

《云笈七签》是宋真宗时张君房编辑的一部大型道教类书。道教称书箱为"云笈"，分道书为"三洞四辅"七部，故是书题名《云笈七签》，即掇取道教书籍七部精英之意。《太平圣惠方》卷九十五"丹药序"中丹方见于《云笈七签》者仅一种。

《太平圣惠方》四壁柜朱砂：

"能除风冷，温暖骨髓，悦泽颜色，久服无疾，延年益寿"。

药物组成、剂量："针砂（一斤），硫黄（四两），朱砂（三两），白矾（四两），盐（一两）。"

制剂方法、服用方法及禁忌："上以浓醋一斗五升，煮针砂、硫黄二味令干。以火煅之，待鬼焰出尽后，放冷再研。别入硫黄二两，又用醋一斗五升，更煮候干。依前煅之，鬼焰尽即止。放冷，以水淘取紫汁，去其针砂，澄紫汁极清。去其清水尽，阴干。即入白矾盐同研，纳瓷瓶中，四面下火煅之，候瓶内沸定即止。待冷出之，细研，以醋拌为柜。先用药一半，入铅桶中，筑实。即以金箔两重朱砂入柜上，又以余柜盖之，筑实。以四两火，养三七日，即换入铜桶中，密固济，用六两火，养三七日，足。即用十斤火断之，住火自消。寒炉出药。朱砂已伏，于湿地，薄摊，盆合一复时。出火毒了，细研，以枣肉和丸，如麻子大。每日空腹，以温水下五粒。以铅作桶，可重二斤；以铜作桶，可重三斤。忌羊血。"

《云笈七签》四壁柜朱砂法：

"能除风冷，温暖骨体，悦泽颜色，久服无疾，延年益寿"。

药物组成、剂量："针砂一斤，硫黄四两，朱砂三两，白矾四两，盐一两。"

制剂方法、服用方法及禁忌："右以浓醋一斗五升，煮针砂、硫黄二味令干，以火锻之，待鬼焰出尽后，放冷，研。别入硫黄一两，又用醋一斗五升更煮。候干，依前锻之，鬼焰尽即止。放冷，以水淘取紫汁，去其针砂，澄紫汁极清，去其水，尽阴干。即入白矾、盐同研，内瓷瓶中，四面下火锻之，候瓶内沸定即止。待冷，出之，细研，以醋拌为柜，先用药一半入铅桶中，筑实，即以金薄两重，朱砂入柜上，又以余柜盖之，筑实，以四两火养三七日，即换入铜桶中，密固济，用六两火养，三七日足，即用十斤火锻之，任火自销。寒炉出药，朱砂已伏。于润湿地薄摊，盆合一复时，出火毒了，细研，以枣肉和丸如麻子大。每日空腹，以温水下五丸。以铅作桶，可重二斤，以铜作桶，可重三斤，忌羊血。"

经过核对，可以发现此类中的丹剂与《道藏》丹方有很大的相似度，虽然有些方名发生了变化，但实质没有变化，明显可以看到其来源性质。而那些与《道藏》不尽相同的丹剂或许传抄版本不同，或许与医家根据临床经验的斟酌加减有关。

韩吉绍还考察了卷九十五丹药序之外的以"丹"命名的医方，有45首。分别为：

绿玉丹、神丹圆、发汗神丹圆、正阳圆（丹）、返阴丹、回阳丹、来苏丹、返魂丹、黑龙丹、雄朱丹、三灵丹、黑虎丹、灵宝丹、黑星丹、走马丹、雄朱丹、太一丹、太白丹、神效太一丹、神效金髓丹、黑虎丹2、大黑虎丹、四神丹、红英丹、太一追命丹、返魂丹、五神返魂丹、内固接骨丹、催生丹、七圣丹、保生丹、延生丹、万灵丹、回生丹、返魂丹、正液丹、救生丹、定命丹、鹤寿丹、必效碧霞丹、保生定命丹、保命丹、擅圣归命丹、青金丹、还命保生丹、通玄丹。

其中有些"丹剂"中有些是名副其实的丹剂，如：

正阳圆（丹）：

"治伤寒三日。头痛壮热。四肢不利。"

药物组成、剂量："太阴玄精（二两），硝石（二两），硫黄（二两），硇砂（一两）。"

制剂方法、服用方法："上都细研，入瓷瓶子中，固济。以火半斤，于瓶子周一寸爇之。约近半日，候药青紫色，住火，待冷即出。用腊月雪水，拌令匀湿，入瓷罐中，堂屋后北阴下，阴干。又入地埋二七日，取出细研，以面糊和为丸，如鸡头实大。先用热水浴后，以艾汤研下一丸，以衣盖汗出为度。"

来苏丹：

"治阴毒伤寒。"

药物组成及剂量："硫黄、硝石、太阴玄精（以上各一两）。"

制剂方法、服用方法："上件药，都细研，于瓷瓶中盛，以瓦子盖瓶口，用黄泥固济，阴干。以炭火半斤，养令火尽，即出之。更研如粉，用汤浸蒸饼和丸，如梧桐子大。每服，不计时候，热酒下三丸至五丸。衣盖取汗。"

三灵丹：

"治中风偏枯不遂，口不收涎。"

药物组成、剂量及炮制："朱砂（三两细研如粉），雌黄（一两半细研如粉），硫黄（半两细研如粉）。"

制剂方法、服用方法及禁忌："上件药，先将雌黄、硫黄于铛中消成汁，后下朱砂末，搅令匀。候冷，却下桑柴灰汁。煮三日三夜，旋旋添暖灰汁，候日足即住。刮入鼎子中，以文火逼干，出阴气。尽入固济了合子中，以二十斤火煅，候火炼至三五斤，其药已在合底，作一片。候冷凿取。以甘草饮余甘子瓷器中，入水煮一日，出火毒了，更研令细，入枣肉和研为丸，如绿豆大。每日空心以冷椒汤下三丸，渐加至五丸。服之半月便瘥。忌羊血。"

有与动植物药共同制成的丹剂。如：

黑龙丹：

"治瘫痪并诸风。"

其用药和制剂过程非常复杂。

第一步，"朱砂（一两），硫黄（一两），水银（一两，与硫黄结为砂子），雄黄（一两），硇砂（半两），紫石英（半两），金箔（三百片），银箔（三百片），曾青（一两）。以上九味，都研入一告车瓶子内，令实。上以定粉一两半，细研，入瓶子内，盖煎药上。更用黄丹一两半，又入瓶子内，盖之。上以古字钱一文，又盖瓶子口。后掘地作十字坑子，坐瓶子在中心，四面去瓶子四五寸已来，著火二斤，不住火养。二日后，盖药为汁，住火停冷。打破瓶子，取药细研。"

第二步，"自然铜（一两，细研），古字钱（二十一文），硫黄（半两细研）。以上三味与钱一重重间布药末，入合子内，以盐泥固济。初以文火，后以武火，烧令通赤，候冷，取出细研，入前药内，相和。"

第三步，"麻黄（五斤，去根节），白花蛇（大者一条，锉）。以上二味，用水一硕，慢火煮蛇并麻黄。至二斗以来，有沫用匙旋去之，用夹绢滤去滓。别入银器中，又熬成膏。"

第四步，"藿香（三分），白附子（三分，炮裂），附子（三分，炮裂，去皮脐），人参（三分，去芦头），干蝎（三分，微炒），天麻（三分），天南星（三分，炮裂），虎胫骨（三分，涂酥炙令黄），败龟（三分，涂酥炙令黄），木香（三分），阿胶（三分，捣碎，炒令黄燥），白僵蚕（三分，微炒），防风（三分，去芦头）、牛黄（半两，细研），麝香（半两，细研），龙脑（半两，细研），酸枣仁（半两，微炒），琥珀（一两，细研），腻粉（一两）。上件药，捣罗为末，与金石药更同研令匀。又入麻黄煎和，候硬软得所捣五七百杵，丸如酸枣大。"

服法则比较简单，"每服，不计时候，以温酒嚼下一丸"。

返阴丹：

"治阴毒伤寒，心神烦躁，头痛，四肢冷。"

药物组成、剂量及炮制："硫黄、太阴玄精、硝石、附子（炮裂，去皮脐）、干姜（炮裂，锉）、桂心（以上各半两）。"

制剂方法、服用方法及禁忌："上件药，取前三味同研。于瓷瓶子内，慢火熔成汁，后放冷，重研令细。后三味捣罗为末，与前药同研令匀，用软饭和丸，如梧桐子大。每服，不计时候，煎艾汤下五丸，频服。汗出为度。"

有些"丹"虽然也是矿物药，但从制剂上看却不是真正的丹剂。如：

雄朱丹：

"治风痫，失性倒仆恶声，吐沫口噤。"

药物组成、剂量及炮制："雄黄（一两），朱砂（一两），水银（一两），雌黄（一两，三味用夹生绢袋盛，以蜜于重汤内煮，候蜜色赤为度，取出以河水淘洗，曝干），黑铅（二两，与水银结为砂子）。"

制剂方法、服用方法："上件药，同研如粉，用前煮雄黄蜜和丸，如绿豆大。每服，不计时候，以桃柳松柏桑枝汤下三丸至五丸。"

类似的还有矿物药加入动植物药的"丹剂"，有名而无实。如：

神丹圆：

神丹圆宜伤寒"春夏无大吐下，秋冬无大发汗，若冬及始春天寒"时使用。

药物组成、剂量及炮制："朱砂（一两，细研水飞过），附子（一两半，炮裂去皮脐），川乌头（一两半，炮裂去皮脐），半夏（一两，汤洗七遍去滑），赤茯苓（一两），人参（一两去芦头）。"

制剂方法、服用方法："上件药，捣罗为末，炼蜜和丸，如梧桐子大。每服，以生姜汤下五丸。良久吃热粥一盏投之，以得汗为度。"

回阳丹：

"治阴毒伤寒，面青。手足逆冷。心腹气胀。脉候沉细。"

药物组成、剂量及炮制："硫黄（半两，细研入），木香（半两），荜澄茄（半两），附子（半两，炮裂去皮脐），干姜（一分，炮裂，锉），桂心（半两），干蝎（半两），吴茱萸（半两，汤浸七遍，焙干微炒）。"

制剂方法、服用方法："上件药，捣罗为末，炼蜜面糊和丸，如梧桐子大。每服，不计时候，以生姜汤下三十丸，频服。三服后，以热酒一盏投之。以衣覆取汗。"

有些名为"丹"的方子中甚至连矿物药都没有。如：

神效金髓丹：

"治冷劳及冷气诸疾。"

有意思的是该方只有一味植物药吴茱萸，制剂方法却仿照炼丹的方法。

"上取吴茱萸三斤，以新汲水淘一百遍，日中晒干。以浓酒五升煮茱萸，以酒尽为度。以炭火烧地令赤，以酒二升淋地上，将茱萸摊在地上，以盆子合之，以灰四面焙之，勿令泄气，一宿取出。以文火炒令干，捣罗为末。以醋煮枣肉和研，丸如绿豆大。每服空心及晚食前，以生姜汤下二十丸，加至三十丸。"

回生丹：

"治小儿慢惊风。痰涎壅闷。发歇搐搦。"

药物组成、剂量及炮制："天麻（一分），白附子（一分，炮裂），白僵蚕（一分，微炒），桃胶（一分），天南星（一分，炮裂）。"

制剂方法、服用方法："上件药，捣罗为末，以烂饭和丸，如黍米大。每服，以温薄荷酒下三丸，量儿大小，加减服之。"

通玄丹：

"治小儿囊痢久不瘥。腹多鼓胀。痢如枣花。"

药物组成、剂量及炮制："巴豆（一两），油（一升），麝香（一钱，细研）。"

制剂方法、服用方法："上件药，先将油于铛内，以急火煎巴豆，看爆出者收之，去皮心，纸裹压去油。入麝香研，以粟米饭和丸，如麻子大。每服，以冷水下二丸，量儿大小，加减服之。"

同样都没有矿物药，与神效金髓丹不同，回生丹、通玄丹就是普通的丸剂了。

返魂丹也不是严格的丹剂，但在"丹药序"中有记载。

《太平圣惠方》卷十九记载返魂丹"治猝中风不语""兼疗厕上冲恶不语"。

药物组成、剂量及制剂、服法："生玳瑁（半两），朱砂（半两），雄黄（半两），白芥子（半两）。"

制剂方法、服用方法："上件药，同研如面，于银器中酒煎，安息香一两为膏，和丸如绿豆大。每服不计时候，以童子小便下五丸。"

而在"丹药序"中的记载与之相似，只是在《道藏》中未查到。其主治为

"治卒中风不语，及中恶，迷闷，安心神，去风热。神效。"

药物组成、剂量及制剂、服法："生玳瑁、朱砂、雄黄、白芥子（以上各二两）。"

制剂方法、服用方法及禁忌："上件药，捣罗为末，同研如面。以安息香一两细锉，以酒一升，熬成膏，和丸如绿豆大。每服，以温酒下三丸。其药端午日合之神验，忌羊血。"

比较可以看出两者的异同，大致相同，从文字上可以看出"丹药序"的条文更加准确。

其实，返魂丹在卷五十六"治尸厥诸方"也出现过，不过多了一味麝香。中医方剂在流传过程常有药物加减变化，适应病证也有范围变化。

对比卷九十五"丹药序"中丹剂与卷九十五"丹药序"之外的丹剂可以发现，前者成分比较简单，基本上为矿物药，草木药很少。而后者虽然也为丹方，然而大部分为矿物与草木的合成剂，甚至还有几种无金石丹方。日本学者冈西为人曾推测后者丹方为出于治病目的而制定的处方，大概因仍出自道家之手而名之为丹。

如果如冈西为人先生推测的话，那么这种理由很快就被淹没在无情的历史之中了。我们无从知道其他所有的药方是否来源于道士，也无从知道那些非高温煅烧熔解制作、甚至无矿物药的药方是否应该名"丹"。因此我们从源头将其分割开来，在本课题中所说的"丹剂"必须有矿物药，必须有高温煅烧使之熔解的制剂过程。

二、《太平惠民和剂局方》丹剂

《太平惠民和剂局方》共收载丹方 76 种，分别为：

至宝丹、灵宝丹、透冰丹、龙虎丹、银液丹、碧霞丹、八风丹、牛黄金虎丹、太阳丹、没药降圣丹、大圣一粒金丹、拒风丹、活络丹、大圣保命丹、经进地仙丹、伏虎丹、太阳丹、水浸丹、定喘瑞应丹、养气丹、平补镇心丹、接气丹、三仙丹、降心丹、四神丹、平补镇心丹、三建丹、伏火二气丹、灵砂、上丹、玄兔丹、龙齿镇心丹、二气丹、金液丹、震灵丹、来复丹、养正丹、黑锡丹、玉华白丹、金锁正元丹、秘传玉锁丹、胜冰丹、灵液丹、朝真丹、灵砂丹、神应黑玉丹、缠金丹、夺命丹、太岳活血丹、没药降圣丹、安息活血丹、催生丹、神仙聚宝丹、济危上丹、琥珀黑龙丹、南岳魏夫人济阴丹、白垩丹、益阴丹、妙应丹、黑龙丹、返魂丹、定命丹、八珍丹、太一银朱丹、软金丹、鹤顶丹、至圣丹、定吐救生丹、五福化毒丹、灵砂归命丹、六神丹、太一丹、睡惊丹、至圣保命丹、急风丹、镇心至宝丹。

通过考察发现，以上名为"丹"的药方中大多数都不具备"丹剂"的要求，除去根本不含矿物药的药方，还有部分虽然含有矿物药材，但并没有经过煅烧升华，甚至也没有煅烧熔解。所以实际上丹剂的药方是很少的。

在该书中可以找到一些证据证实冈西为人的观点，有些不是丹剂却名为丹的药方是来源于道士。

如经进地仙丹下附按语："此方陶隐居编入《道藏经》云：是时有人母幼年得风气疾，后作发挛结疼痹，久不能起，百治不瘥，卧床五十余年，脂肉消尽，止有筋骨。乃于居士处得此方，依方修合，日进二服，才至五百余服，是母病顿除，发白再黑，齿落更生。至八十岁，颜色如二十岁人，筋力倍壮，耳聪目明。时有老奴，常偷服其药，严冬御稀葛，履霜雪，无寒色，负荷倍重于常时，行步如飞。疑为鬼物所凭，遂打杀埋于水傍沙中。久复为怪，而里俗且云：凡奴婢死为鬼，但折其胫，令不得动作。遂掘出，折其胫，见其骨尽实，如金黄色，折其臂亦然，其效颇异。隐居云：此奴若不打杀，成地仙矣。"

再如伏虎丹下按语："此方乃建康府乌衣巷有一老人姓钟，平生好道，朝夕瞻仰茅山，缘多酒，偶患风疾，百治无效。一日忽有一道人至，言其困酒太过，教服此药，道人遂不见，服之果验，乃知仙方。"

类似的有震灵丹，又名紫金丹，出自《道藏》，为紫府元君南岳魏夫人方（卷五）；还有益阴丹，同出于此（卷九）；养正丹，又名交泰丹，出自宝林真人谷伯阳《伤寒论》（卷五）；黑锡丹出自丹阳慈溪大师受神仙桑君方（卷五）；等等。

出自道教方士的丹方，不一定都是丹剂，甚至完全没有矿物药。

有些后代作为单味药使用的，实际上是加工品。本书中有灵砂的制作过程。

"水银（一斤），硫黄（四两）。上二味，用新铁銚炒成砂子，或有烟焰即以醋洒，候研细，入水火鼎，醋调赤石脂封口，铁线扎缚晒干，盐泥固济，用炭二十斤煅，如鼎子裂，笔蘸赤石脂频抹其处。火尽为度，经宿取出，研为细末，糯米糊为丸，如麻子大。"

从中可以看出灵砂是典型的丹剂，但在后来灵砂基本上是作为单味药使用的，其他还有类似的轻粉等，所以在下面也不把此类药物单独作为丹剂看待。

同《太平圣惠方》一样，《太平惠民和剂局方》有些丹剂中只有部分药物是依照丹剂的制法制作，而最后与他药混合成剂。如灵砂丹：

"硝石（与砒一处细研，入磁罐子内，用石灰盖口，炭火烧半日，取出，去火毒），信州砒霜、腻粉、粉霜（研，各半两）、黄丹（研）、枯矾（研，各一两半），朱砂（研飞，一两），乳香（研）、桂府滑石（各一两）。

"上件药研，罗为末，用蒸饼二两四钱和为丸，如梧桐子大。"

方中先把硝石制成丹剂，再与他药粉末混合，用蒸饼糊丸。

再如济危上丹：

"太阴玄精、五灵脂（去沙石）、硫黄（老红色者）、乳香（研）。

"以上四味各等分，慢火炒结成砂，研极细。

"桑寄生（须要真者）、陈皮（去白净称）、阿胶（蛤粉炒）、卷柏（去根，生用）。

"以上四味各等分，修事了，焙干，为末。

"上八味同研，用生地黄汁和捣一千下，丸如梧桐子大。温酒或当归酒下二十丸，食前服。"

有些丹剂甚至仅一味药物，如金液丹：

"硫黄（净拣去砂石，十两，研细飞过，用瓷盒子盛，以水和赤石脂封口，以盐泥固济，晒干，地内先埋一小罐子，盛水令满，安盒子在上，用泥固济讫，慢火养七日七夜，候足，加顶火一斤煅，候冷取出，研为细末）。

"上药末一两，用蒸饼一两，汤浸，握去水，搜为丸，如梧桐子大。每服三十丸，多至百丸，温米饮下，空心服之。"

丹剂中有些是没有在制作中经过密闭升华，而是在开放状态下高温熔解的。如伏火二气丹，这类在丹剂中占多数。应该是炼丹改良后的方法。

"硫黄（四两），黑锡、水银、丁香（不见火）、干姜（各半两）。

"上先熔黑锡，后下水银，结砂子，与硫黄一处，再研成黑灰色，次入余药研匀，用生姜自然汁煮糊为丸，如梧桐子大。"

一般丹剂的制作过程都是很复杂的，如震灵丹：

第一步，"禹余粮（火煅，醋淬不计遍，以手捻得碎为度）、紫石英、赤石脂、丁头代赭石（如禹余粮炮制，各四两）。"

"以上四味，并作小块，入甘锅内，盐泥固济，候干，用炭一十斤煅通红，火尽为度，入地坑埋，出火毒，二宿。"

第二步，"滴乳香（别研）、五灵脂（去沙石，研）、没药（去沙石，研，各二两），朱砂（水飞过，一两）。"

"上件前后共八味，并为细末，以糯米粉煮糊为丸，如小鸡头大，晒干出光。每一粒，空心温酒下，冷水亦得。常服镇心神，驻颜色，温脾肾，理腰膝，除尸疰蛊毒，辟鬼魅邪疠。久服轻身，渐入仙道。忌猪、羊血，恐减药力。妇人醋汤下，孕妇不可服。极有神效，不可尽述。"

有些丹剂的制作甚至是十分烦琐的，不是普通的财力物力所能完成的。如灵宝丹的制作：

第一步，"硫黄（打如皂荚子大，绢袋盛，以无灰酒煮三伏时，取出研如粉，一两），自然铜（打碎，研细如粉，一两），雄黄（打如皂荚子大，绢袋盛，以米醋煮三伏时，取出研如粉，一两），光明砂（打如皂荚子大，绢袋盛，以荞麦灰汁煮三伏时，取出研如粉一两半）。"

"以上四味，用一有盖瓷瓶子，先以金箔三片铺于瓶子底上，便入硫黄，又以金箔两片盖之。次入雄黄，又金箔两片盖之。次入朱砂，又金箔两片盖之。次入自然铜，又金箔三片盖之。以瓶子盖合却，不用固济，于灰池内坐瓶子令稳，以火养三日三夜。第一日，用熟炭火半斤，围瓶子三寸。第二日，用熟火十两，去瓶子二寸半。第三日，用火一斤，去瓶子二寸，以火尽为度。候冷，取药出瓶子，以纸三重裹药，于净湿土中培至来旦取出，更研令细。"

第二步，"磁石（烧，以醋淬二十遍，捣罗研如粉）、紫石英（研如粉）、阳起石（研如粉）、长理石（研如粉）。"

"以上四味，各三分，用一有盖瓷瓶子，先入磁石，次入阳起石，次入长理石，次入紫石英。其所入金箔，一依前法，重重入之，以盖子合其口，不固济。用火养三日三夜，第一日，用熟炭火一斤，去瓶子三寸。第二日，用火半称，去瓶子二寸半。第三日，用火半称，去瓶子二寸。一日至夜，任火自消。候冷，取出药，用纸裹，入湿土中培至来旦取出，更研令极细。"

第三步，"虎胫骨（酒涂，炙令黄）、膃肭脐（酒刷，微炙）、龙齿、龙脑、麝香、牛黄。"

"以上六味，各一两，捣罗为末，更细研如粉。"

第四步，"钟乳（十两，绢袋盛。先以长流水煮半日，弃其水，别用五斗，煎取一斗，煮诸草药。留钟乳水三合，磨生犀角三分），天麻（去苗）、远志（去心）、仙灵脾、巴戟、乌蛇（酒浸，微炙，去皮、骨用肉）、苦参（各一两一分）。"

"以上七味，捣为粗散，以前钟乳水一斗，煎至七升，用生绢滤去滓澄清。"

第五步，"肉桂（去粗皮）、鹿茸（去毛，酥炙微黄）、木香、肉豆蔻（各一两半），延胡索、胡桐律（各三分）。"

"以上六味，捣粗罗为末，以前钟乳汁七升，煎至四升，以生绢滤去滓澄清。"

第六步，"半夏（汤洗七遍去滑）、当归（去苗，各一两）。"

"以上二味，捣粗罗为末，以前钟乳汁四升，煎至三升，以生绢滤去滓澄清。"

第七步，"生地黄汁、童子小便、无灰酒（各一升），皂荚仁（打罗如粉，一两半）。"

"上件地黄汁等，合前药汁，都计六升，内银锅中，于静室内，以文武慢火养至一升。下金石药末在内，以柳木篦搅，勿令住手，看稀稠得所，去火。然后入牛黄等六物，搅令极匀，即下皂荚仁末，及磨了犀角水，以绵滤过，入在药内。然后乳钵内以锤令力士研三、五千下，研讫分为三分，内一分入芒硝一两，更研匀，丸如绿豆大。"

三、《圣济总录》丹剂

书中对各种剂型的概念进行了梳理，"又如丹、丸、膏煎之名，不知异用之实，盖丹者，烹炼而成，有一阳在中之义；丸者，取其以物收摄而已；膏者，谓摩敷之药；煎者，取其和熟为服食之剂。今以火炼及色赤者为丹，非炼者为丸，以服食者为煎，涂敷者为膏，审此数者，他可推类而知也。"（卷三叙例汤散）

书中收录了大量的丹剂，金石和草木类药材的混合丹剂居多。通过考察我们发现了一些问题：

第一，本书收录了大量的丹剂，针对以前丹剂命名混乱的问题，提出了"今以火炼及色赤者为丹，非炼者为丸。"（卷第三叙例汤散）纠正了部分丹剂名称的混乱。

如太白丸为"治诸风头旋，额角偏痛，肢体拘蜷，痰盛气壅，鼻塞声重，咽膈不利。清爽神志，解利四时邪气。"方名下解"太白丸方（旧名太白丹）"所用 12 种药物，只有寒水石一味矿物药，且制作方法为"同捣罗为末，水煮面糊为丸，如梧桐子大"（卷第一十六·风头痛）。显然着是一个糊丸，因为本书矫正方名时进行了改动。

对照可以看出，书中名"丹"的药方明显减少，虽然还有不符合丹方的方子，但已经大幅度减少。更有一些没有命名为丹却是丹剂的药方。

如治中风神仙大验备急黑神丸方：

"雄黄（研），硇砂（研），丹砂（研），硫黄（研），水银（先以慢火生铁铫内熔硫黄销，始倾入水银，急以火箸搅恐焰起，即离火以湿布搭灭，候冷刮取，与上三件同捣研）。

"此五味各一两，取一湖南烧药罐子，先用六一泥固济待干，入上件研者末，都入罐子中。实按令平，连盖子泥四缝，只留一寸缝不泥，合慢火匀养一复时，加火近罐子烧令通赤。缝中有烟焰出，急抽火令人按盖子急泥合缝周遍。用净筛土窨定药罐子，不得令露透，出药气。上以大盆合之。次日取出药捣罗，用湿重帛包裹，以净湿土内窨盆合，出火毒，三日三夜，逐日起盆微洒水。日满取药，再研如粉，入后药末。

"犀角（镑）、鹿茸（酥炙去毛各一两），牛黄（研半两），天竺黄（研）、升麻、天麻、干蝎（酒炒，各一两），木香（半两），阿胶（慢火炙燥，二两），天南星（牛胆煮一复时，曝干，一两）。

"上一十五味，将后十味除研外，捣罗为末，次入牛黄天竺黄，并前研五味。再同研匀。用青州大枣蒸熟，去皮核，研如膏，和药，捣一千杵，丸如梧桐子大。"

这是一个典型的将丹剂与其他药物混合成剂的成方。

第二，符合丹剂的方子中有完全符合的全部是矿物药，经过密闭高温煅烧的丹剂，也有部分符合的。如不进行密闭，仅将矿物药高温熔解的；还有一些是丹药与其他药物重新粉碎拌匀制成药的。

书中的多数丹剂的制作还是比较复杂，如大通丹：

第一步，"雄黄、硫黄、丹砂（三味同研），水银、金、银（二味用水银结沙子），铅丹、胡粉、硝石、白矾（四味同研，以上各二两）。"

"上一十味，共一处和匀。入固济瓷瓶内，瓶子上注一小眼，用火养之，渐渐加火。若窍内有烟出，便用盐泥塞住，更养一日。"

10味分成3组，分别同研、结砂，然后混匀，入瓶内加温。

第二步，"铅霜（二两），龙脑（研半两），麝香（研，一两），玉屑（半两），犀角（镑，半两），乌蛇（一条，去皮骨，炙），白花蛇（三两，去皮骨，炙），附子（炮裂，去皮脐，二两），牛黄（研，半两），高良姜、蝉蜕、白僵蚕（炒，各一两），天竺黄、荜澄茄、天麻、白附子（炮，各二两）。"

"上一十六味。捣研为末。并前十味末。再研匀。糯米饭和丸。如小弹子大。"

16味药物捣研后与前10味药末混匀，糯米糊丸。

也有简单制作的丹剂，如来苏丹：

"太阴玄精石、硫黄、硝石、白矾、水银各一分。

"上五味，同研，令水银不见星，入瓷合子内，烧通赤，粟米饭和丸，如小豆大，每服三丸，温水下。"

再如正阳丹：

"硫黄、硝石（各二两），太阴玄精石（一两）。

"上三味，细研，入瓷瓶子内，盐泥固济阴干，炭火煅赤，放冷细研为末，酒煮面糊为丸，如梧桐子大，每服二十丸。"

本书中也有些丹剂中只有部分药物是依照丹剂的制法制作，而最后与他要混合成剂。如正气丹：

"硫黄（盏内熔成汁，三分），半夏（为末姜汁作饼曝干）、藿香叶（各一两），水银（入硫黄汁内结沙子，一分），附子（炮裂去皮脐，半两）。

"上五味。为细末，酒煮面糊，丸如梧桐子大。以丹砂为衣，每服二十丸至三十丸，米饮下不拘时。"

太一丹的制作十分特别：

"禹余粮（醋淬）、玄精石、金星石、银星石、阳起石、紫石英、白石英、坩埚石、磁石（煅，醋淬七遍）、礞石、硝石、硫黄（各一两研），丹砂、乳香、腻粉（各半两研），阿魏（二钱），巴豆（去皮生用）、杏仁（汤浸去皮尖双仁，各七十粒）。

"上一十八味，捣研细罗为末，糯米饭和丸，如弹丸大，每服一丸，麸炭火上烧存性，入腻粉一钱匕，蜜水化下。"

在各种药物捣研制成糊丸之后，临服用前进行煅烧。

四、其他方书丹剂

与前代不同，宋代的方书包括临床各科著作大部分都使用了丹剂。尽管有些丹剂是引用了他书，但仍然可以看出宋代丹剂的普遍使用。

1.《博济方》 《博济方》，共3卷，宋代王衮撰，刊于1047年。作者原收辑医方7000余首，从中选录500余方编撰而成本书。明代以后原书已佚，今本系自《永乐大典》辑出，后改编为5卷，今得350余方。辑本有29门，每门之前间附小论。其中有丹药、修制药法等门。

《四库全书总目提要》："（晁）公武又称，（王）衮于庆历间，因官滑台，暇日出家藏七十余方。择其善者，为此书。名医云，其方用之无不效，如草还丹治大风、太乙丹治鬼胎尤奇验。"可见其擅长使用丹剂。

提要所提之草还丹、太乙丹见下：

"草还丹治风顺气，调利三焦，明耳目，益真元，壮筋骨，驻颜容，保生延寿。仙茅、川羌活、紫花白术、防风（去头）、金毛狗脊（去毛）、茯苓（去皮，以上各一两），九节石菖蒲、干姜、白牵牛（各一两半），威灵仙（二钱），何首乌、苍术（各一两）。右十二味，各要新好者，洗泽（择）净焙干，并生用，细杵为末，以白生砂蜜和为剂，再入臼，杵三千下，炼熟丸如桐子大。每服十五丸，至二十丸。"

神仙太乙丹：

"治诸病，皆医药所不及者。

"朱砂（一两，辰州者为上不用夹砂石者），紫石英（一两），铁引粉（一两），雄黄（一两），砒霜（半两，用信州者），银箔（二十斤），金箔（二十斤），太阴玄精（半两），麝香（一两，别研），端午日南行猪粪（烧灰后称一两）。

"上一十味，先将难研者研细后，于端午日侵早，更各细研了，却一处同研令极匀，候午时，用三五家粽子尖（其粽子须用端午日求取），面向南搜剂为丸如鸡豆大，凡遇大患时，每丸可疗两人，小可疾病，每丸可分为三服。"

两个方子都不是严格意义的丹剂。在本书卷五有丹药项，所载为张果老先生服杏仁法、吴真君服椒法、至人传授神仙服饵雄黄丸、枸杞煎、服九节菖蒲法、金液丹诀、金镞散、神仙太乙丹、龙虎太乙丹、青金丹、灵砂丹等，其中只有金液丹、金镞散、龙虎太乙丹为丹剂。

其他卷中仍有丹剂，如卷一的返阴丹：

"治伤寒厥逆：

"太阴元精石（一两），硫黄（一两），硝石（一两，各为末），腻粉（半两）。

"上四味，依次第布在干熨斗内，用纸盖覆，慢火煨久，候药上有黄芽生起，便止，倾乳钵内，闭气，细研五七百下，用蒸饼为丸，如皂子大，若伤寒脉候微细，四肢冷逆者，及曾经转泻者，煎艾汤约一盏，先热吃艾汤一半，细嚼一丸，以汤下之，须臾汗出便瘥，重者二丸必愈，神妙。"

2.《苏沈良方》《苏沈良方》成书于1057年。系后人将苏轼《苏学士方》和沈括《良方》二书合编而成。原书共15卷，现存10卷本及8卷本2种，流传较广的为10卷本（即《六醴斋医学丛书》本及影印本），又名《苏沈内翰良方》，载方 150 余首。

本书卷一有"炼丹砂法"，首先介绍了其功效，"王倪丹砂无所不主。尤补心，益心血，愈痰疾，壮筋骨，久服不死。"

然后讲述了关于此丹剂的故事：

"王倪者，丞相遵十二代孙。文明九年为沧州无棣令。有桑门善相人，知其死期，无不验，见倪曰：公死明年正月乙卯。倪以为妄，囚之。复令验邑人，其言死者数辈皆信。倪乃出桑门，礼谢之，日为死计。忽有人不言姓名，谓倪曰：知公忧死，我有药可以不死，公能从我授乎？倪再拜称幸，乃出炼丹法授之。倪饵之。过明年正月，乃复召桑门视之。桑门骇曰：公必遇神药，面有异色，且不死。开元元年，倪妻之弟亦遇异人，授以杏丹法，曰：吾闻王倪能炼丹砂，愿以此易之。倪以杏丹赐其子弁，而倪与授杏丹者后皆仙去。刺史李休光表闻，赐其第为道观。开元十二年，上东封泰山，拜弁左散骑常侍，隐遁不知所终，此旧传也。"

接着介绍了药方、剂量及炮制制剂过程和注意事项：

"光明辰砂（二十八两），甘草、远志（去心秤）、槟榔、诃黎勒皮（各二大两，《圣济总录》云一两），紫桂肉（八大两，桂一半，留蒸丹砂，时拍碎，用复捣）。上甘等四味，锉，以二大斗，后用细布囊盛丹砂，悬于釜中，著水和药，炭火煮之。

"第一日兼夜用阴火，水纹动。第二日兼夜用阳火，鱼眼沸。第三日兼夜用木火，动花沫沸。第四日兼夜用火火，汩汩沸。第五日兼夜用土火，微微沸。第六日兼夜用金火，乍缓乍急沸。第七日兼夜用水火，缓调调沸。

"先期泥二釜，常暖水，用添煮药，釜水涸，即添暖水。常令不减二斗。七日满。即出丹砂，于银盒中蒸。其盒中布桂肉一两，拍碎，即匀布丹砂，又以余桂一两覆之，即下盒，置甑中。先布糯米浓三寸，乃置盒。又以糯米拥覆上，亦令上米厚三寸许，桑薪火蒸之。每五日，换米换桂。其甑蔽可用完竹子为之。不尔，蒸久甑堕下釜中也。甑下侧开一小孔，常暖水，用小竹子注添釜中，勿令水减。

"第一五日兼夜用春火，如常炊饭。第二五日兼夜用夏火，猛于炊饭。第三五日兼夜用秋火，似炊饭乍缓乍急。第四五日兼夜用冬火，缓于炊饭。

"依五行相生，用文武火助之。药成，即出丹砂。以玉槌力士钵中研之，当下磁如面，即可服之。以谷子煎丸如梧桐子大。每日食上服一丸，每日三食，服三丸，非顿服三丸，炼成丹砂二十两为一大剂，二年服尽。尽后每十年即炼服三两，不可旋合，当宜顿炼，取一剂藏贮，随时服之。其朱砂须是上等丹砂。"

与一般用炼丹方法的记载相比，该书的记载详细、生动。

《苏沈良方》中还有非常特殊的一个丹剂——秋石。从现代的药剂学上秋石肯定不属于丹剂。但古代却认为是丹，是地地道道的丹，而不是误划入"丹"的丸剂。

"秋石"一名始见于魏伯阳的《周易参同契》，书中有"淮南炼秋石"一句，后人在解释时，多认为"秋石"中的"秋"是西方之意，按照中国古代的方位和五行的对应关系，西方对应的是"金"，故而这里的"秋石"是道教炼丹时的隐语，指的是"金丹"。古代的丹药，外观呈白色而且质地十分坚硬，白色对应的是秋天，所以这种丹药被称为秋石，以同时兼顾丹药白色和坚硬这两个特点。但是无论是哪种说法，都没有提及秋石的原料和制作过程。

"凡世之炼秋石者，但得火炼一法而已。此药须兼用阴阳二石，方为至法。今具二法于后。

"凡火炼秋石，阳中之阴，故得火而凝，入水则释然消散，归于无体。盖质去但有味在，此离中之虚也。水炼秋石，阴中之阳。故得水而凝，遇暴润，千岁不变。味去而质留，此坎中之实。二物皆出于心肾二脏，而流于小肠。水火二脏，螣蛇元武正气。外假天地之水火，凝而为体。服之还补太阳相火二脏，为养命之本。具方如后。

"阴炼法：

"小便三五石，夏月虽腐败亦堪用。置大盆中，以新水一半以上相和，旋转搅数百匝，放令澄清。辟去清者留浊脚，又以新水同搅，水多为妙。又澄去清者，直候无臭气，澄下秋石如粉。即止。暴干。刮下，如腻粉光白，粲然可爱，都无气臭味为度。再研以乳男子乳，和如膏，烈日中暴干。如此九度，须拣好日色乃和，盖假太阳真气也。第九度即丸之，如梧桐子大，曝干。每服三十丸，温酒下。

"阳炼法：

"小便不计多少，大约两桶为一担。先以清水，接好皂角浓汁。以布绞去滓。每小便一担桶，入皂角汁一盏，用竹篦急搅，令转百千遭乃止。直候小便澄清，白浊者皆碇底，乃徐徐撤去清者不用。只取浊脚，并作一满桶。又用竹篦子搅百余匝，更候澄清。又撤去清者不用，十数担，不过取得浓脚一二斗。其小便，须是先以布滤过，勿令有滓。取得浓汁，入净锅中煎干，刮下捣碎。

再入锅，以清汤煮化。乃于筲箕内，丁淋下清汁，再入锅熬干，又用汤煮化，再依前法丁淋。如熬干色未洁白，更准前丁淋，直候色如霜雪即止，乃入固济砂盒内。歇口火煅成汁，倾出，如药未成窝。更煅一两度，候莹白五色即止。细研入砂盒内固济，顶火四两，养七昼夜。（久养火尤善）再研，每服二钱，空心温酒下，或用枣肉为丸，如梧桐子大，每服三十丸，亦得，空心服阳炼，日午服阴炼，各一服。"

在记述完具体的方药和炼制方法之后，沈括还有一段生动的故事记载："广南有一道人，惟与人炼秋石为业，谓之还元丹。先大夫曾得瘦疾，且嗽凡九年，万方不效，服此而愈。郎侍郎简师南海，其室病久。夜梦神人告之曰，'有沈殿中，携一道人，能合丹，可愈汝疾，宜求服之'。空中掷下数十粒，曰此道人丹也。及旦卧席上，得药十余粒，正如梦中所见。及先大夫到番禺，郎首问此丹。先大夫乃出丹示之，与梦中所得不异，妻服之即愈。又予族子尝病颠眩，腹鼓，久之渐加喘满。凡三年垂困，亦服此而愈，皆只是火炼者。时予守宣城，亦大病逾年，族子急以书劝予服此丹，云实再生人也。予方合炼，适有一道人，又传阴炼法。二法相兼，其药能动人骨髓，无所不至，极秘其术，久之方许传。依法服之，又验。此药不但治疾，可以常服，有功无毒。予始得之甚艰，意在救济人，理不当秘。火炼秋石，人皆能之。煎炼时须大作炉鼎，煎炼数日，臭达四邻。此法极省力，只一小锅便可炼，体如金石，永不暴润，与常法功力不侔。久疾人只数服便效，予偶得之，极为神妙。"

非丹剂而名丹者在本书中居多数，如紫金丹：

"硫黄、针沙（各三钱），铁粉、腻粉（各五钱）。四味炒为末，粟米饭丸，如弹子大。乳香汤下一丸，气实服一丸半至二丸。"

再如引气丹：

"朱砂（碾）、安息香（研）、麝香（研各一分），白芥子（三百六十粒炒），大戟末（一钱匕），没药（一钱研入），牛黄（五分研入），牵牛末（一钱匕），五灵脂（一钱研入），乳香（一钱研入），班蝥（二十七个去头翅足研入），巴豆（二十七粒去皮，研出油，不出油助使快）。

"上件都研令匀，用红米饭为丸，如麻子大。临时汤使下之。"

也有名副其实的丹剂，如小还丹：

"腻粉、水银、硫黄（各一分同研），大巴豆肉（十四个）。

"上将巴豆单覆排铫底，以三物按上巴豆令平，以瓷器盏盖之，四面湿纸，勿令气泄，炭火四面缓缓烧，时于冷水中蘸铫底。少时又烧频蘸为善，其盏上底内，滴水一点如大豆，干则再滴，以三滴干为度。候冷，研陈米饮，丸作二十三丸，每服一丸，熟水吞下，疏下恶物，以白粥补之。"

书中还记载，"予族父藏此方，未易与人，吴中人往往知此药，莫能得真方。一丸活一人，曾无死者，才取下，即时不痛，其疮亦干。"

火府丹有奇妙，虽是非矿物药，但制法仿丹剂。

"甘遂（肥实连珠者一两，薄切，疏布囊盛），川芎（一块，锉如豆）。上以纸笼香炉，令至密不漏烟，顶留一窍，悬甘遂囊于窍间，其下烧川芎一块，令烟熏甘遂。烧过，更燃一块。川芎尽，取甘遂为末。三十岁以上气盛者满三钱，虚者平二钱半。羖羊肾一对，剥开，匀分药末在内，净麻缠定。炭火炙熟，无令焦。临卧烂嚼，温酒下。"

3.《洪氏集验方》《洪氏集验方》五卷，南宋洪遵撰。成书于 1170 年。洪遵官拜宰执，晚年将其多年搜求有效医方刊刻成书，载方 167 首，皆为前人之验方和经自己或他人用过证实有效的方剂。

所录名为"丹"的方剂有真正的丹剂，也有实际不符者。

如大交泰丹，就是名实相符的丹剂：

"金星石、太阴玄精石、银星石、云母石（白色片子）、代赭石、桂府滑石、禹余石（已上各一两），寒水石（吉州者，一两半），不灰木（一两，色青黑，性软者）。上件九味，入磁瓶子，炭半秤，煅，候火耗一半，取出放冷，研为细末，糯米粥为圆，如弹子大，候干用。"

再如秋石丹，秋石是丹剂，与山药相合制成新的丹剂：

"秋石（一两），干山药（一两）。上为末，别以酒调山药为糊，如梧桐子大，又以干山药为衣。每服二十圆。"

大部分名"丹"的药方都不是丹剂，如一粒金丹：

"大川乌头（炮，去皮脐）、大黑附子（炮裂，去皮脐）、新罗附子（炮裂，以上各二两），五灵脂（一两），白僵蚕（一两，去丝，炒），白蒺藜（一两，炒，去刺），没药（半两，研），朱砂（半两，研），白矾（一两，枯，研），麝香净肉（半两，研），细香墨（半两），金箔（二百片）。

"上件，前六味，同为末，后四味研匀，同合和令匀，用井花水一大盏，研墨尽为度，将汁搜和，用杵臼内捣五百下，和圆如弹子大，金箔为衣，窨干。"

再如水陆二仙丹：

"取鸡头去外皮，取实连壳杂捣，令碎，晒干为末。复取糖樱子，去外刺并其中子，洗净捣碎，入甑中蒸令熟。却用所蒸汤淋三两过，取所淋糖樱汁入银铫，慢火熬成稀膏，用以和鸡头末，圆如梧桐子大。"

方中所谓鸡头即芡实，糖樱子即金樱子。全部为非矿物药。

本书中的"丹"方多有道教痕迹，有神仙术有关。

如铁瓮申先生交感丹：

"茯神（四两），香附子（一斤，去毛，用新水浸一夕，炒令黄色）。上为末，炼蜜丸如弹子大。每服侵晨一丸，以后汤嚼下。"

典型的非丹剂，它来自俞居易侍郎传，"居易之祖通奉遗训云，予年五十一岁，遇铁瓮申先生，授此秘术，酷志行持。服食一年大补，平日所服暖药，一切屏尽，而饮食嗜好不减壮岁，此药力之功大矣。今年八十五，享天然之寿。"

西川罗赤脚仙还少丹，有仙方性质，同时治疗疾病。该方可以"大补心肾脾胃"，治疗"一切虚损，神志俱耗，筋力顿衰，腰脚沉重，肢体倦怠，血气羸之，小便浑浊"。药方如下：

"干山药、牛膝（酒浸一宿，焙干，各一两半），山茱萸、白茯苓（去皮）、五味子、肉苁蓉（酒浸一宿，焙干）、石菖蒲、巴戟（去心）、远志（去心）、杜仲（去粗皮，用生姜汁并酒合和，涂炙令熟）、楮实、舶上茴香（已上各一两），枸杞子、熟干地黄（各半两）。

"上捣罗为末，炼蜜，入枣肉为圆，如梧桐子大。"

服用后的效果，"至五日觉有力，十日精神爽健，半月气力稍盛，二十日目明，一月夜思饮食，冬月手足常暖。久服无毒，令人身体轻健，筋骨壮盛，怡悦难老。"

宋代方书中多有以"丹"命名的药方存在，这与宋以前方书有极大区别。但所谓"丹"多数并不名副其实。根据冈西为人的推测是道士传授的药方，确有一定道理。有不少例证可以证明这类的某些药方与道士有关。《圣济总录》企图纠正丹剂名实不符的现象，但并未成功。

第五节　金元时期

金元时期，相对而言，学术风气自由，既对宋代的医学加以继承，又涌现出一批有独到见解的医家。这一时期是剂型发展的继承时期，沿袭宋制同时注重工艺流程的标准化与量化、包装与贮存等。在以医家个人临床经验为主的基础上，推进方剂剂型理论的发展。

丹剂由于政治和宗教原因，道藏焚毁而走向衰微，金元时期未见有新的发展。丹剂的使用逐渐由内服转为外用，而炼丹术中的方法，如"去火毒"等，扩大到对植物药的炮制中，推动中药炮制学的发展。

一、《黄帝素问宣明论方》《医学启源》丹剂

《黄帝素问宣明论方》简称《宣明论方》，撰于 1172 年，共 15 卷，卷一至卷二以病类方，为《黄帝内经素问》涉及的 61 个病名加以论述，并附方药；卷三至卷十五涉及临床各科等，先论后方，是刘完素临床经验的集中体现。

书中名"丹"的药方有换骨丹、神白丹、灵砂丹、密补固真丹、除湿丹、积气丹、五积丹、神应丹、二气丹、没药丹、内固丹、金缫丹、水中金丹、辰砂一粒丹、一粒金丹、辟邪丹、斩邪丹、断魔如圣丹、疟神丹、趋鬼丹等，皆不属于丹剂。

《医学启源》据传系金代张元素为教授门人所作，系其唯一著作。书分三卷，上卷论脏腑、经脉、病因、主治心法等理论；中卷述《黄帝内经》主治备要及六气方治等；下卷为用药备旨。

书中卷二涉及药方，名"丹"的有灵砂丹、神仙换骨丹、不换金丹、活命金丹、至宝丹等，皆不属于丹剂。

在李杲的著作也找不到丹剂的踪影。

二、《儒门事亲》丹剂

书中的药方大部集中在卷十二《三法六门》和卷十五《神效名方》中。名"丹"的药方有除湿丹、辰砂丹、化瘿丹、紫金丹、破棺丹、万圣神应丹、接骨丹、圣灵丹、碧霞丹、如圣丹、化痰延寿丹、荡疝丹、辰砂夺命丹、不老丹、四仙丹、起死神应丹、愈风丹和百日还丹，等等。

多数不是真正的丹剂，如起死神应丹：

"麻黄（去根节，河水五升，熬，去滓，可成膏子，五斤），白芷（二两），桑白皮（二两），苍术（二两，去皮），甘松（二两，去土），川芎（三两），苦参（三两半），加浮萍二两。已上各为细末，用膏子和丸，如弹子大。每服一丸，温酒一盏化下，临卧服之。"

再如百日还丹：

"佛茄子、樟柳根（已上各等分）。上为末，枸杞汁和，如鸡头大。每服十丸，新水送下。"

也有个别为丹剂者，如紫金丹，"白矾（四两），黄丹（二两）。上用银石器

内熔矾作汁，下丹，使银钗子搅之，令紫色成也。用文武火，无令太过不及。如有疮，先以周围挑破，上药，用唾津涂上。"

从本方可以看出丹剂从内服向外用的转变。

三、朱丹溪与丹剂

朱丹溪（1281—1358），名震亨，字彦修，元代著名医学家。倡导"阳常有余，阴常不足"说，创阴虚相火病机学说，善用滋阴降火的方药，为"滋阴派"的创始人，与刘完素、张从正、李杲并列为"金元四大家"。著有《格致余论》《局方发挥》《丹溪心法》等。在学术上对《局方》进行了批评，认为《局方》忽视辨证，"一切认为寒冷"，滥用温热香燥药物和"一方通治诸病"的危害。主张临病制方，反对不问病据证验方的医疗风气。

《格致余论》是朱丹溪医学论文集，成书于 1347 年，全书共 1 卷，共收医论 42 篇，涉及内容广泛，阐述了其学术思想。

书中多处就《局方》使用温燥药物（被称为"乌附丹剂"）提出批评："彼老年之人，质虽厚，此时亦近乎薄，病虽浅，其本亦易以拨，而可以劫药取速效乎？若夫形肥者血少，形瘦者气实，间或可用劫药者，设或失手，何以取救？吾宁稍迟，计出万全，岂不美乎？乌附丹剂其不可轻饵也明矣。"（养老论）

《局方发挥》，一卷。约撰于 14 世纪中期。朱丹溪针对宋代官修《局方》只列各方主治证候不载病原、立法虽简便却未能变通等弊病，以问答体例予以评论，指出《局方》常以温补、辛香燥热之剂治病的偏向，主张戒用温补燥热之法，着重阐发了滋阴降火的治疗法则。

书中多处针对《局方》中温燥药物，尤其是丹剂进行了批评，如："治风之方，凡十道，且即至宝丹，灵宝丹。论之曰：治中风不语，治中风语涩，夫不语与语涩，其可一例看乎？""龙虎丹，排风汤，俱系治五脏风……吁，脏病属里，而用发表泻卫之药，宁不犯诛伐无过之戒乎？宁不助病邪而伐根本乎？""地仙丹既曰补肾，而滋补之药与僭燥走窜之药相半用之，肾恶燥，而谓可以补肾乎？""今人欲借丹剂之重坠而降之，气郁为湿痰，丹性热燥，湿痰被劫，亦为暂开，所以清快。丹药之发，偏助狂火，阴血愈耗，其升愈甚，俗人喜温，迷而不返，被此祸者，滔滔皆是。"

《丹溪心法》，五卷（亦有三卷本），朱丹溪著述，明代程充校订，刊于 1481 年。本书并非朱氏亲撰，而是由他的学生根据其学术经验和平素所述纂辑而成。卷首有医论六篇，全书分列各科病证一百篇，论述病证，先引朱氏原论，次则记述朱氏门人戴元礼有关辨证等方面的论述，并介绍治疗方剂。其临床治疗虽重视滋阴，但不拘泥专方、治法也比较灵活机变。

如家宝丹：

"治一切风疾瘫痪，痿痹不仁，口眼㖞僻者，邪入骨髓可服。

"川乌、轻粉（各一两），五灵脂（姜汁制，另研）、草乌（各六两），南星、全蝎、没药、辰砂（各二两），白附子、乳香、僵蚕（炒，三两），片脑（五钱），羌活、麝香、地龙（四两），雄黄、天麻（三两）。

"上为末，作散，调三分。不觉，调半钱，或蜜丸如弹子大，含化茶调皆可。"

此方显然不是滋阴方，可见丹溪还是在临证上灵活应变，不拘泥于死法的。此方虽名"丹"，却非丹剂。

书中所列四白丹、二丹丸、地仙丹、活络丹、小胃丹、紫金丹、玄菟丹、三才封髓丹、还少丹、价宝丹、延寿丹、添精补髓丹、延生护宝丹、延龄丹、益寿地仙丹、除湿丹、宁神丹、控涎丹、龙虎丹、东坡四神丹、破棺丹等皆为丸剂，有蜜丸、水丸、糊丸和浓缩丸。

只有一例黑锡丹为丹剂：

"肉桂（半两），沉香、附子（炮，去皮脐）、故纸、胡芦巴（酒浸炒）、茴香（炒）、肉豆蔻（面裹煨）、阳起石（研细水飞）、金铃子（蒸去皮核）、木香（各一两），硫黄、黑锡（去滓，各二两）。

"上用黑盏或新铁铫内，如常法，结黑锡、硫黄、砂子，地上出火毒，研令极细，余药并，罗为末，一处和匀，自朝至暮，以研至黑光色为度，酒糊丸如桐子大。"

四、《御药院方》丹剂

《御药院方》中名"丹"的药方共65个。因为本书具有一定官方性质，特将其"丹方"统计出来，见表4-1。

表4-1 《御药院方》各卷、门名"丹"的药方

卷、门	方名	数量
卷一、治风药门	换骨丹、活命金丹、生朱丹、不换金丹、金砂丹、辟风丹、灵犀丹、神应丹、青金丹、牛黄铁粉丹、灵砂丹、轻骨丹、八仙丹、太白丹、木香保命丹、换骨丹	16

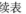

续表

卷、门	方名	数量
卷二、治伤寒门	化水丹、牛黄七宝丹	2
卷三、治一切气门上	来复丹、蓬莪术丹、铁瓮申先生交感丹	3
卷四、治一切气门下	化铁丹	1
卷五、治痰饮门	神应丹	1
卷六、补虚损门	灵宿丹、神助丹、金樱丹、王倪丹砂、延生护宝丹、保神丹、补真丹、金锁丹、神明补心丹、延生丹、补阴丹、草灵丹、救生丹、养寿丹、封髓丹、延龄丹、养真丹、紫芝丹、永寿丹、固阳丹、秘元丹、神功七宝丹、大一守中丹、二灵丹、玉锁丹、固真丹、玉蕊丹、延寿丹	26
卷七、治积热门		0
卷七、治泄痢门		0
卷八、治杂病门	圣灵丹、接骨丹、摩腰丹、结阴丹	4
卷九、治咽喉口齿门	龙麝聚圣丹、会仙救苦丹	2
卷十、治眼目门	神仙碧霞丹、还睛丹	2
卷十、洗面药门		0
卷十、治疮肿折伤门		0
卷十一、治妇人诸疾门	黑神丹、滋阴丹、广胤丹	3
卷十一、治小儿诸疾门	大水银珠丹、金砂丹、安神丹	3

从表中可以看出，名"丹"的药方比较集中在治风药门和补虚损门之中，而治疮肿折伤门中却阙如。

书中除以下三方外，皆非丹剂。

王倪丹砂与《苏沈良方》记载基本相同，见上。

来复丹分两步制剂。

第一步，先熔解硫黄、硝石，"硫黄（细研，甘草水洒令润）、硝石（细研，用厚朴水洒令润）。上二味相和，拌令匀，同淹少时，于文武火上炒，令二味氤氲相结取出。"

第二步，将余药研末，与上药混匀，"五灵脂、玄精石、青皮（去白）、陈皮（去白，各一两）。上为细末，生姜汁面糊和丸，如梧桐子大。每服三十丸，食前生姜汤下。"

大水银珠丹步骤与之相似，"黑铅（炼十遍，秤三两，与水银结砂子，分为小块，同甘草十两水煮半日，候冷，取甘细研），水银（三两），铁粉（三两），朱砂（飞，半两），腻粉（研，一两），天南星（炮，为末，三分）。上同研细，以面糊为丸，如麻子大。"

五、《外科精义》丹剂

《外科精义》卷上为外科医论35篇，卷下为汤丸膏丹，共145首外科方，并附论炮制诸药，以及单方主疗疮肿法。方剂部分来自《圣济总录》《养生必用方》等前人验方或其加减，也有自拟经验用方。

书中名"丹"的药方有3个，化毒丹、通耳丹、寸金丹。但都不是丹剂。

化毒丹：

"没药、乳香（已上各五钱，另研），草乌头（醋浸泡制）、浮石（已上各一两，烧赤，醋淬七次，研，余醋另放），巴豆（四十九个，去皮，生用，另研）。

"右五味，为细末，用浮石、乌头、余醋打面糊为丸，如豌豆大。每服五、七丸，食后冷酒送下，忌热饮。取快利三二行，或吐出恶为效。"

通耳丹（卢全宝传）治耳聋：

"桑螵蛸、安息香、阿魏（已上各一钱五分），朱砂（五分），蓖麻子仁、大蒜、巴豆仁（已上各七个）。

"右为细末，入二仁与蒜同研烂，为丸，如枣核样。每用一丸，绵裹内耳中，如觉微痛，即取出。亲验方。"

寸金丹：

"麝香（一分），南乳香、乌金石、轻粉、雄黄、狗宝、没药（已上各一钱），蟾酥（二钱），黄蜡（已上各三钱），硇砂（五钱），鲤鱼胆（干用）、狗胆（已上各一个，干用），金头蜈蚣（七条全者，酥炙黄色），头首儿孩儿乳（一合）。

"右件为末，除黄蜡、乳汁二味，熬成膏子，同和丸，如绿豆大；小儿丸如芥子大。"

但是书中却有未称"丹"名，却是丹剂的现象。如十香膏：

"沉香、麝香（已上各一钱），木香、丁香、乳香、甘松、白芷、安息香、藿香、零陵香（各五钱，同为细末），当归、川芎、黄芪、木通、芍药、细辛、升麻、白蔹、独活、川椒、藁本、菖蒲、厚朴、木鳖子、官桂、商陆根（各二两，锉碎），桃仁、杏仁、柏子仁、松子仁（各五钱），槐枝、桑枝、柳枝、松枝（各二两，锉），没药、轻粉、雄黄、朱砂、云母石、生犀角、乱发灰、白矾灰（各二两，另研如粉），真酥、猪脂、羊肾脂（各二两），黄丹（一斤），清芝麻油（三斤）。

"右先于木炭火，炼油香熟，下一十六味锉碎药，并四枝、四仁，熬至紫黑色，出火，滤去滓，入脂酥，煎十余沸，再以新绵滤过，油澄清拭铛令净，再入火上煎油沸，下丹，用湿柳枝作箄子，不住搅，熬一日，滴在水中成珠，不散则成也。离火，入十味药末，搅匀，再上火，入云母等粉八味，轻煎令沸，出火，不住搅一食时，于瓷盒内密封收。每用量疮口大小，绯帛上摊贴之。肠胃痈疽可作丸，梧桐子大，每服七丸，空心温酒送下。"

十香膏主治五发恶疮、结核瘰疬、疳瘘疽痔。提示丹剂在外科逐渐使用。

丹剂在金元时期并未发展，甚至可以认为是在衰落。丰云舒以含丹剂最多的《世医得效方》为例说明以丹命名的方剂，部分是丸剂，部分是丹剂。符合丹剂定义的有震灵丹、花蕊石散、聚宝养气丹、黑锡丹、金液丹、玉华白丹、养正丹、灵砂（岁丹）、来复丹等，均出自宋代方书，而且以《局方》为主。分析《世医得效方》中丹剂的出处，由于同一方剂，会有多处转载，以制剂方法相同的书目为出处，并仅追溯至宋代。

制剂工艺本身在元代，并未得到发展。外科用药中，黄丹、铅盐类、水银等药物的使用增加，有些只是研末成分或已赋形剂黏合成膏，并未产生化学变化。丰云舒认为，这种药物不能认为是丹剂，但这一做法，恰是丹剂逐渐从内服向外用的转型萌芽，为明代从内服代外用的转折做出铺垫。

第六节 明 代

至明代，医家对于丹剂的认识不断深入。如李梴《医学入门》（1575年）提出，"丹即丸之大者"（内集卷二本草总括）。虽然不同于丹剂的初衷，却符合社会的现实情况。在临床实际上名为"丹"而实际上的丸剂的远远多于真正的丹剂。

明代《异授眼科》对丹剂的毒性及炮制提出了解释，"砂、丹、芦，不制有毒，螵蛸、磁石，不制难研，务须研细。拣择停当，或火炼，或水飞，或投入药汁者，必炼令苏入汁，候干再入。如火炼者，必用瓦放药在上，以炭火罩漏旺扇者，火候不可太过，不可不及。如水飞者，必须研细，放入水中，搅沉数次，将上浮起者，另倾别器，澄出清水，晒干再研。其余草药，不过煮浸净洗而已。"

一、李时珍《本草纲目》丹剂

李时珍《本草纲目》中对丹剂的引用似乎不多，但其引用了有关外丹方面的著作——《庚辛玉册》，并在"历代诸家本草"予以介绍："宣德中，宁献王取崔昉《外丹本草》、土宿真君《造化指南》、独孤滔《丹房镜源》、轩辕述《宝藏论》、青霞子《丹台录》诸书所载金石草木可备丹炉者，以成此书。分为金石部、灵苗部、灵植部、羽毛部、鳞甲部、饮馔部、鼎器部，通计二卷，凡五百四十一品。所说出产形状，分别阴阳，亦可考据焉。王号臞仙，该通百家，所著医、卜、农、圃、琴、棋、仙学、诗家诸书，凡数百卷。《造化指南》三十三篇，载灵草五十三种，云是土宿昆元真君所说。抱朴子注解，盖亦宋、元时方士假托者尔。古有《太清草木方》《太清服食经》《太清丹药录》《黄白秘法》《三十六水法》《伏制草石论》诸书，皆此类也。"

在"引据古今医家书目"还有《太清灵宝方》《玄明粉方》、土宿真君《造化指南》胡演升《炼丹药秘诀》等。在"引据古今经史百家书目"中还有青霞子《丹台录》、独孤滔《丹房镜源》《东华真人煮石法》《房室图》《太清草木记》《神仙芝草经》《异鱼图》《太清石璧记》《灵芝瑞草经》、张果《丹砂秘诀》、杜季阳《云林石谱》《九鼎神丹秘诀》、张果《玉洞要诀》、李德裕《黄冶论》《升玄子伏汞图》、杨慎《丹铅录》、萧了真《金丹大成》《许真君书》、魏伯阳《参同契》、陶弘景《真诰》等。可以看出李时珍并不一味排斥丹药。

在金石部药物中，许多本身就是经过合成的丹，在临床中却是作为单味药使用的，如铅丹，又名黄丹、丹粉、铅华等。李时珍云："按独孤滔《丹房镜源》云：炒铅丹法：用铅一斤，土硫黄十两，硝石一两。熔铅成汁，下醋点之，滚沸时下硫一块，少顷下硝少许，沸定再点醋，依前下少许硝、黄，待为末，则成丹矣。今人以作铅粉不尽者，用硝石、矾石炒成丹。若转丹为铅，只用连须葱白汁拌丹慢煎，煅成金汁倾出，即还铅矣。货者多以盐硝砂石杂之。凡用以水漂去硝盐，飞去砂石，澄干，微火炒紫色，地上去火毒，入药。《会典》云：黑铅一斤，烧丹一斤五钱三分也。"

再如银朱，李时珍云："胡演《丹药秘诀》云：升炼银朱，用石亭脂二斤，新锅内熔化，次下水银一斤，炒作青砂头，炒不见星。研末罐盛，石板盖住，铁线缚定，盐泥固济，大火煅之。待冷取出，贴罐者为银朱，贴口者为丹砂。今人多以黄丹及矾红杂之，其色黄黯，宜辨之。真者谓之水华朱。每水银一斤，烧朱一十四两八分，次朱三两五钱。"

再如灵砂，《证类本草》："灵砂，用水银一两，硫黄六铢，细研炒作青砂头，后入水火既济炉，抽之如束针纹者，成就也。"李时珍进一步改进："按胡演《丹药秘诀》云：升灵砂法：用新锅安逍遥炉上，蜜揩锅底，文火下烧，入硫黄二两熔化，投水银半斤，以铁匙急搅，作青砂头。如有焰起，喷醋解之。待汞不见星，取出细研，盛入水火鼎内，盐泥固济，下以自然火升之，干水十二盏为度，取出如束针纹者，成矣。《庚辛玉册》云：灵砂者，至神之物也。硫汞制而成形，谓之丹基。夺天地造化之功，窃阴阳不测之妙。可以变化五行，炼成九还。其未升鼎者，谓之青金丹头；已升鼎者，乃曰灵砂。灵砂有三：以一伏时周天火而成者，谓之金鼎灵砂；以九度抽添用周天火而成者，谓之九转灵砂；以地数三十日炒炼而成者，谓之医家老火灵砂。并宜桑灰淋醋煮伏过用，乃良。"

再如秋石，李时珍云："《淮南子》丹成，号曰秋石，言其色白质坚也。近人以人中白炼成白质，亦名秋石，言其亦出于精气之余也。再加升打，其精致者，谓之秋冰，此盖仿海水煎盐之义。方士亦以盐入炉火煅成伪者，宜辨之。嘉谟曰：秋石须秋月取童子溺，每缸入石膏末七钱，桑条搅，澄定倾去清液。如此二三次，乃入秋露水一桶，搅澄。如此数次，滓秽涤净，咸味减除。以重纸铺灰上晒干，完全取起，轻清在上者为秋石，重浊在下者刮去。古人立名，实本此义。男用童女溺，女用童男溺，亦一阴一阳之道也。世医不取秋时，杂收人溺，但以皂荚水澄，晒为阴炼，煅为阳炼。尽失于道，何合于名？媒利败人，安能应病？况经火炼，性却变温耶？""古人惟取人中白、人尿治病，取其散血、滋阴降火、杀虫解毒之功也。王公贵人恶其不洁，方士遂以人中白设法煅炼，治为秋石。叶梦得《水云录》，极称阴阳二炼之妙；而《琐碎录》乃云秋石味咸走血，使水不制火，久服令人成渴疾。盖此物既经煅炼，其气近温。服者多是淫欲之人，借此放肆，虚阳妄作，真水愈涸，安得不渴耶？况甚则加以阳药，助其邪火乎？惟丹田虚冷者，服之可耳。观病淋者水虚火极，则煎熬成沙成石；小便之炼成秋石，与此一理也。"

在成方中有名"丹"而不是丹剂者，如治疗风痰卒中的碧琳丹："用生绿二两，乳细，水化去石，慢火熬干，取辰日、辰时、辰位上修合，再研入麝香一分，糯米粉糊和丸弹子大，阴干。卒中者，每丸作二服，薄荷酒研下；余风，朱砂酒化下。吐出青碧涎，泻下恶物，大效。"还有治小儿的绿云丹，"铜绿不计多少，研粉，醋面糊丸芡子大。每薄荷酒化服一丸，须臾吐涎如胶，神效。（《经验方》）"

也有不名"丹"而属丹剂者，如滚痰丸："大黄（酒浸，蒸熟切晒）八两，生黄芩八两，沉香半两，青礞石二两。以焰硝二两，同入砂罐固济，煅红研末二两。上各取末，以水和丸梧子大。（《养生主论》）"

二、《万病回春》《鲁府禁方》《寿世保元》丹剂

《万病回春》，龚廷贤撰于万历十五年（1587年），全书共8卷。卷一前列"万金统一述"，总论天地人、阴阳五行、脏腑功能、主病脉证等。次载药性歌、诸病主药、脏腑、经脉等项目。卷二至卷八分别论述内、外、妇、儿、五官等科病证184种，每病均阐述病因、病机、治法，方药等内容，后附医案。卷末附"云林暇笔"，载有"医家十要"等，有的版本还附有"龚氏家训"等篇。本书问世以后即影响很大，刊本甚多。

书中名"丹"的药方仍然多属丸剂，未发现明确的丹剂。如神仙不醉丹，"白葛花、白茯苓（去皮）、小豆花、葛根、木香、天门冬（去心）、缩砂仁、牡丹皮、人参（去芦）、官桂、枸杞子、陈皮、泽泻、海盐、甘草（各等分）。上为细末，炼蜜为丸，如弹子大。每服一丸，细嚼，热酒送下。一丸可饮酒十盏，十丸可饮酒百盏。"

再如二豆回生丹，治翻胃噎食，"硼砂（二钱），雄黄（二钱），乳香（一钱），朱砂（二钱），黑豆（四十九粒），绿豆（四十九粒），百草霜（五钱，微火炒过用）。上共为细末，用乌梅三十个，取肉和丸，如指顶大，朱砂为衣。"

有些名丹的药方看似非丹剂，但也有可能另有隐情。如紫金丹，"白砒（一钱，生用），枯矾（三钱，另研），淡豆豉（出江西者一两，水润其皮，蒸研如泥，旋加二味末合匀）。上捻作丸，如绿豆大，但觉举发，用冷茶送下七丸。甚者九丸。"可能枯矾先期就已经经过煅烧，在此方中不显示前期炮制。

《鲁府禁方》是龚廷贤收集编写的方书。全书分为福、寿、康、宁四卷，按病证分为中风、伤寒等112门，按方剂性质分为通治、膏方、杂方3门，合计115门。搜集了临床各科的大量药方。

同样有诸多名丹实丸的药方，如华山五子丹，"当归、川芎、生地黄、熟地黄、川乌（煨，去皮）、白术、苍术（酒浸三日，焙干）、益智仁、五灵脂、桔梗、甘松、人参、白茯苓、白豆蔻（各二两），天麻、陈皮、麻黄、滑石、川椒、甘草、白芷（各一两），木香、丁香、沉香、乳香、没药、牛黄（各二钱半）。上为细末，炼蜜为丸，如樱桃大，每服一丸，细嚼，茶、酒、米汤任下。"

再如顺逆丹，"白术（去油、芦，土炒）、白茯苓（去皮）、陈皮、厚朴（去

皮，姜炒）、泽泻（各一两），猪苓（八钱），苍术（米泔浸炒，一两五钱），神曲（炒）、麦芽（炒，各七钱），砂仁（三钱），木香（二钱），甘草（炙，五钱）。上为末，炼蜜为丸，如龙眼大。每服一丸，滚水化下。"

《寿世保元》龚廷贤撰。约成书于 17 世纪初期。"采摄于名藩之异授，内府之珍藏，宇内大夫之所家袭，方外异人之所秘传，并发诸前人之所未发，参互勘验而成。"全书共为 10 卷，内容涉及脏腑经络、诊法、治则、药物、方剂、民间单验方等知识。

书中保留了大量名丹实丸的药方，进一步证实了李梴"丹即丸之大者"的论断。

如牛黄紫金丹，"牛黄（三分），朱砂（二分），阿芙蓉（一钱），沉香（一钱），冰片（三分），广木香（五分），麝香（二分）。上为细末。人乳为丸四十数。"

再如沉香化气丹，"香附子（一斤炒，内四两生用），黑牵牛（头末，八两），苍术（米泔浸炒，四两），青皮（去穰炒，五两），陈皮（五两），山药（二两），枳壳（麸炒，二两），枳实（麸炒，二两），川厚朴（姜汁炒，一两），三棱（煨，二两），莪术（煨，二两），紫苏（煨，二两），木香（一两），沉香（七钱半），丁香（三两），丁皮（二钱二分），官桂（五钱），干姜（一两），砂仁（一两），良姜（一两），白豆蔻（去壳一两），南星（炮，一两），半夏（炮，一两），人参（五钱），草果（去壳，一两五钱），槟榔（一两），白茯苓（去皮，一两），石菖蒲（二两），萝卜子（炒，一两），神曲（炒，二两），山楂（去子，二两）。上为细末。醋糊为丸。如桐子大。"

龚廷贤（1522—1619 年），字子才，号云林山人，又号悟真子，江西金溪人。父龚信，字西园，一说字瑞芝，任职太医院，撰有《古今医鉴》八卷。廷贤幼攻举业，后随父学医。他承家学，又访贤求师，医名日隆。曾任太医院吏目。1593 年，治愈鲁王张妃鼓胀，被赞为"天下医之魁首"，并赠以"医林状元"匾额。龚廷贤出身于世医之家，博学宏闻，编述较多，涉及面较广，其影响也较大。选摘龚廷贤三部医书，可以看出明代对于丹剂的一般认识，所谓丹不过是丸的另一种说法而已。根本不存在所谓贵重药材、道士所传等限制，只是丸剂的别称。

三、明代的几部外科著作

明代外科著作，约有 50 种，其中有 20 余种至今仍是学习研究的参考书。

主要有杨清叟编述、赵宜真集《仙传外科集验方》十一卷，汪机《外科理例》七卷，薛己《外科发挥》八卷、《疬疡机要》三卷、《外科枢要》三卷，沈之问《解围元薮》四卷，原题窦汉卿撰《疮疡经验全书》一卷，王肯堂《外科证治准绳》六卷，申斗垣《外科启玄》十二卷，陈实功《外科正宗》四卷，陈文治《疡科选粹》八卷，陈司成《霉疮秘录》八卷等。综合反映了明代外科学的发展水平。这些著作中流传最广的是《疮疡经验全书》仅现存历代刻本和抄本近20种；《外科证治准绳》又名《疡医准绳》，作为丛书刊刻或单列刊刻近30种；《外科正宗》各种版本达50多种，流传之广，影响之深居历代外科著作之冠。陈实功的《外科正宗》实际上是明代外科学发展水平的代表作。

1.《仙传外科集验方》 《仙传外科集验方》，十一卷，元代杨清叟撰，明代赵宜真集，刊于1378年。卷一总论痈疽发背及内服荣卫返魂汤的加减法；卷二至卷四重点论温、热、凉性三个外用药方的用法及其他外科通用方；卷五至卷七为痈疽、疔疮、瘰疬、咽喉、疯狗咬等病治方；卷八至卷九再论痈疽、发背疔疮证治；卷十至卷十一为急救及妇、儿科杂病治方。《仙传外科集验方》集成了宋代外科成就，之后的外科著作多受其影响。

书中记载了三个名为丹的外科药方，分别是洪宝丹、追毒丹和飞龙夺命丹。

洪宝丹，又名金丹、寸金、四黄散、一黄散，又名破血丹、黄药。在书中使用很多，适用于热证。

"天花粉（三两重），姜黄（一两重），白芷（一两重），赤芍药（二两重）。

"上为末，茶、酒、汤使，随证热涂诸般热证、痈肿之毒，金疮之证。"

从使用上看应是散剂。

追毒丹：

"取黄去疔头，追脓毒立效。蟾酥（一钱，干用老酒化），蜈蚣（酒浸，炙干黄），硇砂（一钱），白丁香（一钱，无此味加巴豆），巴豆（七粒，去壳不去油），雄黄（二钱），轻粉（一钱），朱砂（二钱，为衣。如无，黄丹亦可）。

"总为细末，面调水为丸。如丸不就，用酒打面糊为丸如麦大，两头尖，入于针破口内，用水沉膏贴之，后用膏药及生肌药迫出脓血毒物。"

此方应该是糊丸。

飞龙夺命丹：

"专治疔疮发背，脑疽，乳痈疽，附骨疽，一切无头肿毒恶疮，服之便有头，不痛者服之便痛，已成者服之立愈。此乃恶证药中至宝，病危者服之立可矣，万无失一。此乃家传之秘方，一生受用，不敢轻泄，神速之验，即愈立效。

"蟾酥（二钱，干者老酒化），血竭（一钱），乳香（二钱），没药（二钱），雄黄（三钱），轻粉（半钱），胆矾（一钱），麝香（半钱），铜绿（二钱），寒水石（一钱），朱砂（一钱，为衣），海羊（二十个，蜗牛即是，连壳用之），脑子（半钱，无亦可），天龙（一条，酒浸炙黄，去头足）。"

"上为细末，先将海羊研为泥，和前药为丸如绿豆大。如丸不就，入酒打面糊为丸。每服二丸，先用葱白三寸，令病人嚼烂，吐于手心，男左女右，将药丸裹在葱白内，用无灰热酒三四盏送下。于避风处，以衣盖覆之，约人行五里之久，再用热酒数杯，以助药力，发热大汗出为度矣。"

此方也是糊丸。

匆匆看过，本书尚未有丹剂使用。

2.《外科理例》《外科理例》附方中名"丹"的有还少丹、没药降圣丹、夺命丹、控涎丹、破棺丹、薄荷丹等，经查，分别为枣肉与蜜丸、生姜汁与蜜和丸、蜗牛研烂糊丸、糊丸、蜜丸和醋糊丸。

而名为"锭子"的三品锭子却是丹剂。

"三品锭子：上品，去十八种痔。白矾（二两），乳香（三钱五分），没药（三钱五分），牛黄（三钱），白砒（一两零五分）。"

"中品，去五漏及番花瘤气核。白矾（二两），白砒（一两三钱），乳香、没药（各三钱）。"

"下品，治瘰疬、气核、疔疮、发背、脑疽诸恶症。白矾（二两），白砒（一两五钱），乳香、没药（各二钱半），牛黄（三分）。"

"先将砒末入紫泥罐内。次用矾末盖之。以炭火煅令烟尽。取出研极细末。糯米糊和为梃子。状如线香。阴干纤疮内三四次。年深者五六次。其根自腐溃。如疮露在外。更用蜜水调搽。干上亦可。"

三品锭子首次记载了以砒石为君药的炼制方法。所用药物包括白矾、牛黄、乳香、没药，根据药物的组成不同及炼制方法差异分为上、中、下三品，用于治疗痔漏、瘰疬气核、疔疮、发背等，第一次将三品锭子用于外科病证的治疗。当然，始初炼制方法较粗糙，配方也较简单，但为后来医家的使用奠定了基础。此方为后来著名的外科名方"三品一条枪"的祖方。

3.《外科正宗》《外科正宗》，四卷，明代陈实功编著，成书于1617年。书中卷一总论外科疾患的病源、诊断与治疗；卷二至卷四分论外科各种常见疾病100多种。在中医外科书中，本书向以"列证最详，论治最精"见称，因而倍受后世推崇。

三品一条枪：

"三品一条枪最灵，雄矾砒信少人闻。加上乳香为线药，疗疽痈漏尽承平。

"上品锭子去十八种痔，中品锭子去五漏、翻花、瘿瘤、气核，下品锭子治瘰疬、疔疮、发背、脑疽等症。此为古之三品锭子，但药同而分两不同，治病故有分别。今注一条枪，本方三品以下之症，并皆用之，俱各相应，况又药品简易而不繁，是曰三品一条枪之说也。凡同志者随试而用之。

"明矾（二两），白砒（一两五钱），雄黄（二钱四分），乳香（一钱二分）。

"砒、矾二味，共为细末，入小罐内，加炭火煅红，青烟已尽，旋起白烟，片时约上下红彻住火；取罐顿地上一宿，取出约有砒、矾净末一两，加前雄黄二钱四分，乳香一钱二分，共研极细，厚糊调稠，搓成如线条阴干。凡遇前症有孔者，纴入孔内，无孔者，先用针放孔窍，早晚插药二次，插至三日后，孔大者每插十余条，插至七日，患孔药条满足方住。以后所患四边自然裂开大缝，共至十四日前后，其疔核、瘰疬、痔漏诸管自然落下，随用汤洗，搽上玉红膏，虚者兼服健脾之药。"

至陈实功时，丹药用于中医外科临床治疗已经发展到成熟鼎盛阶段，成为中医外科的不可缺少的药物。他在汪机三品锭子的配方和炼制方法，创用了外科名方——三品一条枪。该方由明矾、白砒、雄黄、乳香组成。陈氏明确指出该方即古之三品锭子，药同而分量不同，治病有所分别。尽管如此，仍然是用于治疗痔漏、瘰疬、疔疮、发背等外科疮疡杂症，主要起祛除腐肉，治愈瘘管之功效。该方较之此前去腐、蚀肉作用更强，力专效速。其中白砒蚀疮祛腐；白矾、雄黄解毒杀虫；乳香消肿生肌、活血化瘀。诸药合用，共奏解毒杀虫、祛腐生新之效，疗效显著，至今仍被医生用于外科疮疡杂症。但其毒副反应仍然明显，如用药后的疼痛较重，有待改进。

《外科正宗》卷之四第一百四十八中记载："水银二两，用铅一两化开，投入水银听用。火硝二两，绿矾二两，明矾二两，共碾为末，投入锅内化开，炒干同水银碾细，入泥护阳成罐内，上用铁盏盖之，以铁梁、铁兜左右用烧熟软铁线上下扎紧，用紫土盐泥如法固口，要烘十分干燥为要，架三钉上，砌百眼炉，先加底火二寸，点香一枝，中火点香一枝，顶火点香一枝：随用小罐安滚汤在傍，以笔蘸汤搽擦盏内，常湿勿干，候三香已毕，去火罐，待次日取起，开出药来，如粉凝结盏底上，刮下灵药，收藏听用。凡疮久不收口，用此研细掺上少许，其口易完，若入于一概收敛药中，用之其功奇甚捷。"

成功地从水银、火硝、绿矾、明矾等矿物药中烧炼出升白灵药，分析此药的配方及升炼过程，实际上是属于尚未达到氧化程度的白色降丹，为后世白降丹祖方。

至明代起，丹剂已经完成从炼丹养生的丹丸到内科用药，再到向外科外用药物的过渡。其他临床各科使用的名丹实丸的剂型已经实现了"丹即丸之大者"的过渡。丹剂基本成为外科专用剂型。

第七节　清　代

一、清代方书丹剂

清代方书的特点是数量众多，内容丰富，而且多短小精悍，适于应用。同时对理法方药和方剂配合意义的研究已更为普遍，水准也不断提高。

1.《医方集解》《医方集解》，三卷，汪昂著，刊行于 1682 年，书中搜集切合实用方剂 800 余首，分列 21 门。每方论述包括适应证、药物组成、方义、服法及加减等。该书内容丰富、释义详明、流传甚广，是一部非常有影响的方剂专著。

在本书中名为"丹"的药方分布如下：

补养之剂：七宝美髯丹、还少丹、三才封髓丹、天王补心丹、孔圣枕中丹。5 个。

祛风之剂：活络丹。1 个。

除痰之剂：三仙丹、控涎丹。2 个。

收涩之剂：茯菟丹、水陆二仙丹。2 个。

痈疡之剂：救苦胜灵丹、飞龙夺命丹。2 个。

经产之剂：返魂丹。1 个。

发表、涌吐、攻里、表里、和解、理气、理血、祛寒、清暑、润燥、泻火、消导、杀虫、明目之剂、救急良方：无。

在全部 21 门中名"丹"的药方共计 13 首，全部为丸剂。

2.《张氏医通》　张璐的《张氏医通》，十六卷，张璐撰于 1695 年，此书前十二卷论病，十三至十五卷为专方，以病证分门集方，并有方解。最后一卷祖方，专论方祖源委，分析其配伍、功能与治疗之证。本次取材即自该书十三至十五卷专方。

在书中还保留有早期的内科用丹剂，如瑞金丹，"川大黄（酒拌，炒黑至黄烟起为度），真秋石各一两。上杵为细末，煮红枣肉为丸，小豆大，空腹薄荷汤下二钱。"方中采用了古人认为是丹剂的"真秋石"。

再如茸朱丹，"辰砂（别研）、草乌头（一作川乌头）、瞿麦穗、黄药子（各一两）。上除辰砂，以三味为粗末，用瓷碗一个，将姜汁涂烘数次，入砂在碗，铺诸药末，以盏盖之，掘地一窟，安碗在内，用熟炭五斤，煅令火尽，吹去药灰，取砂研细，用鹿茸一对，燎去毛，酒浸切片，焙干为末，煮枣肉丸梧子大，每服三四十丸。"

其中也有虽不名丹却是丹剂者，如源自《局方》的花蕊石散，"花蕊石（五两，碎。产硫黄山中，状如黄石，中有黄点如花之心，故名花蕊。近世皆以玲珑如花蕊者伪充，欲试真伪，煅过置血上，血即化水者真），硫黄（二两）。上二味，同入炀成罐内，盐泥封固，煅一伏时，研如面，每用二钱。"

再如童真丸，"真秋石、川贝母（去心，等份）。上二味，煮红枣肉为丸。"

再如滚痰丸，"青礞石（色青者良，三两，同焰硝三合入炀成罐内，赤石脂封护，煅过水飞，净，二两），沉香（另研，一两），川大黄（酒蒸，八两），黄芩（酒炒，八两）。为末，水泛为丸，绿豆大，每服一钱至二钱，食远沸汤下。"

也有名丹实非的药方，如复元丹，"附子（炮，二两），白术（炒焦）、肉桂、吴茱萸（拣去闭口者，炒）、川椒（炒去汗）、茴香、木香、厚朴（姜制，各一两），泽泻（炒）、肉果（煨，各半两），茯苓（一两五钱）。为末，陈米饮糊丸梧子大，每服五七十丸，紫苏汤或砂仁汤送下。"

再如紫金丹，"琥珀屑屑、降真香末、血竭等分。为极细末，敷伤处。"

再如九龙丹，"枸杞子、金樱子（去皮刺核）、莲须、莲肉（去心）、芡实、山茱萸肉、当归身、熟地黄、白茯苓（各三两）。为末，酒糊丸，梧子大，每服百丸，或酒或盐汤下。"

在外科药中，书中已经有了三白丹、加味三白丹"治霉疮结毒"："水银（一两），白矾、焰硝（各二两）。上三味，内铁铫中，以厚磁碗合定，盐泥固济，压定碗足，文火煅三炷香，升在碗内，取出放地一夕以出火毒，磁罐收贮，经年后方可用之。"加味三白丹"治元气虚寒人结毒"："本方（即三白丹）加滴乳石一两，天灵盖二两。"

3.《串雅内外编》 书中既有有名副其实的丹剂，如鹤顶丹，"银朱五钱，明矾一两。同研，以熨斗盛火，以瓦盛药，熔化，急刮下，搓丸。每服一钱。"再如五毒丹，"此方创于疡医公孙知，点一切痈疽，无不神效"。"丹砂（养血益心）、雄黄（长肉补脾）、矾石（理脂膏助肺）、磁石（通骨液壮肾）、石胆（治筋滋肝）。上药各等分，入阳城罐，盐泥固济，升炼，取飞霜用。"再如提疬丹，"水银、硼砂、火硝、明矾、皂矾、食盐各一钱，朱砂二钱。上药盛于粗瓦盆上，盖粗碗一只，用盐泥封固，炭火炼三炷香，先文后武，冷定取出，药即升在粗碗上，刮下，以白米饭捣丸如绿豆大，朱砂为衣。"

也有名丹实非的药方，如黄鹤丹，"香附一斤，黄连半斤。洗晒，为末，水糊丸，如梧子大。"此方亦来自道家，据书中载："飞霞子韩（指明代道医韩愗）昔游方，外治百病，男用黄鹤丹，女用青囊丸，此二方乃游方之祖方也。"

再如"治一切瘟疫、时气、恶寒发热、昏迷头痛等症"的普济丹，"制大黄一两五钱，生大黄一两五钱，僵蚕三钱。生姜汁捣糊为丸，重九分、七分、五分凡三等。"

更有不名丹却是丹的药方，如神仙太乙膏，"元参、白芷、当归、赤芍、肉桂、大黄、生地各一两，麻油二斤。入铜锅内，煎至黑，滤去渣，入黄丹十二两，再煎成滴水手捻软硬得中，即成膏矣。肿毒跌扑疼痛，加乳香、没药。煎油时，应加槐桃桑柳嫩枝各一两。"方后"附制丹法：黄丹先炒紫色，倾入缸内，用滚水一桶泡之，再汲凉水满缸，用棒常搅，浸一宿，去水，再炒如前二次，研末令极细，用甘草二两，薄荷、防风、红花各五钱，同煎收干为妙。"本方是典型的方中加丹的丹剂类型。

再如五宝霜，"水钱（银）一两，朱砂、雄黄各二钱五分，白矾、绿矾各二两五钱。上药研匀，用瓶罐装盛，上盖灯盏，盐泥固济，文武火炼升，罐口扫收。每用三钱，入乳香、没药各五分，酒太乙膏土贴之。"

再如金粟丸，"雄黄一两研末，用泥固济令干，水调赤石脂封口，更以泥封待干，架在地上用炭火十斤簇煅。候火消三分之一，去火待冷，取出如镜面光明红色，在瓷钵内细研，蒸饼丸如米大。每服三丸或五丸，以甘草汤吞服，服后稍睡，良久即愈。"

秘炼治杨梅疮药，"辰砂、雄黄、白盐（炒）、白矾（炒）、绿矾（炒）、焰硝各一两，硼砂五钱。上药为末，入阳城罐封固，水火提升一炷香，取出冷定，开罐将升盏者铲下，用瓷瓶贮之，黄蜡封口。入井内三日取出。每药二分半，配槐花、朱砂褐色者一两，饭丸桐子大，每服十丸，极为神效。罐底药渣可治疥疮。"

有意思的是，书中还有一些创新的丹剂，如"仿西洋眼药""猪胆取汁，用东丹拌匀，加冰片、青黛各少许，搓成条子，治之。"东丹即黄丹，又名铅丹。

是一种丹剂。

三品锭子在本书也有记载：

"上品锭子：专治痔漏一十八证。

"红矾二两五钱，乳香、没药、朱砂各三钱，牛黄五分五厘，硇砂一钱四分（二成熟，一成生），白信一两（火煅）。

"中品锭子：专治翻花瘰瘤等症。

"白矾二两八钱五分，乳香、没药各五钱五分，朱砂三钱，牛黄四分五厘，硇砂一钱（半生半熟），金信一两五钱（以火煅尽黑烟，止用淡清烟）。

"下品锭子：专治疗疮发背等症。

"红矾三两二钱，乳香六钱，没药五钱，朱砂三钱，牛黄四分五厘，硇砂二钱四分（半生半熟），白信三两（火煅黑烟尽，半日取起方可用）。

"上药依法制好，用面糊和匀，捻成锭子，看痔漏大小深浅，插入锭子。"

重要的是，书中已有红升丹、白降丹的记载。红升丹，亦名五灵升药。"水银、白矾各五钱，朱砂、雄黄各二钱五分，火硝八钱。上照升药法升之。凡一切无名肿毒，如溃久内败，四边紫色黑色，将药用水调稀，以鸡毛扫点，肉色立刻红活，死肉即脱去，再上生肌散，即可收功。凡通肠痔漏等症，将此药以纸卷成条，插管内七日，其管即随药条脱去。"

《〈串雅全书〉释义》作者按语指出："红升丹主要成分为汞化物，是由水银、白矾、火硝（因此又名'三仙丹'）加上青矾、朱砂、雄黄三味（故又名'六仙丹'）组成。所用药量传统为'七硝、八矾、一两银'。这些药物升炼之后，即成为纯粹的氯化汞，并非有机物质，大致含汞为12.12%。由于红升丹经过升华之后，颜色是粉红的，是升在碗中的粉尘结块，所以名红升丹。红升丹据《医宗金鉴》记载，'此丹治一切疮疡溃后，拔毒去腐，生肌长肉，疮口坚硬肉黯紫黑，用丹少许，立刻红活'。说明它是拔毒生新去腐的外用药。"

白降丹，一名夏冰对配丹，"水银、火硝、白矾、皂矾、炒白盐各九钱。上药共研细，至不见水银星为度。盛于新大倾银罐内，以微火熔化。火急则水银上升，防其走炉，须用焯炭为妙。熬至罐内无白烟起，再以竹木枝拨之，无药屑拨起为度，则药吸于罐底，谓之结胎。胎成，用大木盆一个盛水，水盆内置净铁火盆一个。木盆内水须及铁盆之半，然后将前结成之胎，连罐覆于铁盆内，外以盐水和黄土将罐口封固，勿令出气，出气亦即走炉。再用净灰铺于铁盆内，灰及罐腰，将灰平铺，不可动摇药罐，封口碰伤，亦要走炉。铺灰毕，取烧红栗炭攒围罐底，用扇微扇，烧一炷香，谓之文火。再略重扇炼一炷香，谓之武火。炭随少随添，勿令间断而见罐底，再炼一炷香，即退火。待次日盆灰冷定，用帚扫去，盆灰并将封口之土去尽，开看铁盆内所有白霜即谓之丹，将瓷瓶收贮待用，愈陈愈妙。其罐内原胎研掺癣疮，神效之至。若恐胎结不老，罐覆盆内，一遇火炼，胎落铁盆，便无丹降，亦谓之走炉。法用铁丝做一三脚小架，顶炉内撑住丹胎，最为稳妥。此丹如遇痈疽发背疔毒一切恶疮，用一厘许，以口津调点毒顶上，再以膏药盖之，次日毒根尽拔，于毒顶上结成黑肉一块，三四日即脱落，再用升药数次即收功。"

"此丹用蒸粉糕以水少润，共和极匀，为细末，搓成条子，晒干收贮。凡毒成管者，即约量管之深浅，将药条插入，上贴膏药，次日挤脓。如此一二次，其管即化为脓。管尽，再上升药数次，即收功矣。此丹比升丹功速十倍，但性最烈，点毒甚痛，法用生半夏对换，再加冰片少许，能令肉麻不痛。"（卷二截药外治门）

《〈串雅全书〉释义》作者按语指出："白降丹是以火硝、白矾、水银、食盐为主，它的药量，张少甫说，'降丹之硝矾分量相等，水银稍轻，食盐要用足一两五钱，轻则功缓，多则疼痛。'这些药物经过升炼之后，即成氯化高汞。由于白降丹经过升华之后颜色是纯白的，是降在碗中的粉尘结晶体，所以名白降丹。白降丹的功用同于红升丹，都有杀菌、腐蚀、消炎、消肿的作用。但腐蚀效力胜红升丹数倍。"

作为记载民间医生经验的本书，确实与众不同。虽然书中不少内容见于以往方书，但本书在选择上有明显特色。书中有大量名"丹"的药方，而实际上是丹剂的方药也不输于同时代的外科专著。这与走方医需要"一招鲜，吃遍天"的技能需要有关。他们不可能像一般医生一样四平八稳地等待患者，也不可能让患者慢条斯理地等疗效，只能靠"短平快"的技能招徕患者。丹剂恰巧是他们需要的。

二、清代外科著作丹剂

清代外科医疗技术有了很大发展。进入明清之后，丹药已成为中医外科的重要药品，《医宗金鉴》谓："疡医若无红白（红升丹、白降丹）二丹，决难立刻取效。"可见丹剂在外科中的重要地位。

清代前中期外科著作就有40余种。其中有代表性的影响深远的有祁坤的《外科大成》（1665年），四卷《医宗金鉴·外科心法要旨》（1742年）即以此书为蓝本。陈士铎的《洞天奥旨》（1694年），十六卷，又名《外科秘录》，作者借

"岐伯天师"所传而命名，实际上反映了陈氏丰富经验和理论知识。王维德的《外科证治全生集》（1740年），一卷，为作者临床40余年经验总结。顾世澄的《疡医大全》（1760年），四十卷，1773年初刊，是清代前期外科学内容最为丰富的一部巨著。孙震元《疡科会粹》（1802年），十卷，是继《疡医大全》之后的又一部巨著，可惜未能刊行。其他还有高秉钧的《疡科心得集》、邹岳的《外科真诠》、徐灵胎的徐评《外科正宗》，等等。下面选取几部外科著作进行分析。

1.《医宗说约·疡科》 《医宗说约》本综合性医书。六卷，蒋示吉撰于1663年。本书系摘录《黄帝内经》以降多家医书，分科整理而成。卷首证治总论，卷一至卷二内科杂症，卷三伤寒，卷四小儿科、妇科，卷五疡科。本次仅考察其卷五疡科。

名丹实非者在书中也占多数，如万灵丹、八宝丹、神化丹、飞龙夺命丹、走马回疗丹、二灵丹、通水丹、五宝丹、丹素丹、紫金丹、疥灵丹、活血丹和透骨丹等皆非丹剂。但是书中也有重要的丹剂。

书中介绍："秘方白降丹是陈珍如先生所传。珍如幼患恶疮，危在旦夕，遇异人传授此方，降炼点上，其毒立愈。此丹点疮头上，初起者即消，有脓者即溃，顽肉即化，拔毒去腐，功难尽述。"

书中介绍白降丹的主治为"痈疽发背，一切无名肿毒，用少许（疮大者用五六厘，疮小者用一二厘）。水调敷疮头上。初起者，立刻起泡消散；成脓者，即溃，腐肉即脱。拔毒消肿，诚夺命之灵丹也。"

药物组成："水银一两，朱砂、雄黄各三钱，硼砂五钱，食盐、白矾、火硝、皂矾各二两五钱。"

制剂过程和技术要求："先将雄、朱、硼三味研细，入盐、矾、硝、皂、水银共研匀，以水银不见星为度。先将羊城罐一个，放微炭火上，徐徐超药入罐化尽，微火逼极干，取起（如火大太干则水走，如不干则药倒下无用，其难处在此），再用一羊城罐合上，以绵纸截半寸阔，将罐子泥、草鞋灰、光粉三样研细，以盐滴咸汁调极湿，一层泥一层纸，糊合口四五重及糊有药罐上二三重。地下挖一小潭，用饭碗盛水放潭底，将无药罐放水碗内，以瓦埃潭口，四边齐地，恐炭火落碗内也。有药罐上，以生炭火盖之，不可有空处，约三炷香，去火冷定开看，约有一两外药矣。炼时罐上如有绿烟起，急用笔蘸，罐子盐泥固之。"

书中也记载了红升丹，其主治及疗效："治一切疮疡，溃后拔毒，去腐生肌长肉。疮口坚硬，肉黯紫黑，用丹少许，鸡翎扫上，立刻红活。疡医若无白升二丹，决难立刻取效。"

药物组成："水银一两，朱砂五钱，雄黄五钱，皂矾六钱，白矾一两，火硝四两。"

制剂过程和技术要求："先将二矾硝研碎，入大铜勺内加火，酒一小杯，炖化，一干即起，研细；另将水、朱、雄研极细，水不见星，再用硝矾末研匀；先将羊城罐用纸筋泥溏一指厚，阴干，常轻轻扑之，不使生裂，溏泥罐子泥亦可用，如有裂，以罐子泥补之，极干，再晒无裂，方可入前药在内；罐口以铁油盏盖定，加铁梁盏，上下用铁盼铁丝扎紧，用绵纸捻条，蘸蜜塞罐口缝间，外用熟石膏细末，醋调封固，盏上加炭火二块，使盏热罐口封固易干也。用大钉三根，钉地下，将罐子放钉上，罐底下置坚大炭火一块，外砌百眼炉；升三炷香，第一炷香用底火（如火大则水先飞上），二炷香用大半罐火，笔蘸水擦盏，第三炷香，太平罐口，用扇煽，频频擦盏，不可令干，干则水先飞上；三香完，去火冷定开看方气足，盏上约有六七钱，刮下研极细末，磁罐盛用。以盐滴卤调罐子泥极湿，将铁丝系笔头在管上，如罐上有绿烟起，即水走也，急用笔蘸罐子泥固之。"

2.《外科大成》《外科大成》卷一为总论部，卷二至卷三为分治部，按照头面、颈项、背、腰、胸腹等身体部位分列各种外科疾病的证治、验案，卷四为不分部位的大毒、小疵及小儿疮毒的证治。本书在外科辨证和治法方面均较详细，章法严谨而又比较规范。

在其卷一主治方中列有名丹的药方立应绀珠丹、黍米寸金丹、红铅造化丹等，皆非丹剂。如立应绀珠丹，"茅术（八两），全蝎、石斛、明天麻、当归、甘草（炙）、川芎、羌活、荆芥、防风、麻黄、北细辛、川乌（汤泡去皮）、草乌（汤泡去皮尖）、何首乌（各一两），明雄黄（六钱）。上为细末。炼蜜丸弹子大。每药一两分作四丸。一两作六丸。一两作九丸三等。做下以备年岁老壮病势缓急取用。"

而不名丹的"去腐灵药"却是丹剂，"水银（一两），火硝（二两），食盐（三钱），枯矾（三钱，三味炒燥），朱砂（八钱），雄黄（三钱），白砒（三钱），硼砂（三钱），一加硇砂（三钱）。共为末。入泥固罐内。盖盏封口。架三钉上。砌百眼炉。先底火二寸。点香一枝。中火一枝。顶火一枝。随以水擦盏勿住。香毕去火。次日取升上者用。"

在"五色灵药"中，还介绍了系列丹剂的制作：

"黑铅六钱溶化，入水银二两，结成砂子。枯白矾、枯皂矾、火硝各二两，食盐五钱。同炒干研细，入铅汞再研，不见星为度。入泥固罐内，封口。打火三香，不可太过不及。冷过宿，取出。罐口上灵药，其白如雪，约有二两，为火候得中。如打紫者，加硫黄五钱。黄者，加明雄黄五钱。红者，用黑铅九钱，水银一两，枯矾二两，火硝三两，辰砂四钱，雄黄三钱。升打火候如前。""凡升打灵药。硝要炒燥。矾要煅枯。"

也有不同的制法，"一方共用烧酒煮干炒燥，方研入罐""一法凡打出灵药，加石膏倍之，和匀，复入新罐内打一香，任用不痛"。

倒打灵药法，"先将硝、矾、水银共研，以不见星为度。次用泥固罐子，煨微热。入药一角，文火顿化，勿令起泡。至干，又下一角。少时，又下至完。下食盐少许，慢火煨至矾枯成陀为度。将罐倒合于平底大碗内，以罐底高碗沿二指为度。用纸条封口，次用泥固二指许。又次以沙填满，以碗口平为则，取碗坐于大水盆内，水与碗口平为则。次取红炭砌罐底四围及底上，煅一香，去火，冷定。取出罐四旁及碗底灵药，约有一钱五六分听用。此法始终全在慢火，性燥有误。"

生肌白灵药家传秘诀歌：

"铅粉易山铅，官硼易皂矾。硝矾汞不易，火候亦如常。"

书中还介绍了升打灵药固罐封口法。

固罐法：

"近少阳城罐以双耳茶叶罐代之。将罐烤热，捣大蒜于罐外遍擦之，再烤再擦，如式三四次。次以姜、醋入罐内，温之煮之，以干为度。次用黄土二分，煤灰一分，杂以马毛，以盐水和之，固罐一指厚为则，阴干听用。"

封罐口法：

"入药毕，盖铁盏，用铁丝绊毕，用石膏、无名异等分，食盐减半，俱煅过为极细末，醋调成膏。次加炭火三二块于盏内，烧盏热，以笔蘸药周围涂之。随干随药，以口平为率。

"一用生石膏、生白矾、食盐三味，等分为末。水调涂之，如前。"

3. 许楣重刻增辑补注的《徐评〈外科正宗〉》 许楣重刻增辑补注的《徐评〈外科正宗〉》为清代名医徐灵胎点评明代陈实功的《外科正宗》之作。徐氏对此书有褒有贬，但褒者居多，故徐氏在叙中说："此书所载诸方，大段已具，又能细载病名，各附治法，条理清晰。所以，凡有学外科者，问余当读何书？则令其先阅此书。"清代许楣在重刻时进行了增辑补注，成书于1840年。本次主要考察徐、许的增补内容。

徐序云："从来外科必须传授，成名家者，另有奇方秘法；或各有专长之症。每试必效。非若内科多读古书，可以对症用药也。"

在本书卷二肿疡主治方收录了白降丹，药物组成："水银（一两四钱），净火硝（一两四钱，夏天加三钱），白矾（一两，另研），朱砂（五钱三分，另研），雄精（二钱三分，研），硼砂（四钱，另研），皂矾（一两七钱），白砒（二钱，另研），食盐（三钱）。"

制剂过程和技术要求："右药研至不见水银星为度，盛于阳城罐内，用烀炭微火熔化。火急则水银上升走炉。熬至罐内无白烟起，以竹枝拨之，无药屑拨起，用木杵槌实，则药吸于罐底，谓之结胎。胎成，将空罐合上，用绵纸条润以墨水，置于缝间，盐泥封固烤干，如有裂缝，添盐泥密固之。再用宜兴钵头盛水，上放大黄沙盆，中开一孔，将有药之罐在上，空罐在下。入沙盆孔中，水平罐底，然后盆内铺以净灰，轻轻按平。不可动摇，恐伤封口，即要走炉。铺毕，取稍红栗炭，攒团药罐，用扇微扇，炼一炷香，谓之文火，再略重扇，炼一炷香，谓之武火。炭随少随添，勿令间断而煎罐底。再炼一炷即退火，俟盆灰冷定，去灰及封口土，开看下罐内所有白霜，即谓之丹。瓷瓶收贮听用。"

紧随在白降丹下即为九一丹，药物组成："生石膏（九分），白降丹（一分）。"

制剂过程和技术要求："右共研极细听用，年久降丹烈性已退，八二、七三掺和均可。"

九一丹可以被看作是白降丹的一种使用方法，随之推衍可以有八二丹、七三丹、六四丹和五五丹。

据孙启明考证，白降丹首见于清代蒋示吉的《医宗说约》（1663 年）在该著作中第 1 次把外科丹药分为红升与白降两大类。红升丹、白降丹作为两种最具代表性的外科丹药，成为明清时期中医外科重要外用药。1860 年许楣重刻增辑补注的《徐评〈外科正宗〉》时，于该书"肿疡主治第十七"中，分三处新附十八方，对于白降丹，他说："点药及去顽肉，以白降丹为最妙。呼脓拔毒，去腐生肌。及初起内消，亦有灵妙掺药。此书唯有玉红膏及末卷白升药，殊为未备。今特采取各方，附录于后。"由此可以肯定的是白降丹并非外科正宗所固有，故学界认为称《外科正宗》许楣附方更为准确，许氏所引的白降丹源自《医宗说约》，其后，吴谦《医宗金鉴外科》、顾世澄《疡医大全》、邹五峰《外科真铨》、许克昌《外科证治全书》都记载有白降丹，药物组成大体上相同，都包含有水银、火硝、白矾、硼砂，又稍有出入，现在一般所采用的是《医宗金鉴》方剂组成，即"朱砂一钱、水银一两、硼砂五钱、火硝一两五钱、食盐一两五钱、白矾一两五钱"制得。

丹药的发明虽早，但是直到清代才首次出现外科升丹。最早由蒋示吉在《医宗说约》卷六中提出红升丹。升丹也叫升药，因为升药是将原料药品置在锅内，下面燃火，使其变成气体向上升腾，用升华的方法炼制而得名"升药"由水银、硝石、矾石、雄黄等矿物药烧炼而成的红色粉末组成，炼制后得到的产物由于色泽不同，有红升与黄升之别，后者多因原矿物药质地不纯或炼制过程中火候欠佳使然，二者的成分虽同，红升丹的临床效用优于黄升丹。

中药丹剂的历史虽可追溯到上古，但真正丹剂用于医疗是从唐代孙思邈开始的，是从方士养生用的丹过度而来的，至北宋初年由于道士的推动，出现了大量丹剂，同时也出现了由道士引进的非丹剂的药方，这种最初的混乱被北宋末年《圣济总录》进行了矫正，但未彻底解决问题。随着北宋灭亡，名丹实非的现象愈演愈烈。金元时期在丹剂方面没有新的发展，处于停顿状态。明代已有"丹即丸之大者"的论点。明清以来，随着丹剂在内科的衰落，却在外科异军突起，直到升丹、降丹出现，丹剂已经成为外科红升丹、白降丹的专有名词。

第五章 汤剂的历史研究

汤剂，亦称汤液，系指将药材饮片或粗粒加水煎煮或用沸水浸泡后，去渣取汁而得到的液体制剂。明代缪希雍《炮炙大法·用药凡例》有云："汤者，荡也。煎成清汁是也。"汤剂是我国应用最早、使用最多的一种中药剂型。中国现存最古老的方书《五十二病方》中就有许多关于汤剂的记载。经过数千年的不断发展，汤剂至今仍在现代中医临床广泛应用，发挥着重要的作用。

汤剂的作用，历代中医名著中多有论述。如唐代孙思邈在《备急千金要方》中说："张仲景曰，欲疗诸病，当先以汤荡涤五脏六腑，开通诸脉，治道阴阳，破散邪气，润泽枯朽，悦人皮肤，益人气血。水能净万物，故用汤也。"宋代《圣济总录》有："邪之伤人有浅深，药之攻邪有轻重。病之始起，当以汤液治其微。……是故病人色见浅者，汤液主治。……然则汤液者，取其荡涤邪气。……凡病始作，多以汤液，盖取其荡涤之功，甚于丸散。"宋代林亿等在该书"新校备急千金要方例"中也有云："卒病贼邪，须汤以荡涤。"宋代《圣济经》谓："夫汤液主治，本乎腠理。凡涤除邪气者，于汤为宜。伤寒之治，多先于用汤者如此。"宋代《苏沈良方》有"欲速用汤"的说法。元代王好古《汤液本草》认为"汤者，荡也，去大病用之。"明代陈嘉谟《本草蒙筌》曰："汤，煎成清液也。补须要熟，利不嫌生。并生较定水数，煎蚀多寡之不同耳。去暴病用之，取其易升、易散、易行经络。故曰：汤者，荡也。"可见汤剂与其他剂型相比，具有扫荡病邪，药力强大，起效迅速的作用。古人多用于治疗病情急重的患者，是治疗急性病证的首选药物剂型。

汤剂具有组方灵活、疗效迅速、适用范围广、制法简单等特点，尤其是汤剂能适应辨证施治的需要，随病情变化加减药物及分量，因人因病而异，用药针对性强，故疗效确切。同时，因为汤剂是液体制剂，口服后可由胃肠黏膜吸收入血，不像其他固体制剂（如散剂、丸剂等）需待其在胃肠道内崩解和成分的浸出，故吸收较快，是相对而言的速效剂型。而且汤剂几乎适应各类疾病的治疗，除了不能进食的患者。汤剂的给药途径也很多，既可口服，还可外用熏蒸、洗浴、含漱等。制作汤剂主要以水为溶剂，煎煮方法简便易行，适合患者自行加工。

为深入研究汤剂这一传统中药剂型的起源和发展，本章对中医古籍中有关汤剂的资料进行了系统整理，梳理了汤剂的源流，并对汤剂的理论发展、制作方法、工艺条件、使用器具等进行专题研究，为中医临床工作者进一步改进汤剂制作工艺，提高疗效提供借鉴。

第一节　汤剂的历史沿革

相传汤液始于商代，伊尹为其创始者。伊尹是夏末商初人，奴隶出身，据说精通烹饪之术，又深谙治国之道。他辅佐商汤王建立商朝，被后人尊为中国历史上的贤相。同时，也被中国烹饪界尊为"烹饪始祖"和"厨圣"。

汉代《史记·殷本纪第三》有伊尹"以滋味说汤，致于王道"的记载。汉代《汉书·艺文志》载有"《汤液经法》三十二卷"。晋代皇甫谧在《针灸甲乙经》自序中云："伊尹以亚圣之才，撰用神农本草，以为汤液。"又谓："仲景论广伊尹汤液为数十卷，用之多验。"元代王好古在《汤液本草》序中曾说："殷伊尹用本草为汤液，汉仲景广汤液为大法，此医家之正学，虽后世之明哲有作，皆不越此。"明代徐春圃在《古今医统大全·历世圣贤名医姓氏》中写道："按《通鉴》，伊尹佐汤伐桀，放太甲于桐宫，悯生民之疾苦，作《汤液本草》，明寒热温凉之性，酸苦辛甘咸淡之味，轻清重浊，阴阳升降，走十二经络表里之宜。今医言药性，皆祖伊尹。著有《汤液本草》，今行世。"清代陈修园也在《神农本草经读》凡例中指出："明药性者，始自神农，而伊尹配合而为汤液。仲景《伤寒》《金匮》之方，即其遗书也。"

认为伊尹创制汤液之说，有一定根据。首先，伊尹具有一定的医学知识，《吕氏春秋·先己》伊尹与汤王的对话中，曾以医为喻，"用其新，弃其陈，腠理遂通。精气日新，邪气尽去，及其天年。"其次，从药食同源的角度来看，食物与药物本来就无法绝对划分开来，很多食物本身就具有一定的功效，可以治疗疾病，所以这些食物同时也是药物。而且汤液的制法是将各种药材与水或其他液体混合煎煮，这与烹饪食物的方法十分接近。伊尹既精通烹饪，又兼通医理，所以他把烹饪食物的做法和经验转而用来加工药物，从而发明汤液也是十分自然的事情。

但是，也存在伊尹不是汤液始祖的说法。有人认为汤液是古人从制药与烹饪中逐步积累经验发展而来，绝非伊尹的个人所为。例如，成书远早于《针灸甲乙经》的《黄帝内经》中有"夫上古作汤液，故为而弗服也"，未提及伊尹。清代徐大椿认为，汤液不是伊尹最早发明的，只不过从他那时起开始广泛应用。伊尹创汤液之说只是传闻，无书可考。他在为尤怡的《金匮要略心典》作序时提到"然窃尝考神农著《本草》以后，神圣辈出，立君臣佐使之制，分大小奇偶之宜，于是不称药而称方，如《内经》中所载半夏秫米等数方是已。迨商而有伊尹汤液之说，大抵汤剂之法，至商而盛，非自伊尹始也。"后来又在自己的《医学源流论·医学渊源论》中说："至伊尹有汤液治病之法，然亦得之传闻，无成书可考。"

不管伊尹是不是汤液的始祖，汤剂的起源十分久远，是一种出现较早的中药剂型这是可以肯定的。

一、春秋战国时期

春秋战国之际是中医学从起源到积累医疗经验，并形成初步的医学理论的漫长历史时期。汤剂伴随着中医学的不断进步而发展。从目前可考的文献可以看到，这一时期的汤剂已具有一定的水准，对煎煮方法、火候、服用方法等都有初步的认识。

1.《五十二病方》《五十二病方》在剂型方面，虽尚未有以"汤"命名的方剂，但有水煮药物煎汁的记载，可见汤剂剂型已经实际存在。

书中汤剂使用最多的溶剂为水，如"伤而颈（痉）者，以水财煮李实，疾沸而抒，浚取其汁，寒和，以饮病者，饮以□□故"。另有湮汲水、泽泔（即米汤）、酒、溺等溶剂，如治"【人】病马不间（痫）者"，用"湮汲水三斗，以龙须（须）一束并者（煮）■。""痫自发者，取桐本一节所，以泽（释）泔煮■""伤胫（痉）者，择薤一把，以敦（淳）酒半斗者（煮）潰（沸），【饮】之""膏弱（溺）：是胃（谓）内复，以水与弱（溺）煮陈葵种而饮之"。

书中汤剂煎煮办法有"煮""炊"等提法。如"擣（捣）而煮之""凡三物。郁、茉（术）皆【冶】，□汤中，即炊汤"。

煎药火候，有"疾炊""疾沸"等说法，如"以美醯三□煮，疾炊""以水财煮李实，疾沸而抒"。

煎药方法，有先煎后下，如"冶乌彖（喙）四果（颗）、陵（菱）枝（芰）

一升半，以南（男）潼（童）弱（溺）一斗半并□，煮熟，□米一升入中，挠，以傅之"；有去滓再煎，如"瘴，弱（溺）不利，脬盈者方：取枣种麤（粗）屑二升，葵种一升，合挠，三分之，以水一斗半【煮一】分，孰（熟），去滓，有（又）煮一分，如此以尽三分"；有急煎，如"伤而颈（痉）者，以水财煮李实，疾沸而抒，浚取其汁"；有加水再煎，如"亨（烹）三宿雄鸡二，洎水三斗，孰（熟）而出，及汁更洎，以食□逆颥下"。

对汤剂的服用方法，书中也有详细说明。

如服药量，会根据年龄、体质予以适当调整。书中有"大□者八十，小者卅""并以醯二升和，以先食饮之，婴以一升""醇酒盈一衷栖（杯），入药中，挠饮不者，洒半栖（杯）"等记载。

服药次数，有"日四饮""日五六饮之"等。

对不同的病情，采用不同服法：有顿服，如疽病"醇酒一斗淳之，□□□即取其汁尽饮之"，该方治疽物初发，需快速消散，故顿服；有频服，如"……并以三指大最（撮）一入栖（杯）酒中，日五六饮之"；有热服，如治瘴，"以酒一音（杯），渍襦颈及头垢中，令沸而饮之"；有空腹服，如治癃，"夕毋食，旦取丰（蜂）卵一，渍美醯一栖（杯），以饮之"。对服药总的要求是：中病则止，不已继服，"药尽更为，病【已】而止"。

用于发散的方剂，服用后还需温覆取汗，如"伤胫（痉）者，择薤一把，以敦（淳）酒半斗者（煮）潰（沸），【饮】之，即温衣陕（夹）坐四旁，汗出到足，乃□"。

对有毒或性猛一类方剂的服用，则小量渐加，以知为度且有最大限量。如"冶麇（蘼）芜本、方（防）风、乌豙（喙）、桂皆等，渍以淳酒而垸之，大如黑叔（菽），而吞之。始食一，不智（知）益一，□为极。"

对病情危重，服药困难者，书中的服药方法是"节（即）其病甚弗能饮者，强启其口，为灌之"。

此外，对服药禁忌，也有强调，如"治病时，毋食鱼、彘肉、马肉、龟、虫、荤、洙采（菜），毋近内"。

二、秦汉时期

秦汉时期，以伤寒、杂病和外科为主的中医学达到了前所未有的水平。尤其以张仲景的《伤寒杂病论》为代表的医学著作的出现，显示汤剂的制备技术迎来了一个大发展时期。

1.《武威汉代医简》《武威汉代医简》中剂型多样，有汤、散、丸、膏、醴等。

书中的汤剂仅1首，是用来治疗伏梁裹脓在胃肠外的。

"治伏梁裹脓在胃肠之外方：大黄、黄芩、勺药各一两，消石二两，桂一尺，桑卑肖十四枚，䗪虫三枚，凡七物皆父且，渍以淳酒五升卒时，煮之三。"

制备此汤剂时，须先将药物哎咀为末，溶剂用淳酒五升，先浸渍一段时间，然后煎煮，而且煮三次后服用。伏梁为古病名，是秽浊之邪结伏肠道，阻滞气血运行，秽浊与气血搏结日久而成，以腹痛，腹泻，右下腹包块为主要表现的积聚类疾病。《灵枢·经筋》提到"其成伏梁唾血脓者，死不治"。《素问·腹中论》有载："帝曰：病有少腹盛，上下左右皆有根，此为何病？可治不？岐伯曰：病名曰伏梁。帝曰：伏梁何因而得之？岐伯曰：裹大脓血，居肠胃之外，不可治，治之每切按之致死。"该病可能为脘腹部脓肿性疾病，似为少腹内痈肿。

2.《黄帝内经》《黄帝内经》中共有13个方剂，记载了汤、丸、散、膏、丹、饮、酒等不同剂型，并有较明确的制法、用法用量和适应证。

《黄帝内经》首次出现以"汤"命名的汤剂。在《灵枢·邪客》中载有"半夏汤"一方，称："今厥气客于五脏六腑……补其不足，泻其有余……饮以半夏汤一剂……其汤方以流水千里以外者八升，扬之万遍，取其清五升煮之，炊以苇薪，火沸，置秫米一升，治半夏五合，徐炊，令竭为一升半，去其滓，饮汁一小杯，日三，稍益，以知为度。故其病新发者，复杯则卧，汗出则已矣。久者，三饮而已也。"方中对汤剂的溶剂、用火、煎法、服法、调护等均提出明确的要求。"流水千里""扬之万遍"所得者即后世《金匮要略》所称"甘澜水"，方中用火特意指明用"苇薪"，火候用"徐炊"的文火，服法为"日三稍益，以知为度"，一日三次，见效即止。服后"复杯则卧"，即服药后应卧床休息，"汗出则已"，出汗后病愈。

另有《素问·奇病论》中治口甘所用兰草汤，"帝曰：有病口甘者，病名为何？何以得之？岐伯曰：此五气之溢也，名曰脾瘅。夫五味入口，藏于胃，脾为之行其精气，津液在脾，故令人口甘也，此肥美之所发也。此人必数食甘美而多肥也。肥者令人内热，甘者令人中满，故其气上溢，转为消渴。治之以兰，除陈气也。"方中虽未明确说明兰草汤为何种剂型，但在宋代《圣济总录》脾瘅中提到：

"论曰：《内经》曰：有病口甘者，此五气之溢也，名曰脾瘅。夫食入于阴，长气于阳，肥甘之过，令人内热而中满，则阳气盛矣，故单阳为瘅。其证口甘，久而弗治，转为消渴，以热气上溢故也。

"治脾瘅口甘中满，兰草汤方。

"兰草（一两，切）。

"右一味，以水三盏，煎取一盏半，去滓分温三服，不拘时候"。

可见此方也应为汤剂。

在《素问·汤液醪醴论》中论述了汤液、醪醴的制法和作用，但此"汤液"非汤剂的别称。该"汤液"制备时"必以稻米，炊之稻薪"，因其由五谷蒸煮而成，非药物煎熬之剂，极有可能为某种酒类。唐代王冰在《重广补注黄帝内经》中注为"'液'，谓清液。'醪醴'，谓酒之属也"，明代张景岳在《类经》中注解认为"汤液醪醴，皆酒之属"。

3.《神农本草经》 《神农本草经》在论述药性与剂型的关系时指出，应根据药物的药性来制成不同的剂型，"药性有宜丸者，宜散者，宜水煮者，宜酒渍者，宜膏煎者，亦有一物兼宜者，亦有不可入汤酒者，并随药性，不得违越"。此处"宜水煮者"应是指汤剂，说明该书成书时已有丸、散、汤、酒、膏等诸多剂型的存在。这段文字阐述了临床用药时应根据药物的特性正确选择剂型的重要性，是较早有关剂型理论的记载。

4.《伤寒杂病论》 《伤寒杂病论》中所载剂型种类之多远超以往，计有汤剂、丸剂、散剂、酒剂、洗剂、浴济、熏剂、滴耳剂、软膏剂、肛门栓剂、阴道栓剂等，汤剂是《伤寒论》和《金匮要略》中出现最多的剂型，占到八九成的比例，可见汤剂在汉代应用已十分广泛。

书中涉及汤剂的溶剂、煎法、火候、服法、调护、禁忌、疗效等内容，其内容之丰富，充分反映出汉代汤剂的制备水平已达到了很高的程度，其中很多方法被后世奉为圭臬。

书中汤剂煎煮的溶剂有水、麻沸汤、甘澜水、潦水、清浆水、苦酒、马通汁、泉水、井花水等多个种类。如大黄黄连泻心汤"上二味，以麻沸汤二升渍之，须臾绞去滓"，茯苓桂枝甘草大枣汤"上四味，以甘澜水一斗，先煮茯苓，减二升，内诸药"，麻黄连轺赤小豆汤"上八味，以潦水一斗，先煮麻黄再沸，去上沫"，枳实栀子豉汤"上三味，以清浆水七升，空煮取四升"，黄芪芍药桂枝苦酒汤方"上三味，以苦酒一升，水七升，相和，煮取三升"，柏叶汤方"上三味，以水五升，取马通汁一升，合煮，取一升"，百合知母汤"更以泉水二升，煎取一升，去滓"，风引汤"取三指撮，井花水三升，煮三沸"。

煎煮方法有：

先煎，此类药物有麻黄、葛根、瓜蒌、栀子、蜀漆、茯苓、乌头、枳实、厚朴、大黄、酸枣仁、茵陈等。如麻黄汤"先煮麻黄，减二升，去上沫，内诸药"，茯苓桂枝甘草大枣汤"先煮茯苓，减二升，内诸药"，栀子豉汤"先煮栀子得二升半，内豉"，桂枝去芍药加蜀漆牡蛎龙骨救逆汤"先煮蜀漆，减二升，内诸药"，大陷胸汤"先煮大黄取二升，去滓"等。这些先煎药物大多为方中君药，用量相对较大。这与后世不溶于水的石类、甲壳类药先煎有所不同。

后下，此类药物有大黄、香豉、葶苈、泽泻等。大承气汤"上四味，以水一斗，先煮二物，取五升，去滓，内大黄，更煮取二升，去滓"，栀子豉汤"以水四升，先煮栀子得二升半，内豉，煮取一升半"，葶苈大枣泻肺汤"上先以水三升，煮枣取二升，去枣，内葶苈，煮取一升"，茯苓泽泻汤方"上六味，以水一斗，煮取三升，内泽泻，再煮服二升半"。

冲服，此类药物有猪胆汁、人尿等。白通加猪胆汁汤"上五味，以水三升，煮取一升，去滓，内胆汁、人尿，和令相得，分温再服"。

溶化，此类药物有芒硝、戎盐等。大黄牡丹汤"上五味，以水六升，煮取一升，去滓，内芒硝，再煎沸，顿服之"，茯苓戎盐汤方"上三味，先将茯苓、白术煎成，入戎盐，再煎"。

烊化，此类药物有阿胶、饴糖等。猪苓汤方"上五味，以水四升，先煮四味，取二升，去滓，内胶烊消，温服七合"，小建中汤"上六味，以水七升，煮取三升，去滓，内胶饴，更上微火消解，温服一升"。

煎药火候有"微火"，如桂枝加桂汤"微火煮取三升"。

煎药时间多用以水多少，煮取多少来体现，或用肉眼可见的参照物变化来明确煎药时间，如白虎汤的"煮米熟，汤成去滓"，乌头煎的"煎令水气尽"。

服法有温服，如栝楼桂枝汤"分温三服"，防己黄芪汤"温服"。

服药量的多少，要视患者体质情况，体质强者用量可大，体质弱者用量可小。如小青龙加石膏汤"强人服一升，羸者减之，日三服，小儿服四合"，乌头煎"强人服七合，弱人服五合"。

服药的次数，如大黄硝石汤"顿服"，茯苓四逆汤"日二服"，吴茱萸汤"日三服"，黄连汤"昼三夜二"。

服药间隔，桂枝汤"后服小促其间，半日许，令三服尽"，麻黄升麻汤"分温三服，相去如炊三斗米顷"。

服药后调护有加热粥以助药力，温覆取汗等，如桂枝汤服后"服已，须臾啜热稀粥一升余，以助药力。温覆令一时许，遍身漐漐，微似有汗者益佳，不可令如水流漓，病必不除"，如麻黄汤"覆取微似汗，不须啜粥"。

服药禁忌有桂枝汤所列"禁生冷、黏滑、肉面、五辛、酒酪、臭恶等物"。

服药后出现何种症状应停药的，如厚朴三物汤方"温服一升，以利为度"，瓜蒂散方"温服之。不吐者，少加之，以快吐为度而止"，大承气汤"得下，余勿服"，百合地黄汤"中病，勿更服，大便当如漆"，柴胡桂枝干姜汤"初服微烦，复服汗出便愈"，桔梗汤治肺痈，服后"则吐脓血也"，乌头桂枝汤"其知者，如醉状，得吐者，为中病"，甘草干姜茯苓白术汤治肾着，腰中冷，服后"腰中即温"，茯苓桂枝白术甘草汤饮当从小便去之，服后"小便则利"，桂枝去芍加麻黄细辛附子汤"当汗出，如虫行皮中，即愈"。

《伤寒论》与《金匮要略》二书汤剂下一般有方名、组成、剂量、制法、服法、功效等，有的还有宜忌和加减等内容，可以说，《伤寒论》和《金匮要略》的处方建立了方剂学的规范。这些经典的处方被称为"经方"，千百年来疗效卓著，至今仍在临床广泛应用。

三、三国两晋南北朝

三国两晋南北朝时期社会动荡，战争不断，中医学在这样的背景下得到了更多的经验积累，在脉学、针灸学、药物、方剂、伤科、养生等各方面取得了进一步的发展。本草学著作对中药学知识进行了总结，收载各种剂型的方书也开始增多，这些书中不断总结丸、散、膏、丹、汤等剂型的制作经验和规律，为后世医家提供了有力的参考。

1.《肘后备急方》 陶弘景在"华阳隐居《补阙肘后百一方》序"中重申并补充了一些《本草经集注》中没有的关于汤剂制剂的要求，如注意分次服用的药效，"凡服汤云三服、再服者，要视病源淮候，或疏或数，足令势力相及"，服药时间"毒利药皆须空腹，补泻其间，自可进粥"，煎药量"凡云汤，煮取三升，分三服，皆绞去滓而后酌量也"，烊化、冲服、先煎等煎药方法"凡汤中用芒硝、阿胶、饴糖，皆绞去滓，内汤中，更微煮令消。红雪、朴硝等，皆状此而入药也。用麻黄即去节，先煮三五沸，掠去沫后，乃入余药"。

陶弘景认为，"凡如上诸法，皆已具载在余所撰《本草》上卷中。今之人有此《肘后百一方》者，未必得见《本草》。是以复疏方中所用者载之。此事若非留心药术，不可尽知，则安得使之不僻缪也？"

书中有丸剂、膏剂、散剂、汤剂、酒剂、栓剂、洗剂、搭剂、含漱剂、滴耳剂、眼膏、灌肠剂、熨剂、熏剂、香囊及药枕等10多种剂型。其中以丸剂、膏剂和散剂为最多，汤剂只占一小部分。

所用煎药溶剂比较丰富，除水外，还有千里流水、雪水、甜水、浆水、牛乳、人溺、水酒同煎等。"又差复虚烦不得眠……又方，千里流水一石，扬之万度，二斗半，半夏二两，洗之""今翳家洗眼汤……以雪水或甜水煎浓汁，乘热洗，冷即再温洗""治霍乱转筋垂死……浆水一盏，煮汁，温温顿服""脚气……又方，好硫黄三两末之，牛乳五升，先煮乳水五升……卒无牛乳，羊乳亦得""治肝虚转筋……水一盏，酒三合，煎至四合，去滓，温分二服""治伤寒时气温病方……又方，大蚓一升破去，以人溺煮令熟，去滓服之""治疟病方……又方，常山三两，甘草半两，水酒各半升，合煮取半升"。

服用方法有"顿服""空腹服"等。"救卒客忤死方，又方，桂一两……味出去滓，顿服取差""治卒心痛，桃白皮煮汁，宜空腹服之"。

饮食禁忌有"天行四五日大下热痢……忌食猪肉、冷水""治温疟不下食……忌蒜、热面、猪、鱼""治黄疸身眼皆如金色，不可使妇人鸡犬见。……身黄散后，可时时饮一盏清酒，则眼中易散，不饮则散迟。忌食热面、猪鱼等肉"。

此外，《肘后备急方》首次出现"煮散"一词（关于"煮散"，详见下文专题）。

卷二"治瘴气疫疠温毒诸方第十五"中老君神明白散，"术一两，附子三两，乌头四两，桔梗二两半，细辛一两，捣筛，正旦服一钱匕。一家合药则一里无病，此带行所遇病气皆消。若他人有得病者，便温酒服之方寸匕亦得。病已四五日，以水三升，煮散，服一升，覆取汗出也。"不过此处"煮散"一词是作为煎煮方法的说明，还不是方剂的命名。

2.《刘涓子鬼遗方》 《刘涓子鬼遗方》中的汤剂非常有特色，有几个汤剂可称药膳，以食物入药，或内服，或外洗。其中内服方有三个食疗方，包括两个乌鸡汤方和一个豚心（即猪心）汤方。两个乌鸡汤方都是先煮鸡汤，再以鸡汤煮余药，去滓服。"先理鸡如食法，以水二斗，煮取七升，㕮咀诸药，纳汁中更煮，取三升，去滓。服七合，日三，夜勿食。"另一个豚心方也是先煮豚心，取汁，然后再入余药煮服。还有两个外洗方，是以猪蹄入药，先煮猪蹄取汁，再入诸药煮，取汁洗疮。

书中所用溶剂除水外，还有酒水混合液、东流水等。如桃核汤方"上六味㕮咀，酒水各五升，合煮取三升"，远志汤方"上件十二味，以东流水一斗，煮取三升二合"。

还有十五个用竹叶或竹叶和小麦的方剂，均先煎竹叶或竹叶与小麦后，取汁再下余药煎。如生地黄汤方"上十五味，先以水一斗五升煮竹叶，取一斗，去叶，纳诸药，煮取三升六合"，黄芪汤方"上十六味，先以水二斗煮竹叶及小麦，取一斗二升，去滓，复煮诸药，取四升"，竹叶汤方"上十六味切，先以水一斗八升煮竹叶、小麦，取一斗，去滓，纳诸药，又煮取三升"。

书中汤剂的服法也比较讲究。服药次数有二服、三服、四服，还有五服、六服的。如附子汤方"分温二服"，桃核汤方"日三服"，黄芪汤方"分温四服，日三夜一"，生地黄汤方"分五服，日三夜二"，内补黄芪汤方"分六服，日四夜二"。

服药重视强弱体质的区别，如竹叶汤方"分二服，羸者分四服，日三夜一"，另一同名竹叶汤方"强即分三服，羸即四服，日三夜一"，增损竹叶汤方"如体强、羸者，以意消息之"。服药时还特别强调要随时观察病情，起效即可停药，不效则可加服。如淡竹叶汤方"快利便止，不必尽汤。汤尽不利，便合取利"，白石脂汤方"下住便止，不必尽服"，大黄汤方"得快下数便止，不下更服"。

服药禁忌有乌鸡汤方"夜勿食"。

服药间隔时间有赤石脂汤方"如人行十里进一服"。

3.《本草经集注》 《本草经集注》中"合药分剂料治法"对药材炮制、中药制剂、服药食忌等内容进行了论述。在保留《神农本草经》"药性有宜丸者，宜散者，宜水煮者，宜酒渍者，宜膏煎者，亦有一物兼宜者，亦有不可入汤酒者，并随药性，不得违越"，即不同药物适宜不同制剂类型这一理论的基础上，增加了不同疾病适用不同剂型的理论总结，"又疾有宜服丸者，宜服散者，宜服汤者，宜服酒者，宜服膏煎者，亦兼参用，察病之源，以为其制耳"。

在陶弘景总结的制剂理论中，涉及汤剂的有：

服药时间，引《名医别录》："病在胸膈以上者，先食后服药；病在心腹以下者，先服药后食。病在四肢血脉者，宜空腹而在旦；病在骨髓者，宜饱满而在夜。"

煎药火候："凡煮汤，欲微火令小沸。"

煎取剂量："其水数依方多少，大略廿两药，用水一斗，煮取四升，以此为率。然则利汤欲生，少水而多取；补汤欲熟，多水而少取。好详视之，所得宁令多少。"

煎成的药液要过滤，"用新布，两人以尺木绞之，澄去泥浊，纸覆令密"。

服药方法，包括汤液保温，"温汤勿令铛器中有水气，于热汤上煮令暖亦好"；服药宜温服，"服汤家小热易下，冷则呕涌"；分次服药时要注意药效相同，"云分再服、三服者，要令力热势足相及"；视体质决定服药量，"并视人之强羸，病之轻重，以为进退增减之，不必悉依方说"。

各种煎法，如包煎"凡汤酒膏中用诸石，皆细捣之如粟米，亦可以葛布筛令调，并以新绵别裹内中。其雄黄、朱砂细末如粉"；后下"凡汤酒中用大黄，不须细锉。作汤者，先水渍，令淹浃，密覆一宿。明旦煮汤，临熟乃以内中，又煮两三沸，便绞出，则力势猛，易得快利"；先煎"凡汤中用麻黄，皆先别煮两三沸，掠去其沫，更益水如本数，乃内余药，不尔令人烦"；烊化"芒硝、饴糖、阿胶皆须绞汤竟，内汁中，更上火两三沸，烊尽乃服之"。

《本草经集注》中的"合药分剂料治法"对汤剂的煎煮工艺进行了系统的总结，对后世影响极大。相关内容被后世诸多医家著作引用，并不断补充。

4.《小品方》 书中有"述旧方合药法"，收载了一些汤剂煎煮的方法。如：

先煎，"合汤药用麻黄者……当先煮，断取沫。不去节与沫，令人咳"。

包煎，"石药合汤酒者，细春之为末，绵绢裹煮之"。

烊化，"合汤用胶……煮汤半熟内之，令消尽""合汤用胶糖蜜腊膏类髓者，皆成汤内烊气和调也"。

后下，"合汤用血及酒者，皆熟内之，然后绞取汤也"。还有汤剂服用计量方法，"服汤云一杯者，以三合酒杯子为准也"。

另有"述看方及逆合备急药决"，论述了服汤剂的注意事项：

病情轻重不同，服汤剂量不一，"夫病有重疢，而不妨气力食饮，而行走如常者；自有休强人，小病便妨食饮眠卧致极者，其中有轻者消息自差，服汤不过一两剂而差者也。小重二月卅日可差者，既不解脉，得病之始亦无以得知，其应经一月卅日也。唯望五日三日得差耳，亦不可日日服汤也。"

病情恢复期调护，"自有病源已除，而人气力未展平复者，正宜消息者，五三日中乃复，依所宜投汤耳"。

服药剂量多少依病情调整，"夫长宿人病宜服利汤药者，未必顿尽一剂也，皆视其利多少，且消息之于一日之宽也。病源未除者，明后更合一剂，不必服尽，但以前后利势相成耳。气力堪尽剂者，则不制也。病源宜服利药治取除者，服汤之后宜将丸散也，时时服汤助丸散耳。"

服补药与利药的指征，"夫病是服利汤得差者，从此以后慎不中服补汤也，得补病势即还复成也，重就利之，其人则重弊也。若初差，气力未展平复者，当消息之。宜服药者，当以平和药逐和之也。若垂平复欲将补益丸散者，自可以意量耳。""夫有常患之人，不妨行走，气力未衰，欲将补益，冷热随宜丸散者，乃可先服利汤下，便除胸腹中瘀积痰实，然后可将补药。复有虚人，积服补药，或中实食为害者，可止服利药除之。复有平实之人，暴虚空竭者，亦宜以微补药止以和之，而不可顿补也，暴虚微补，则易平也，过补喜癥结为害也。"

指出有些病需要长期服药，"夫极虚极劳病应服补汤者，风病应服治风汤者，此皆非五三剂可知也。自有滞风洞虚，积服数十剂及至百余剂，乃可差者也，然应随宜增损之，以逐其体寒温涩利耳。"

书中汤剂溶剂除水外，还有用劳水、东流水、酒水混合液等。七物当归汤方"凡七物，以劳水一斗，煮取三升"，射干麻黄汤方"右九味，切，以东流水一斗二升，煮取三升"，羌活汤"凡八物，以清酒三升，水五升，煮取三升"，百合滑石代赭汤"右三味，先以泉水二升，煮百合取一升，去滓，置一厢，又以泉水二升，煮和二味，取一升，去滓，合煎，取一升半，分再服"。

书中有90余首方剂提到服药禁忌，多为饮食禁忌，如半夏汤方"忌羊肉、饧、生葱、油腻"，温中当归汤方"忌海藻、菘菜、猪肉、醋物、生葱等"，紫菀七味汤方"忌海藻、菘菜、生葱、蒜、面、腥腻"。

书中还提到服药时要注意体质强弱区别，如远志汤"服八合，人羸可服五合"。

四、隋唐时期

隋唐时期，中医学术思维活跃，内外交流频繁，出现空前繁荣昌盛的局面。中医学在这一时期得到了全面的发展。通过医疗实践积累的丰富经验，理论概括已升华到较高水平，对疾病的病因、病理、临床表现得到更深层次的认识。汤剂的制备方法也得到进一步的总结积累。

1.《备急千金要方》和《千金翼方》《备急千金要方》序例中有"合和"篇，"合和"意为调剂之意，该篇论述了制剂的各种规范，指出如果"不依方分，使诸草石强弱相欺，入人腹中不能治病，更加斗争，草石相反，使人迷乱，力甚刀剑。若调和得所，虽未能治病，犹得安利五脏，于病无所增剧。"书中还提到，因为以前的方书都用脚注的形式注明制剂的要求，作者归纳总结在此篇中，就不再方下别注了，"诸经方用药，所有熬炼节度，皆脚注之。今方则不然，于此篇具条之，更不烦方下别注也。"篇中列举了汤、丸、散、膏剂等的制剂注意事项，诸如选药、用火、用水、药物炮制、煎法，等等，内容十分详尽。

序例中还有"服饵"篇，"服饵"指方剂的服法而言。篇中分别叙述了汤、丸、散、酒、利药、有毒之药等的服法，如服药量，服药次数，服药间隔时间、服药禁忌与调养等内容。

该书除保留陶弘景《本草经集注》中相关汤剂的制剂理论外，还补充了以下内容。

煎法：包煎，"凡用石药及玉，皆碎如米粒，绵裹内汤酒中"。冲服，"凡汤中用丹砂、雄黄者，熟末如粉，临服内汤中，搅令调和服之。""用蒲黄者，汤成下。""凡麦门冬、生姜入汤，皆切。三捣三绞，取汁，汤成去滓下之，煮五六沸，依如升数，不可共药煮之。""凡汤中用麝香、犀角、鹿角、羚羊角、牛黄、须末如粉，临服内汤中，搅令调和服之。"

用水，"凡煮汤，当取井华水，极令净洁，升斗分量勿使多少，煮之调和，候火用心，一如炼法"。

服药时间与温度，"凡服利汤欲得侵早，凡服汤欲得稍热服之，即易消下不吐。若冷则吐呕不下，若太热即破人咽喉，务在用意。"

药渣过滤，"汤必须澄清，若浊令人心闷不解"。

服药间隔时间，"中间相去如步行十里久再服。若太促数，前汤未消，后汤来冲，必当吐逆，仍问病者腹中药消散，乃可进服。"

服药次数，"凡服汤法，大约皆分为三服。取三升，然后乘病人谷气强，进一服，最须多，次一服渐少，后一服最须少，如此即甚安稳。所以病人于后气力渐微，故汤须渐少。凡服补汤，欲得服三升半，昼三夜一，中间间食，则汤气溉灌百脉，易得药力。"

服药食忌，"凡服汤，三日常忌酒，缘汤忌酒故也"。

服药调护，有服后静卧、厚覆取汗、服后进食等要求。

"凡服汤不得太缓太急也。又须左右仰覆卧各一食顷，即汤势遍行腹中，又于室中行皆可，一百步许一日，勿出外即大益。"

"凡服治风汤，第一服厚覆取汗，若得汗即须薄覆，勿令大汗，中间亦须间食。不尔令人无力，更益虚羸。"

"凡饵汤药，其粥食肉菜皆须大熟。熟即易消，与药相宜。若生则难消，复损药力。仍须少食菜及硬物，于药为佳，亦少进盐醋乃善，亦不得苦心用力及房室喜怒。是以治病用药力，唯在食治将息得力，太半于药有益。所以病者务在将息节慎，节慎之至，可以长生，岂惟病愈而已。"

"凡服泻汤及诸丸散酒等，至食时须食者，皆先与一口冷醋饭，须臾乃进食为佳。"

"服汤之时，汤消即食粥，粥消即服汤，亦少与羊肉臛将补。"

"凡人忽遇风发，身心顿恶，或不能言，有如此者，当服大小续命汤及西州续命、排风、越婢等汤，于无风处密室之中，日夜四五服，勿计剂数多少，亦无虑虚，常使头面手足腹背汗出不绝为佳。"

《千金翼方》中也有提到汤剂的作用，如卷十"伤寒宜忌"篇中有"凡宜下，以汤胜丸散"的说法，并且"凡服汤下，中病则止，不必尽三服"。

例如：书中荡胞汤的制法、服法、调护、预后等记载十分详尽，包括服药间隔时间多少，如何取汗，服药后有何反应，出现不同症状如何处理等。

"右一十六味，㕮咀，以酒五升，水六升，合渍一宿，煮取三升。分四服，日三夜一服，每服相去三时辰，少时更服如常。覆被少取汗，汗不出，冬月著火笼。必下积血及冷赤脓如赤小豆汁，本为妇人子宫内有此恶物令然。或天阴脐下痛，或月水不调，为有冷血不受胎。若斟酌下尽，气力弱，大困，不堪更服，亦可二三服即止。如大闷不堪，可食酢饭冷浆，一口即止。然恐去恶物不尽，不大得药力，若能忍服尽大好，一日后仍著导药（《千金》更有桔梗、甘草各二两）。"

2.《外台秘要》 《外台秘要》卷三十一"用药分两煮汤生熟法则一十六首"保留了《备急千金要方》中有关于药物煎煮方法的论述。

《外台秘要》明确提出在某些疾病治疗时汤剂胜于丸剂的说法，在卷四诸黄方一十三首的茵陈汤及丸方中提到"饮服二十丸，稍稍加至二十五丸，量病与之，重者作汤，胜服丸"。在卷二十"气兼水身面肿方四首"中提到"丸迟不应急耳"，可见王焘已认识到汤剂的优势所在。

"张文仲周大候正大将军平公于礼患气兼水，身面肿，垂死，长寿公姚僧垣处二方，应手即差，先服汤方。……姚大夫治燕公雍州录事于志光送云：从来知不能服汤，事较急，勿不努力服之，服此汤若微觉为益，频服三两剂，勿不服。此药甚易，必无逆忤，如不能服，可服后丸。丸迟不应急耳。"

五、宋金元时期

宋代是中医药学发展的重要时期，官方非常重视中医药的发展。北宋政府组织人员编纂方书和本草，设立校正医书局，铸造针灸铜人，改革医学教育，设立惠民局、和剂局、安剂坊、养济院等，有力地促进了医药卫生的进步。辽、夏、金、元与宋王朝并立，至元灭宋统一中国。这是北方少数民族与汉族文化大融合时期，是中国医学史上学派争鸣的一个辉煌的时期，金元四大家的学说，对中医学的发展注入了新的活力。

汤剂在这一时期也得到了较大发展，由政府组织编撰的大型方书出现，私人著录的方书也很多。汤剂在宋代特定的历史条件下还衍生发展出一种特殊的形式——煮散（详见下节）。

1.《医心方》 《医心方》为日本丹波康赖编撰，成书于日本平安朝时代后期，相当于宋太平兴国年间（976～984年）。全书共30卷，每卷按病又分子目若干，计300余种病名。所引内容上自神农、黄帝、扁鹊之经，下贯唐以上各家之作。所引以抄录类聚形式成文，一般先列引用书名，再写证候病因，后列方药。全书共引用各书内容达7000余条（首），其中以《诸病源候论》《备急千金要方》《本草经》《葛氏方》《小品方》《集验方》《产经》《僧深方》《古今录验方》等为最多。其中不少医籍现已散佚，可藉由书略见梗概，故本书是研究宋以前医学的珍贵资料。

书中"服药节度第三"收录诸多著作中有关服药方法、注意事项的内容。

服药时间，"按《中黄子服食节度》曰：服治病之药，以食前服之；服养生之药，以食后服之。吾以咨郑君，何以如此也。郑君言：易知耳。欲以药攻病，既宜及未食内虚，令毒势易行，若以食后服之，则药攻谷而力尽矣；若欲养生，而以食前服药。药力未行，而谷驱之以下，不得除止作益也。"

剂型选择，"又云：须知春秋服散，夏服汤，冬服丸，便是依时之药方。言夏服汤者，夏人气行皮肤营卫之中，若人夏受得邪，初病者浅不深，故服汤去初邪耳；冬服丸者，冬寒人气深入，行于五脏六腑骨髓之内，若初受邪者，病还深入，与人气并行，若服汤，汤气散，未至疾所，气已尽矣，故作丸服之，散迟，日服之不废，用者不费而病愈，故冬服丸；春秋服散者，春秋二时昼夜均，寒暑调，人气行于皮肉之间，不深不浅，故用散和酒服之，酒能将药气行入人肉中，以去其邪，故春秋服散。"

"病有新旧，疗法不同，邪在毫毛，宜服膏及以摩之。不疗，廿日入于孙脉，宜服药酒。酒是熟液，先走皮肤，故药气逐其酒势入于孙脉，邪气散矣。不疗，四十日入于络脉，宜服汤。不疗，六十日传入经脉，宜服散。不疗，八十日入于脏腑，宜服丸。百日以上，谓之沉痼，宜服煎也。"

服法，"《葛氏方》云：凡服药不言先食后食者，皆在食前，其应食后者，自各说之。凡服汤云分三服再服者，要视病源候，或疏或数，足令势力相及。

毒利之药，皆须空腹，补泻间中自可进粥。凡散日三者，当以旦中暮；四五服者，一日之中优量均分之。凡服丸散不云酒水饮者，本方如此；而别说用酒水，则此可通得以水饮服之。"

禁忌，《删繁论》云：凡禁之法，若汤有触，服竟五日忌之"。

2.《太平圣惠方》 《太平圣惠方》中汤剂占有相当篇幅，除一些特别剂型外，大多数均为煮散服药形式。

卷二"论合和"和"论服饵"除保留了前代陶弘景、孙思邈等医家对煎药、服药方法的论述外，还明确了一些以前表述模糊的计量单位，如"凡煮汤，云用水一大盏者，约一升也。一中盏者，约五合也。一小盏者，约三合也。"对煎药用水和火候也有明确规定，"凡煮汤，当以井华水，极令净洁。其水数依方多少，不得参差。常令文火小沸，令药味出。煮之调和，必须用意。"

3.《太平惠民和剂局方》 《太平惠民和剂局方》中有汤、圆、散、粉、膏、丹、饼、砂、锭、香等10多种剂型，其中汤剂128方，仅次于圆、散，列第3位。

书中提出了汤剂"再煎"的说法，即头煎之后，留滓再煎。如橘皮半夏汤"留二服滓并作一服，再煎服"，人参清肺汤"两滓留并煎，作一服"，细辛五味子汤"留二服滓，并作一服，再煎"。

服药时间，如五痹汤"病在上，食后服；病在下，食前服"。

服药宜忌，如麻黄汤"以汗出为度。若病自汗者，不可服"，升麻葛根汤"以病气去，身清凉为度。小儿量力服之"，白虎汤"小儿量力少与之。……此药立夏后、立秋前可服。春时及立秋后，并亡血虚家，并不可服。"

服药调护，如防己黄芪汤"服讫盖覆温卧，令微汗，瘥"，人参养胃汤"先用厚被盖睡，连进此药数服，以薄粥汤之类佐之，令四肢微汗漐漐然。俟汗干，则徐徐去被，谨避外风，自然解散"，三拗汤"以衣被盖覆睡，取微汗为度"。

服药禁忌，如双和汤"忌生冷、果子等物"，金粟汤"忌生冷、油腻、鱼腥、鲊酱等"，罂粟汤"忌生冷、油腻、毒物"。

服药量随病情加减，如五香连翘汤"半日以上未利，再吃一服，以利下恶物为度"。

书后所附许洪编撰的《指南总论》"论处方法""论合和法""论服饵法"保留了陶弘景、孙思邈等医家著作及《太平圣惠方》中有关煎药、服药等的内容。

4.《圣济总录》 《圣济总录》卷第三"叙例"中提到汤剂与散剂的区别应用："盖卒病贼邪，须汤以荡涤。久病痼疾，须散以渐渍。近世一切为散，遂忘汤法。今以锉切㕮咀，或粗捣筛之类为汤，捣罗极细者为散。"

在"煎煮"中提到："凡煎药，当取新水，令极清洁，微火小沸。若利汤，欲少水而多取；补汤，欲多水而少取。此古法也。其汤剂大小，古今升两不同，当依世俗现行之法，大约每用药三钱匕，以水一盏煎取七分为率。其余多少增损，当视病之轻重大小。"

在"服饵"中提到："凡服补益丸散者，自非衰损之人，皆可先服利汤，泻去胸腹中壅积痰实，然后可服补药。应服治风汤散，皆须三五剂。若有久滞风病，即须倍此，乃至百余日可差。又当斟酌所宜，伤寒时气，不拘旦暮，当即亟治。其服药亦不可拘以常法，庶使病易得愈，不致传变。是以小儿女子得病，益以滋甚者，良由隐忍冀差，不即治之也。"

在"服药多少"中提到："凡服药多少，要与病患气血相宜，盖人之禀受本有强弱，又贵贱苦乐，所养不同，岂可以一概论？况病有久新之异，尤在临时以意裁之。故古方云：诸富贵人骤病，或少壮肤腠致密，与受病日浅者，病势虽轻，用药宜多。诸久病之人，气形羸弱，或腠理开疏者，用药宜少。"

5.《苏沈良方》 本书论述范围很广，记述各种单验方100余首，并载有本草、灸法、养生、炼丹，以及医案等内容。

书中"论汤散丸"中有关于各种剂型区别应用的论述，"汤、散、丸，各有所宜。古方用汤最多，用丸散者殊少。煮散，古方无用者，唯近世人为之。大体欲达五脏四肢者，莫如汤；欲留膈胃中者，莫如散；久而后散者，莫如丸。又，无毒者宜汤，小毒者宜散，大毒者宜用丸。又，欲速用汤，稍缓用散，甚缓者用丸。此大概也。"批评了当时全用煮散，废用汤剂的做法，"近世用汤者全少，应汤者全用煮散，大率汤剂气势完壮，力与丸散倍蓰。煮散，多者一啜，不过三五钱极矣，比功较力，岂敌汤势？然既力大，不宜有失，消息用之，要在良工，难可以定论拘也。"

书中汤剂多为煮散，所用溶剂除水外，还有浆水和醋的混合液、酒水混合液、童便与水的混合液等。如木香散"入浆水一碗，醋一茶脚许，盖覆，煮肝熟，入盐一钱，葱白三茎，细切，生姜弹子许，捶碎，同煮水欲尽，空心，为一服，冷食之"。神圣香茸散"水一盏，酒一盏，共煎至一盏，入瓷瓶内，蜡纸封，沉入井底，候极冷，一并服二服"，九宝散"用水一大盏，童便半盏……滤去滓，食后临卧服"。

书中汤剂服药宜忌非常详尽，如四神散不仅提到宜忌，"大凡泄痢宜食酸苦，忌甘咸"，还解释了原因，"盖酸收，苦坚，甘缓，咸濡，不可不知也"。柴胡汤"忌一切鱼、面等毒，仍忌房事"，还提到"不善忌口及诸事者，服此药无验"。木香散"忌生冷油腻物。如不能食冷物，即添少浆水暖服。"

6.《儒门事亲》 该书充分体现了张从正善于运用汗、吐、下三法的学术特点。

书中提到汤散与丸剂功效的区别，认为丸剂较缓，汤散较速，"缓方之说有五……有丸以缓之之缓方，盖丸之比汤散，其气力宣行迟故也。……急方之说有四……有汤散荡涤之急方，盖汤散之比丸，下咽易散而施用速也……"

7.《御药院方》 由于该书收集的多是宋金元三代的宫廷秘方，所以能较全面地反映当时宫廷用药的经验。

书中剂型以丸、散、膏、丹等成药为主，汤剂所占比例较小。

书中汤剂所用溶剂多为水，其他偶有用泉水、浆水、酒与童便混合液、酒水混合液的。如人参枳壳汤"用泉水二大盏半，先扬水二百一十遍，入生姜一七钱"，乌金散"每服一字，用清酒小半盏、童子小便半小盏、陈葱白七八寸，同煎至七分"，淋泄顽荆散"用浆水五升，煎五七沸，去滓，通手淋泄痛处，冷即再换"，柳枝汤"右件为粗末，每用药一两，酒水各一盏，煎至一盏，去滓"。

服药禁忌有旋覆花汤"忌猪肉、粗面等"，川芎石膏汤"忌姜、醋、发热诸物"等，其中有一个治牙齿疼痛的槐枝八仙散，特别提出要"忌甘甜之物"。

服药后调护有的非常详尽，如乌金散提出服药时间应在"日西时温服之"，达到"须臾得黏臭汗为度"的效果，饮食上要注意"次日只进白粟米粥，忌食他物"。淋泄顽荆散提出"淋泄了，宜避风暖盖"。

在煎煮方法上出现了特殊的汤剂——将丸剂加水煎煮的方法，如水煮木香膏"右为细末，炼蜜和丸如弹子大。每服一丸，水一大盏，擘破，煎至七分，和滓稍热服，食前。"

8.《汤液本草》 元代王好古（字进之，号海藏老人）所撰之《汤液本草》，初稿成于元大德二年（1298年），至大元年（1308年）定稿。书中主要阐述药物治病机理、用药要点及炮制等内容。该书对张元素、李东垣药学理论进行了阐述发挥，反映了金元时期药物学理论发展的成就。

书中"东垣先生用药心法"中"汤液煎造"指出，应选择可靠人员煎药"病人服药，必择人煎药，能识煎熬制度，须令亲信恭诚至意者煎药"。煎煮器具应洁净，"煎药铫器除油垢腥秽"。煎药用水"必用新净甜水为上"。煎药火候应"量水大小，斟酌以慢火煎熬分数"。煎成后"用纱滤去渣，取清汁服之。无不效也。"

"古人服药活法"中提到服药量"在上不厌频而少，在下不厌顿而多，少服则滋荣于上，多服则峻补于下"。

9.《世医得效方》 危氏以世代临床积累的丰富经验及家藏名医诸方，历时十年，编成是书。全书共载医方 3300 余首，每方之下设有主治、组成、用法及加减变化，记述翔实，是元代重要的方书。

书中对煎药容器、火候、煎取量等有详细论述，如言"凡煎煮药之法，须用银、石器微火熟煮，不可太猛。表、汗、下之药，每服煎至八分。对病药煎至七分，滋补药煎至六分。不可极干，亦不可猛火骤干，恐伤药力。去滓，服后留滓再煎。"

六、明清时期

明代是中国历史上政治比较稳定，封建经济高度发展的王朝，明代中后期出现了资本主义萌芽，商品经济推动着对外交流、科学技术和文化发展，医学水平有了明显提高。随着清代医学的发展，中医学传统的理论和实践至此已臻于完善和成熟。清代医学界考据之风盛行，出现了很多分析经典、经方的著作。这一时期出现了不少对汤剂的制备方法进行总结的医学著作，使汤剂的理论水平有了很大的提高。

1.《古今医统大全》 《古今医统大全》由明代徐春甫（字汝元，号东皋、思鹤）编集，成书于明嘉靖三十三年（1554 年）。全书引明代中叶以前医书及经史子集 390 余部，为一部卷帙浩繁的综合性医学全书。内容广博，资料丰富，对中医理论研究和临床有较高参考价值。

书中卷之十四"伤寒药制煎煮法"有"煎药法"，论述汤剂煎药时应先煎君药的理论，并列举了众多宜先煎的药物。

"凡煎药者，必以主治为君，先煎一二沸后入诸药，且如，用发汗药先煎麻黄一二沸后，入众药同煎；用止汗药先煎桂枝；用和解药先煎柴胡；用下药先煎滚水入枳实；用温药先煎干姜；用血药先煎当归；用破血药先煎桃仁；用利水药先煎猪苓；用止泻药先煎白术；用止渴药先煎瓜蒌根。用止腹痛药先煎芍药。用退黄药先煎茵陈；用化斑药先煎石膏；用止呕吐药先煎半夏；用劳伤药先煎黄芪；用解药先煎羌活；用消暑药先煎香薷；用痉药先煎防风；用湿药先煎苍术。"

在卷九十七有"煎药则例""服药序次"等内容。

书中强调正确煎煮方法的重要性，"凡煎汤剂，必先以主治之为君药，先煮数沸，然后余药文火缓缓熬之，得所勿揭盖，连罐取起，坐凉水中，候温热服之，庶气味不泄。若遽乘热揭封倾出，则气泄而性不全矣。煎时不宜烈火，其汤腾沸耗蚀而速涸，药性未尽出而气味不纯。人家多有此病，而反责药不效，咎将谁归？"

涉及汤剂煎煮的各种方法，如：

先煎，"发汗药，先煎麻黄二三沸，后入余药同煎。止汗药，先煎桂枝二三沸，后下众药同煎。和解药，先煎柴胡，后下众药。至于温药，先煎干姜，行血药先煎桃仁，利水药先煎猪苓，止泻药先煎白术、茯苓，止渴药先煎天花粉、干葛，去湿药先煎苍术、防己，去黄药先煎茵陈，呕吐药先煎半夏、生姜，风药先煎防风、羌活，暑药先煎香薷，热药先煎黄连。凡诸治剂，必有主治为君之药，俱宜先煎，则效自奏也。""凡汤用麻黄去节，令通理。碎锉如豆大，先另煮二三沸，掠去上沫，更益水如本数，乃内余剂，不尔令人烦。"

后下，"凡用大黄不须细锉，先以酒浸，令淹浃密覆一宿，明旦煮汤，临熟，乃内汤中，煮二三沸便起，则势力猛，易得快利。丸药中微蒸之，恐寒伤胃也。""凡用砂仁、豆蔻、丁香之类，皆须打碎，迟后入药煎数沸则起。不尔，久久煎之，其香气消散也，是以效少。"

烊化，"凡汤中用阿胶、饴糖、芒硝皆须待汤熟起去渣，只内净汁中煮两三沸，溶化尽仍倾盏内服"。

冲服，"凡汤中用犀角、羚羊角，一概末如粉，临服内汤中。然入药法，生磨汁煮亦通。""凡用沉香、木香、乳、没，一切香末药味，须研极细，待汤热先倾汁盏，调香末服讫，然后尽饮汤药"。

汤剂煎煮的火候，"凡煎汤药，初欲微火，令小沸"。

服药温度，"服汤宜小沸，热则易下，冷则呕涌""清热汤宜凉服，如三黄汤之类；消暑药宜冷服，如香薷饮之类；散寒药宜热服，如麻黄汤之类；温中药宜熟而热，补中药皆然；利下药宜生而温，如承气汤之类"。

服药时间，"《汤液》云：药气与食气不欲相逢，食气稍消则服药，药气稍消则进食。所谓食先食后，盖有义在其中也。又有酒服者、饮服者、冷服者、暖服者。服汤有疏有数者，煮汤有生有熟者，各有次第，并宜详审而勿略焉。"

2.《医学入门》《医学入门》为明代李梴（字健斋）编著，成书于明万历三年（1575年），明崇祯九年（1636年）补刻。书中记载经络、脏腑、诊法、针灸、本草、六气为病、疾病用药、食治，以及内外妇儿诸科证治和急救方，为一部医学入门之作。

书中"本草总括"中提到汤剂的作用机理，以及与散剂的区别，"但古人以口咬细，令如麻豆大为粗末，煎之，使药水清汁饮于腹中，循行经络，易升易散；今人以刀锉如麻豆大，亦㕮咀法也。若一概为细末，不分清浊矣。""大抵汤者，荡也，去久病者用之"。

煎药用具及人员的选择，"及时煎服知禁避，大概煎煮多用砂罐洗净，择人煎之"。

煎药火候的选择，"如补汤慢火煎熬，汗下及治寒湿药，紧火煎服"。

煎药加水量要适宜，"如剂大水少，则药味不出；剂小水多，则煎耗太过无力"。

煎药操作方法及过滤的重要性，"煎以湿纸封罐口，熟则用纸滤过，或纱绢亦好，去渣取清汁服之，则行经络而去病。若浓浊，则药力不行，反滞为害。"

引用《活人》"补汤须用熟，利药不嫌生"，指出补药与利药的不同煎取剂量，补药宜少，利药宜多，"补药用水二盏煎至八分，或三盏煎至一盏；利药一盏半煎至一盏，或一盏煎至八分"。

并详细论述了不同病位的服药时间，"凡服药病在上者，食后徐徐服；病在中者，食远服；病在下者，宜空心顿服之，以达下也。病在四肢血脉者，宜饥食而在昼；病在骨髓者，宜饱食而在夜。"

以及难以服药患者的处理方法，"若呕吐难纳药者，必徐徐一匙而进，不可太急也"。

服药间隔时间，"凡服药后须三时久，方可食饭，亦不可即眠，令药气行也"。

3.《本草纲目》 《本草纲目》卷一"序例"引"陶隐居名医别录合药分剂法则"外，李时珍还补充了自己的见解，如：

增加了汤剂煎药用水量，"今之小小汤剂，每一两用水二瓯为准，多则加，少则减之。如剂多水少，则药味不出；剂少水多，又煎耗药力也"。煎药器具及人员选择，"凡煎药并忌铜铁器，宜用银器瓦罐，洗净封固，令小心者看守"。

煎药火候把握，"须识火候，不可太过不及"。

煎药用燃料种类，"火用木炭、芦苇为佳"。

煎药用水，"其水须新汲味甘者，流水、井水、沸汤等，各依方，详见水部"。

煎药用火及服药温度，"若发汗药，必用紧火，热服。攻下药，亦用紧火煎熟，下硝、黄再煎，温服。补中药，宜慢火，温服。阴寒急病，亦宜紧火急煎服之。又有阴寒烦躁及暑月伏阴在内者，宜水中沉冷服。"

4.《医方考》 《医方考》为明代吴崑（字山甫，号鹤皋山人、参黄子）所撰，成书于明万历十二年（1584年）。吴氏选择历代常用方剂700余首，对每一方剂的命名、组成、功效、方义、适应证、用药、加减应用、变通得失、禁忌等，详加考释与辨析，是一部理、法、方、药俱备，完整而又系统的方论专著。

该书重在方解，对汤剂制剂的论述不多，仅见少量对汤剂溶剂和服法的分析解释。如书中对茯苓桂枝甘草大枣汤用甘澜水煎进行了分析，认为"煎以甘澜水者，扬之无力，取其不助肾气尔"。对四逆汤"煎成凉服"释为"然必凉服者，经曰治寒以热，凉而行之是也"。对黄连香薷饮"冷服"解为"然必冷服者，经所谓治温以清，凉而行之是也"。对冷香饮子"冷服"解为"而必冷服者，假其冷以从治，《内经》所谓必伏其所主，而先其所因也"。对茵陈四逆汤"冷服"释为"然必冷服者，恐姜、附发于上焦阳盛之区，而下部阴寒之分反不及也"。对大黄甘草饮子"冷服无时"解释为"而必冷服者，寒因寒用也"。对六物附子汤"冷服"解释为，"然必冷服者，欲附、桂之性行于下，而不欲其横于上也。"

5.《炮炙大法》 《炮炙大法》由明代缪希雍（字仲醇、仲淳，号慕台）撰著，成书于明天启二年（1622年）。系在其《先醒斋医学广笔记》所载90种药物炮制内容基础上扩充而成。书中载药物426种，各药列有出处、采集季节、良劣鉴定、炮制原料、操作程序、贮藏法等项。卷末附"用药凡例"九节，叙丸散汤膏制法、煎服药法及宜忌等，是明代影响较大的炮制专著。

书末"用药凡例"中提到"药剂丸散汤膏各有所宜，不得违制"，提出"汤者，荡也。煎成清汁是也，去大病用之。"可见，前人多用汤剂治疗病情急重者。

在"煎药则例"中对于如何煎药进行了详细论述：

煎药用水，"凡汤液，一切宜用山泉之甘洌者，次则长流河水，井水不用"。

书中水部"流水"条下记载了"千里水"和"东流水"的功效，认为"二水皆堪荡涤邪秽，煎煮汤液"。还记载了"甘澜水"的制法，"劳水即扬泛水，张仲景谓之甘澜水。用流水二斗，置大盆中，以杓高扬之千万遍，有沸珠相逐，乃取煎药。盖水性本盐而体重，劳之则甘而轻，取其不助肾气而益脾胃也。虞抟《医学正传》云：甘澜水，甘温而性柔，故烹伤寒阴证等药用之。顺流水，性顺而下流，故治下焦腰膝之证，及通利大小便之药用之。急流水，湍上峻急之水，其性急速而下达，故通二便、风痹之药用之。逆流水，洄澜之水，其性逆而倒上，故发吐痰饮之药用之也。"

6.《景岳全书》 明代张介宾（字会卿，号景岳、通一子）所撰《景岳全书》，约成书于明崇祯九年（1636 年）。全书共 64 卷，包括《传忠录》《脉神章》《伤寒典》等。张氏博采精义，宏论要理，自成家法。

书中汤剂溶剂多用水，除此之外还有用酒、阴阳水、酒水各半、井水河水各半。

肠痈秘方"先用红藤一两许，以好酒二碗，煎一碗。午前一服，醉卧之。午后用紫花地丁一两许，亦如前煎服。"

休疟饮"水一盅半，煎七分，食远服，渣再煎。或用阴阳水各一盅，煎一盅，渣亦如之。俱露一宿，次早温服一盅，饭后食远再服一盅。……如气血多滞者，或用酒、水各一盅煎服，或服药后饮酒数杯亦可。"

追疟饮"上用井水、河水各一盅，煎一盅，渣亦如之，同露一宿。次早温服一盅，饭后食远再服一盅。"

当归蒺藜煎"上或水或酒，用二盅煎服，然水不如酒。或以水煎服后，饮酒数杯以行药力亦可。"

服法有除温服外，还有冷服，如右归饮"如治阴盛格阳、真寒假热等证，宜加泽泻二钱，煎成用凉水浸冷服之尤妙"。归葛饮"治阳明温暑时证，大热大渴，津液枯涸，阴虚不能作汗等证。……水两盅，煎一盅，以冷水浸凉，徐徐服之，得汗即解。"治诸凡火炽盛而不宜补者的抽薪饮，"内热甚者，冷服更佳"。镇阴煎"如治格阳喉痹上热者，当以此汤冷服"。

另有治疗疟疾的休疟饮，服药时间是"次早温服一盅，饭后食远再服一盅"。

在治疗危重症时，煎药用武火，急煎成药让患者赶快服用，如治元阳虚脱，危在顷刻者的四味回阳饮，"水二盅，武火煎七八分。温服，徐徐饮之。"

7.《简明医彀》 《简明医彀》由明代孙志宏（字克容，号台石）编，成书于明崇祯二年（1629 年）。全书述证简要，方治详备，每证后设主方，并附成方及简效方。

书中"制方定规"分析了五脏疾病与选择剂型，服药时间的关系，认为心肺病证宜用大丸或汤散，饭后临睡服；肾肝病证宜用细丸，早空心服；脾病宜用细丸，半饥半饱时服。"盖心肺居上属阳，治心肺，药必大丸调化，或汤散，或噙咽，皆使易化，必饭后临睡服之，欲其药气恋于心肺也。肾肝居下属阴，治肾肝，药必细丸吞服，以炼蜜、酒糊、黄蜡等为丸，皆使迟化，必早空心服，更以干物压之，欲药气令直达于肾肝也。脾为中州，药须细丸，或水叠、或蒸饼糊、或枣肉、或饭丸，服于半饥半饱已时之分，使药气正归中州也。如风、火、寒、暑急证，欲取功速者，及走表四达者，皆以汤散为主。汤者荡也，取其荡涤；散者散也，欲其疏散。如虚损淹延之病，不能一时奏效者，主以丸，丸者缓也。令其从容培植，各有定格。常见时俗，心肺丸方减数味，加肝肾病之药；肾肝丸方减数味，入心肺病之饵。上下混淆，皆不奏功。虚费药本为轻，迁延病深为重，若此者，须分二方早晚各服为是。"

"煎丸服法"中提到煎药剂量，"每剂水二钟，煎八分。渣用水钟半，煎七分。如剂大，再水一钟，煎半钟，剂轻水减。"小儿药量应酌情，"小儿药水量用之"。汤剂作用不同煎药时间应不同，"补汤须是熟，利药不嫌生。熟者多水煎，生者少水浸透，数沸即滤服。"煎药用燃料，"用桑柴火不缓烈"。煎药剂量，"取几分者，必准其数。汁有余则药力未得尽出，汁过少则药味耗涸焦枯，及倾番滚出皆无效。"煎药人员要可信，"必宜至亲监督，切勿专委仆婢"。后下，"若外有煎成磨调、化入之药，并煎药引，极宜点检"。

8.《绛雪园古方选注》 《绛雪园古方选注》为清代王子接（字晋三）编撰，叶桂、吴蒙等校定，成书于清雍正十年（1732 年）。书中对《伤寒论》《黄帝内经》《金匮要略》《备急千金要方》《外台秘要》《圣济总录》，以及钱乙、东垣、丹溪等的历代 300 余首方剂的命名、配伍、用药加减等进行解析，见解独到。

书中对一些名方进行了系统分析，从理论角度阐述了汤剂的煎煮方法、服法等的意义。如：

相同药物组成，在不同病证时用汤还是用散的剂型选择处理，半夏散及汤"若不能散服者，以水一升，煎七沸，内散两方寸匕，更煎三沸，下火令小冷，少少咽之。""半夏散，咽痛能咽者，用散。不能咽者，用汤。"

关于服药调护的，桂枝汤"啜稀粥一升余，以助药力""加热粥，内壮胃阳助药力，行卫解腠理郁热"，而麻黄汤"不须啜粥""故服已又叮咛不须啜粥，亦恐有留恋麻黄之性也"。

煎煮方法中有先煎，如桂枝去芍药加蜀漆龙骨牡蛎救逆汤"故先煮蜀漆，使其飞腾，劫去阳分之痰，并赖其急性，引领龙骨、牡蛎从阳镇惊固脱"。葛根黄芩黄连汤"先煮葛根减二升""虽以葛根为君，再为先煎，无非取其通阳明之津"。葛根汤"先煮麻黄、葛根减二升，后纳诸药，则是发营卫之汗为先，而固表收阴袭于后，不使热邪传入阳明也"。大黄黄连泻心汤"以麻沸汤渍其须臾，去滓，取其气，不取其味，治虚痞不伤正气也"。

再煎，如小柴胡汤"去渣再煎，恐刚柔不相济，有碍于和也"。

另煎，如附子泻心汤"以麻沸汤二升渍之，须臾绞去滓，内附子汁，分温再服""三黄用麻沸汤渍，附子别煮汁，是取三黄之气轻，附子之力重，其义仍在乎救亡阳也"。

使用不同溶剂的意义，如炙甘草汤"上九味，以清酒七升，水八升，先煮八味，取三升""佐以清酒芳香入血，引领地、冬归心复脉"。参归鹿茸汤"上用水煎，去滓，入醇酒一杯，温服""再加醇酒流畅气血，达之于表"。麻黄连轺赤小豆汤"以潦水一斗""潦水助药力从阴出阳"。秫米半夏汤"上以流水千里以外者八升，扬之万遍，取其清五升煮之，炊以苇薪，火沸置秫、半，徐炊令竭一升半"。"千里水扬之万遍，与甘澜水同义，取其轻扬，不助阴邪。炊以苇薪，武火也。火沸入药，仍徐炊令减。寓升降之法，升以半夏，从阳分通卫泄邪，降以秫米，入阴分通营补虚。"

煎煮时间，如白虎汤"煮米熟汤成""另设煎法以米熟汤成，俾辛寒重滑之性，得粳米、甘草载之于上，逗遛阳明，成清化之功"。

不同服法的意义，如冷香饮子"井水顿冷服""冷服者，缓而行也"。升阳益胃汤"温服，早饭午饭之间""用于早饭午饭之间，藉谷气以助药力，才是升胃中之阳耳"。脚气鸡鸣散"次早五更分二、三服，只是冷服，冬月略温""鸡鸣时服者，从阳注于阴也。服药须冷者，从阴以解邪也。"

使用燃料及灶朝向的意义，如《千金》神造汤"上煎药，作东向灶，炊以苇薪煮之""灶向东者，取生气；炊以苇薪者，取轻脱"。

9.《医学源流论》　《医学源流论》中"汤药不足尽病论"一文对汤剂的特点进行了阐述，同时认为应针对不同疾病采用不同剂型进行治疗，而不应局限于汤剂。

"《内经》治病之法，针灸为本，而佐之以砭石、熨浴、导引、按摩、酒醴等法。病各有宜，缺一不可。盖服药之功，入肠胃而气四达，未尝不能行于脏腑经络。若邪在筋骨肌肉之中，则病属有形，药之气味，不能奏功也。故必用针灸等法，即从病之所在，调其血气，逐其风寒，为实而可据也。况即以服药论，止用汤剂，亦不能尽病。盖汤者，荡也，其行速，其质轻，其力易过而不留，惟病在荣卫肠胃者，其效更速。其余诸病，有宜丸、宜散、宜膏者，必医者预备，以待一时急用，视其病之所在，而委曲施治，则病无遁形。故天下无难治之症，而所投辄有神效，扁鹊、仓公所谓禁方者是也。若今之医者，只以一煎方为治，惟病后调理则用滋补丸散，尽废圣人之良法，即使用药不误，而与病不相入，则终难取效。故扁鹊云：人之所患，患病多；医之所患，患道少。近日病变愈多，而医家之道愈少，此痼疾之所以日多也。"

"煎药法论"中论述了煎药之法的重要性，"煎药之法，最宜深讲，药之效不效，全在乎此。夫烹饪禽鱼羊豕，失其调度，尚能损人，况药专以之治病，而可不讲乎？其法载于古方之末者，种种各殊。如麻黄汤，先煎麻黄去沫，然后加余药同煎，此主药当先煎之法也。而桂枝汤，又不必先煎桂枝，服药后须啜热粥以助药力，又一法也。如茯苓桂枝甘草大枣汤，则以甘澜水先煎茯苓。如五苓散，则以白饮和服，服后又当多饮暖水。小建中汤，则先煎五味，去渣而后纳饴糖。大柴胡汤，则煎减半，去渣再煎。柴胡加龙骨牡蛎汤，则煎药成而后纳大黄。其煎之多寡，或煎水减半，或十分煎去二三分，或止煎一二十沸，煎药之法，不可胜数，皆各有意义。大都发散之药，及芳香之药，不宜多煎，取其生而疏荡。补益滋腻之药，宜多煎，取其熟而停蓄。此其总诀也。故方药虽中病，而煎法失度，其药必无效。盖病家之常服药者，或尚能依法为之。其粗鲁贫苦之家，安能如法制度，所以病难愈也。若今之医者，亦不能知之矣，况病家乎？"

在"服药法论"中指出服药方法的重要性，"病之愈不愈，不但方必中病，方虽中病，而服之不得其法，则非特无功，而反有害，此不可不知也。如发散之剂，欲驱风寒出之于外，必热服而暖覆其体，令药气行于荣卫，热气周遍，挟风寒而从汗解。若半温而饮之，仍当风坐立，或仅寂然安卧，则药留肠胃，不能得汗，风寒无暗消之理，而荣气反为风药所伤矣。通利之药，欲其化积滞而达之于下也，必空腹顿服，使药性鼓动，推其垢浊从大便解。若与饮食杂投，则新旧混杂，而药气与食物相乱，则气性不专，而食积愈顽矣。故《伤寒论》等书，服药之法，宜热宜温，宜凉宜冷，宜缓宜急，宜多宜少，宜早宜晚，宜饱宜饥，更有宜汤不宜散，宜散不宜丸，宜膏不宜丸，其轻重大小，上下表里，治法各有当。此皆一定之至理，深思其义，必有得于心也。"

10.《串雅内外编》 《串雅内外编》中汤剂不多，但也各有特色。

如溶剂的多样性，有酒与水合煎、姜枣汤、牛乳、长流水、河水、流水、无灰酒、猪蹄汤等。

治头痛兼治脑疼方"水两碗煎八分，加黄酒半碗调匀，早晨服之"。四金刚方，"用水一碗，陈酒一碗，合煎，空心服"。五虎下西川方，"用黄酒三碗或酒、水各半，煎一碗服之"。三妙散"水、酒各半，煎服"。

提气汤"人参、白芷……香附、桔梗各等分，姜枣汤煎服"。

发背初起，"以秦艽、牛乳煎服"。

白虎病疬风，"木通二两（切细），取长流水煎汁服之"。

病笑不休，"食盐煅赤，研，入河水煎沸，啜之"。

手足风痛，"樟木屑一斗，流水一石，煎极滚，泡之"。

干血痨"白鸽一只（去肠净），入血竭一两，二年者二两，三年者三两。以针线缝住，用无灰酒煮数沸，令病人食之，瘀血即行。"

洗痈疽"溃时白芷、甘草、羌活、黄芩、露蜂房、赤芍药、当归头，先将猪前蹄一只煮汁，去油花，取清汁煎药，去渣，温洗，以绢拭之"。

服法上注意观察病情变化，及时调护。如八宝串方，"早晨服一碗，必腹内雷鸣，少顷下恶物满桶，急倾去，另换一桶；再以第二碗服之，必又大泻，至黄昏而止。以淡米汤饮之，不再泻矣。然病人惫乏已甚，急服后方，以调理之。"

治呆病（精神病）的收呆至神汤的煎药方法是"水十碗，煎成一碗"，服药方法是"灌之"。考虑到患者不肯配合的情况，将灌药方法也介绍了，"彼不肯饮，以一人执其头发，两手握其左右手，以一人托住下颏，一人将羊角去尖插入其口，将药倾入羊角内灌之，倘或吐出不妨再灌，以灌完为妙"。服药的后果也考虑到了，"彼必骂詈，少顷惫困欲睡，听其自醒，万万不可惊动，务令自醒则全愈，惊醒则半愈矣"。

11.《研经言》　《研经言》为清代莫枚士（字文泉，号苕川迂叟）所撰，约成书于清咸丰六年（1856 年）。全书共 4 卷，收载作者医论医话 149 篇，其主要内容是作者研读《黄帝内经》《伤寒论》《金匮要略》《神农本草经》四部经典著作的心得体会。

书中卷一"汤液论"结合《黄帝内经》理论探讨了汤剂服用后在人体内的输布规律。

"汤液，亦饮也。《素问·经脉别论》饮入于胃，游溢精气，上输于脾；脾气散精，上归于肺；肺朝百脉，行精于皮毛，毛脉合精；通调水道，下输膀胱；水精四布，五精并行。其言饮入胃后，上下先后分布之序，即药入胃后，与病相当之理。以其先布于上，故遇轻清之药则先发，而与上病相当。但先发者先罢，至水精四布，而后轻清者已无力矣。其不能治下，而亦不足碍下者势也。重浊之药，其发既迟，当其输脾归肺之时，尚未尽发，必至水精四布，而后药力始毕达，而与下病相当。此轻清治上、重浊治下所由分也。经曰：近而奇偶，制小其服也；远而奇偶，制大其服也。皆取药发迟速、部位高下为义。其入脏者，亦止云五味入胃，各归其所喜攻，如酸先入肝云云，不必不入他脏也。后人不知古人制方之意，遂谓某药入某经，某药兼入某经。则试问胃气被药气使乎？抑药气被胃气使乎？夫固不辨而明也。乃或误宗其说，如桂枝汤方，见其主治太阳病多，因以桂枝为足太阳经药，殊不思太阴病亦用桂枝，而真武、理中、四逆，皆有加桂之例，吁！可怪也。总之，汤液治病，分气味不分经络，与针法大异。"

综上所述，汤剂作为中药常用剂型之一，从现存最古老的方书《五十二病方》可以看出，其制备方法、服用方法等已具有相当的水平。至东汉《伤寒杂病论》中完备的汤剂制法、服法、服后调护方法等，无不反映出汤剂达到了中药剂型发展史上的一个高峰。这些散在方书中有关汤剂剂型制备的内容，在南北朝《本草经集注》中得到了系统的整理，"合药分剂料治法"是最早论述方剂制剂理论的，其中有关汤剂的理论虽然不多，但被后世医家一直传承并补充。此后，唐代《备急千金要方》中"论合和""论服饵"篇的内容更加丰富了方剂制剂的理论，被很多著作引用并增补。如宋代大型官修方书《太平圣惠方》中也有"论合和"和"论服饵"篇。宋代第一部成药典中《太平惠民和剂局方》所附《指南总论》中"论合和法"和"论服饵法"篇，全部引用前代论述。宋代另一部大型方书《圣济总录》中则有"煎煮""服饵"和"服药多少"等内容。这些官修医籍中关于汤剂制剂理论的记载相当于官方制定的剂型标准，具有行业规范的重要意义。随着中医学的不断发展，明代、清代方书数量的增多，汤剂数量也不断增加，有关汤剂制法、服法的内容也不断丰富。尤其清代考据风气盛行，对经方、名方进行考证、解析的医籍很多，如《医方考》《医方集解》《绛雪园古方选注》等，从理论角度对方剂的组方进行了剖析，其中也有关于汤剂制法、服法的理论分析。这些从另一个角度使汤剂的发展达到了新的高度。

第二节　汤剂的一种特殊形式——煮散

煮散这一汤剂的特殊剂型在中药剂型发展史上占有重要的地位，曾经风靡一时。

一、汤剂、散剂与煮散的区别

汤剂是指将中药饮片加水或其他溶剂浸泡，再煎煮一定时间后，去渣取汁服用的液体。

散剂是指将药物粉碎后，混合均匀制成的粉末状制剂，服用时以温水送服或直接吞服。

煮散是把药物制成粗末后，加水或其他溶剂进行煎煮，去渣取汁服用的液体。

由三者的制备过程不难看出，煮散同时兼具汤剂和散剂的特点。它需要像散剂一样把药物粉碎，但又不到散剂那么细的程度，大约是粗颗粒的水平。煎煮方法却与汤剂相似，要加入水等溶剂煎煮一定时间，然后去渣取汁服用。

宋代林亿等人在《新校备急千金要方例》中论述了煮散的作用，"卒病贼邪，须汤以荡涤。长病痼疾，须散以渐渍。此古人用汤液、煮散之意也。后世医工惟务力省，一切为散，遂忘汤法。传用既久，不知其非。一旦用汤，妄生疑讶。殊不知前世用汤，药剂虽大而日饮不过三数服，而且方用专一。今人治病，剂科虽薄而数药竞进，每药数服，以古较今，岂不今反多乎？又昔人长将药者多作煮散法，盖取其积日之功。"

宋代《苏沈良方》也记载了对煮散特点的认识，"煮散，多者一啜，不过三五钱极矣，比功较力，岂敌汤势？然既力大，不宜有失，消息用之，要在良工，难可以定论拘也。"说明当时的人认为，煮散的效力难以与汤剂相媲美，因煮散的用量较汤剂要小。

宋代庞安时认为轻症可煮散，急重症不可煮散，他的《伤寒总病论》中有"或有病势重者，即于汤证之下注云：不可作煮散也"。他注明不能煮散的汤方有干姜附子汤、升麻汤等16方，酌情而定者，有大陷胸汤、小承气汤、抵当汤等。书中还有"有病势重专用汤攻者"的提法。由此可以看出，煮散之效不如汤剂迅速，而且由于其用药量少，导致某些煮散剂较汤剂效力薄，药性不猛，难达病所，难收速效，故对病势重、急者，宜用汤剂而不取煮散。

二、煮散的起源

煮散这一剂型在历史上的起源很早。现存最早的中医文献，约成书于春秋战国之际（公元前770～公元前221年）的《五十二病方》中就有类似煮散的记载。书中有"取杞本长尺，大如指，削，舂（舂）木臼中，煮以酒■"的记载。从这段文字可以看出，制备方法是先将药物削成片，再舂成粗末，然后加酒煮。上述记载虽然没有将此种方法定名为"煮散"，但从制备方法来看，已经初步具有煮散这一剂型的特点了。

东汉张仲景在《伤寒论》和《金匮要略》中已有多个煮散剂的记载，如半夏散、四逆散、抵当汤、半夏干姜散、薏苡附子败酱散等方剂，虽名为"汤"或"散"，从制备方法来看，实际就是煮散。如抵当汤的煎煮方法为"上四味，为末，以水五升，煮取三升，去滓，温服一升"，半夏散及汤的煎煮方法为"上三味，等分，各别捣筛已，合治之，白饮和服方寸匕，日三服。若不能散服者，以水一升，煎七沸，内散两方寸匕，更煮三沸，下火，令小冷，少少咽之。半夏有毒，不当散服。"半夏干姜散的煎煮方法为"上二味，杵为散，取方寸匕，浆水一升半，煎取七合，顿服之"。书中虽未提及"煮散"一词，但以药末加水煎煮，连滓或去滓服用，已明显是煮散的形式。可见，东汉时已有"煮散"之实，但尚无"煮散"之名。

至晋代首次出现"煮散"一词。葛洪《肘后备急方》中记载用来治疗瘴气疫病温毒的"老君神明白散"中用"术一两，附子三两，乌头四两，桔梗二两半，细辛一两，捣筛，正旦服一钱匕。一家合药则一里无病，此带行所遇病气皆消。若他人有得病者，便温酒服之方寸匕亦得。病已四五日，以水三升，煮散，服一升，覆取汗出也"。但书中"煮散"一词还不是作为方剂名称使用，而是作为"煎煮散剂"这一动词出现。

至唐代"煮散"正式作为方剂名称开始出现。孙思邈《备急千金要方》中明确提出煮散的方剂共有 10 余首，有丹参牛膝煮散、续命煮散、独活煮散、防风煮散方、远志煮散方、丹参煮散方、茯神煮散、安心煮散、紫石煮散、徐王煮散、褚澄汉防己煮散等。如卷十一的丹参煮散，煎煮方法为"右十七味治下筛，为粗散，以绢袋子盛散二方寸匕，以井花水二升煮，数动袋子，煮取一升，顿服，日二"。卷二十一的徐王煮散，记载煎煮方法为"右二十三味治下筛，为粗散，以水一升五合，煮三寸匕，取一升，顿服，日再"。另有荆沥汤、五邪汤、龙骨汤、泻肺散、铅丹散、肾沥汤、治肾劳热妄怒，腰脊不可俯仰，屈伸煮散方等，虽未以"煮散"命名，但实际用煮散方法进行煎煮的方剂。荆沥汤"右十五味㕮咀，以水一斗五升，煎麻黄两沸，去沫，次下诸药，煮取三升，去滓，下荆沥、姜汁煎取四升。分四服，日三夜一。"

孙思邈另一部著作《千金翼方》中只有猪苓煮散一首煮散剂（另有汉防己煮散与《备急千金要方》中褚澄汉防己煮散重复），"右二十三味，捣筛为散，以水一升半，煮五方寸匕，取一升，顿服，日再，不能者一服。十月后，二月末以来，可服之。"这些煮散剂的煎煮方法多为"筛为粗散"，多以帛、绵、绢袋包裹，煎煮时还要经常翻动袋子。

　　王焘所著《外台秘要》中也记载了 10 余首煮散方，如寒水石煮散方、丹参煮散方、茯神煮散、防己煮散、肾沥汤煮散等，还有部分没有明确方名，仅以"煮散方"记载的方剂，如"又服前丸渴多者，不问食前后，服煮散方。……右十一味捣，以马尾罗筛之，分为五贴，每贴用水一升八合，煎取七合，去滓，温服。"值得注意的是，《外台秘要》中在卷十八"论善能疗者几日可瘥"中提到苏恭治疗脚气不可全补时提到"初以微发即服煮散以压之。服煮散不必日别二三服，量病轻重，日一服，或二日一服，以攘毒耳。若毒气盛，非煮散所能救者，急服麻黄等汤也。"由此可知，王焘认为煮散适用于疾病初起，而且煮散力量不如汤剂。

　　综上，由春秋战国之际的《五十二病方》到唐代的《外台秘要》，煮散剂虽然已经出现，但与汤剂等其他剂型相比，仍占较低的比例，应用远少于其他剂型，说明煮散剂的应用直到唐代中期仍处于起步阶段。

三、煮散的盛行

　　煮散的盛行，大约始于唐末、五代，盛行于宋代。宋代大量使用煮散的现象在宋代方书中体现得非常明显。

　　宋代大型官修方书《太平圣惠方》中几乎全用煮散，原为汤剂的也"捣筛为散"改为煮散，庞安时《伤寒总病论》中说"所以《圣惠方》煮散，尽是古汤液"。如麻黄汤"右件药，捣筛为散，每服四钱，以水一中盏，入生姜半分，枣三枚，煎至五分，去滓，不计时候温服"，白虎汤"右件药，捣筛为散，每服五钱，以水一大盏，入粳米五十粒，煎至五分，去滓，温服"。

　　又如宋代王衮的《博济方》中所载方剂，绝大部分亦为煮散剂，如石膏散"右为末，每服二钱，姜一片，水一盏同煎，至八分温服"，香芎散"右七味，同杵为细末，每服一钱，水一盏，煎至六分，食后临卧热服"，基本都是以散代汤。

　　宋代官修成药典《太平惠民和剂局方》中，汤剂所占比例远不如丸剂，仅128 首，采用煮散法的就有 68 首，散剂共 241 首，采用煮散法的共 132 首，其他如丸剂、丹剂、饮剂等方，也有采用煮散法的，采用煮散的方剂总计有 237首，约占总方剂数（788 首）的 30%。其中几个至今仍在使用的名方，如"四君子汤""四物汤""平胃散""逍遥散"等，都是用的煮散的办法。四君子汤"右为细末，每服二钱，水一盏，煎至七分，通口服，不拘时，入盐少许，白汤点亦得"，四物汤"上为粗末。每服三钱，水一盏半，煎至八分，去渣，热服，空心，食前。"

另一部官修方书《圣济总录》中也有不少煮散，直接以煮散命名的方剂约有 80 余个，如厚朴煮散方"右八味，捣罗为散，每服三钱匕，水一盏，枣一枚去核，煎至七分，温服不拘时"，鳖甲煮散方"右一十七味，捣罗为散，每服三钱匕，水一盏，入盐少许，同煎七分，空心和滓服"。

其他如《鸡峰普济方》《济生方》《小儿药证直诀》等书中也记载了大量的煮散剂。

难怪宋代医家庞安时在《伤寒总病论》中感慨："近世常行煮散，古方汤液存而不用。"《苏沈良方》中也提到"近世用汤者全少，应汤者全用煮散"。这些都反映出宋代煮散剂已经取代了传统汤剂的地位，成为当时主要的中药剂型。

四、煮散兴起的原因

煮散在宋代发展到鼎盛，与当时的社会、政治因素和煮散本身所具有的特点有关。

从唐末安史之乱开始，中原战乱频繁，交通不便，药材的生产运输受到限制。至五代时战乱加剧，天下四分五裂，药材的供应更成为难题。为了节约药材，煮散应运而生。庞安时《伤寒总病论》中记载："唐自安史之乱，藩镇跋扈，至于五代，天下兵戈，道路艰难，四方草石，鲜有交通，故医家省约，以汤为煮散。"

宋统一中国后，盛行煮散的习惯并没有停止。《圣济总录》记载："近世一切为散，遂忘汤法。"因此煮散在北宋依然被广泛应用。虽然当时已不存在因战乱导致的交通隔绝的情况，但由于当时土地贫瘠，药材产量不高，一些用来治疗急重病的珍贵药物在王公贵族家都非常短缺，平常百姓家就可想而知了，因此仍然需要采用煮散来缓解药材的供不应求状况。《伤寒总病论》中就有解释："又近世之人，嗜欲益深，天行灾多，用药极费。日月愈促，地脉愈薄，产药至少。……巴豆每两千二足，故以知药石不交通也。……故以知年代近季，天灾愈多，用药极费也。礜石、曾青之类，古人治众病痼瘕大要之药，今王公大人家尚或缺用，民间可知矣。"此外，他还列举人参、白术售价大幅上涨说明药材产量减少，"人参当皇祐年，每两千四五，白术自来每两十数文，今增至四五百，所出州土，不绝如带，民家苗种，以获厚利，足以知地脉愈薄，产药至少矣。汤液之制，遭值天下祸乱之久，地脉薄产之时，天灾众多之世，安得不悋惜而为煮散乎。"

煮散剂以少于汤剂的用药量，迎合了当时的历史需求，因此带来了煮散剂在宋代中医临床上的广泛使用。

五、煮散的衰落

到南宋时，滥用煮散的风气渐渐回落。究其原因，大概有以下几个方面。

一是药材的供应逐渐丰富，以节省药材为目的煮散已不合时宜。而且煮散时需要经常翻动装散末的袋子，以防止煎煮过程中出现的糊锅现象。药汤也浑浊不堪，不便服用。

二是医家反对煮散意见的出现。如庞安时在《伤寒总病论》中批评说："医家省约，以汤为煮散。至有未能中病，疑混而数更方法者多矣。沿袭至今，未曾革弊。"他认为"或有病势重者，即于汤证之下注云：不可作煮散也"。宋代方书《苏沈良方》中也对煮散提出了反对意见，"煮散古方无用者，惟近世人为之。……近世用汤者全少，应汤者全用煮散，大率汤剂气势完壮，力与丸散倍蓰。煮散，多者一啜，不过三五钱极矣，比功较力，岂敌汤势？"

三是中药饮片的出现。随着生产的发展，中药炮制的专门作坊"修和药所"开始生产专门的饮片。饮片具有可以保留药材特征，方便鉴别的优点，哪怕煮成药渣，也仍可认出。这比打成粗末，无法辨别原药材的煮散更具优势。

金元之后使用饮片煎煮汤剂逐渐取代了煮散剂，明清以后煮散剂的运用更趋稀少。

煮散这一特殊的汤剂形式，在方剂发展史上曾占据过重要一席，虽然后来不再占据主导地位，但一些名方如《丹溪心法》的玉屏风散、《黄帝素问宣明论方》的防风通圣散、《伤寒直格》的六一散、清代吴鞠通《温病条辨》的银翘散等仍然采用煮散的形式，时至今日仍在中医临床广泛应用。

第三节　汤剂制备方法

对于汤剂的制备方法，历代医家都十分重视，清代医家徐大椿在《医学源流论》中指出："煎药之法，最宜深讲，药之效不效，全在乎此。夫烹饪禽鱼羊豕，失其调度，尚能损人，况药专以之治病，而可不讲乎？……故方药虽中病，而煎法失度，其药必无效。"

一、煎药方法

根据药物性质的不同，煎药时药物的煎煮顺序与煎煮方法也有所不同。在汤剂的处方中，对一些药物的处理要求，一般会在该药物名的右下角或后面以"脚注"的形式加以说明，如先煎、后下、包煎、另煎等。

清代徐大椿《慎疾刍言》的"煎药服药法"中提到"煎药之法各殊：有先煎主药一味，后入余药者；有先煎众味，后煎一味者；有用一味煎汤以煎药者；有先分煎，后并煎者；有宜多煎者（补药皆然）；有宜少煎者（散药皆然）；有宜水少者；有不煎而泡渍者；有煎而露一宿者；有宜用猛火者；有宜用缓火者；各有妙义，不可移易。……须将古人所定煎法，细细推究，而各当其宜，则取效尤捷。"

清代石寿棠在《医原》中也说到"至于煎法，亦当用意。如阴液大亏，又夹痰涎，则浊药轻煎，取其流行不滞（如地黄饮子是也）。如热在上焦，法宜轻荡，则重药轻泡，取其不犯下焦（如大黄黄连泻心汤是也）。如上热下寒，则寒药淡煎，温药浓煎，取其上下不碍（如煎附子泻心汤法）。或先煎以厚其汁，或后煎以取其气，或先煎取其味厚而缓行，或后煎取其气薄而先至（如大承气汤，先煎大黄、枳实、厚朴，后下芒硝是也）。"

药物的煎煮方法有以下几种。

1. 先煎　先煎，是指将药物单独煎煮一定时间后，再加入方剂中其他药物共同煎煮至规定时间的一种煎药的方法。先煎的目的是为了增加药物的溶解度，或降低药物毒性，以使药物更好地发挥疗效。

现代中药需要先煎的药物有两类：一类是质地比较坚硬、成分不易煎出的药材，包括矿石类、贝壳类药材，因质坚而难煎出味，需打碎先煎。如生石膏、寒水石、牡蛎、珍珠母、鳖甲、龟甲等。另一类是有毒的药物，如乌头、附子、商陆等，通常要先煎 1 ～ 2 小时，以达到减毒或去毒的目的。

然而古代先煎药物却并不限于这两类。在汉代张仲景《伤寒论》中要求先煎的药物有麻黄、葛根、茯苓、栀子、生姜、蜀漆、大黄、栝楼、大枣、茵陈、芍药、葶苈、厚朴、枳实等。这些药物主要是一些在方剂中起主要作用的药物，即君药，如麻黄汤中的麻黄，"以水九升，先煮麻黄，减二升，去上沫，内诸药"。还有一些药性峻烈的药物，先煎可缓其性，如大陷胸汤中的大黄先煎，以减缓其泻下作用，"以水六升，先煮大黄取二升，去滓"。或是有小毒的药物，先煎可去其毒，如桂枝去芍药加蜀漆牡蛎龙骨救逆汤中的蜀漆，"以水一斗二升，先煮蜀漆，减二升，内诸药"。

明代陶华在《伤寒六书》的"煎药法"列出众多要先煎的主病之药，"用发汗药，先煎麻黄一二沸，后入余药同煎。用止汗药，先煎桂枝一二沸，后入余药同煎。用和解药，先煎柴胡一二沸，后入余药同煎。用下药，先煎滚水，入枳实一二沸，后入余药同煎。用温药，先煎干姜一二沸，后入余药同煎。用行血药，先煎桃仁一二沸，后入余药同煎。用利水药，先煎猪苓一二沸，后入余药同煎。用止泻药，先煎炒白术一二沸，后入余药同煎。用消渴药，先煎天花粉一二沸，后入余药同煎。用止痛药，先煎白芍药一二沸，后入余药同煎。用发黄药，先煎茵陈一二沸，后入余药同煎。用发斑药，先煎青黛一二沸，后入余药同煎。用发狂药，先煎石膏一二沸，后入余药同煎。用呕吐药，先煎半夏一二沸，后入余药同煎。用劳力感寒药，先煎黄芪一二沸，后入余药同煎。用感冒伤寒药，先煎羌活一二沸，后入余药同煎。用暑证药，先煎香薷一二沸，后入余药同煎。用风病药，先煎防风一二沸，后入余药同煎。用腹如雷鸣药，先煎煨生姜一二沸，后入余药同煎。用湿证药，先煎苍术一二沸，后入余药同煎。"

后又有明代徐春圃在《古今医统大全》的"伤寒药制煎煮法"中提出："【煎药法】凡煎药者，必以主治为君，先煎一二沸后入诸药，且如用发汗药先煎麻黄一二沸后，入众药同煎。用止汗药先煎桂枝。用和解药先煎柴胡。用下药先煎滚水入枳实。用温药先煎干姜。用血药先煎当归。用破血药先煎桃仁。用利水药先煎猪苓。用止泻药先煎白术。用止渴药先煎栝蒌根。用止腹痛药先煎芍药。用退黄药先煎茵陈。用化斑药先煎石膏。用止呕吐药先煎半夏。用劳伤药先煎黄芪。用解药先煎羌活。用消暑药先煎香薷。用痉药先煎防风。用湿药先煎苍术。"

明代李梴编著的《医学入门》中的"本草总括"也有关于先煎药物的记载，与陶华《伤寒六书》中的记载类似，"又主病药宜先煎，如发汗则以麻黄为主，须先煎麻黄一二沸，然后入余药同煎。余仿此。止汗先煎桂枝，和解先煎柴胡，下药先煎枳实，吐药先煎山栀，温药先煎干姜，行血先煎桃仁，利水先煎猪苓，止泻先煎白术，消渴先煎天花粉，止痛先煎芍药，发黄先煎茵陈，发斑先煎青黛，发狂先煎石膏，呕吐先煎半夏，劳力感寒先煎黄芪，感冒伤寒先煎羌活，暑证先煎香薷，风病先煎防风，腹如雷鸣先煎煨生姜，湿证先煎苍术。"

明代缪希雍在《炮炙大法》一书的"煎药则例"有云"凡煎汤剂，必先以主治之为君药，先煮数沸，然后下余药，文火缓缓熬之得所"，并列举了各种应先煎的药物，如"发汗药，先煎麻黄二三沸，后入余药同煎。止汗药，先煎桂枝二三沸，后下众药同煎。和解药，先煎柴胡，后下众药。至于温药，先煎干姜；行血药，先煎桃仁；利水药，先煎猪苓；止泻药，先煎白术、茯苓；止渴药，先煎天花粉、干葛；去湿药，先煎苍术、防己；去黄药，先煎茵陈；呕吐药，先煎半夏、生姜；风药，先煎防风、羌活；暑药，先煎香薷；热药，先煎黄连。"最后指出"凡诸治剂必有主治，为君之药俱宜先煎，则效自奏也"。另外还解释了麻黄和大黄要先煎的理由，"凡汤中用麻黄，先另煮二三沸，掠去上沫更益，水如本数，乃内余剂，不尔令人烦。""凡用大黄，不须细锉，先以酒浸令淹浃，密覆一宿，明旦煮汤，临熟乃内汤中，煮二三沸便起，则势力猛，易得快利。丸药中微蒸之，恐寒伤胃也。"

2. 后下　后下，是指某些有特别要求的药物在其他药物即将煎好前再加入，稍煎几分钟即可的煎药方法。后下的目的是要减少该药物煎煮的时间，以减少挥发性成分的损失和有效成分的降解。

需要后下的药物有含挥发性成分多的药材，如薄荷、砂仁、豆蔻等。这些气味芳香的药物，挥发油起主要作用，宜在其他药物即将煎好时下，以防久煮使其有效成分散失而降低药效。明代《古今医统大全》在"煎药则例"记载"凡用砂仁、豆蔻、丁香之类，皆须打碎，迟后入药煎数沸即起。不尔，久久煎之，其香气消散也，是以效少。"

为了不破坏有效成分，另有一些药物也是后下，如钩藤、大黄、番泻叶等。大黄取其泻下作用时要后下，如《备急千金要方》温脾汤有温补脾阳，攻下冷积之效，要"临熟下大黄"。这是因为大黄煎煮时间过长，所含具泻下作用的结合蒽醌逐渐被水解成无泻下作用的游离蒽醌，而具有收敛止泻作用的蹂质则大量被浸出，从而使大黄降低或失去泻下作用。《本草汇言》认为钩藤宜后下"但久煎便无力，俟他药煎熟十余沸，投入即起，颇得力也"。现代研究证明，钩藤具有降压作用，其所含有效成分为钩藤碱。钩藤碱不耐热，如煎煮时间过久，则有效成分被破坏，降压作用减弱。说明古人用钩藤主张后下是合理的。

酒易挥发，也宜后下。《外台秘要》云："诸汤用酒者，皆临熟下之。"

3. 包煎　包煎，是指某些颗粒状或粉末状的药物需要用布包好后再与其他药物共同煎煮的方法。包煎的目的是为防止这些药材煎煮时造成药液混浊，或因药物飘浮在溶剂中容易溢出，并防止粉末状的药物糊锅。

需要包煎的药物有花粉类药物，如松花粉、蒲黄等；细小种子类药物，如海金沙、葶苈子、菟丝子等；药物细粉，如滑石、灶心土、六一散等；含淀粉、黏液质较多的中药，如浮小麦、车前子等；以及带绒毛的药物，如旋覆花、枇杷叶等。

《备急千金要方》载"凡用石药及玉，皆碎如米粒，绵裹内汤酒中"。如《太平圣惠方》春季补肾肾沥汤方中的"磁石（一两，捣碎，水淘去赤汁，以帛绢包之）"。

明代《本草纲目》记载石膏"古法惟打碎如豆大，绢包入汤煮之"。清代《得配本草》中就指出旋覆花要"入药须绢包煎，恐妨肺而反嗽"。清代《验方新编》指出，马勃"必用绸绢包煎，用线扎好，以免煎出如同糊粥令人难吃"。

还有一些细小颗粒状的药材如花椒、豆豉等也宜包煎，如《备急千金要方》猪肾汤"香豉（绵裹）"，治黄疸后小便淋沥方"椒目（三合，绵裹）"。

4. 另煎（炖）　另煎，是指把一些贵重药物单独煎煮，再将煎煮液与其他药物的煎煮液混合后服用。另煎可减少贵重药材的损失并保证其剂量的准确性。

另煎药物多为贵重药品，如人参、西洋参、羚羊角等。

如清代《冯氏锦囊秘录》中多处使用人参"另煎"入药，尤其在全真一气汤方按中指出："……以上六味，必先煎好，另煎人参，浓汁冲服，则参药虽和，而参力自倍，方能驾驭药力，克成大功。若入剂内同煎，则渗入群药，反增他药之长，而减人参自己之力，不独是也。"民国时期张锡纯《医学衷中参西录》中的青盂汤治瘟疫表里俱热，用"真羚羊角（二钱，另煎兑服）"。

5. 烊化　烊化，是指将胶类药物单独溶化后再与已煎成的汤剂混合，或将胶类药物用煎好的汤液加热溶化后服用。烊化的目的是为了防止煎煮时造成药液黏稠，黏附他药，影响其他成分的煎出，并防止引起药液焦糊和胶类药物的损失。

需要烊化的主要是黏性大的胶类药物和糖类，如阿胶、龟甲胶、蜂蜜、饴糖等，还有可溶性的粉末状药物，如芒硝等。

《伤寒论》含有阿胶的汤剂有炙甘草汤、猪苓汤、黄连阿胶汤等，其中的阿胶皆需烊化。如炙甘草汤"以清酒七升，水八升，先煮八味，取三升，去滓，内胶，烊消尽，温服一升"。《外台秘要》有云"诸汤中用阿胶，皆绞汤毕，内汁中，更上火令烊尽"。

陶弘景《本草经集注》也指出："芒硝、饴糖、阿胶皆须绞汤竟，内汁中，更上火两三沸，烊尽乃服之。"陈嘉谟《本草蒙筌》明确记载，阿胶"入剂不煎，研末调化（药煎熟时，倾净渣滓，将末投内，自然烊化）"。《备急千金要方》钟乳汤有"以水五升煮三沸，三上三下，去滓，内硝石，令烊，分服"，芍药汤"以水七升，煮取四升，去滓，内胶饴令烊，分三服，日三"。

6. 冲服　冲服，是指将散剂、丹剂、自然汁，以及一些贵重药物、芳香类药物用煎好的汤剂送服的方法。

需冲服的药物有贵重药材三七、麝香、犀角、羚羊角等，以及一些芳香药物，如牛黄、麝香、沉香末等，另有生藕汁、鸡蛋黄等药材也需要冲服。如《伤寒六书》回阳救急汤"临服入麝香三厘调服"，《疡科心得集》治疫毒内闭，险逆证"磨犀角汁冲和"，《温病条辨》大定风珠"水八杯，煮取三杯，去滓，再入鸡子黄，搅令相得，分三次服"，新加黄龙汤"水八杯，煮取三杯。先用一杯，冲参汁五分、姜汁二匙，顿服之。"

早期冲服药物都记载为"末服"，如《伤寒论》大陷胸汤方的煎服法："内甘遂末，温服一升"，甘遂即是冲服。而桃花汤中的赤石脂"一半全用，一半筛末"，煎法"上三味，以水七升，煮米令熟，去滓，温服七合，内赤石脂末方寸匕，日三服"。方中赤石脂一半入汤剂煎用，一半研末冲服。

唐代孙思邈《备急千金要方》中记载："凡汤中用麝香、犀角、鹿角、羚羊角、牛黄，须末如粉，临服内汤中，搅令调和服之。"明代徐春圃在《古今医统大全》中也总结说："凡汤中用犀角、羚羊角，一概末如粉，临服内汤中。然入药法，生磨汁煮亦通。"又曰："凡用沉香、木香、乳、没，一切香末药味，须研极细，待汤热先倾汁盏，调香末服讫，然后尽饮汤药。"《炮炙大法》等书也有同样的记载。

二、煎取剂量

汤剂煎煮时用多少水，煮取多少，历代记载不一。

南北朝陶弘景在《本草经集注》中说："凡煮汤……其水数依方多少，大略廿两药，用水一斗，煮取四升，以此为率。然则利汤欲生，少水而多取；补汤欲熟，多水而少取……"

唐代孙思邈在《备急千金要方》解释了《本草经集注》中的"利汤欲生，少水而多取；补汤欲熟，多水而少取"，认为"利汤欲生，少水而多取汁者，为病须快利，所以少水而多取汁。补汤欲熟，多水而少取汁者，为病须补益，是以多水而少取汁，好详视之，不得令水多少。"

明代李梴《医学入门》指出，"如剂大水少，则药味不出；剂小水多，则煎耗太过无力"。

明代李时珍《本草纲目》云："今之小小汤剂，每一两用水二瓯为准，多则加，少则减之。如剂多水少，则药味不出；剂少水多，又煎耗药力也。"

清代徐大椿《医学源流论》中"煎药法论"云："其煎之多寡，或煎水减半，或十分煎去二三分，或止煎一二十沸，煎药之法，不可胜数，皆各有意义。大都发散之药，及芳香之药，不宜多煎，取其生而疏荡。补益滋腻之药，宜多煎，取其熟而停蓄。此其总诀也。"

三、煎煮次数

在煎煮次数上，古人多只煎一次。如《伤寒论》和《金匮要略》的记载，都采用一次煎煮法，即一剂药只煎一次。如桃核承气汤"上五味，以水七升，煮取二升半，去滓，内芒硝，更上火，微沸下火，先食温服五合，日三服，当微利"，桂枝附子汤"上五味，以水六升，煮取二升，去滓，分温三服"。

古籍中出现的"再煎"多指将药过滤后的药液再浓煎，如《伤寒论》小柴胡汤"上七味，以水一斗二升，煮取六升，去滓，再煎取三升，温服一升，日三服"，《金匮要略》中的甘草泻心汤"上七味，水一斗，煮取六升，去滓，再煎，温服一升，日三服"。

南北朝陶弘景在《本草经集注》中言："凡建中、肾沥诸补汤，滓合两剂，加水煮，竭饮之，亦敌一剂新药，贫人当依此，皆应先曝令燥。"这是明确的二煎，但这样的煎法主要针对"补汤"，应用人群是"贫人"。可见当时这种煎法的出现只是穷人为了节约药材，物尽其用的变通之法，而不是后世通用的汤剂二煎法。

宋代《太平惠民和剂局方》一书中提出了汤剂"再煎"的另一种制法，即头煎之后，留滓再煎。如橘皮半夏汤"留二服滓并作一服，再煎服"，人参清肺汤"两滓留并煎，作一服"，细辛五味子汤"留二服滓，并作一服，再煎"。

明代龚廷贤《寿世保元》认为，煎药次数与所煎汤剂的功效是有关的，"凡诸补汤，渣滓两剂并合，加原水数复煎，待熟饮之，亦敌一剂新药。其发表、攻里二者，惟前药取效，不必煎渣也，从缓从急之不同故耳。"

清代赵晴初在《存存斋医话稿》中也指出："古人煎药，各有法度。……有只用头煎，不用第二煎者，取其轻扬走上也。有不用头煎，只用第二煎第三煎者，以煮去头煎，则燥气尽，遂成甘淡之味，淡养胃气，微甘养脾阴，为治虚损之秘诀（出慎柔五书）。"

四、过滤去滓

汤剂煎成后要过滤去滓后再服用，早在《黄帝内经》中的半夏汤就已明确记载汤成要过滤去滓，"炊以苇薪，火沸，置秫米一升，治半夏五合，徐炊，令竭为一升半，去其滓"。

《伤寒论》和《金匮要略》大部分汤剂都有"去滓"的要求，如桂枝汤"微火煮取三升，去滓"，百合知母汤"煎取一升，去滓"。

《本草经集注》介绍了汤剂如何过滤的办法，"用新布，两人以尺木绞之，澄去泥浊"。《备急千金要方》认为，"汤必须澄清，若浊，令人心闷不解"。

明代方有执在《伤寒论条辨》中解释，"滓，淀垽也，古人药大剂，金铛中煮，绵绞漉汤，澄滤取清，故曰去滓"。明代李梴《医学入门》指出，"煎以湿纸封罐口，熟则用纸滤过，或纱绢亦好，去渣取清汁服之，则行经络而去病。若浓浊，则药力不行，反滞为害。"

第四节　汤剂制作工艺

汤剂煎煮有两个重要条件，一个是水，一个是火。李时珍在《本草纲目》里说道："凡服汤药，虽品物专精，修治如法，而煎药者卤莽造次，水火不良，火候失度，则药亦无功。……新水活火，先武后文，如法服之，未有不效者……"又说到"须识火候，不可太过不及。火用木炭、芦苇为佳。其水须新汲味甘者，流水、井水、沸汤等，各依方……"

一、煎药用溶剂

一般汤剂，煎药使用的溶剂主要是水，也有用酒，或水、酒各半，或童便，等等。

张仲景的《伤寒论》和《金匮要略》中，煎药用溶剂有水、井花水、潦水、浆水、泉水、甘澜水、东流水、酒水各半、酒、醋等。一般汤剂都是用水，而有些汤剂会特别注明用不同的水或其他溶剂，如风引汤用井花水，麻黄连翘赤小豆汤用潦水，蜀漆散用浆水，滑石代赭汤用泉水，泽漆汤用东流水，炙甘草汤用清酒和水，栝楼薤白白酒汤用白酒，黄芪芍药桂枝苦酒汤用苦酒（即醋），茯苓桂枝甘草大枣汤用甘澜水等。张仲景还注明造甘澜水法："取水二斗，置大盆内，以杓扬之，水上有珠子五六千颗相逐，取用之。"由此可知，东汉时汤剂使用的溶剂已十分丰富。古籍中对汤剂溶剂的记载非常多,此处不一一列举。

历代医家对使用何种水煎药看法不一,总的来说,都认为应使用干净的新鲜水来煎药。如唐代孙思邈在《备急千金要方》中指出,"凡煮汤,当取井华水,极令静洁"。宋代《圣济总录》则提出,"凡煎药,当取新水,令极清洁"。元代王好古《汤液本草》则认为,"必用新净甜水为上"。明代李时珍《本草纲目》指出,"其水须新汲味甘者,流水、井水、沸汤等,各依方"。明代缪希雍《炮炙大法》则列举,"凡汤液,一切宜用山泉之甘洌者,次则长流河水,井水不用"。

医家们认为不同的水具有不同的性质和功效。如宋代唐慎微《重修政和经史证类备用本草》认为,最适合煎煮汤药的是千里水和东流水,因为这两种水"味平,无毒。主病后虚弱,扬之万过,煮药,禁神验。二水皆堪荡涤邪秽,煎煮汤药,禁咒鬼神,潢污行潦,尚可荐羞王公,况其灵长者哉!盖取其洁诚也。"

金代李东垣《珍珠囊补遗药性赋》指出,不同的水具有不同的功效,应根据病情选择煎药用水,"凡煎药用水,亦各有宜。如治湿肿浮胀之疾,而欲使利水道,则取长流水,以流长源远,其性通达,直引四肢之间也。如治二便不通,及足胫以下风湿,则取急流水,以其湍纵峻急,其性速下也。如治痰饮郁滞,而欲吐发升散,则取逆流水,以其性逆倒流,洄澜涌决也。如治中气不足,则取春雨水,有阳道发生之意也。如治下元不足,则取井水,盖清晨井中天一之气,浮结于面,以磁器轻取之,殊有补阴之功也。如治火热阳证,则取雪水,能大退热也。如治伤寒阴证奔豚等疾,则取甘澜水,盖盛之于缸,扬过千遍,水珠沫液,盈溢于面,其性柔顺,其味甘温,大能和气也。如治脾胃虚弱,泄泻不食等疾,则取池潦水,盖土池中停蓄既久,不流不动,殊有土气,能助脾元也。如治阴不升、阳不降、乖隔诸疾,则取阴阳水,河井各半,阴阳相成,可升可降,而使气平者也。"

明代李时珍《本草纲目》对煎药用水十分重视,指出煎药应辨别水质好坏,"水性之不同如此。陆羽烹茶,辨天下之水性美恶,烹药者反不知辨此,岂不戾哉"。不同地方的水有不同的性质,"流水者,大而江河,小而溪涧,皆流水也。其外动而性静,其质柔而气刚,与湖泽陂塘之止水不同。然江河之水浊,而溪涧之水清,复有不同焉。观浊水流水之鱼,与清水止水之鱼,性色迥别,淬剑染帛,各色不同,煮粥烹茶,味亦有异,则其入药,岂可无辨乎。"

明代缪希雍《炮炙大法》介绍了各种水的功效和制法,"千里水、东流水,二水皆堪荡涤邪秽，煎煮汤液。劳水即扬泛水，张仲景谓之甘澜水。用流水二斗，置大盆中，以杓高扬之千万遍，有沸珠相逐，乃取煎药。盖水性本盐而体重，劳之则甘而轻，取其不助肾气而益脾胃也。虞抟《医学正传》云：甘澜水，甘温而性柔，故烹伤寒阴证等药用之。顺流水，性顺而下流，故治下焦腰膝之证，及通利大小便之药用之。急流水，湍上峻急之水，其性急速而下达，故通二便、风痹之药用之。逆流水，洄澜之水，其性逆而倒上，故发吐痰饮之药用之也。"

清代张璐《本经逢原》认为要重视煎药用水和燃料，"古人服药必择水火，故凡汤液多用新汲井华水，取天真之气浮于水面也"。他还对各种用来煎药的溶剂的性效进行了分析，"仲景煎实脾药，作甘澜水扬之万遍，取其流利不助肾邪也。杓扬百遍名百劳水，取其激扬以除陈积也。成无己曰：仲景治伤寒瘀热在里身黄，麻黄连翘赤小豆汤，煎用潦水，取其味薄不助湿热也。以新汲水煮沸如麻，名麻沸汤，取其轻浮以散结热也。以水空煎候熟极煮药，名清浆水，取其下趋不至上涌也。服涌吐药用齑水，取其味浊引疾上窜，以吐诸痰饮宿食，酸苦涌泄为阴也。煎荡涤邪秽药，用东流水，《本经》云，东流水为云母石所畏，炼云母用之。煎利水药，用急流水，取性走也。煎水逆呕吐药，用逆流水，取其上涌痰涎也。煎阳盛阴虚目不得瞑药，用千里流水，取其性之疾泻也。煎中暑神昏药，及食枫树菌笑不止，用地浆水（急掘墙阴地作坎置水，搅澄者是也），取救垂绝之阴也。煎中暑亡汗药，及霍乱泄利不止，用酸浆水（糯米酿成点乳饼者，或水磨作内点真粉之酸水亦可），取收欲脱之阳也。黄霉雨水洗疮疥，灭斑痕。白露雨水洗肌面，减颜色。秋露质清，止疟除烦。腊雪气膻，助阳摄火，治天行时气瘟疫，解丹毒。雹水性暴，动风发癫。夏冰阴凝，发疝成痞。柏叶、菖蒲上露并能明目。韭叶上露去白癜风。凌霄花上露能损人目。浸蓝水解毒杀虫，误吞水蛭，腹面黄者，啜此水，虫下即安。瓶中养花水有毒伤人，腊梅者尤甚。卤水咸苦大毒，凡蚀瘀疥癣及毒虫生子入肉者，涂之即化，但疮有血者，不可涂之。六畜食一合当时死，人亦然。生熟汤入盐微咸，霍乱者，饮一二升，吐尽痰食即愈。方诸水，大蚌水也，向月取之，得至阴之精华，故能明目止渴除烦，汤火疮敷之有效。上池水，竹篱头上水也，长桑君饮扁鹊能洞鉴脏腑，见垣一方人。东阿井水煎乌驴皮胶，治逆上之痰血；青州范公泉造白丸子，利膈化痰。二者皆济水之分流也。"并指出下列水不宜用来煎药"至若古冢废井、泽中停水、山岩泉水有黳，及诸水经宿面有五色者，皆有毒，非但不可服食煎药，即洗涤亦忌之"。

清代石寿棠《医原》认为治法缓急不同则用水也应不同，"欲其速下，取急流水；欲其缓中，用甘澜水（即千扬水，如煎大半夏汤法）"。

二、煎药用燃料

关于煎药时生火所用的燃料，明代李时珍《本草纲目》中提到不同材质的柴烧出来的火具有不同的功效，"火用陈芦、枯竹，取其不强，不损药力也。桑柴火取其能助药力，栎炭取其力慢，栎炭取其力紧。温养用糠及马屎、牛屎者，取其缓而能使药力匀遍也。"李时珍还在"桑柴火"条下提出，"凡一切补药诸膏，宜此火煎之"，认为"桑木能利关节，养津液，得火则拔引毒气，而祛逐风寒，所以能去腐生新"，并引东晋葛洪《抱朴子》云："一切仙药，不得桑煎不服。"在"炭火"条中指出，"栎炭火，宜煅炼一切金石药。栎炭火，宜烹煎焙炙百药丸散。"在"芦火、竹火"条中指出，"宜煎一切滋补药"。

清代《本经逢原》火部"诸火"条中对各种用来煎药的燃料的性效进行了分析，"凡煎补药，文火缓煎。泻药武火急煎。煎膏用桑柴火最良。抱朴子云：一切神仙药，不得桑柴不服。然不若煎收并用文火，则不伤药性。……马矢煴煨风痹药，取其性缓，通行经络也。苇薪火炊泻阳药，取其轻扬，不损药力，二者皆《内经》法也。"

三、煎药火候

煎药火候包括两方面，一指火力大小，如文火、武火、大火、小火、微火、温火等。二指用火煎煮的时间，如急煎、久煎等。

火力大小一般分"文火"与"武火"。较弱的火力，习称"文火"。较强的火力，习称"武火"。传统煎药法一般是"先武后文"，即沸腾前宜用大火，使药物中的水较快沸腾，沸后改用小火来维持药液微沸翻滚，以使药物在汤液中不断释出有效成分，又不使水分蒸发过快。故李时珍在《本草纲目》中说："先武后文，如法服之，未有不效者。"

南北朝陶弘景在《本草经集注》中就提出，"凡煮汤，欲微火令小沸"。这是煎药的基本火候。文火慢煎是对汤剂煎药的一般要求。

宋代《太平圣惠方》指出："凡煮汤……常令文火小沸，令药味出。"宋代《苏沈良方》就指出，"药有可以久煮，有不可以久煮者，有宜炽火，有宜温火者，此煮炼之节也"。

宋代陈衍在《宝庆本草折衷》注解了《太平惠民和剂局方》的"指南总论"

中关于"常令文火小沸，令药味出"一句，加小字"初煮亦需烈火，俟一沸减火令微，缓煮小沸"，这是汤剂火候"先武后文"的最佳诠释。

金代刘完素在《伤寒直格》中描述了对煎药一般火候的认识，"凡煎药须慢火，煎沸即下火为一沸。或言煎至几分，亦如此法。煎不可强火耗去其水也。"元代王好古《汤液本草》也指出，"斟酌以慢火煎熬分数"。

明代李梴《医学入门》指出，"如补汤慢火煎熬，汗下及治寒湿药，紧火煎服"。

明代李时珍对于煎药的火候也十分重视，他在《本草纲目》中说："须识火候，不可太过不及。……若发汗药，必用紧火，热服。攻下药，亦用紧火煎熟，下硝、黄再煎，温服。补中药，宜慢火，温服。阴寒急病，亦宜紧火急煎服之。"

明代方有执《伤寒论条辨》认为"微火者，取和缓不猛而无沸溢之患也"。

明代缪希雍《炮炙大法》更强调指出："煎时不宜烈火，其汤腾沸，耗蚀而速涸，药性未尽出而气味不纯，人家多有此病，而反责药不效，咎将谁归？"

清代徐大椿《医学源流论》中提出："大都发散之药，及芳香之药，不宜多煎，取其生而疏荡。补益滋腻之药，宜多煎，取其熟而停蓄。此其总诀也。"

不同的药材煎煮的时间也不一样，如清代吴鞠通在《温病条辨》的银翘散中提到："鲜苇根汤煎，香气大出，即取服，勿过煎。肺药取轻清，过煎则味厚而入中焦矣。"

清代石寿棠《医原》中称"欲其上升外达，用武火；欲其下降内行，用文火"。

清代赵晴初在《存存斋医话稿》中提到："表药以气胜，武火骤煎。补药以味胜，文火慢煎。"

四、煎药用具

煎药用具对汤剂质量有一定的影响，古人在汤剂应用的临床实践中逐渐总结出适宜的煎药用具。如元代危亦林《世医得效方》载"凡煎煮药之法，须用银、石器微火熟煮"。明代李梴《医学入门》指出，"大概煎煮多用砂罐洗净"。明代李时珍在《本草纲目》中引陶弘景"温汤勿用铁器"的说法外，还提出"凡煎药并忌铜铁器，宜用银器瓦罐"。明代王肯堂《证治准绳·幼科》劫风膏提到，"熬时，得瓦器为上，银器尤佳"。

这些说法无疑是比较合理的。现代研究证明，铜、铁器的化学性质不稳定，煎药时其金属离子溶出，与中药化学成分发生反应，会影响药物之疗效。而砂锅、瓦罐等陶器，化学性质稳定，不易与药物成分发生化学反应，而且价格低廉，导热均匀，保温性也较好。因此传统煎药使用砂锅、瓦罐等陶器是十分科学的。

煎药用具还应洁净，元代王好古《汤液本草》明确指出，"煎药铫器除油垢腥秽"。

五、对煎药人员的要求

煎药时，需要煎药人员了解煎药的方法和火候，并且认真负责，才能实现医生处方的预期效果。历代医家不约而同地对煎药人员提出了明确要求。如元代王好古《汤液本草》提出，"病人服药，必择人煎药，能识煎熬制度，须令亲信恭诚至意者"。明代李时珍在《本草纲目》中提到"凡煎药……令小心者看守，须识火候，不可太过不及"。

明代徐春圃在《古今医统大全》强调"煎制药饵必亲信之人""凡煎制汤液丸散药饵之属，必托亲信之人，而隐微不可不慎也。药饵既以合正，煎制亦须得人。不得其人，则修制不精，虽药难效。每有煎药托以婢仆不谙事者，或用烈火速干，而药汁不出；或有沸溢真汁，而别加茶汤。每制丸药，有不洁净，杂以土灰，该用酒渍，而以水，该用炮炙，而用生。如此之流，咸无取效。此特害之细故尔。甚有仇奸嫉妒，暗藏诡计，或诱婢仆加入砒硇，或乘空便自投蛊毒。每见患家医家未知加察，屡被伤生者不可胜言。及至事坏究之，悔以噬脐无及。故曰：煎制必亲信之人。"

明代孙志宏《简明医彀》煎药人员要可信，"必宜至亲监督，切勿专委仆婢"。

明代萧京《轩岐救正论》专门有"制药必亲"篇，论述煎药人员的重要性，"陶弘景曰：王公贵胜，合药之日，群下窃换好药，终不能觉，以此疗病，故难责效。余以为制药必亲者，非亲自监督，必委之素亲信之人，始可托也。若窃换犹是小事，甚有仇家妒嫉，及竞产争宠，萧墙内寡，因而暗藏杀机，或赂奸医，或诱婢仆，加入砒霜，或乘顺便投入蛊毒，每见病家不及觉察，屡被倾生，迨至事泄，噬脐何及，此不容不谨也。"

第五节 汤剂服用方法

煎药方法正确与否是处方能否发挥疗效的关键，而正确的服药方法也十分重要。清代徐大椿《医学源流论》在"服药法论"云："病之愈不愈，不但方必中病，方虽中病，而服之不得其法，则非特无功，而反有害，此不可不知也。"

一、服药方法

1. 服药温度 汤剂在治疗一般疾病时均宜采用温服法。

南北朝陶弘景《本草经集注》"合药分剂法则"云："温汤勿令铛器中有水气，于热汤上煮令暖亦好。服汤家小热易下，冷则呕涌。"

唐代孙思邈《备急千金要方》称："凡服汤欲得稍热服之，即易消下不吐。若冷则吐呕不下，若太热即破人咽喉，务在用意。"

明代李时珍《本草纲目》有："若发汗药……热服。攻下药……温服。补中药……温服。……又有阴寒烦躁及暑月伏阴在内者，宜水中沉冷服。"

明代徐春圃《古今医统大全》总结如下："清热汤宜凉服，如三黄汤之类；消暑药宜冷服，如香薷饮之类；散寒药宜热服，如麻黄汤之类；温中药宜熟而热，补中药皆然；利下药宜生而温，如承气汤之类。"

清代徐大椿《医学源流论》在"服药法论"解释了发散药应热服的道理："如发散之剂，欲驱风寒出之于外，必热服而暖覆其体，令药气行于荣卫，热气周遍，挟风寒而从汗解。若半温而饮之，仍当风坐立，或仅寂然安卧，则药留肠胃，不能得汗，风寒无暗消之理，而荣气反为风药所伤矣。"

有一些特殊治疗需要按特殊的服法服用。如清代王子接《绛雪园古方选注》脚气鸡鸣散，服药"次早五更分二、三服，只是冷服，冬月略温"，方剂注解为"鸡鸣时服者，从阳注于阴也。服药须冷者，从阴以解邪也。"对于这种反佐服药方法，《素问·五常政大论》有云："治热以寒，温而行之；治寒以热，凉而行之；治温以清，冷而行之；治清以温，热而行之。"

清代《本经逢原》水部"诸水"条中说道："《金匮》云，凡煮药饮汁以解毒者，虽云救急，不可热饮，诸毒病得热更甚，宜冷饮之。此言治热解毒及辛热药味，当确遵此例。一切调补药，即宜温饮。苦寒祛火药，则宜热饮，热因寒用之法也。"

2. 强弱体质服药区别　古人认为，强弱体质不同的人服药应有所区别。南北朝陶弘景《本草经集注》认为，"视人之强羸，病之轻重，以为进退增减之，不必悉依方说"。

东汉张仲景在《伤寒论》四逆汤中就有"强人可大附子一枚，干姜三两"的用药区别。《金匮要略》大黄附子汤中也有"以水五升，煮取二升，分温三服，若强人煮二升半，分温三服"，小青龙加石膏汤"强人服一升，羸者减之，日三服，小儿服四合"，乌头煎"强人服七合，弱人服五合"，十枣汤"强人服一钱匕，羸人服半钱"等因人体质强弱不同而服药的医嘱。

二、服药时间

一般应根据病情和药性决定服药时间，疾病从性质上分有寒热虚实，从时间上分有缓急之别。在病情急重时应不拘时间，马上顿服，能获得立竿见影的效果。对慢性疾病可以长期定时服药，以保证药力持续发挥作用。

1. 食前服和食后服　南北朝陶弘景《本草经集注》引《名医别录》以病位分服药时间，"病在胸膈以上者，先食后服药。病在心腹以下者，先服药后食。病在四肢血脉者，宜空腹而在旦。病在骨髓者，宜饱满而在夜。"

宋代《医心方》引《抱朴子》云："按《中黄子服食节度》曰：服治病之药，以食前服之；服养生之药，以食后服之。"原因是"欲以药攻病，既宜及未食内虚，令毒势易行，若以食后服之，则药攻谷而力尽矣；若欲养生，而以食前服药，药力未行，而谷驱之以下，不得除止作益也"。

宋代《太平惠民和剂局方》所附"指南总论"的"论服饵法"解释了"先食""后食"的原因，"凡药势与食气不欲相逢，食气消即进药，药气散而进食。如此消息，即得五脏安和，非但药性之多方，其节适早晚，复须调理，今所云先食、后食，盖此义也。"

明代缪希雍《炮炙大法》"服药序次"提到食物不要与药物同进，"虽食前食后，亦停少顷，然后服药。食不宜与药并行，则药力稍为混滞故也。"

明代佚名氏所著《异授眼科》虽然是一本眼科书，但书中也有不少内服汤剂，在"服药法"中提到，"点药服药，此为内应外合之意也。服于食前固不可，服于食后，皆是运动之际，药行四散，亦不得取效。"

清代冯兆张《冯氏锦囊秘录》认为药力作用部位不同，服药时间也不同，"调理脾气者，宜食远而徐徐服之，药后勿就进食。调补肾元者，宜食前而顿服多服之，药后便可进食，若血食美味者更佳，盖助精血发生尤捷耳。"

清代徐大椿《医学源流论》认为下利药应空腹服，"通利之药，欲其化积滞而达之于下也，必空腹顿服，使药性鼓动，推其垢浊从大便解。若与饮食杂投，则新旧混杂，而药气与食物相乱，则气性不专，而食积愈顽矣。"

2. 服药间隔时间　古籍中除了食前服与食后服的服药时间说明外，还有以间隔多久再次服药的描述。

唐代孙思邈《备急千金要方》记载了服药间隔时间大约是人走十里路所花时间，并解释了间隔这么久的原因，"凡服汤……中间相去如步行十里久再服。若太促数，前汤未消，后汤来冲，必当吐逆，仍问病者腹中药消散，乃可进服"。

一些方剂后也有服药间隔时间的说明，如《金匮要略》四时加减柴胡饮子"分温三服，如人行四五里，进一服"，《外台秘要》葱白等七味饮"分温三服，相去行八九里"。

三、服药次数

汤剂顿服，还是二服，或是三服应根据病情来决定。

张仲景《伤寒论》中多数汤剂为"再服"（即二服），如桂枝二麻黄一汤、四逆汤、柴胡加芒硝汤等。少数汤剂真武、白虎汤、当归四逆汤为"日三服"。极少数汤剂如桂枝麻黄各半汤、干姜附子汤、调胃承气汤需"顿服"。

陶弘景《本草经集注》认为服药次数应灵活处理，视体质决定，"云分再服、三服者，要令力热势足相及。并视人之强羸，病之轻重，以为进退增减之，不必悉依方说。"

唐代孙思邈《备急千金要方》认为，"凡服汤法，大约皆分为三服"，每次服药量不一样，"取三升，然后乘病人谷气强，进一服，最须多，次一服渐少，后一服最须少，如此即甚安稳。所以病人于后气力渐微，故汤须渐少。"而且"凡服补汤，欲得服三升半，昼三夜一，中间间食，则汤气溉灌百脉，易得药力"。《备急千金要方》还对二服三服如何保温，保证药效提出了措施，"分再服、三服者，第二、第三服以纸覆令密，勿令泄气。欲服，以铜器于热汤上暖之，勿令器中有水气。"

元代王好古《汤液本草》认为应根据病位决定服药次数，"在上不厌频而少，在下不厌顿而多，少服则滋荣于上，多服则峻补于下"。

清代徐大椿《慎疾刍言》的"煎药服药法"提到"其服药亦有法。古方一剂，必分三服，一日服三次；并有日服三次，夜服三次者。盖药味入口，即行于经络，驱邪养正，性过即已，岂容间断？"对当时的人不注重服药次数的现象而导致病势加重表示担忧，"今人则每日服一次，病久药暂，此一暴十寒之道也。又有寒热不得其宜，早暮不合其时，或与饮食相杂，或服药时即劳动冒风，不惟无益，反能有害。至于伤寒及外症痘症，病势一日屡变，今早用一剂，明晚更用一剂，中间间隔两昼一夜，经络已传，病势益增矣。"

四、服药后调护及宜忌

服用汤剂后还要注意休息调护和饮食禁忌，以使药效得到更好发挥。

较早提出服药后调护的当属张仲景《伤寒论》的桂枝汤，在其方后注中明确提出"服已，须臾啜热稀粥一升余，以助药力。温覆令一时许，遍身漐漐，微似有汗者益佳，不可令如水流漓，病必不除。若一服汗出病差，停后服，不必尽剂。若不汗，更服依前法。又不汗，后服小促其间，半日许，令三服尽。若病重者，一日一夜服，周时观之。服一剂尽，病证犹在者，更作服。若汗不出，乃服至二三剂。禁生冷、黏滑、肉面、五辛、酒酪、臭恶等物。"不仅提供了喝热粥，盖被发汗的护理方法，连发汗的程度都描述得细致入微，还给出了继续服药和停药的指征，以及饮食禁忌。其详尽程度堪为典范，所以书中很多方剂后面的服药宜忌都称"余如桂枝法将息及禁忌"。

唐代孙思邈《备急千金要方》有详尽的服药食忌和服药调护：如忌酒，"凡服汤，三日常忌酒，缘汤忌酒故也"。服后应进食，"凡服泻汤及诸丸散酒等，至食时须食者，皆先与一口冷醋饭，须臾乃进食为佳""服汤之时，汤消即食粥，粥消即服汤，亦少与羊肉臛将补"。服后应静卧、厚覆取汗等，"凡服汤不得太缓太急也。又须左右仰覆卧各一食顷，即汤势遍行腹中，又于室中行皆可，一百步许一日，勿出外即大益""凡服治风汤，第一服厚覆取汗，若得汗即须薄覆，勿令大汗，中间亦须间食。不尔令人无力，更益虚羸。"服药后应进食易消化的食物，不要吃干硬的食物，"凡饵汤药，其粥食肉菜皆须大熟。熟即易消，与药相宜。若生则难消，复损药力。仍须少食菜及硬物，于药为佳，亦少进盐醋乃善。"还要调节情志，"亦不得苦心用力及房室喜怒"。并总结出吃药是治病的一方面，另一方面饮食情志调节也是很重要的，"是以治病用药力，唯在食治将息得力，太半于药有益。所以病者务在将息节慎，节慎之至，可以长生，岂惟病愈而已。"

清代徐大椿《慎疾刍言》对发散药的调护及作用机理进行了解释，"又发散之剂，必暖覆令汗出，使邪从汗散；若不使出汗，则外邪岂能内消？此皆浅易之理，医家病家，皆所宜知也。"

汤剂的历史源远流长，留存文献十分丰富。从商代伊尹创制汤液，春秋战国之际《黄帝内经》中首次出现以"汤"命名的汤剂，到汉代《伤寒杂病论》汤剂成为治疗中出现最多的剂型，发展至 3 世纪末 4 世纪初，汤剂的一种特殊形式——煮散，第一次出现在《肘后备急方》中。随后煮散盛行于宋代，成为当时的主要剂型。随着金元时期饮片的推广使用，煮散逐渐式微。明清两代方书数量不断增多，汤剂的数量、制法、服法的内容也不断丰富，尤其在清代考据风气盛行的影响下，从理论角度对汤剂组方的剖析大大增加，关于汤剂制法、服法的理论分析也随之增多。汤剂的发展经历了自己独特的历史进程。

汤剂作为中医形象的代表，一提到它，就让人联想起这样一幅生动的画面：红红的炭火炉上，架着一个熬药的陶制砂锅，有咕嘟咕嘟的沸腾声，有袅袅升起的白烟，熬好的汤药倒在洁白的碗里，等着晾凉后喂到患者的唇边。所以，汤剂作为中医临床应用最广泛、疗效颇为显著的传统剂型之一，民众的接受度是非常高的，也具有发展的活力。但在追求快速、便捷的当今社会，传统汤剂也存在不适应民众需要的缺点。希望通过对汤剂文献的整理挖掘，为汤剂的传承、改革与发展提供借鉴。

附篇 传统制剂的传承史话

第一章 安阳膏药

一、简介

安阳膏药（原姚家膏药）系明代宫廷太医院御医姚本仁于 1628 年始创，亦称彰德府宗黄堂大槐树姚家膏药，传承至今已近 400 年的历史。

姚家膏药品种多，其治疗的病证亦众多。治病快捷，疗效久盛不衰，不分叟幼男女，不论肌肤之疾，还是脾胃肾等脏器之患，仅用膏药外敷，即可取得疗效。姚家膏药以河南省彰德府（今安阳市）姚家长门"宗黄堂"为号，院内大槐树为记，凭借其上佳疗效，患者口碑相传。历史上姚家膏药在彰德府及周边之豫、晋、冀、皖、苏北、西北、东北等多地享有美誉。

姚家膏药从明清、民国至今，历史传承悠久，遵循中医药理论，秉承古法古训，系中华民族传统医药宝库外治之法精华中的一颗明珠。

1. 安阳膏药之称的由来 姚本仁在临床治疗疾病过程中，研创的膏药配方及品种非常多，迄今比较完整保留传承下来的有阿魏麝香狗皮膏、固本膏、追风膏、暖脐膏、拔毒膏、散毒消凝膏、化毒膏、跌打膏、黑鱼膏、白鱼膏等多个品种。姚家膏药为历史上姚本仁研制的所有膏药品种的总称，并非一种。由于配方独到，疗效奇特，为保密起见，姚家把研创配制的各种膏药对外总称"姚家膏药"。民间亦把到彰德府宗黄堂膏药铺所售膏药称为"姚家膏药"。

姚家膏药从明末清初、民国至中华人民共和国成立，在河南省彰德府姚氏家族世代祖传。安阳市旧称彰德府，1949 年中华人民共和国成立后，彰德府改名为安阳市。1956 年，姚氏家族姚家膏药宗黄堂公私合营成立"公私合营安阳姚家宗黄堂膏药厂"。后改为国有，1967年更名为"地方国营安阳膏药厂"。此后，"姚家膏药"开始称"安阳膏药"，即姚家膏药以安阳膏药之称，开启新的传承发展历史。

20世纪70年代，安阳膏药的代表性品种之一"阿魏麝香狗皮膏"更名为"安阳膏药"，彰显了中医药传承的地方特色及安阳膏药（原姚家膏药，后同）保护发展的历史地位和重要性。从此，安阳膏药之称赋予了特殊含义，一是彰德府宗黄堂大槐树姚家膏药传承总称；二是规范专业的膏药产品名称，即特指安阳膏药品种。

2. 安阳膏药民间俗称　安阳膏药临床上应用于骨科、内科、外科、男科、妇科、儿科、皮肤科等多种疾病。因其治病范围广，安阳膏药在民间素有"万应膏"之称。

"蝴蝶膏"之名的来历，一是姚本仁在给患者治病过程中，发现许多病证由于病灶部位的不同，膏药需要摊涂制作成特殊形状贴敷，方便对症用药，保证疗效；又使之粘贴牢固，持续发挥药效而且不影响劳作。姚本仁经过实践发现膏药摊涂为蝴蝶形状，更适合临床应用，如治疗膝关节、肩关节、面腮部等部位病证。二是随着膏药生产量的增加，膏药摊涂完成，稍许晾放后，膏药对折，再将相同规格的膏药统一数量，叠在一起用绳子捆扎包装，便于贮存和批发，每一捆包装好的膏药整体外观都形似蝴蝶状，非常漂亮，民间又称安阳膏药为"蝴蝶膏"。

二、历史渊源

1. 创始人姚本仁　姚本仁，字恒中，原籍江西建昌府南城县，自幼读书，善医术，早年于原籍行医，开药铺，后游四方。1622年，姚本仁迁邺（今安阳），以开膏药铺看病为业。1628年始以宗黄堂为号，创宗黄堂姚家膏药。

1628年，即明代崇祯元年，姚本仁游京师会选太医。1634年遂授赵王府良医所医政。清代顺治三年（1646年），摄政王延访御医，赐官太医院御前大夫。

姚本仁创立的彰德府宗黄堂膏药铺，在彰德府城内鼓楼后路东（今安阳市中山中街4号）。以院内大槐树为记，凭借其治疗之效果，历代口碑相传，名声远扬。

清代顺治五年（1648年），姚本仁归老于邺，居住邺城（今安阳市）楼坡街路西，建立有祠，悬御前大夫"姚公祠"匾额，以垂久远。姚本仁终年88岁，葬彰德府西（今安阳西）姬家屯。

姚氏家谱序表明，自始祖迁彰，视膏药铺为命脉，姚家膏药的创始时间为明末清初。安阳鼓楼后路东（今安阳市中山中街4号）姚家长门宗黄堂为姚家膏药正庄处（附图1-1），门首悬有"太医正传"匾。

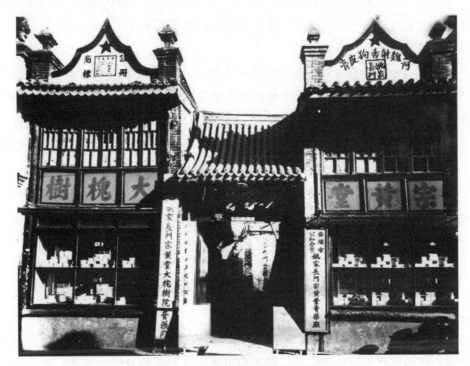

附图1-1 宗黄堂膏药铺正庄处大门

2. 历史文献对姚本仁和姚家膏药的记载 《安阳通史》一书，其第七编明清时期，第五节医药学、农学和相马学，第342、343页载："明清时期安阳一带出现了一些医药学家和农学家。著名的医生有刘全备、张招……姚本仁……安阳城的姚家膏药……驰名大江南北。""明末清初，安阳城有一名医生叫姚本仁。姚本仁，字恒中，江西南城人，周游京师，精通医术，明崇祯七年（1634年）他为彰德赵王府医正。清顺治三年（1646年）受皇封为太医，顺治五年，请假归老于邺，卒年八十八。"姚本仁会制一种名叫"万应膏"的膏药，这种膏药"敷贴辄有奇验"，因此，"名布海内"。姚本仁死后，"子孙守其方"，使姚家膏药得以流传后世，"四方行旅过邺下，无远近争市之"。

清嘉庆年间，《安阳县志》第二十四卷二十八识余第三页载姚家膏药"四方行旅过邺下，无远近争市之"。高度赞赏了姚家膏药的流传之广，质量疗效之佳，患者之信赖。

《李自成》小说第三卷第一章"汴梁秋色"载"彰德府姚家膏药，也是远近驰名"，真实地再现了姚家膏药在当时的品质和地位。

姚氏后人受其先祖太医姚本仁正传，子子孙孙世代相传，姚家膏药是姚氏子孙的衣食之本，依姚氏家规，处方与制作方法不准外泄。

3. 姚家膏药历史经营方式

（1）值年：姚家膏药以彰德府大槐树院（今安阳市中山中街 4 号）姚家长门宗黄堂为经营膏药的正庄，按姚氏老三股轮流到正庄处经营膏药，这种方式，姚氏称之为"值年"。由于姚氏族众，各门人口寡众不一，因此值年的天数各异，而且悬殊，在一年之内值年天数多者达四个月之久，值年天数最少者不足一个整天。"值年"的经营方式，延续传代 300 余年之久。

（2）设立分号：随着姚家膏药的发展及姚氏家族人口的增多，姚家膏药的经营逐渐扩大。除姚家长门宗黄堂正庄处之外，姚家膏药在彰德府城内另设立三家分号：姚家膏药北宗黄堂，今安阳市姚家胡同 8 号；姚家膏药二门宗黄堂，今安阳市中山中街 14 号；姚家膏药三门宗黄堂，今安阳市姚家胡同 11 号。

（3）零散户：凡是没有在姚家膏药宗黄堂的姚氏族人，以走街串巷和赶庙会的方式售卖姚家膏药，习称姚家膏药零散户。

1951 年 3 月，为扩大生产适应社会医疗的需要，由姚氏长门家族 22 户合伙经营，从而取代了姚氏"值年"的经营方式，实行年终分红的方法。姚氏合伙经营的方式：前店后厂、工商一体、自产自销。

4. 姚家膏药清代木刻宣传单 本堂开设黄河以北彰德府姚氏长门，自宋至今鸡鸣井水透骨石沁练成阿魏膏，其效如神，无不应验。专治跌打损伤，闪腰岔气，五劳七伤。腰疼、腿疼贴双侧膏肓、肾俞穴；哮喘、咳嗽贴风门、肺俞、华盖穴；左瘫右痪、手足麻木贴双侧肩井、曲池穴；九种气疼贴中脘穴；胃气疼贴鸠尾穴；破腑痢疾贴丹田穴。一切筋骨疼痛，男子气亏，妇人血亏，小儿食亏，不必巡穴；妇人血脉不调贴下脘穴。

本堂在鼓楼后十字街东竹竿巷路南，并无二家分所，以明姚氏长门金牛为记，远近驰名，敬惜字纸，古槐为记（附图 1-2）。

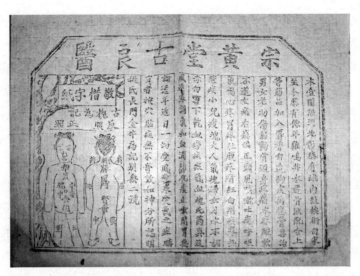

附图 1-2　清代宗黄堂木刻拓本

三、安阳膏药历史佳话

据姚氏家族和安阳城的老人相传，姚本仁的祖上在唐宋期间就有人行医也颇有名气。姚本仁迁邺后，在行医治病过程中，其高超的医术和精心制作的膏药在历史传承过程中，更是留下了许多佳话美誉。

1. 开棺救人　姚本仁刚到安阳时，所开的膏药铺起初并没有多少人注意。有一天，他背起褡裢去串街行医，在路上遇到一家出殡的。路人讲，死者是一位年轻妇女，因死者年纪轻，家人认为不吉利，准备匆匆葬掉。姚本仁也站在路旁边听边看。当灵柩通过时，有路人惊讶地发现棺材里面竟然有鲜红色的血往下滴，姚本仁仔细观察一下血的颜色，确实为鲜红色，当即判断棺材中的死人应该还未死，要试着救一下。于是，上前拦住事主说："棺材里面的人可能没有死，应该还能救治。你们看，棺材里滴出的血是鲜红色。"事主大惊，赶紧停下来打开棺木，死者真的还有气息。赶忙把妇人抬回家中，后经姚本仁精心调治，病者逐渐恢复，死人回生。一传十，十传百，姚本仁"开棺救人"轰动了整个安阳和周边地区，病者家属和安阳城的人们都惊叹姚本仁有"起死回生之精湛医术"。

2. 奇方妙药治疑难重症患者　京城太医院有位官员的弟弟得了一种疑难重病，遍寻名医，多方诊治，都未能治好。眼看病情一天比一天严重，救治无望，家人商量后，只好决定将患者送回老家。在回老家的途中，路过安阳城，听说安阳城宗黄堂膏药铺名医姚本仁有起死回生之术，重获一线希望的家人赶紧抬着患者找到姚本仁的宗黄堂膏药铺求治。姚本仁看着患者甚是虚弱的病躯，也是头一次遇见这样的重症患者。望、闻、问、切……姚本仁亲自动手，诊断、开方等用了相当长的时间，最后精心配制成一个馒头大小的药丸。病者家属一看说道："这么大的药丸如何服用？"姚本仁微笑着说道："让病人闻闻而已。半信半疑的家属按姚本仁教授的方法服侍患者用药。数日后，那药丸越来越小，患者奇迹般地恢复了。姚本仁诊断之精准、用药之奇妙的故事在京城太医院都引起不小的震动，安阳城宗黄堂膏药铺名气也传得越来越远。

3. 康熙皇帝御赐"太医正传"匾 当年，康熙下江南巡察，途径安阳时，忽感风寒，腹痛不止，上吐下泻。身边大臣即传唤随行御医，并令安阳地方官员召当地名医给康熙诊治。原本是明代太医的姚本仁，也被传到官府。诸位名医仔细诊断，最后，用姚本仁精心制作的阿魏麝香狗皮膏（今安阳膏药）贴敷脘腹，不到一个时辰，症状明显减轻，半天光景，恢复如常。康熙赞不绝口，连称"好药"！康熙南巡临行前，微服来到姚家大院看望姚本仁，并叮嘱随行官员不要打扰应诊患者。当康熙得知姚本仁原来是明代太医，医术高超，在安阳及周边非常有名望，便当即挥毫题词"太医正传"，赏白银三百两，命将姚家大院门前小夹道修整拓宽，改名为姚家胡同（在今天的安阳市鼓楼广场北面路东）。姚氏家人把修路余下的银两买来药材制成膏药在黄河两岸舍药济贫，百姓感慨万分。此后，宗黄堂膏药铺在安阳更加红火。许多外地的患者长途跋涉来安阳看病买药。日本侵略中国，占领安阳城后，掠夺打压当地民族工商业，多数商业店铺都曾经被日本人和汉奸敲诈捣乱祸害，宗黄堂膏药铺也时常不能正常营业，原来膏药铺门首悬挂的"太医正传"匾不知何时也流失了，至今未见。

抗日战争时期，安阳地处豫冀交界，系战略交通要道。时常有日本人和汉奸到药铺进行所谓的例行检查和搜查，恐吓药铺，不准把药卖给八路军，不准给不明身份的人员（指八路军伤病员）看病疗伤。稍有不顺眼，即砸柜台、抢东西，甚至勒令关门停业。宗黄堂膏药铺只好改变经营方式，一方面想办法应付日本人的检查，另一方面药铺减少人员和经营规模，安排部分人员到林县、涉县、武安及山西等地的八路军根据地或其经常活动的区域看病卖膏药。在上述地区的姚氏从业人员得到了八路军和根据地政府的保护与支持。姚氏家族制作膏药和出诊的从业人员，吃水不忘挖井人，感激八路军和根据地人民政府，对就诊的八路军军人和困难百姓不收费或者少收费。

留在安阳的宗黄堂膏药铺的人员，想办法继续开业经营。宗黄堂膏药铺位于安阳城鼓楼广场中心地带，是商铺集中地方，每天人来人往。地下抗日组织和八路军也经常化妆来安阳城到这些商铺采购物资，时间久了，宗黄堂的掌柜和伙计与共产党八路军的采买人员建立起秘密联系。根据地缺医少药，八路军采买进城采购物资时，常到宗黄堂膏药铺采购膏药和中药。"值年"的掌柜和伙计积极为八路军准备所需中药和膏药，并用其丰富的治病经验为来安阳城内就医的抗日组织的患者及八路军伤病员治病疗伤。经常向地下党组织和八路军捐赠膏药和免费诊病，支持抗日战争。

解放战争期间，安阳城内和周边聚集了许许多多的反动势力，有国民党反动派正规军、地方杂牌部队和长期盘踞在安阳城的多股顽固地方土匪武装组织。宗黄堂膏药铺传人利用其看诊售药的特殊身份，为来宗黄堂的地下党组织人员和解放区来安阳城看病的人员治病，经常捐献膏药免费治疗。姚氏膏药摊贩零散户也到解放区和临近解放区的周边地区借用赶庙会等多种形式，为解放区的患者治病，支持解放战争事业。

1950 年，抗美援朝战争开始。在随后的抗美援朝战争期间，全国人民积极行动起来，支援抗美援朝。宗黄堂姚家膏药铺，积极响应国家号召，多次捐款、捐献膏药和药材等支援抗美援朝。

4. 宗黄堂赋　安阳膏药传承后人，将安阳膏药近 400 年的历史，以赋记载：
安阳膏药历史传承发扬光大。

膏药鼻祖	天下首贴	唯宗黄堂	世间一绝
姚氏本仁	明代御医	崇祯初年	入京及第
崇祯七年	王府医正	清初赐官	太医正院
御前大夫	内病外治	贴敷疗法	深得皇宠
顺治五年	归老安阳	开膏药铺	创宗黄堂
万应膏神	痛症奇效	姚本仁厚	摇铃舍药
二子舜臣	老门金牛	四子舜庭	深得家传
舜庭三子	长门大槐	二门金狮	三门金鹿
家规森严	制膏精繁	传承有序	名号响亮
钟楼古槐	阿魏麝香	狗皮膏药	享誉四方
康熙南巡	突染风寒	本仁受命	贴腹除炎
龙颜大悦	连夸奇药	挥毫题匾	太医正传
姚家大院	胡同路宽	皇赐白银	传为美谈
建国初期	长门献方	合伙经营	建膏药厂
名改商都	股改中智	安阳膏药	中华老字

中智药业	英会杏林	继往开来	秉承古训
炮制求精	虽繁忌省	匠心品味	虽贵忌减
宗承岐黄	造福苍生	铸造国药	服务百姓
明清至今	四百余载	循经外治	声名远扬
膏药文化	源远流长	愿宗黄堂	万古流芳

四、安阳膏药传承发展

1949年5月，中国人民解放军解放了安阳城（当时称安阳县）。姚家膏药这一历史非物质文化遗产得到了国家保护，姚氏从业人员纷纷开业，姚家膏药宗黄堂长门正庄及各分号，投入了正常生产经营。

1950年11月，中央私营企业局商标审定书第5382号，批准姚家膏药"阿魏麝香狗皮膏"商标名称为"姚家长门大槐树"（附图1-3）。

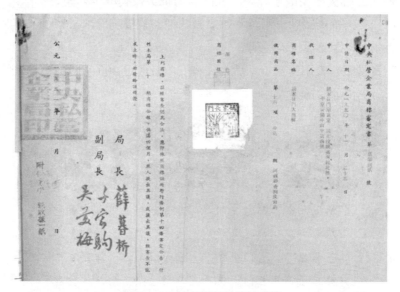

附图1-3 姚家长门大槐树商标

1951年3月至1956年1月，由姚氏长门家族22户合伙经营，成立姚家长门宗黄堂，自产自销。长门正庄处及分号申领由安阳市人民政府审验颁发的制药类"安阳市人民政府手工业营业执照"（附图1-4）。

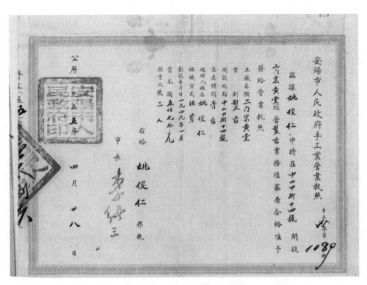

附图 1-4　宗黄堂营业执照

1953 年，姚家膏药传承后人向人民政府献出姚家膏药 300 余年的祖传保密处方，姚家膏药为我国的医药卫生事业及国家传统中药"国药类"制药事业的发展做出了积极贡献。

1953 年 10 月，安阳市人民政府为姚家膏药颁发"安阳市人民政府成药暂准制销证"，有阿魏麝香狗皮膏、固本膏、拔毒膏、暖脐膏、散毒消凝膏、白鱼膏、黑鱼膏等多个品种（附图 1-5、附图 1-6）。

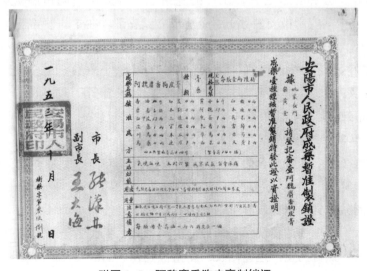

附图 1-5　阿魏麝香狗皮膏制销证

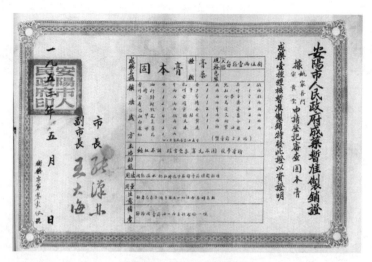

附图 1-6　固本膏制销证

1956 年 2 月，姚家长门宗黄堂膏药铺，走社会主义合作化道路，成立"公私合营安阳姚家宗黄堂膏药厂"。以姚氏合伙经营为主体，吸收姚氏分号及其他零散的姚氏膏药摊贩，设立公方代表和私方经理。企业地址在姚家长门宗黄堂处（安阳市鼓楼后路东姚氏大槐树院，中山中街 4 号）。

从此，姚家膏药的生产经营在合作化高潮中走上集体经营的道路，产品的生产纳入了国家计划的轨道。经营方式是前店后厂，生产的产品由安阳市医药公司计划调拨大部分，企业自销一部分。

1956 年，公私合营之初，工厂的党组织领导属于安阳市制盒厂党支部。1962 年，在中共安阳市委领导下，企业成立党支部。在党的领导下，发扬光大中医药遗产，保护地方历史名牌产品。大力发展生产，发挥安阳膏药传承人制作膏药的独门技艺，生产产值年年递增，1971 年膏药产值达 175 万元。

1965 年 9 月，企业更名为"公私合营安阳姚家膏药厂"。1965 年 10 月，企业由安阳市鼓楼广场中山中街 4 号迁到安阳市后仓街东首。

1966 年 8 月，企业更名为"安阳市膏药厂"。

1967 年 6 月，企业更名为"地方国营安阳市膏药厂"。姚家膏药开始改称安阳膏药。

在中国共产党的正确领导下，安阳膏药厂生产经营蒸蒸日上，企业生产规模发展扩大，由单一的传统黑膏药作坊生产形式，扩大为传统黑膏药和橡胶膏两条生产线。黑膏药生产迅速增长，新型橡胶膏产品研发及橡胶膏打孔技术的成功研创和运用等捷报频传。

1975 年，科研人员在安阳膏药基础上研制的新型橡胶膏产品"精制安阳膏"（现名"安阳精制膏"）问世。

1975 年，在安阳膏药基础上试制成功橡胶膏新产品"风湿止痛膏"，现名"香药风湿止痛膏"。

1979 年，在安阳膏药基础上，研制成功的橡胶膏新产品"少林风湿跌打膏"投入生产。

1979 年，技术人员经过多年研究试验，在国内首家研制成功橡胶膏打孔技术，并成功实现批量生产。采用打孔技术生产的橡胶膏产品极大地降低了橡胶膏贴敷时的皮肤过敏现象。

1979 年 5 月，企业更名为"河南省安阳市膏药厂"。

20 世纪 80 年代，"少林风湿跌打膏"产品出口到日本、西德、美国、孟加拉国，以及东南亚、西欧等 10 多个国家和地区。"少林风湿跌打膏"产品多次参与广交会展览，深受大会组织者和参会者好评。

1985 年 5 月，企业更名为"安阳商都制药厂"。

在安阳膏药系列品种里面，其中有三个冠以"安阳"地名命名的代表性品种，即"安阳膏药""安阳固本膏""安阳精制膏"，全部收载于国家药品标准，充分展示了安阳膏药的重要历史传承保护地位。

2000 年 12 月，企业改制成立"安阳中智药业有限责任公司"。安阳中智药业肩负起了安阳膏药的历史传承重任。

五、安阳膏药荣誉

1977 年，安阳膏药被选为我国大陆对台湾、金门、马祖诸岛同胞的大陆家乡土特产品种。

1978 年，中苏瑷珲边防贸易出口谈判，安阳膏药作为指定出口产品出口到苏联。

1978 年 12 月，安阳膏药的"健康牌大号狗皮膏药"被河南省人民政府评为河南省优质产品（附图 1-7）。

1996 年，国内贸易部授予安阳商都制药厂"中华老字号"

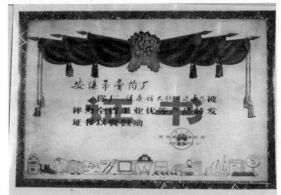

附图 1-7　河南省优质产品证书

企业称号（附图 1-8）。

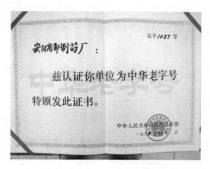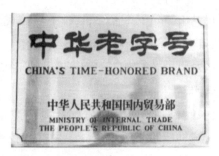

附图 1-8　中华老字号证书和铜牌

2007 年、2010 年、2013 年，安阳中智药业有限责任公司的"健康牌"商标，连续三届被河南省工商行政管理局认定为河南省著名商标。

2008 年 8 月，姚家膏药荣获安阳市市级非物质文化遗产。

2015 年，姚家膏药获河南省民间手工技艺非物质文化遗产。

2015 年 5 月，河南省民间文化遗产抢救工程专家委员会评审，认定安阳中智药业有限责任公司宗黄堂安阳膏药为河南老字号（附图 1-9）。

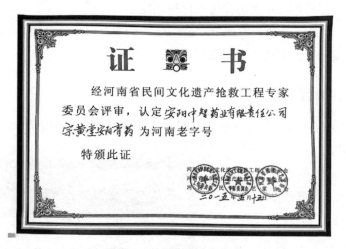

附图 1-9　河南老字号证书

2016 年 5 月，姚家膏药荣获第四批河南省非物质文化遗产代表性项目传统医药传统膏药。

2017 年，河南省商务厅认定安阳中智药业有限责任公司安阳膏药为"河南老字号"。

六、安阳膏药生产工艺传承

1. 安阳膏药生产车间和生产操作

（1）熬制膏药生产车间（附图1-10）。

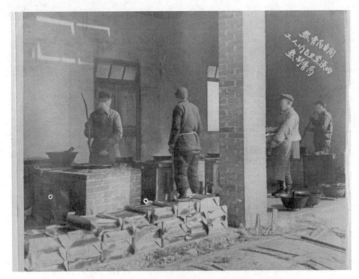

附图 1-10　熬制膏药生产操作

（2）皮朵印字生产操作（附图1-11）。

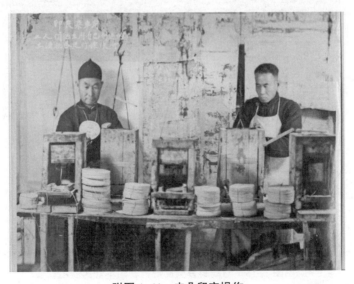

附图 1-11　皮朵印字操作

（3）膏药摊涂生产操作（附图 1-12）。

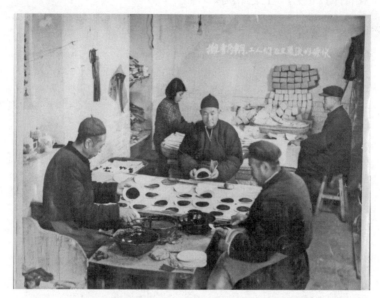

附图 1-12　膏药摊涂操作

（4）阿魏麝香狗皮膏药、固本膏药展示（包装形似"蝴蝶状"）（附图 1-13）。

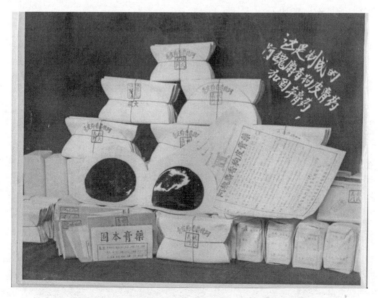

附图 1-13　阿魏麝香狗皮膏药、固本膏药展示

（5）安阳膏药20世纪50至80年代产品包装（附图1-14）。

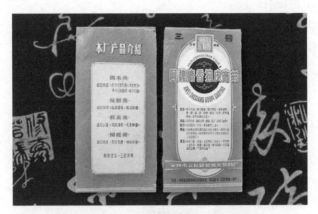

附图 1-14　阿魏麝香狗皮膏药包装

2. 膏药生产设备、工器具和膏药生产操作

（1）膏药生产设备和工器具：

1）筛子、盆：用来筛选及晒、晾中药材。

2）天平、秤：用于原料药材等的称量配制。

3）粉碎机：用来粉碎药材。

4）铁锅、锅勺、笊篱、盆：用于熬制膏药时炸药材、过滤药渣、炼油、下丹。

5）温度计：测试油温，熬制收膏用。

6）摊涂棒、戥子：用来摊涂膏药及膏药称重。

7）剪刀：旋削整理皮朵用。

（2）膏药生产流程：

1）称取药材配料并筛选。

2）药材酌予碎断。

3）将食用植物油和药材同置锅内浸泡。

4）加热，炸药材，至药材炸枯，捞去药渣。

5）将药油过滤，继续加热炼油，炼至滴水成珠。

6）下丹，缓慢将红丹加入油内，边加边搅拌，至均匀。

7）收膏，将膏浸泡于水中，去火毒，每日换水一次，连续 7～10 天。

8）配药材细粉，称取去过火毒的膏药，用文火熔化，加入药材细粉，搅匀。

9）文火加热，摊涂于皮朵（亦称"皮托"）上即得。

（3）膏药生产操作

1）药材配料、下锅投料。

2）在锅中加植物油浸泡药材。

3）加热油炸药材，捞取药渣、过滤药油。

4）炼油。

5）滴水成珠（附图1-15）。

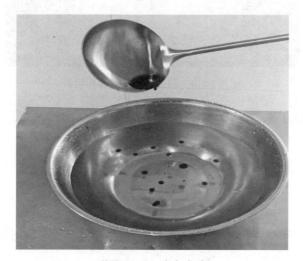

附图1-15　滴水成珠

6）下丹。

7）收膏。

8）在皮朵上摊涂膏药（附图1-16）。

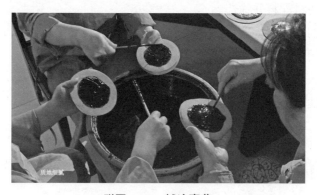

附图1-16　摊涂膏药

七、安阳膏药系列产品的临床应用

膏药疗法，又称"敷贴疗法"，资料记载已有两千年历史。"《内经》乃用膏之始;《伤寒》《金匮》乃外治之祖。"唐代孙思邈在《备急千金要方》和《千金翼方》中，都记载了多种外治方药。

姚本仁在临床实践中，遵循中医内病外治、外病外治理论，吸取传统精华，结合患者的临床表现，不断探索，精研配方，大胆创新，形成姚本仁独特的外治之法。其以膏药外用贴敷皮肤、孔窍、腧穴等部位，发挥药理作用，取得疗效。

姚本仁研制的膏药有三大特点：一是使用方便简单；二是用药期间，不误劳作；三是药物经体表吸收，避免内服给药造成对胃肠道的刺激，以及对肝脏等脏器的副作用。特别是孩童，服药困难，采用膏药外治法更具优势。

以下简要介绍安阳膏药传承保留下来的部分品种及企业科研人员在安阳膏药基础上研发成功的产品的功能主治、使用方法等。

（一）安阳膏药（原"阿魏麝香狗皮膏"）

1. 功能主治　消积化块，逐瘀止痛，舒筋活血，追风散寒。用于癥瘕积聚，风寒湿痹，腰、腿、肩、背、筋骨、关节、骨寒诸痛及手足麻木等症。

2. 使用方法　遵医嘱。外用。

（1）用文火或其他方式加热膏药，待膏药软和，对折、轻揉膏药，使膏药软和均匀，具有黏着力，外贴患处或相应的穴位、经络之处。

（2）因个体差异，症状较重患者在无副作用情况下，可适当延长疗程。一般可让使用者减轻病痛，功能障碍有所恢复，得到比较满意效果。

（二）安阳固本膏（原"固本膏"）

1. 功能主治　温肾暖宫，活血通络。用于女子宫寒不孕，经前腹痛，月经不调；男子精液稀薄，精子少，腰膝冷痛。

2. 使用方法　遵医嘱。加温软化，贴于脐部。

（三）暖脐膏

1. 功能主治　温里散寒，行气止痛。用于寒凝气滞，少腹冷痛，脘腹痞满，大便溏泄。

2. 使用方法　遵医嘱。外用，加温软化，贴于脐部。

（四）拔毒膏

1. 功能主治　清热解毒，活血消肿。用于热毒瘀滞肌肤所致的疮疡，症见红、肿、热、痛或已成脓。

2. 使用方法　遵医嘱。加热软化，贴于患处，隔日换药一次，溃脓时每日换药一次。

（五）散毒消凝膏

1. 主治　红肿高大，坚硬不消，筋核结凝，皮色不变。

2. 使用方法　遵医嘱。先用食盐水将患处洗净，用火将膏药烤化贴患处。

3. 注意事项　孕妇忌贴。

（六）白鱼膏

1. 主治　皮肤湿疹。

2. 使用方法　遵医嘱。用熟温水将患处洗净，再将膏药加热化开，贴于患处。

（七）黑鱼膏

1. 主治　专贴普通大小疮口。

2. 使用方法　遵医嘱。用熟温水将患处洗净，将膏药烤开贴用。

（八）化毒膏

1. 功能主治　消肿化毒、止痛。用于痄腮疙瘩、无名肿毒、妇女乳疾。

2. 使用方法　遵医嘱。外用。洗净患处，将膏药烘开，贴患处。

（九）安阳精制膏

1. 功能主治　消癥化积，逐瘀止痛，舒筋活血，追风散寒。用于癥瘕积聚，风寒湿痹，胃寒疼痛，手足麻木。

2. 使用方法　遵医嘱。贴患处。

（十）少林风湿跌打膏

1. 功能主治　散瘀活血，舒筋止痛，祛风散寒。用于跌打损伤、风湿痹病，症见伤处瘀肿疼痛、腰肢酸麻。

2. 使用方法　遵医嘱。贴患处。

（十一）香药风湿止痛膏（原名"风湿止痛膏"）

1. 功能主治　祛风除湿，化瘀止痛。用于风寒湿痹引起的腰、肩、四肢、关节、肌肉诸痛。

2. 使用方法　遵医嘱。贴患处。

（岳安新，董文玲，闫鸿信）

第二章　镇江膏药

一、简介

镇江膏药是由清代康熙元年（1662年）的"唐老一正斋"传承发展而来，有350多年历史，它具有祛风止痛、舒筋活血、化痞祛瘀、消散顺气之功能，主治筋骨疼痛、跌打损伤、半身不遂、四肢麻木、关节疼痛。

镇江膏药的前身为益症膏（后改名一正膏），由创始人唐守义创制。1956年"唐老一正斋药店"实行公私合营改造，在1965年与镇江国药总店成药加工厂合并组建了国营镇江市中药厂，后正式命名为"金山"牌镇江膏药。中药厂延续了传统的工艺技术、制造技术以及优秀产品，弘扬了中华中医药文化。该膏药从清代的"唐老一正斋"开始至今，经历了家族传承、公私合营、合并组建、改制重组等一系列的历史变迁，"金山"牌镇江膏药影响广泛，产品行销全国各地及东南亚地区。

镇江膏药有着独特的生产装置和工艺规程，工艺精湛，炸药炼油、化合温度参数绝密，其主药和芳香挥发性药物研成粉末后加入药脂中，药粉在特定温度下搅拌均匀，产品质量稳定。通过软化点控制，保证了膏药硬而不脆、黏而不滑、圆润光亮，药效显著。该产品获得"国家优质产品""江苏名牌产品""江苏老字号""镇江市非物质文化遗产"等荣誉称号。

二、历史渊源

"镇江膏药"源自百年奇葩一正膏。据《丹徒县志摭余实业》卷三记载：

"一正膏药，海内驰名。"现今镇江市五条街尚有唐老一正斋膏药遗址，为文物保护单位（附图2-1）。

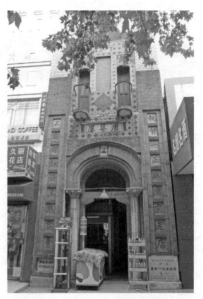

唐家老店创始人唐守义，原籍河南，顺治末年因黄河水患随父母迁徙镇江，后在五条街茅兆升布店学艺。相传一日，有一衣衫褴褛的老者来店求乞，遭众人厌恶，唯守义怜悯乐助，多次解囊施金。老者见守义为人忠厚善良，能扶贫济困，一日从怀中取出一纸秘方，嘱其"细心秘制，济世利民"，嘱后即飘然而去。唐守义按老者所嘱，照方秘制，取名"益症膏"，由茅兆升免费随布送给患者。由于膏药疗效显著，需者日多，名声日广，被称誉为"万应灵膏"。其时适逢清政府

附图2-1　唐老一正斋膏药遗址

整治黄河水道，在疏竣工程中，民工及兵勇跌打损伤者贴用此膏药后，病痛即愈。于是一传十，十传百，有口皆碑。1711年（康熙五十年），河道总督陈鹏年因"益症膏"有益于治河工程，特赠送"橘井流香"匾额一块，予以表彰。所谓"橘井"，典故出自汉文帝时《神仙传》，传中道："有苏伯公者得道，将仙去，告母曰，'明年天下疾疫，庭中井水，檐边橘树可以代养，井水一升，橘叶一枝，可疗一人'。遂升天河而去。至期，果疫，母如言，为之，皆愈。"故有益症膏药过了黄河就放香之说。1715年，"益症膏"更名为"弈争膏"，1723年又更名为"一正膏"。由于"一正膏"疗效显著，又谓之"万应灵膏"，渐渐行销全国。一些利欲熏心者仿制出售冒牌假膏药，唐家数代为防止假膏药贻误患者，有损名誉，先后发起7次诉讼。最后一次在1869年9月（清同治八年），经钦加同知衔镇江丹徒正堂加七级汪大人研究查讯三次后，令予唐家勒石永禁假冒，唐家奉示后将《奉完勒石永禁》的告示篆刻石碑（附图2-2），立于"一止斋"店堂门首。

1871年（清同治十年），县台大人苏勒赐"香芬至釜"匾额，同年，江南大主考又赐"济世利民"匾额，并立旗杆匾额以资识别。这些使"一正斋"声誉倍增，因此，"一正膏"在当时不仅是治疗疾病的药物，还常被作为馈赠礼品，甚至成为向皇家和王公大臣进贡之物。

唐守义八世孙唐萼楼1922年以其肖像为商标在当时农商部商标局登记注册

（附图 2-3）。此后，"一正膏"销量大增，还畅销海外，尤其在东南亚各地备受欢迎。因此，"一正膏"在国际上也早有声誉。

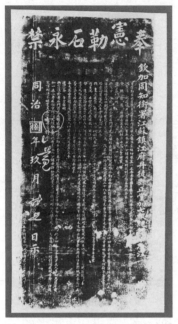

附图 2-2 《奉完勒石永禁》刻石

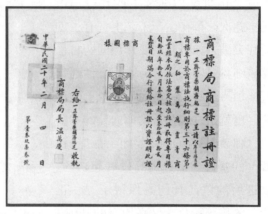

附图 2-3 "秘制万应灵膏"商标注册证

1956 年 7 月唐老一正斋药店实行公私合营改造（附图 2-4），在 1965 年与镇江国药总店成药加工厂合并组建镇江中药厂，保留主产品一正膏。

一正膏虽然疗效确切，但由于处方庞大（由 79 味药材组成），并且含部分紧缺药材，生产受到制约，不能满足人们的用药需求。为了继承和发展祖国宝贵的医学遗产，解决人们用药难，1966 年，镇江中药厂领导组织科技人员、老中医会同老药工对一正膏处方进行认真的分析、筛选、整理提高，筛去了部分功效重复、累叠的辅药，选用道地药材重新组方。而且由原方 79 味药材精简

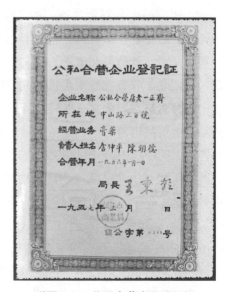

附图 2-4 公私合营企业登记证

到 46 味药材，并命名为"镇江膏药"（曾用名"四新膏药"），经过一年多的临床验证，多次座谈总结，专家组确认"镇江膏药"保持了"一正膏"的传统特色，又优越于"一正膏"的功能疗效，而且降低了生产成本，满足了市场需求，经镇江地区行政公署卫生处审核批准生产。

　　1972 年，镇江中药厂又对"镇江膏药"组方进行分析、筛选，由原来 46 味药材的组方精减到 25 味药材的新组方，通过近两年的临床验证，经上级主管部门批准后继续生产并行销市场。此次改革在生产工艺上又有了创新和突破，如将起主要作用的药材粉碎成细粉，以及将含芳香挥发性药味直接加入药脂中，从而使疗效更为显著。也就是说现在行销海内外的"金山"牌镇江膏药是在传统产品"一正膏"的基础上筛选提高发展起来的。改进后的镇江膏药既保留了"一正

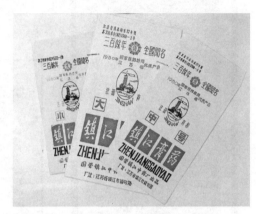

附图 2-5　"金山"牌镇江膏药 20 世纪 80 年代的产品包装

膏"的传统特色，又在原有的基础上增加了功能和疗效，获得广大患者的一致好评（附图 2-5）。

　　1974 年，香港《大公报》曾载文对本膏药做过介绍。1990 年 6 月 22 日，中央人民广播电台对台湾省广播，在经济信息栏目中，做了《古城镇江的金山牌膏药》的专题介绍。1991 年 3 月 18 日，《人民日报》（海外版）外贸信息栏中，刊登了《镇江膏药风靡南亚》的文章。1992 年 5 月，《名优特产品企业史·镇江篇·第四卷》收载文章对名优产品"镇江膏药"做了详细介绍。同年 10 月，通过中国外贸进出口公司，"镇江膏药"等 6 个产品在非洲加蓬共和国举办的中国药品展上展品销售一空，深受该国人民欢迎。此外，《江苏医药企业》1992 年第 3 期，《中药事业报》1992 年 6 月 17 日 3 版，《江苏健康报》在"百年老厂辉煌成就展"栏目中对"镇江膏药"均做了专题报道。1997 年镇江膏药被《中国老字号》丛书收录。2000 年又被《江苏医药管理》杂志刊登。

　　目前，"镇江膏药"是江苏七〇七天然制药有限公司的重点产品，该产品产量由 1966 年的 40 万张/年，发展到现在的 400 万张/年，最高年产量曾达 1200 万张。产品行销全国各地，香港和东南亚地区来函购者也甚多。

　　为贯彻落实吴仪前副总理提出的在中医药行业实施"名厂、名店、名药"

战略,《中国中医药报》记者专程采访了江苏七〇七天然制药有限公司董事长耿同全。2005 年 2 月 17 日,《中国中医药报》第 2293 期刊登《橘井香流四时春散作甘雨济世人——镇江膏药再展时代雄风》,对"金山"牌镇江膏药这一中华老字号名药再次进行报道。

"金山"牌镇江膏药在内外包装方面,继续保持了"一正膏"的传统特色,涂布上的图和字仍为白底红字(附图 2-6),黑药脂摊涂在红布裱皮上,圆整光亮,似黑宝石闪闪发光,既有和血作用,又给人以吉祥如意的感觉(附图 2-7)。

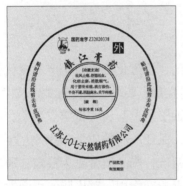

附图 2-6 "金山"牌镇江膏药涂布图文

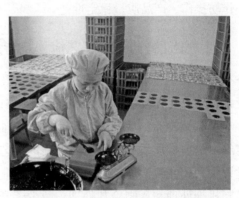

附图 2-7 "金山"牌镇江膏药摊涂

同时,每张镇江膏药均附有说明书和相应人体穴位图,提示患者按穴位贴敷。此外,膏药还有软化点适宜、布皮经久不霉变、药脂经久不老化等特点。

"金山"牌镇江膏药 1980 年获江苏省优质产品、江苏省著名商标和国家对外贸易部《出口产品荣誉证书》,同年又获国家医药管理总局优质产品称号;1985 年、1990 年先后获得国家医药管理局(现国家中医药管理局)优质产品殊荣(部优);1989 年获全国首届中成药健康杯优秀奖;1999—2007 年,入选镇江市名牌产品;2008 年 12 月,被江苏省名牌战略推进委员会命名为"江苏名牌产品";2008 年,被江苏省科技厅命名为"江苏省高新技术产品";2018、2019 年,"金山"牌镇江膏药制作技艺先后被镇江国家高新区、镇江市,以及江苏省商务厅认定为"非物质文化遗产""江苏老字号"。

三、传统生产工艺

1. 传统的膏药生产工艺流程

(1)备料、炉灶。

(2)炸药材炼油。在敞口锅中加入植物油和药材,加热到一定温度后成为熟油，冷却，备用。

（3）下丹化合。敞口锅中加入熟油并加热到 150 ～ 160℃后下丹搅拌，继续加热到 300℃左右，熄火。

（4）去火毒、摊涂、包装。

2. 传统工艺的缺陷与不足 由于使用敞口锅，在炸药材炼油和下丹化合这两个工序生产时会产生大量浓烟，因红丹有毒，一是会危害操作人员的健康；二是会对生产环境、周边生活环境产生非常大的污染；三是生产量小，基本为小作坊操作，产品质量稳定性差。

四、镇江膏药生产工艺流程及特点

1. 独特的膏药生产设备 采用现代化全密闭、管道化流水线生产的现代化设备，生产中有着独特的工艺技术和严格的质量控制点要求，是专有关键技术。

2. 采用专有的生产工艺 确定植物油的榨油工艺参数，实行定点采购；制定红丹的内控质量标准；经过严格的工艺验证，保证产品的质量和疗效；生产过程中采用在线温度控制，对温度的控制更为精准，产品质量更为稳定；通过强制排烟处理和急剧冷却处理，减少了膏药火毒的副作用，对皮肤的刺激性大大减少，提高了患者使用"金山"牌镇江膏药的依从性和信任感（附图 2-8）。

3. 通过增加控制软化点的方法保证产品质量 镇江膏药以软化点作为企业内控标准，膏药肉油润细腻，乌黑光亮，老嫩适中，保证了膏药的质量稳定可靠。

4. 裱褙材料保持传统技术 采用红布白纸作为裱褙材料，保持了传统的习惯，经过特有的处理方法保持裱褙材料经久不霉变、药膏不老化。

5. 废气处理排放符合环保要求 炸药材炼油和下丹化合均采用现代化全密闭、管道化流水线生产设备，生产过程中产生的非甲烷总烃废气经集风罩收集后由高压放电分离器进行预处理，再通过水洗喷淋后进入配套的一级活性炭吸附器处理，最后通过 15m 高的排气烟囱集中排空。通过生产设施的改进，很好地保护了操作人员的身体健康和生态环境，符合国家清洁生产验收要求。

6. 质量标准进一步提高 质量控制在现有的法定标准和软化点内控标准（原药材的质量控制和炼油、下丹化合质量控制）的基础上，又进行了质量标准的研究和提高，增加了草乌、土鳖虫、蜈蚣的显微鉴别，增加了冰片和薄荷脑的薄层鉴别及乌头碱的检查，使镇江膏药质量控制达到了更高的水平。

7. 生产工艺流程简图（附图 2-8）

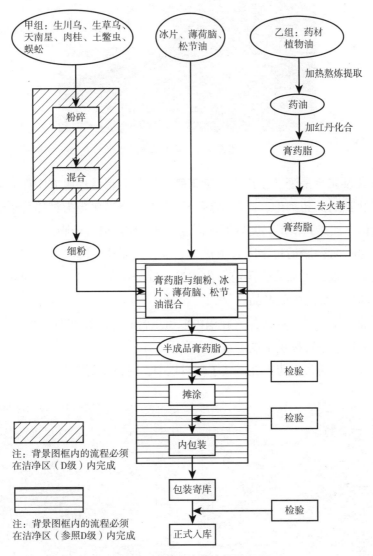

附图 2-8　镇江膏药工艺流程图

五、单元操作

1. 裱布　裱布是镇江膏药内包材生产中的第一道工序，在红布表面均匀涂刷糨糊，将白纸裱于红布上，经烘干而成（附图 2-9）。

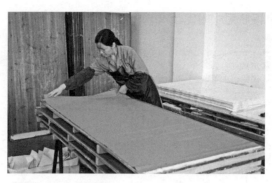

附图 2-9　裱布工序

2. 炸药及化合是膏药生产之关键工序　炸药为将膏药组方中部分药材放置于盛放植物油的炸药锅中，高温加热，称之为炸药。化合为将炸药形成的药油泵入化合锅，加热到指定温度后下丹，经化合反应形成膏药脂。

3. 混合　膏药脂通过密闭管道输送到混合保温罐，降温到指定温度，输入冷水进行去火毒，再加入膏药组方中的另一部分中药细粉，充分混合均匀，制成镇江膏药摊涂前的中间产品。

4. 摊涂　手工操作摊涂棒，在锅内取适量膏脂摊涂在红布中心，膏药圆整，无飞边、缺口，进行称重至规定重量（附图 2-10）。

5. 内包　将两张膏药折叠，装于塑料袋中，封口（附图 2-11）。

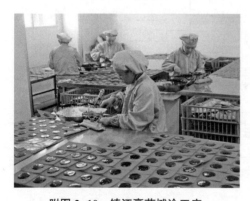

附图 2-10　镇江膏药摊涂工序

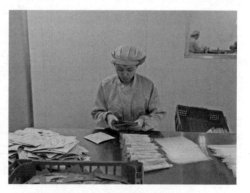

附图 2-11　镇江膏药内包工序

六、制作主要原料与设备器具

1. 处方组成　膏药肉（乌梢蛇、羌活、防风、芥子、独活、当归、醉仙桃、血余、马钱子、麻黄、巴豆、白芷、红花、三棱、桃仁、蜣螂虫）、细粉（生川乌、生草乌、天南星、肉桂、土鳖虫、蜈蚣）、冰片、薄荷脑、松节油。

2. 主要生产设备 见附表 2-1。

附表 2-1 主要生产设备一览表

序号		名称	规格型号
膏药车间	1	万能粉碎机	F-20B
	2	干颗粒混合机	V-180 型
	3	炸药罐	φ1200×2000
	4	化合锅	φ1200×2000
	5	混合保温罐	HHG1200
	6	生油立式储罐	4 立方米
	7	药油卧式储罐	1 立方米
	8	自动塑料袋薄膜封口机	FRB-770
	9	标示机	1
	10	热收缩包装机	FT-5143
公用工程设备	1	纯化水制备系统	6t/h、二级反渗透法
	2	纯化水罐	V-6000L、φ2100*2900
	3	纯化水过滤器	PDA-10
	4	纯化水泵	CHI8-40
	5	燃气锅炉	6t/h
	6	废水处理系统	—
	7	废气处理系统	—
	8	空气净化系统	—

七、主要特征

镇江膏药传承并创新"一正膏"的配方、工艺技术、制造技术和关键工序中的设施和参数，2004 年黑膏药生产线通过 GMP 认证，产品质量控制进一步提升，继续保持 350 多年以来的优质膏药历史，使镇江膏药拥有市场第一的品牌影响力和全国黑膏药龙头生产企业称号。

1. 独特生产装置，膏药火毒大大下降，对皮肤的刺激性减少 镇江膏药是既传承了 350 多年悠久而璀璨的历史文化，又采用现代化全密闭、管道化流水线生产的现代产品，炸药装置、化合装置、保温混合装置是镇江膏药生产中的关键设备。

生产将此过程分为三个程序：炸药炼油过程、化合过程、加入药粉混合保温过程。炸药炼油、化合和药粉加入搅拌装置均为密闭设备，火毒无法进入膏药脂中，因此，镇江膏药在使用中对皮肤的刺激性非常小。

2. 炸药炼油、化合温度参数可以控制，产品质量稳定

（1）炸药：将16味药材置提炼锅中，每料加入植物油，密闭。当锅内温度达（100+a）℃时，将盖口上的排空阀关闭，继续加温至锅内温度达（190+b）℃，熄火，冷却。待锅内温度降至（150+c）℃以下，出药油。

（2）化合：将药油置化合锅内，加温，当化合锅内温度达（135+d）℃时，从加料口加入红丹，关闭加料口，继续加温，化合反应至锅内温度达A℃时，熄火，保温一段时间，取样，检测软化点为B℃时，出膏脂。

（3）以上每一个温度都采用双金属温度计在特定的固定位置进行温度监测，到了工序控制温度时就进行下道工序的生产。而其他生产厂家因使用的原始装置，温度无法有效控制，导致质量不稳定，外观达不到镇江膏药光亮圆润的效果，主要是其加入的红丹在温度、时间控制上随机性大，不能充分化合而形成高质量药膏。

3. 混合保温罐装置独特，确保药粉在特定温度下搅拌均匀

（1）混合罐为带夹层和搅拌桨的密闭容器，锅夹层注入冷水循环冷却，待锅内膏药脂温度低于C℃时，加入甲组细粉及冰片、薄荷脑、松节油，搅拌，待膏药脂温度低于D℃以下时，出罐，摊涂。

（2）其独特的是夹层内既可以通冷却水对高温膏药脂降温，也可以通入蒸汽进行加热，可以恒定保温锅内的温度，使药粉在恒温下搅拌均匀，通过水的降温和蒸汽加热，使得镇江膏药的温和、润滑特点相当突出，克服了冰片、薄荷脑在高温、敞开状况下挥发的现象。所以镇江膏药质量外观受到患者的好评，市场份额第一。

4. 软化点控制，确保镇江膏药硬而不脆、黏而不滑、圆润光亮 软化点是镇江膏药质量控制中的关键参数，也是镇江膏药质量特性的内部控制参数。其数值因植物油、红丹、下丹温度、化合温度、化合时间等变化而变化。在多变量中能稳定控制软化点数值，是镇江膏药生产工艺多年验证的结果和镇江膏药独特的质量特性。

八、重要价值

1. 历史价值 黑膏药是我国中药的传统剂型之一，距今已有 1600 多年的应用历史。具有 350 多年历史的镇江膏药的传承与发展将为我国传统中医药文化的赓续及膏药技艺的发展做出贡献。

2. 文化价值 金山®镇江膏药制作技艺已获得"镇江市非物质文化遗产"荣誉称号。按照时序，将继续申报省级及国家级"非遗"名录。

3. 医学价值 镇江膏药载药量大，药效时间长，具有祛风止痛、舒筋活血、化痞去瘀、消郁顺气功能，具有治疗筋骨疼痛、跌打损伤、半身不遂、四肢麻木、关节疼痛的作用，还可以作为治疗性基质载体，添加各种有效成分后扩展患者病证治疗范围，打造"辨证论治，一人一方"的中医特色治疗。

（1）创建"镇江膏药 +"中医药祛痛特色疗法体系：以贴敷镇江膏药为基础，采用包括针灸、推拿、牵引、复位、食疗、理疗、康复、内服外用中药产品（或组合产品）等中医传统疗法，针对颈、肩、腰、腿痛，以及骨伤等病证进行中医药特色治疗。

（2）"镇江膏药 +X+Y"：以杨氏祖传秘方与镇江膏药为一体的内外治疗法，以穴位贴敷的方式，辅以中医手法，具有内病外治、外病内治、内外兼施为特点的中医骨病特色疗法。针对颈肩疼痛、腰腿疼痛、半月板损伤（膝关节退行性变）、风湿性关节炎及类风湿关节炎、强直性脊柱炎、股骨头坏死、胸腰椎管狭窄症等共 7 类 28 种组合套餐。经多年临床研究，不完全统计 3784 病例，总有效率达 98.4%。

（3）"镇江膏药 + 袁氏疗法"：袁氏祖传治疗各种骨折、脱位的特色疗法，针对各种跌打损伤、肩周炎、颈肩腰腿痛、关节病等，依托镇江膏药，辅以其他疼痛骨伤类系列产品、中医手法，自成一派，目前已发展到第五代传人。

（4）"镇江膏药 +Z"：外贴治疗肋软骨炎，总有效率 97.5%。

（5）"镇江膏药 +A"：外贴治疗膝关节滑膜炎，总有效率 91.3%。

（6）"镇江膏药 +B"：外贴压痛点治疗风湿病，疗效确切，效果明显。

（7）"镇江膏药 +C"：外贴治疗全身各部位局限性急性疼痛。

4. 社会价值 促进中医药产业集约化发展、资源共享，为医院制剂提供服务平台。作为中医药高等院校实习基地与教学基地、中医药文化传承发展培训基地。

九、濒危状况

1. 尽管镇江膏药从传承一正膏原方79味药材到精简至46味药材，直至精简至目前的25味药材，仍然有部分药材越来越难购到，如植物药马钱子进口渠道有特殊管理，部分动物药如乌梢蛇已列为国家野生动物管控品种。为此，我们呼吁扩大种植业、养殖业来提供替代药材。

2. 虽然黑膏药疗效显著，但由于使用不便、易移位、易污染衣物、不易清洁等缺陷，这一疗效显著的"非遗"产品不太受年轻人群青睐，其传统技艺的传承和保护面临着种种危机，为此有些制药公司已经研发出新型裱褙材料和清洁方法，让更多的病患重拾对黑膏药使用的信心。

十、制剂传承与发展

以具有350多年历史的中药瑰宝"镇江膏药"为模型药，引进成果和专利，着力解决长期困扰中药凝胶剂产业化的重大难题，形成基质、制备工艺、质量评价、工艺装备关键技术共性平台，研发"镇江巴布膏"为首的治疗多种病证的系列中药凝胶剂产品。经国家食品药品监督管理总局评审，获药物临床试验批件，目前处于临床试验阶段。项目达产后，公司将形成外用膏药"镇江膏药、镇江橡胶膏、镇江巴布膏""三代同堂"之势，市场前景广阔。在中药巴布剂（现名凝胶膏剂）的研发过程中，组建了"江苏省中药巴布剂工程技术研究中心"，拥有巴布剂生产车间和生产许可证的巴布剂研发平台，并获得关于巴布剂基质技术发明的多项专利授权。

十一、膏药传承及保护建议

1. 挖掘中医药千年沉淀中的精华，对镇江膏药传统制剂生产设备设施（炸油、化合、混合、摊涂）模块化、智能化、数字化、管道化、一体化的研制，增加专项经费扶持。将中药瑰宝百年镇江膏药优先列入国家基本药物目录、国家医保药品目录，造福患者。

2. 加强环境保护。镇江膏药生产中含非甲烷总烃和油烟尾气，虽然经过高压放电、活性炭吸附及喷淋吸收处理，经高空排放达标，但仍需依靠政府环保专项资金支持，对尾气处理工艺及设备设施进一步改进和提高，力争尾气排放达到无味、无色的更高标准。

3.加强植物油、红丹物性变化对膏药质量控制影响的研究。植物油的种子的变化、压榨工艺不同都会对植物油的成分产生影响；不同生产工艺生产出的红丹对其不同成分的含量、细度也会产生影响。这些因素均会影响膏药质量，出现硬而脆、软而滑或硬而不黏等现象。因此需进一步加大对上述因素变化而影响膏药质量的研究，在植物油配比、红丹量、化合锅体积、加热面积、燃烧区设置、燃气流量、单位时间内热量吸收、单位时间内温升控制、搅拌方式等方面探索，保证镇江膏药的传承和发扬。

4.加快中药传统制剂知识产权保护及其他制度层面的保护，如完善中药品种保护制度。坚持保护中医药传统知识的宗旨，以保护来促进中医药资源可持续利用，让传统中医药知识得到传承保护、合理开发和安全利用。对具有核心价值的中药复方、传统制剂品种进行专利保护，防止老祖宗留下的"药方"流向国外。

5.鼓励中医理论指导的现代化中药制剂，实现传统与现代的融合，并用中医药特点来制定中药制剂标准。

（耿同全，朱文英，成吉民，陈夏娟）

第三章　祖师麻膏药

一、简介

铁拐李牌祖师麻膏药是具有 300 多年传承历史的一种传统黑膏药产品，其功能主治为"祛风除湿、活血止痛。用于风寒湿痹、瘀血痹阻经脉。症见：肢体关节肿痛、畏寒肢冷，局部肿胀有硬结或瘀斑。"该产品于 1985 年、1990 年先后荣获甘肃省优质产品称号和中国妇女儿童用品 40 年博览会铜奖，1997 年被列为国家第一批中药保护品种。曾伴随 1990 年国际南极考察队横穿南极，声名远播海外。祖师麻膏药是传统膏药传承与创新的典范，因其传承历史悠久、临床疗效确切被列为《第四批甘肃省非物质文化遗产传统医药类代表性项目》，并于 2019 年申报 "第五批国家级非物质文化遗产传统医药类代表性项目"。

铁拐李牌祖师麻膏药是 20 世纪 70 年代在凉州武威膏药（万应膏药）的配方和熬制工艺基础上，辅以高原祖师麻药材提取物创制的特色黑膏药产品，分大（10g）、中（7g）、小（2.5g）三种规格。自 20 世纪 70 年代开始生产，至今已近 50 年。万应膏药的生产历史更为久远，可追溯至 300 多年前。据武威文史资料记载，万应膏药创制者为明末安徽淮江县人王日兴，约于明亡之际定居武威。在凉州城内东大街开设万寿堂药铺，行医售药，熬制万应膏药。直至 1957 年公私合营，王氏万应膏药生产历经 300 多年未曾中断。因其治疗疾病范围广，而且疗效极为显著，深受国人欢迎，慕名购药者络绎不绝。一首流传很广的民谣："烧炉炼丹妄用功，神仙难医关节痛。蓬莱瑶池无妙法，良药原在凉州城。"赞美的就是王氏万应膏药的奇特疗效。由此可见当地百姓对这一传统膏药的信赖和推崇的程度。

铁拐李牌祖师麻膏药是武威膏药（万应膏药）传承、延续和创新的结晶，是中华中医药宝库中的瑰宝。自 20 世纪 70 年代生产至今，该膏药早已名扬全国，是武威极具特色和影响力的产品之一。后经甘肃泰康制药有限责任公司不断改善生产条件，提升产品质量，拓宽销售渠道，使该产品行销全国及东南亚地区，销量大幅上升，迄近年销售额已过亿元。甘肃泰康制药在对祖师麻膏药传统生产工艺进行传承的同时，不断进行质量提升及多中心临床研究工作，在继承传统工艺的基础上进行生产装备的改进提升工作，使产品质量稳定提高，产品疗效和安全性得以保证。该产品已列入《国家基本医疗保险、工伤保险和生育保险药品目录》；2017 年被中华中医药学会列入《类风湿关节炎病证结合诊疗指南》；2018 年被收录入世界中医药学会联合会风湿病专业联合会、中华中医药学会风湿病分会等主编的《中成药临床应用指南·风湿病分册》6 个病种的推荐用药；2019 年被中华中医药学会列入《骨关节炎病证结合诊疗指南》推荐外用药；于 2018 年 3 月荣获 "3·15 中医药国家金名片奖"。

二、历史渊源

中国传统膏药的历史可上溯至秦汉时期，距今已有两千多年。成书于秦汉时期的《黄帝内经》《难经》等古典医学著作中都有关于膏药制备和治疗应用方面的记载。如《灵枢经》中对痈疽的治疗有 "发于腋下，赤坚者名曰米疽，治之以砭石，欲细而长，疏砭之，涂以豕膏，六日已，勿裹之" 的详细记载，可见秦汉时期已采用猪油膏治疗疾病，已形成膏药的雏形。

1972 年 11 月在武威旱滩坡汉墓中出土的武威汉代医简，是我国迄今为止发现的记载有 "膏药" 方剂最早的医学原始著作。武威汉代医简中记载有 "治百病膏药方""治千金膏药方""治妇人膏药方"。各膏药方中详细描述具体制法、应用病证及使用方法。表明早在汉代武威医家就创制了不同的膏药，并广泛应用于患者，为我国膏药起源的考证提供了确切有力的证据。

黑膏药的出现与黄丹有着密切的关系。西晋的《崔化方》中有乌膏的记载，其制法为"先空煎油三分减一，停待冷，次内黄丹，更上火缓煎，又三分减一，又停待冷，次下薰陆香一钱，不冷即恐溢沸出。煎候香消尽，次下松脂及蜡，看膏稍稠，即以点铁物上试之，斟酌硬软适中，乃罢。"按其制法，与现在黑膏药制备工艺极为相似，表明自西晋起含有铅丹的黑膏药已开始兴起。东晋葛洪所著《抱朴子内篇》里也记载了不少有关铅丹制剂及油膏剂的制法。

唐宋及明清各代医药典籍均有各种膏药方剂及制法的记载，武威膏药（万应膏药）便是这杏林药苑里的一朵奇葩。

据武威文史记载，万应膏药创制者王日兴生于明代天启二年（1622年），安徽淮江县人。约于明亡之际定居武威。王氏精熟《本草纲目》，擅长外科，为当时武威名医。他结合自己多年的临床实践熬制膏药，定名"万应膏"。其功效能化腐生肌、消肿止痛。可治疗偏正头风、心气疼痛、小肠疝气、跌打损伤、无名肿毒、瘰疬、疮疡、冻疮等症。"万应膏"处方原料及制备工艺独特，下丹火候掌握、搅和技艺及祛火毒工艺均有诸多秘籍。主要原料为胡麻油、红丹、银粉、银底等。熬炼时用大铁锅一口，倾注胡麻油于锅内，以木材作燃料，置锅于火上，用不同火候煎油、下丹、熬制。同时用桃木或柳木枝条搅和，熬至滴水成珠为度。将烟出净，待冷后，再倒在备好的石板上放置一定时间去火毒即成。王氏家族为保住祖传膏药秘方及制作绝技，代代严格恪守"父传子、传媳不传女"的家训和"制药医病，济贫扶危，不置田产，不存钱财，敛财者驱逐出堂"的家规，外人无从获取万应膏药的任何秘密，使得膏药制作技艺在王氏家族世代相传。

王日兴之孙王良士继承祖业，为清代雍正年间武威的名医，曾任凉州府医官。他在祖父王日兴创制的万应膏的基础上，辅以名贵中药虎骨（现已禁用）、麝香、血竭及其他中药共32味，制成"虎骨狗皮膏"；辅以虎骨、麝香、信石、朝脑等中药共37味，制成"风湿关节膏"；辅以麝香、硫黄、木鳖子、白胡椒4味药制成"小儿寒疝膏"。王良士到中年时，回淮江省亲，在返回武威时从淮江带回琉璃蛤蟆一只，置于铺首，后为防止王氏膏药被假冒，在膏药背面盖有"左青蟾、右蛤蟆、口吐气泡、对视坐立于清泉之上"的商标图案。后来国人即将上述膏药统称为"凉州王蛤蟆膏药"。其中万应膏药、风湿关节膏药被《甘肃省药品标准（1978年版）》收载。

王氏膏药产业经营了300多年而没有衰败，靠的是过硬的产品质量和严格的保密措施。王氏膏药为保证质量，每年只熬制两万张，市场供不应求。慕名购药者中，上有钦差大臣，下有黎民百姓。第十世达赖喇嘛也曾在"万寿堂"求医用药，并赠以"医林硕望"匾额。

万应膏药至王德寿（字仁山）已传承十六代。1927年王德寿病故，由其遗孀任玉珍、任玉兰、韵善年扶持其子王福泉、王金泉、王生泉三兄弟经营。1947年王福泉病故后，由王金泉掌管膏药生产。

1957年，在党的政策感召下，王氏兄弟和其母亲韵善年积极参加了公私合营，300多年历史的"万寿堂"药店并入了国营的"武威药材分公司"。王金泉任武威药材分公司门市部主任，并当选武威县政协委员。同年，在甘肃省中医药工作会议上，王氏兄弟将祖传膏药秘方及制作工艺献出，由当时武威药材分公司中药加工厂生产。至1970年，在中药加工厂的基础上成立了武威制药厂。后经武威制药厂技术人员联合省内药学科研人员，在武威膏药（万应膏药）的基础上辅以祖师麻提取物，创制了祖师麻膏药产品，并持续生产至今。王氏创制的其他膏药因各种原因自1970年后再未生产，因此，祖师麻膏药便是武威膏药的唯一传承和延续。武威制药厂2005年通过企业改制后更名为"甘肃泰康制药有限责任公司"。2009年北京久朝医药投资有限公司全资收购甘肃泰康制药有限责任公司，调整企业发展战略，聚焦传统医药的全产业链和国际化目标，将振兴祖师麻膏药作为企业最重要的战略目标，并围绕这一目标进行传承、保护和提高等诸多工作。

三、传统生产工艺

1. 底膏（武威膏药）的制备

（1）物料的加工处理：将密陀僧、铅粉分别制成规定细度的粉末；将红丹进行适当干燥。

（2）炼膏：按处方量取胡麻油，置锅内加热至沸，后按规定火力大小熬炼规定时间，将红丹、密陀僧、铅粉分别按处方量称量并混合均匀，按规定速度加入油锅内，不断搅拌，加热熬炼。炼至滴水成珠时停止加热，离火收膏，搅拌使之油烟充分排尽。

（3）去火毒：待炼制好的膏料油烟充分排除干净，降温至规定温度后，倾倒于去火毒池中，待晾凉后，加水并不间断排水，去除膏料火毒。

2. 熔膏混合　　按处方量将经去火毒后已凝固的膏料，置锅内用文火熔化，将处方量祖师麻干膏粉分次加入膏料中，并不断搅拌均匀。

3. 摊膏成型　将加入祖师麻干膏粉的膏料混合均匀后，按祖师麻膏药规格要求准确称量并摊涂于被衬胶布上，加盖硅油纸盖衬，置成型机中热压成圆形后，晾凉即可。

4. 包装　将摊膏成型后的合格祖师麻膏药装袋、装盒、装箱后入库。

祖师麻膏药生产工艺流程见下图（附图 3-1）。

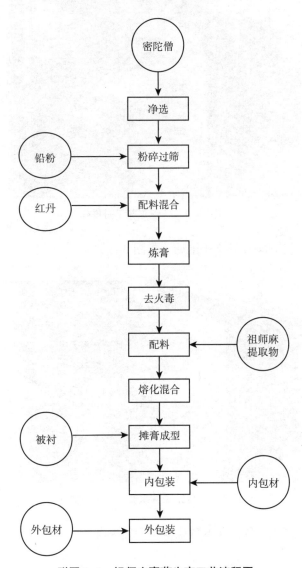

附图 3-1　祖师麻膏药生产工艺流程图

四、生产单元操作

1.底膏炼制。

（1）传统工艺下丹操作（附图3-2）。

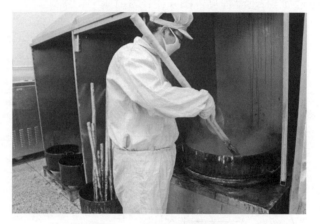

附图 3-2　传统工艺下丹操作

（2）传统工艺炼膏人工搅拌排烟（附图3-3）。

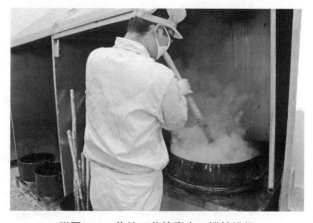

附图 3-3　传统工艺炼膏人工搅拌排烟

（3）智能化炼膏设备自动下丹炼膏（附图3-4）。

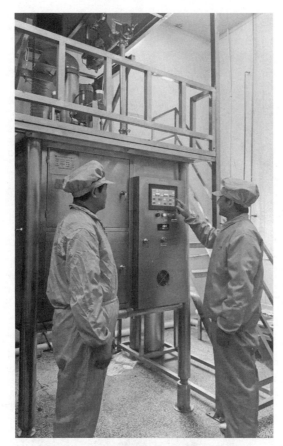

附图 3-4　智能化炼膏设备自动下丹炼膏

2. 熬制的底膏离火搅拌排烟（附图 3-5）。

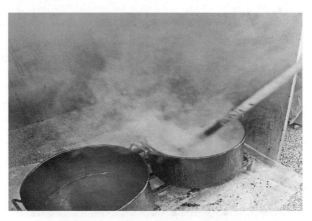

附图 3-5　熬制的底膏离火搅拌排烟

3. 底膏倾倒入池，待晾凉后加水去火毒（附图 3-6）。

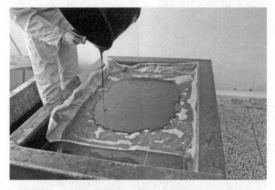

附图 3-6　底膏倾倒入池，待凉后加水去火毒

4. 底膏熔化后与祖师麻干膏粉混合（附图 3-7）。

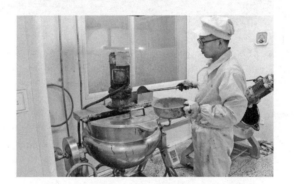

附图 3-7　底膏熔化后与祖师麻干膏粉混合

5. 膏药摊涂（附图 3-8）。

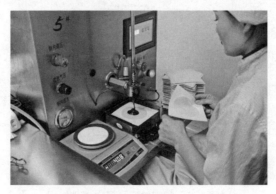

附图 3-8　膏药摊涂

6. 封口包装（附图 3–9）。

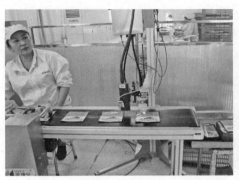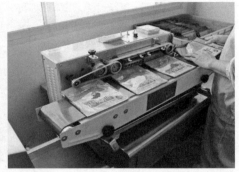

附图 3–9　封口包装

五、主要原料

1. 祖师麻药材（附图 3–10）。

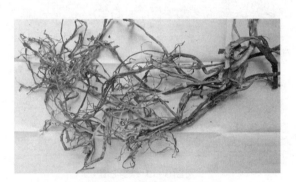

附图 3–10　祖师麻药材

2. 胡麻油（要求澄清，附图 3–11）。

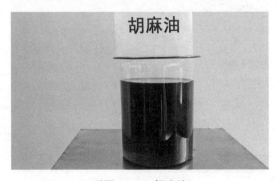

附图 3–11　胡麻油

3. 红丹（要求干燥，细度符合要求，附图 3-12 ）。

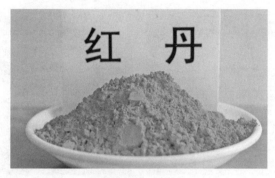

附图 **3-12** 红丹

4. 密陀僧（要求细度符合要求，附图 3-13 ）。

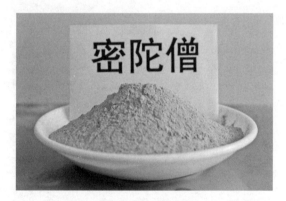

附图 **3-13** 密陀僧

5. 铅粉（要求细度符合要求，附图 3-14 ）。

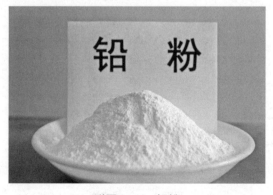

附图 **3-14** 铅粉

六、质量控制与检验

祖师麻膏药的质量控制与检验主要包括原药材、辅料、底膏和成品的质量控制标准、控制方式、检测方法，包含传统质量控制标准及方法和现代质量控制标准及方法，实现对产品生产全过程的质量控制。

1. 原药材及辅料的质量控制 祖师麻膏药生产用原药材主要包括中药材祖师麻、红丹、密陀僧、铅粉，生产用辅料主要包括胡麻油、背衬胶贴。对原药材及辅料均根据法定标准制定了企业内控标准，并对采购的每一批次原药材及辅料进行严格的质量检验，合格后方可用于生产。

2. 底膏的质量控制标准和方法 对于膏药底膏的质量控制，目前各版药典和其他国家药品标准均未制定统一的质量控制标准，在炼膏生产过程中主要根据传统的炼膏质量控制方法进行质量控制。根据祖师麻膏药传承的工艺和质量控制要点，对祖师麻膏药底膏炼制过程的质量控制方法及标准总结如下。

（1）观烟气：炼膏生产过程中观察烟气由青色变为白色羊毛状烟气，即可判断膏药炼制完成。

（2）滴水试：蘸取底膏滴入水中，"滴水成珠"，不粘手；滴水后膏药色泽均一，发黑，无红斑，则表明底膏炼制反应完全，质量符合要求。

（3）看亮度：查看"滴水成珠"的膏药细腻、有光泽，则符合要求。

（4）摸软硬：将膏药滴入水中并凉透后用拇指和食指揉捏，硬度适中，有顶指感，则符合要求。

（5）试扯丝：膏药放凉后缓慢牵扯可拉丝，有韧性，则符合要求。

（6）闻气味：膏药入水去火毒后，闻之味清香，无呛鼻的烟气，则表明膏药中烟气排除干净，去火毒效果好。

（7）检测软化点：根据现行药典制剂通则，制定了底膏的软化点控制标准，并对每一锅次底膏进行检测，以确保成品软化点质量指标符合规定。

祖师麻膏药炼制生产目前已采用企业自主研发的膏药自动化炼制设备进行炼膏。炼膏过程中下丹温度、下丹速度、下丹时间、炼制温度、炼膏时间等工艺参数均可进行设定并自动控制，较膏药传统生产方式有很大提升，不同锅次间底膏质量的差异显著缩小。目前企业正在研究采用新的智能化在线质量控制方法进行底膏质量控制，以确保每锅次底膏在出锅前质量达标。

3. 成品的质量控制标准和方法 祖师麻膏药成品质量控制标准最早为甘肃省药品标准，该标准简单，仅有性状、鉴别和检查项，无含量测定等定量检测指标和方法。后进行药品质量标准地标升国标研究工作，增加了"浸出物"测定项，被收载于部颁标准。后又进行了祖师麻膏药药品标准提升研究工作，除对原标准鉴别项进行了修订外，还采用高效液相色谱法进行了产品中主要指标性成分祖师麻甲素的含量测定，并建立了本产品祖师麻甲素含量测定方法和限度指标。修订后新的祖师麻膏药国家药品质量标准于 2016 年 11 月 18 日由国家食品药品监督管理总局发布实施，为国内第一个建立含量测定项目的传统膏药品种国家药品质量标准，为传统膏药质量控制提供了有益的借鉴作用。

七、传承谱系

王日兴（明代天启二年）→其孙：王良士（清雍正年间）→（其间不详）………→十六世王德寿→十七世王福泉→中华人民共和国成立后：十七世王金泉、王生泉→甘肃省武威制药厂→甘肃武威制药有限责任公司→甘肃泰康制药有限责任公司。

八、主要特征

铁拐李牌凉州祖师麻膏药是中国传统医药的瑰宝，有 300 多年传承历史，其主要特征在于其配方及生产工艺独特：采用西北特产胡麻油，秉承凉州膏药的传统生产工艺进行生产；膏药熬制过程中关键工艺需要精准控制，主要依赖熬膏师傅娴熟的技艺；在武威膏药基础上辅以特色中药祖师麻提取物（干膏粉），使祖师麻膏药具有祛风除湿、活血止痛的确切疗效，使用方便、安全；已建立科学完善的国家药品质量标准，能够进行规模化生产；具有深厚的临床应用积淀和广泛的市场基础。

九、重要价值

1. 学术价值　祖师麻膏药独特的配方及制作方法，继承并发展了黑膏药的生产方法和应用范围，尤其完整地再现了凉州膏药生产的传统工艺，为祖国传统医药制剂的传承和发展树立了榜样，具有很好的借鉴作用。

2. 医疗价值　祖师麻膏药具有祛风除湿，活血止痛之功效，是武威膏药之化腐生肌、消肿止痛功效与祖师麻祛风、活血、止痛功效的有机结合，对风湿、类风湿病症及各种关节疼痛疗效显著。

（毛著鸿，王家强）

第四章 余良卿鲫鱼膏药制作技艺

一、简介

余良卿膏药原名"鲫鱼膏药",自问世至今约有三百多年的历史。因疗效显著、物美价廉一直深受广大使用者的青睐,被誉为安徽"三珍"之一。

余良卿膏药的创始人余性亭,于清代乾隆四年(1739年)开设余良卿号膏药店,以制售黑膏药见长。因膏药疗效卓著,当年在安庆民间流传着"铁拐李下凡,神仙赐偏方"的传说。

1953年,"鲫鱼膏药"改名为"余良卿膏药",并建厂开始批量生产,发展至今。

余良卿膏药是有着"中华老字号"美誉的"余良卿号"历史最悠久的产品。由于历代余良卿人秉承"精工良药,福泽百姓"的宗旨,精心创业,使余良卿招牌历百余年而不衰。在医药飞速发展的今天,余良卿膏药依旧保持着它自身的产品特色,以深厚的文化底蕴和质朴无华的"药品"成为医药市场不可或缺的一剂良方。

经过近一个世纪的传承与发展,今天,在安庆中医药行业,"中华老字号"的美誉唯"余良卿号"首屈一指,余良卿膏药也早已成为安庆传统中药的代名词,是安庆人民共同的宝贵财富,是极具传承价值的历史文化遗产。

由于受现代医药技术和市场经济的冲击,余良卿膏药制作工艺后继乏人,面临传承链断裂的危险,急需保护。

二、历史渊源

膏药,是中药五大剂型——丸、散、膏、丹、汤之一,古称薄贴。早在《山海经》中就记载了羝羊脂,用于涂搽皮肤以防皲裂,可以说是最原始的膏药。在战国秦汉时期出现的医学文献《黄帝内经》《神农本草经》《难经》等著作中都有关于膏药的记载,这时的膏药,是猪脂膏之类的软膏。魏晋时期炼丹术盛行,黑膏药(附图4-1)已经出现。唐宋时黑膏药的制备逐渐完善,得到广泛使用。明清时已经成为普遍的用药之一。

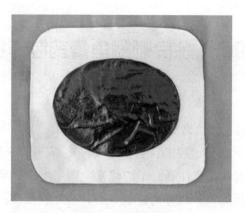

附图 4-1 传统贴膏

清代乾隆四年（1739 年），余氏先人创建"余良卿号。"清代咸丰五年（1855 年），余性亭（附图4-2）在城内大南门正街 16 号，正式开设余良卿号膏药店，家店不分，自制自销黑膏药。因膏药疗效卓著，得到老百姓的广泛赞誉，在民间有很多广为流传的传说，其中最有名的当属"铁拐李赐仙方"。

相传，八仙之一的药仙铁拐李精专于药理，擅炼丹制药普救众生，深得百姓拥戴，被奉为"药王"。一日云游来到宜城，化为烂脚跛行的乞丐来到余家医腿，不仅得到了热情的接待和精心医治，还留宿了一个多月。铁拐李被余家济世惜贫、讲求医德的精神所

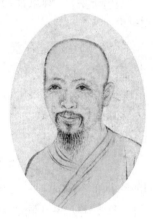

附图 4-2 余性亭画像

感动，遂留下鲜荷叶一张，活鲫鱼一尾，嘱咐店家投入药锅，熬制膏药，言罢，化作一缕青烟飘然离去（附图4-3）。得到神恩仙赐，余家感恩戴德，遂将膏药取名为"鲫鱼膏药"。自此，"余良卿号"声名鹊起。

这个传说被载入了《安庆志》，书中记载"八仙铁拐李下凡，送仙丹（鲫鱼）来熬药，凡患无名肿毒，各种痈疽，一贴即愈"。传说还漂洋过海，进入了美国国会图书馆的藏书中。

初创时期，余良卿号只有一家三口经营店面，全部资金只能买四五斤麻油和两斤水粉（最初的原料），但余家一直坚守良好的经营作风：挑选原料认真，不用次货、陈货，不管生意好坏，膏药质量、规格大小等、始终如一。因膏药质优价廉，是当时普通百姓家的常备药品，得到了安庆坊间的广泛赞誉。余良卿号渐渐发展成小有规模的商号。

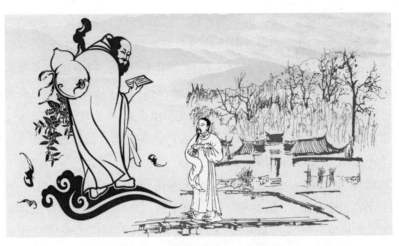

附图 4-3　铁拐李赐仙方故事画作

余性亭去世较早，去世后其妻余翁氏带领全家继续经营。约在 1860 年前后，开始雇用工人。

余鹤笙（余氏第五代掌门人）（1866—1918）是余良卿历史上功勋卓著者，其后人曾将其肖像作为注册商标（附图 4-4）以示纪念。余鹤笙年少时随父母出售膏药，1884 年接管膏药店，在他管理店铺期间，余良卿膏药的质量得到了显著提高。

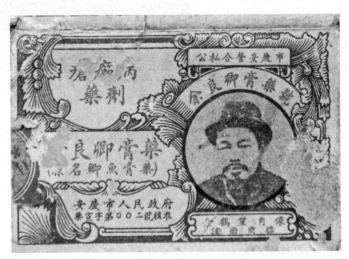

附图 4-4　1952 年余良卿号为鲫鱼膏药注册"余鹤笙肖像"商标

余鹤笙谙熟中药，苦心钻研，改进了膏药配方，提升了炼油技术，同时，攻克了药膏的"老""嫩"和黏性不强等技术难题。使得熬出来的膏药黏性强、封闭密，贴在患处不会移动，也不伤皮肤，起到滋润、防腐和收敛的良好作用，愈后不留瘢痕，对疮疖、冻裂、湿疹均有良好疗效，并且价格低廉，使用方便，深受劳动人民欢迎。赣南一带群众不仅将之用于外贴，有患腹痛者刮取适量膏药油化水吞服，亦能见效。因而其声名远播，畅销省内外，成为安庆名牌产品之一。当时来往安庆的旅客，常购之自用或馈赠亲友。

19 世纪末 20 世纪初，余良卿膏药店达到鼎盛时期，长期雇用工人、学徒达20 余人（不包括雇用的临时摊药工）。

在 1851 年至 1908 年这段时间，安庆市的膏药店多达几十家，如"马阳春""哈长春""松寿堂""延寿堂"等，由于遇到余良卿的激烈冲击，大都生意惨淡，除"余长春"外先后歇业改行了。余良卿膏药却因为安庆只此一家而市场相当广阔，不仅在本省各县畅销，而且江苏、浙江、江西等省，以及武汉三镇都有他家产品，还远销到张家口和泰国仰光等地。余良卿号在激烈的竞争中立于不败之地，在安庆膏药行业中独树一帜。

1894 年至 1932 年间，"余良卿号"达到鼎盛时期，年营业额高达 4 万银元。1937 年的《实业季报》（附图 4-5）也曾刊载"鲫鱼膏药功效明显，遐迩驰名"的文章。在 1929 年的安徽省国货展览会上，"鲫鱼膏药"与芜湖铁画、八宝眼膏一起，并称为"安徽三珍"。

1933 年前后，由于国内局势动荡以及假冒伪劣产品的冲击，"余良卿号"的生意惨淡。1938 年，日寇侵占安庆，余良卿第七代店主余达谟（余永年之子）被迫迁至屯溪老街。抗战结束后，掌门人余达谟将店号迁回安庆旧址复业。企望凭借昔日声誉，重振雄风，然而内战时期，通货膨胀，民不聊生，该

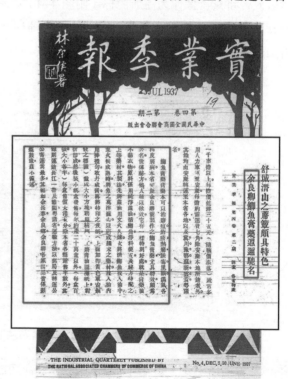

附图 4-5　1937 年上海《实业季报》介绍余良卿鲫鱼膏药

店只能维持惨淡经营。1949 年以后，余良卿逐渐恢复了生机。到 1953 年，余良卿总产值上升为 8 万余元，从业人员达到 21 人，同年"鲫鱼膏药"改名为"余良卿膏药"（附图 4-6）。

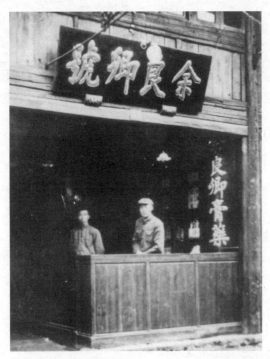

附图 4-6 位于大南门街十六号的余良卿膏药店

1955 年，余达谟主动申请公私合营，"余良卿号膏药店"更名为"公私合营安庆市余良卿膏药厂"。结束了前店后坊、自产自销的历史，从此走上工业化生产之路。

从 20 世纪 80 年代初至 90 年代末，余良卿膏药厂在市场经济的浪潮下也历经了多次体制改革，逐步发展成为产品众多、剂型丰富的中药生产企业，但"余良卿膏药"却依旧保持传统一代代传承到今天。

2004 年，余良卿膏药厂与安科生物合资成立的"安徽安科余良卿药业有限公司"在安庆市经济技术开发区建成了现代中药产业化基地，一次性通过了国家药品 GMP 认证。余良卿膏药也自此进入了现代化、科学化的规范生产道路。2006 年，"余良卿号"被中华人民共和国商务部认定为首批"中华老字号"（附图 4-7），余良卿号鲫鱼膏药制作技艺获得"省级非遗"称号（附图 4-8）。传承百年老字号文化，振兴民族中药产业成为余良卿人永恒追求的事业。

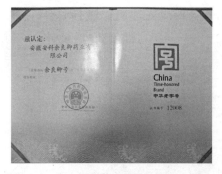 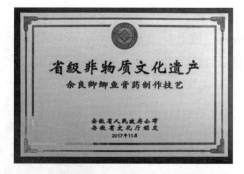

附图 4-7 余良卿号获"中华老字号"称号　附图 4-8 鲫鱼膏药制作技艺获"省级非遗"称号

三、传统生产工艺

余良卿膏药属皮肤科外用药，历史悠久，是中医传统膏药的典型代表。它主要是用麻油加铅粉熬成胶状膏体后，摊于衬纸上，对折成长方形成品。

第一步，将上好麻油投入专用熬油锅中，熬至"滴水成珠"方可出锅。

第二步，将熬好的药油投入下丹锅中，加热至适宜温度，加入铅粉，充分搅拌。根据经验，掌握好膏体老嫩程度，再根据反应后膏药液体的颜色来决定是否收膏。

第三步，在收膏过程中，要不断均匀地加入适量的冷水，使其快速成膏。

第四步，经过以上操作，可收集到达到药用要求的膏体，待温度凉至一定温度后，可开始摊涂于衬纸上。

余良卿膏药在使用时，将膏药微微加温软化贴于患处，可用于疮疡阳证各期（早期、化脓期、溃后期）。不仅具有收敛、提脓、生肌的功效，对皮肤还有滋润、防腐的作用，而且愈后不留瘢痕，对疮疖、冻裂伤、湿疹均有良好疗效。

四、工艺流程

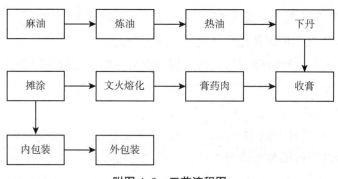

附图 4-9 工艺流程图

五、原料与设备器具

1. 原料 优质铅粉、上等麻油、优质熟宣纸（附图 4-10～附图 4-12）。

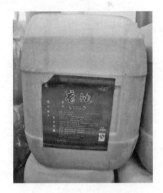

附图 4-10 上等麻油

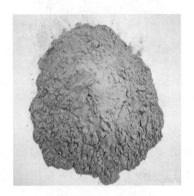

附图 4-11 优质铅粉

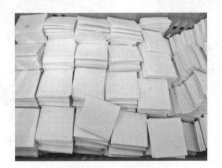

附图 4-12 优质熟宣纸

2. 设备器具 专用熬油锅、下丹锅、盛膏铁锅、电炉、竹筷（附图 4-13～附图 4-16）。

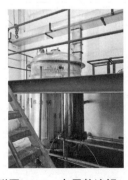

附图 4-13 专用熬油锅

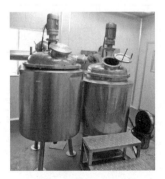

附图 4-14 下丹锅

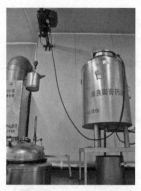

附图 4-15　储油罐

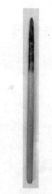

附图 4-16　摊膏专用竹筷

3. 成品　摊于 6cm×6cm 正方形纸上的棕黄色至棕褐色的膏药，形状为圆形（附图 4-17、附图 4-18）。

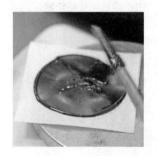

附图 4-17　成品膏药

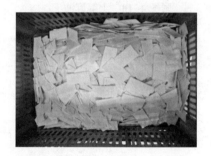

附图 4-18　膏药对折成样

六、传承谱系

鲫鱼膏药的传承情况见下表（附表 4-1）。

附表 4-1　鲫鱼膏药传承谱系

代别	姓名	性别	传承时间
第一代	余性亭	男	不详
第二代	余德铨	男	不详
第三代	余峻勋	男	？—1848
第四代	余传均	男	1837—1873
	余翁氏	女	1838—1883
第五代	余鹤笙	男	1884—1918

代别	姓名	性别	传承时间
第六代	余选三	男	1918—1930
	余永年	男	1930—1933
第七代	余达谟	男	1945—1955
第八代	徐观海	男	1972 — 1980
第九代	徐嘉慧	男	1983—1990
第十代	范勤才	男	1992—2001
第十一代	谢红星	女	2001—2016
	严新文	男	2009—

七、主要特征

1. 原料特征

（1）油：以上等黑芝麻油为佳。麻油熬制的膏药色泽乌黑有光泽、性黏；熬制过程中泡沫少，便于操作。在应用上具有柔软、清润、无板硬黏着、无不舒适的优点。由于保持润滑的时间长，而易被皮肤吸收，可充分发挥药物作用。

（2）铅粉：选用炒去水分过筛、研磨细致的铅粉，以质重者为佳。

（3）衬纸：选用上等熟宣纸。宣纸软硬适度，非常适宜摊涂胶状膏体，而且能防止浸透渗漏，透气性强，易撕揭。

2. 工艺特征

（1）炼油：炼油的火候掌握很关键。一是看温度计，达到规定温度；二是看油烟；三是看油花；四是看滴水成珠。现在虽有专用熬油锅，但实体油温只能凭经验掌握。

（2）熬药：熬药的技术掌握直接影响到膏药的"老""嫩"程度。需有丰富的经验方能准确掌握熬炼的程度。

（3）摊膏：需用文火保持膏体适宜的温度，用竹筷团起，随衬纸大小，以竹筷点衬纸之中心做顺时针摊一周，则为一贴膏药已成。摊于纸上的药膏要薄厚适度。团膏时，也非常讲求技巧，团膏过慢易造成膏药拉丝、滴粘，无法摊于纸上；团膏的量掌握不均，或多或少，也会影响到摊涂的质量。摊膏工艺必须手工完成，一百多年来，余良卿膏药的摊涂技艺全凭言传身教，代代相传。

3. 产品特征　余良卿膏药药色为棕黄色至棕褐色，气芳香，性质温润，用于疮疡阳证各期（早期、化脓期、溃后期）。收敛、提脓、生肌速度快，功效显著，对皮肤无任何刺激，还有滋润、防腐的作用，而且愈后不留瘢痕，对疮疖、冻裂、湿疹均有良好疗效。

八、重要价值

1. 历史价值 "余良卿号"自创立至今，有 280 多年的历史。而余良卿膏药（鲫鱼膏药）也已存世三百余年。从清代乾隆年间到民国时期，从战乱年代到民族解放，从公私合营到改革开放，一直到今天，百年历程，历经几代兴衰，可以说，余良卿膏药是中国传统医药发展的缩影，是中药发展史上的典型代表。

2. 文化价值 膏药是中药五大剂型之一。战国秦汉时期就有关于膏药的记载，魏晋时期黑膏药就已出现，唐宋时得到广泛使用，明清时黑膏药已成为常用药。随着近代中药的发展，黑膏药的使用逐渐减少，但余良卿膏药却很好地保留了中药传统剂型的工艺和疗效，延续着黑膏药承载的中医药发展史。

3. 文学价值 "铁拐李赐良方"的传说故事来自民间，体现出传统医药深厚的文化底蕴，是中华民族优秀传统文化的写照。传说里主人公"诚信济世，扶贫惜弱"的品格，也正是中国传统医学自古以来就讲求的文化精髓。

4. 社会价值 余良卿膏药自古以来，就是以疗效显著、物美价廉而深受群众喜爱。它来自民间，有着传奇的民间故事，服务于民间大众，百余年来的历史沉淀和文化积累，形成了它深厚的群众基础。在农村，余良卿膏药有着广泛的使用人群。老药、便宜、好用、一贴就好，是人民群众对于余良卿膏药最准确也是最质朴的评价及肯定。

5. 医学价值 膏药在我国的应用历史悠久，古医言曰："膏药能治病，无殊汤药，用之得法，其响立应。""有用以治疗表者，如体表痈、疖、疽、疔等疮疡诸疾，具有消肿定痛，去腐生肌，收口，保护疮口等作用。"膏药之优劣，疗效是根本。膏药属于外治药，从而避免了内服药物的毒副作用，再加上疗效确切，受到了群众广泛欢迎。清代名医徐大椿曰："汤药不足尽病，用膏药贴之，闭塞其气，使药性从毛孔而入其腠理，通经活络，或提而出之，或攻而散之，较服药尤为有力。"唐代李绰《尚书故实》载述："虞元公镇南海，疽发于鬓，相国姬遂取膏药贴于疮上，数日平复。"膏药中的药物直接贴敷于体表穴位上，药性透过皮毛腠理由表入里，渗透达皮下组织，一方面在局部产生药物浓度的相对优势；另一方面可通过经络的贯通运行，直达脏腑失调、经气失调的病所，发挥药物"归经"和功能效应，从而发挥最大的全身药理效应。传统的注射及口服疗法除损伤神经、血管、肌肉等组织和肠道反应，使患者不易接受外，这些方法都易使药物通过全身的血液循环及肠道破坏，而真正到达疾病局部的药物少之甚微，所以用药量极大，并且疗效极差。现代医药常用的抗生素软膏虽然也有治疗作用，但耐药性强。膏药疗法能使药物直接作用于患处，使药效数倍提高，而且不易产生耐药性。

九、濒危状况

1.余良卿膏药制作过程长，难度高，讲求手工技巧和丰富的经验，年轻人不愿学或难以短时间内学成，技艺传承十分困难。

2.近几十年来，对西药的过分迷信与依赖导致用传统方法治疗的余良卿膏药受到极大的市场冲击。

十、保护建议

1.在传统医药受到巨大冲击的现状下，余良卿药业一直坚持传统余良卿膏药的制作，并严格保证质量，在可能造成"亏本"的市场竞争面前，用实际行动保证百年传统医药的传承。希望国家对于传统中药制剂在技术改进、设备升级等方面给予技术和资金上的支持。

2.加强对老字号的宣传。帮助企业开展老字号技艺和品牌宣传，不断提高老字号的社会认知度，营造有利于老字号发展的良好环境和氛围。

3.对于企业中华老字号商标和非物质文化遗产等知识产权给予政策性保护。

4.帮助企业扩大市场、做大做强。对老字号企业参加国内和境外展会给予支持。并为老字号企业到国外招商引资和开拓国际市场提供便利政策和资金扶持。

（严新文，刘道芳，潘菲菲）

第五章　参桂鹿茸丸

"健民·葉開泰"创立于明代崇祯十年（1637年），距今已有380多年的历史。参桂鹿茸丸作为其标志性产品，曾是进贡的御药，距今已有170多年的历史。其药材道地，选料上乘，方中药味人参一定要选购一等石柱参、鹿茸只用东北梅花鹿的关茸，绝不用清茸。因为鹿茸分关茸和清茸，而关茸是源于东北，质量要比陕西的清茸好。参桂鹿茸丸是老年人冬季进补的佳品，每年 8 月后为销售旺季，销售额高达一两百斤，有时供不应求，顾客急需时，常常出售烘房内尚未烤干的丸药。充分说明叶开泰的药注重药品品质，做到"货真价实，童叟无欺"。正如叶开泰店堂两边的金字招牌上写的"修合虽无人见，存心自有天知"（附图 5-1）。

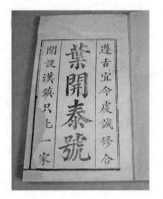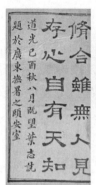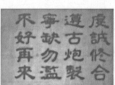

附图 5-1　葉開泰堂训

"健民·葉開泰"在中华人民共和国成立前便享有"初清三杰""中国四大药号"的美誉（附图 5-2）。1953 年 6 月 1 日，葉開泰改造为武汉健民药厂，2004 年在上海证券交易所上市（A 股代码 600976）。近四个世纪以来，健民集团秉承葉開泰"修合虽无人见，存心自有天知""虔诚修合，遵古宜今；寿世健民，崇德贵生"等理念，打造了这一中国知名医药品牌和优质上市公司。

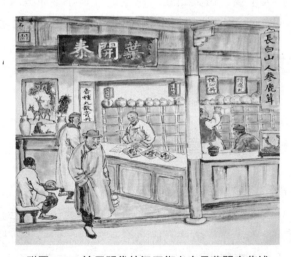

附图 5-2　始于明代的汉正街老字号葉開泰药铺

　　健民·葉開泰以自制的参桂鹿茸丸、八宝光明散、虎骨追风酒等名药，驰名湘、鄂、赣、豫、陕各省，并远销港、澳及海外一带（附图5-3）。

　　健民·葉開泰在300多年的发展历史上，之所以能在中成药行业中占有一席之地，与其考究的选料、精细的制作与过硬的产品质量是分不开的。

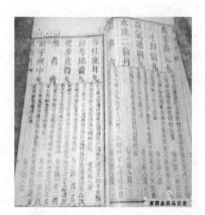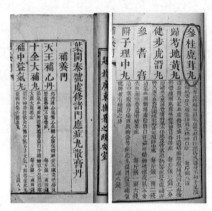

附图5-3　《葉開泰号虔修诸门应症丸散膏丹》目录

一、历史渊源

　　明代崇祯四年（1631年），葉開泰的创始人叶文机在今汉阳古琴台附近摆起药摊，行医卖药。6年后，叶文机在汉口汉正街一带的大夹街第23家买了一座青砖古屋，正式挂出了"葉開泰药号"招牌。葉開泰乃"叶家药号开业，只图国泰民安"之意，体现了叶文机心济天下，忧国忧民的情怀。叶文机的医术深得驻军简亲王的赏识，受其照拂，生意渐稳。从此他坐堂行医，一边悬壶应诊，一边以医荐药，以葉開泰药室为名，经销药品。

　　叶氏的第三代传人叶宏梁，颇具战略眼光，他不仅擅长经营管理，而且深谙官商一体之妙。在他看来，单靠经营，难保生意的长盛，古今成功的商家，无不是身兼二任，布局两端，亦商亦官。

　　古语有云："不为良相，便为良医。"然而健民·葉開泰"医而优则仕"，自第四代起，每一代传人皆有为官者。其传人饱读诗书，才华横溢，与民为善，造福社会，缔造了"既为良医，又为良相"的传奇。在叶宏梁苦心经营下，第四代传人叶松亭科举入仕，官至诰授中宪大夫、光禄大夫、建威将军。

　　叶松亭的成功极大地刺激了叶氏子孙，经过几代人的努力，其后在第七代传人身上结出了硕果。

　　第五代传人叶云素，乾隆五十五年（1790年）进士，官至刑科给事中，授内阁中书。朝廷进奉文字，大多出其手，由此为大臣阿桂所赏识，大学士王杰、刘墉皆倚重之。后累擢刑部郎中，居住于北京湖广会馆。所作之诗，纵横跌宕，博学嗜古，收藏有数万卷古籍。著有《筱林馆诗集》《读礼杂记》《朱子外纪》等。乾嘉年间，与陈诗、喻文鏊并称为文坛"汉上三杰"。

第六代传人叶志诜，为学者、藏书家、书法家、医药家，嘉庆九年（1804年）入翰林院，官至国子监典簿、兵部武选司郎中。

第七代传人叶名琛，科举入仕，在道光二十七年（1847年）官授广东布政使，旋擢升为两广总督兼钦差大臣，后又擢升为体仁阁大学士（正一品）。一个正一品的封疆大吏出自汉口葉開泰，这是何等荣光的事。凭借叶名琛这笔无形资产，"葉開泰"的招牌价值一路飙升。

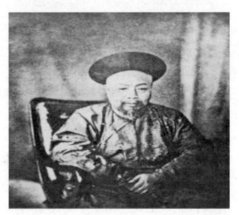

然而世事难料，造化弄人。第二次鸦片战争期间，叶名琛兵败羊城，为英国人所虏，压往印度的加尔各答，英国人为羞辱他，将其置于玻璃房中，供人参观。叶名琛不甘所辱，慷慨就义，被人称为"海上苏武"。受到叶名琛事迹的影响，健民·葉開泰声名鹊起，全国上下无人不知无人不晓。市民敬重叶名琛的凛然大义，感佩养育出忠臣的"葉開泰"，由此对"葉開泰"更是钟爱有加了（附图5-4）。

附图5-4　葉開泰第七代传人叶名琛画像

时任葉開泰掌柜的乃其弟叶名沣，继承祖业，刻苦钻研中医药理和成药配方，他以鹿茸、正安桂、一等石柱参等药材为主要成分，创制出名贵中药参桂鹿茸丸。此药问世之初，便以其补气益肾、养血调经的功效而闻名遐迩。随后其扩大作坊，发展生产，又使葉開泰这块"金字招牌"名气愈来愈大。叶名琛死后无子，其弟名沣独生一子，与兄双祧，是为叶恩颐。恩颐生三子：凤池、孟纪、仲星，时称葉開泰新三房。

"新三房"时期，葉開泰积年研究、潜心炮制的"四大名牌"齐面市，参桂鹿茸丸、虎骨追风酒、八宝光明散、十全大补膏联袂出台，并很快以选料考究、制作精细、疗效显著、价格公道而畅销于市。

"四大名牌"之一的参桂鹿茸丸主要由人参、鹿茸（去毛）、山茱萸（酒炙）、地黄、熟地黄、白芍、龟甲（炒烫醋淬）、鳖甲（沙烫醋淬）、阿胶、杜仲

（炒炭）、续断、天冬、茯苓、酸枣仁（炒）、琥珀、艾叶（炒炭）、陈皮、泽泻、没药（醋炙）、乳香（醋炙）、延胡索（醋炙）、红花、西红花、怀牛膝（去头）、川牛膝（去头）、鸡冠花、赤石脂（煅）、香附（醋炙）、甘草、秦艽、黄芩、白术（麸炒）、陈皮、木香、砂仁、沉香、当归、川芎、肉桂等39味中药精制组成。用于气虚血亏，肝肾不足引起的体质虚弱，腰膝酸软，头晕耳鸣，自汗盗汗，失眠多梦，肾寒精冷，宫寒带下，月经不调等病证。

叶开泰第九代传人叶凤池等在前人经营的基础上，不遗余力地改善经营管理，扩充业务。采用前店后厂的方式，大量精制参桂鹿茸丸，使此药驰名湘、鄂、赣、豫、陕等省，并远销南洋，更成为进贡的御药。

叶开泰的丸药素著声誉，靠的是精配剂方、精选原料、精细制作的传统。成药制作过程极其精细，每道工序须逐一进行，绝不能有半点疏漏。通常是先配制、磨粉，再进行合剂。一般成药，如参桂鹿茸丸之类，则先配料后磨粉。丸药的烘制用特制的烘箱将各种原料分别烘干，烘用的燃碳必须击碎，以灰覆盖，让药丸缓缓晾干，以保持药性经久不变。为强化员工的质量意识，叶开泰生产作坊的门首屏风上，贴有"宁缺勿乱、不好再来"的警示语，以时刻提醒众人。正是凭借考究的选料、精细的制作和过硬的产品质量，使叶开泰屹立于市场，傲视群雄，经营业绩日盛一日。

"新三房"秉承着这一传统，并使之发扬光大。仅以选料来说，制作八宝光明散的麝香必购杜盛兴的，冰片必购百草堂的；制作虎骨追风酒的虎骨必购前有帮骨、后有凤眼的四腿来熬制成虎胶；制作参桂鹿茸丸，叶开泰一定要选购一等石柱参、正安桂和马铌茸，并配以高丽参加以调配，且只用东北梅花鹿的关茸，绝不用清茸；制作十全大补膏的黄芪要用正小皮，驴皮要购纯黑驴皮。原料的购进与选配必须由掌柜亲自把关。

叶开泰制药始终恪守"虔诚修合、遵古炮制"的传统，率先提出了"修合虽无人见，存心自有天知"的信条，这如今已成为所有中医药人的共同信念。叶开泰的制药原则是从严格购进优质原材料开始，以"修合虽无人见，存心自有天知"的慎独精神，一丝不苟地按照中医药传统炮制方法制药，绝不苟且通融。

据道光年间叶调元所著的《汉口竹枝词》记载，包括叶开泰参桂鹿茸丸在内的15种物品，被时人称为"皆俗所以重者"，用现在的话说，就是"知名品牌"。

从咸丰年间（19世纪中期）到辛亥革命前，叶开泰在六七十年的时间里稳步发展，经营规模不断扩大。最盛时年营业额约30万串钱，约占武汉同业总量的13%，数额相当可观的，当时为富甲一方的巨室。

葉開泰一直致力于弘扬中医药文化，1929 年由葉開泰发起并领导了一场轰轰烈烈的抵制"废止中医"的运动，并取得了最终的胜利，保卫了中医药这块中华民族几千年传承下来的文化瑰宝。当年汪精卫政府要反对中医，废除中药。一位在日本留过学的西医余岩借势发难，上书中央卫生委员会提交《废止旧医以扫除医事卫生之障碍案》，力主禁国医引西医。葉開泰闻讯后，由时任管事陈让泉连同其他两位请愿者赶赴南京，于行政院议事厅中舌战余岩，据理力争，最终迫使时任卫生部部长薛笃弼现场表态："对于中西医并无歧视，当本良心主张，对于中西医学，断不有所偏袒。"

1929 年 3 月 17 日，葉開泰召集召开了全国中医药团体代表大会，提出"提倡中医以防文化侵略，提倡中药以防经济侵略"的主张，得到与会 15 个省 132 个团体的代表共 262 人的一致拥护。迫于压力，国民党中央委员会最终于 1930 年 5 月 7 日举行第 226 次政治会议，正式确立了中医药的合法地位。经此一役，葉開泰在中医药界中的领头地位更加稳固，生意也越发兴隆。

1938 年，日寇入侵，形势巨变。葉開泰全家人口达 80 余人，在武汉沦陷前，除小部分年富力强者疏散至重庆外，其余老幼留汉，迁往汉口法租界，并在车站路租一铺面，开设分店，店门两边是一副隶书对联"祖传灵药济世活人三百年，今日高风献药抗战八千里"。

1953 年 6 月 1 日，由叶氏家族经营了 322 年的葉開泰药号制药工厂部分，改造为"私营武汉市健民制药厂"，由"葉開泰"第十代传人叶蓉斋出任董事长。

1974 年，健民制药厂搬迁到鹦鹉大道，健民·葉開泰经过近 20 年的徘徊再次起航，当年员工近 700 人，产值过 1000 万元。

1987 年，健民成功研制龙牡壮骨冲剂，1988 年该产品获得全国儿童用品新产品奖，同年卫生部将"健民"定为"全国中药儿童用药基地"。

1988 年 5 月 25 日，健民制药厂恢复启用"葉開泰"的老字号招牌。它标志着健民制药厂决心继承和发扬"葉開泰"配方严谨、选料上乘、工艺精湛，产品质优的优良传统，为祖国医学宝库贡献更多新产品。

1993 年武汉健民药业集团股份有限公司成立。

1997 年被认定为"高新技术企业"；组建武汉健民集团随州制药有限公司。

2002 年组建企业博士后科研工作站。

2004 年 4 月在上海证券交易所成功上市（股票代码：600976）。

2011 年"武汉健民"被评为中华老字号企业。

2016 年，公司专门成立大健康事业部，将参桂鹿茸丸等经典品种作为集团高端精品进行推介，每年销售额达数千万元。

而今，作为一家拥有近四个世纪历史的中华老字号，健民·葉開泰一直传承"修合虽无人见，存心自有天知"和"并蓄兼收益人长寿，遵古酌今损己无欺"的堂训。正是因为对中医药怀有崇高的信仰，对产品的质量怀有敬畏之心，才使得健民·葉開泰自开号以来，能一直得到消费者和合作伙伴的高度认可。

近几年来，中医药发展势头强劲，医院使用中药占比持续增长，中医馆如雨后春笋方兴未艾。然而，由于药材质量不可控、真中医资源稀缺、个性化汤剂不方便等痛点的存在。

作为一家具有近四百年历史的中药老字号企业，健民·葉開泰责无旁贷地承担起了复兴中医药的使命。健民集团根据自身情况和行业趋势确定了未来战略规划及实施路径，将秉承葉開泰文化精髓，以发展中医药为核心，以儿科产品为特色，构建"智慧中医为体，精品国药为用"的中医国药生态系统。

健民集团以"健天下、民为贵"为使命，传承叶开泰三百八十年中医药文化精髓，践行"情义健民、精诚健民、福祉健民"的核心价值观，整合产业资源，构建中医药生态系统，以期最终实现"让中医药回归为生活方式"的愿景。

二、传统生产工艺

1. 药材炮制

鹿茸（去毛）：燎去绒毛，刮净，以布袋缠绕茸体，再自锯口面小孔灌入热白酒，至润透稍蒸，再横切成薄片，压平，干燥。

山茱萸（酒炙）：先取净山茱萸，用酒炖法或酒蒸法炖或蒸至酒吸尽。

龟甲、鳖甲（砂烫醋淬）：先取净龟甲、鳖甲，照烫法用砂子炒至表面淡黄色，然后取出、醋淬、干燥，用时捣碎。

杜仲（炒炭）：取杜仲块或丝及净艾叶，照炒炭法炒至表面焦黑色，然后杜仲喷盐、艾叶喷醋，再炒干。

酸枣仁（炒）：取净酸枣仁，照清炒法炒至鼓起，色微变深，用时再将其捣碎。

艾叶（炒炭）：取净艾叶，置热锅中，用武火炒至表面焦黑色时，喷淋清水少许，熄灭火星，取出，晾干。

乳香、没药（醋炙）：取净药材，加醋拌匀、焖透，再置锅内炒至表面光亮，取出，放凉。

赤石脂（煅）：取石脂细粉，用醋调匀，搓条，切断，干燥，置坩锅内，于无烟的炉火中煅红透，取出。

白术（麸炒）：先将麸皮撒入热锅中，待冒烟时加入白术片，炒至黄棕色、逸出焦香气，取出，筛去麸皮。

2. 工艺流程图　参桂鹿茸丸生产工艺流程见下图（附图 5-5）。

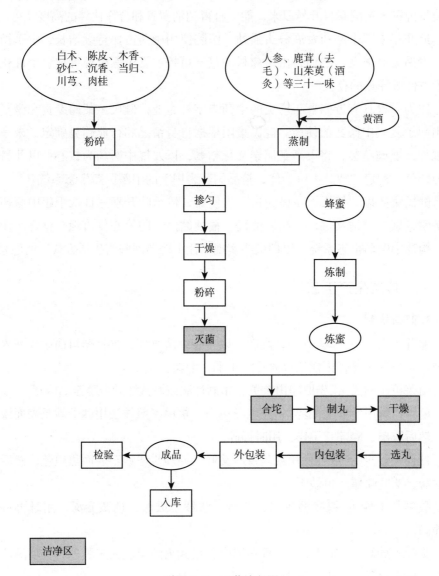

附图 5-5　工艺流程图

3. 单元操作

（1）领料、核料：按生产指令和领料／核料单领料，分别称重，核对物料名称、批号及数量。

（2）灭菌：领取参桂鹿茸丸粉末进行环氧乙烷灭菌，装塑料桶，设定灭菌时间为 6 小时，抽真空至真空度为 –0.06Mpa，待进环氧乙烷指示灯亮后，打开环氧乙烷进气阀，压力不得过 0.3MPa。当室内压力表指示压升至 0.06MPa 后，灭菌灯亮，开始灭菌，关闭环氧乙烷进气阀。温度在 60℃，灭菌完毕，粉末经检验合格后，移交下道工序。

（3）炼蜜（老蜜）：取检验合格的蜂蜜，称重，置锅内，均匀加热至沸，停止加热，静置稍凉后，过 40 目筛除去泡沫，继续加热，随时控制气压、温度（蜂蜜温度控制在 119～122℃之间），保持微沸 3～4 小时，使水分充分蒸发，气泡呈红棕色，有光泽，手捻甚黏，而且可拉出白丝。测其相对密度为 1.42 左右 /20℃，炼蜜过 40 目筛，将炼制合格的炼蜜继续放入夹层锅中保温，加盖备用。

（4）制丸。

合坨、炼药：按混合机的容量，称取定量的药粉、炼蜜，置混合机内，开机搅拌 5～10 分钟，制成均匀且软硬适度的软材。将制好的软材放置一夜，使炼蜜充分滋润后方可进行下一步生产。

挤丸：开切丸机前检查减速机内油位是否达到标准位置，搓丸刀是否拧紧对正，自控系统是否灵敏，推料系统安装是否合理，润滑系统是否堵塞，减速机空转 3～5 分钟后方能投料。在导轮、导向架上刷上适量麻油。准备工作做好后，将软材加入推料器中，推出药条，先返回废药条，待药条正常后，按照工作程序挂上药条，打开切断开关开始制丸。运行过程中均匀向料斗加料，挂条绕度应尽量一致。用乙醇喷头将搓丸刀喷上 95% 乙醇，量的调整以不粘刀为准。制出的丸粒置于洁净不锈钢盘中，涂抹麻油使之不粘连，注明产品名称、批号、数量、日期，移交下道工序。

选丸：对洁净不锈钢盘中的丸粒进行手工挑选，挑选出不圆整、外表瑕疵的丸粒另器收集，合格的丸粒置于不锈钢盘中密封，称重，注明产品名称、批号、数量、日期，移交下道工序。

（5）包装。

（6）成品检验合格后，入库。

三、处方制法

参桂鹿茸丸是菓开泰中药店自制名药，有三百多年历史，闻名遐迩，远销海外，更是曾经进贡的御药。现由健民药业集团股份有限公司生产，批准文号：国药准字 Z42021792。

1. 处方　本品成分为人参、鹿茸（去毛）、山茱萸（酒炙）、地黄、熟地黄、白芍、龟甲（炒烫醋淬）、鳖甲（沙烫醋淬）、阿胶、杜仲（炒炭）、续断、天冬、茯苓、酸枣仁（炒）、琥珀、艾叶（炒炭）、陈皮、泽泻、没药（醋炙）、乳香（醋炙）、延胡索（醋炙）、红花、西红花、怀牛膝（去头）、川牛膝（去头）、鸡冠花、赤石脂（煅）、香附（醋炙）、甘草、秦艽、黄芩、白术（麸炒）、陈皮、木香、砂仁、沉香、当归、川芎、肉桂。

2. 制法　以上三十九味，白术、陈皮、木香、砂仁、沉香、当归、川芎、肉桂八味粉碎成粗粉，其余人参等三十一味加等量黄酒装罐蒸 24 小时，与上述粗粉掺匀，干燥，粉碎成细粉，过筛，混匀，每 100g 粉末加炼蜜 130～140g 制成大蜜丸，即得。

3. 性状　本品为棕黑色的大蜜丸；气微香，味微甜、苦。

4. 检查　应符合《中国药典》2020 年版丸剂项下有关的各项规定（通则 0108）。

5. 功能与主治　补气益肾，养血调经，本品用于气虚血亏，肝肾不足引起的体质虚弱，腰膝酸软，头晕耳鸣，自汗盗汗，失眠多梦，宫寒带下，月经不调。

6. 用法与用量　口服。每次 1 丸，每日 2 次。

7. 规格　每丸重 9g。

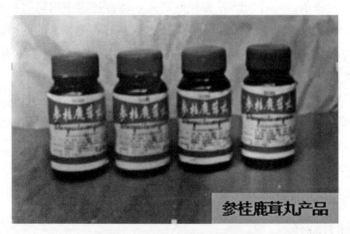

附图 5-6　早期参桂鹿茸丸产品

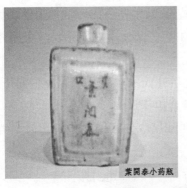
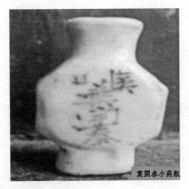

附图 5-7　葉開泰装药用小药瓶

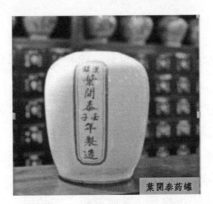

附图 5-8　葉開泰装药用药罐

四、传承谱系

第一代传人：叶文机（五十三世），葉開泰的创始人，安徽人，其父是一个民间老中医，号称叶神仙。

第二代传人：叶时芬（五十四世）。

第三代传人：叶宏良（五十五世）。

第四代传人：叶松亭（五十六世），教养成名，科举入仕，官至诰授中宪大夫，晋赠光禄大夫、建威将军。

第五代传人：叶云素（五十七世），乾隆五十五年（1790 年）进士，官至刑科给事中，授内阁中书。著有《弢林馆诗集》《读礼杂记》《朱子外纪》等。

第六代传人：叶志诜（五十八世），学者、藏书家、书法家、医药家，嘉庆九年（1804 年）入翰林院，官至国子监典簿、兵部武选司郎中。

第七代传人：叶名琛（五十九世），科举入仕，1852 年升为两广总督兼钦差大臣，后又擢升为体仁阁大学士（正一品）。其弟叶名沣，继承祖业，刻苦钻研中医药理和成药配方，扩大作坊，发展生产。又使叶开泰这块"金字招牌"愈来愈大。

第八代传人：叶笙林（六十世），此后叶氏家族人只当东家，而不当掌门，掌门全部从社会上聘任有中医药管理经验者担任。

第九代传人：叶凤池（六十一世）。叶恩颐生三子：长孟纪、次仲星、三凤池。当时称为叶开泰的新三房。

第十代传人：叶璧垣、叶隆候、叶蓉斋（六十二世）。

第十一代传人：叶元同、叶元喜（六十三世）。

五、主要特征

1. 历史悠久　早在清代道光年间参桂鹿茸丸就已开始出品，历史悠久，影响深远。

2. 选料上乘，组方独特　叶开泰只用东北梅花鹿的关茸，并且要选购一等石柱参、正安桂和马铌茸，并配以高丽参加以调配。

3. 道地药材　本品成分为人参、鹿茸（去毛）、山茱萸（酒炙）、地黄、熟地黄、白芍、龟甲（炒烫醋淬）、鳖甲（沙烫醋淬）、阿胶等。

4. 疗效显著　该品补气益肾，养血调经，本品用于气虚血亏，肝肾不足引起，体质虚弱，腰膝酸软，头晕耳鸣，自汗盗汗，失眠多梦，宫寒带下，月经不调。

六、重要价值

参桂鹿茸丸具有补气益肾、养血调经的功效。主治气虚血亏、肝肾不足引起的体质虚弱、腰膝酸软、头晕耳鸣、自汗盗汗、失眠多梦、肾寒精冷、宫寒带下、月经不调等病证。

七、濒危状况

迄今已有300余年历史的叶开泰，历尽沧桑，业务财产有起有落，从第三代叶宏良起注意培养教育好子孙，不少人进入仕途，不少人亦官亦商。其间最著名的是曾任两广总督的叶名深，在二次鸦片战争中被英军掳去，带到印度加尔各答，据传敌人要他穿戴朝服朝靴，锁在玻璃房中，叶名深不胜侮辱饮药自杀（实为病卒），保持了民族气节，这也使得叶开泰大大赢得声誉。辛亥年间，葉開泰毁于战火，元气大伤。叶凤池以陕西候补道主持店务。此人足智多谋，重建店屋，精选老药工，加强管理，制止家族挥霍浪费，1912～1927年，积累资金达白银104万两。

1931年汉口大水后，葉開泰呈衰落趋势。1938年，日军侵占武汉，人员星散，部分人员迁入法租界，在车站路开一分店，就是现在挂着葉開泰牌号的中药店。

1950年8月，北京召开了《首届全国卫生会议》，掀起了一场以西医改造中医、限制中医的医学改革之风，各级卫生部门下令：所有中药店场，必须重新登记。1953年6月，葉開泰被迫联合武汉的两家小药店陈太乙、陈天宝，三家共同成立了取名"健民"的"私营武汉市健民制药厂"。1966年"文革"爆发，"对资产阶级实行全面专政"后，葉開泰的诚信制药的传统影响几乎彻底断绝，参桂鹿茸丸制作工艺也面临失传的危险。

八、保护措施

1. 成立健民葉開泰传统中医药文化研究会，从人员及组织上保障项目保护工作的实施、推进。

2. 设立专项预算，从资金上保证项目保护工作的实施与推进。

3. 加强传统工艺传承人队伍建设，访问前葉開泰老人，拜师授艺，使传统工艺后继有人。同时组织人员进行记录、整理，用录像、照片等方式把参桂鹿茸丸制作技艺传承下来。

4. 聘请葉開泰老药师为顾问，研讨参桂鹿茸丸保护、传承和发展问题。

5. 成立研发团队，做好参桂鹿茸丸的发展和创新工作，使之适应时代的发展。

（熊登科，黄志军，赵刚）

第六章　跌打万花油制作技艺的传承与创新

跌打万花油起源于少林寺药局秘方，由少林派嫡系弟子洪熙官带到岭南，再经其曾徒孙新锦武师的高足蔡忠传承至今已有140多年历史，可用于治疗跌打损伤、撞击扭伤、刀伤出血、烫伤等。传统的跌打万花油选用84种中草药，采用酒缸、铁桶、甑、明火炉灶、人力压榨机、搅拌机等简单传统设备，经过净选加工、切碎、常温浸泡、加热温浸、静置过滤、灌装、封装等多道工序制成成品，整个生产过程均为手工操作，生产周期长达 50 天。敬修堂结合现代先进设备，在传承原手工技艺的基础上，创新开发出适应现代工业生产的跌打万花油新生产工艺，新工艺选用 86 味药，采用全自动生产线，包括浸渍罐、浸渍储罐、四柱挤药机、双联过滤器、混合罐、不锈钢多层过滤器、万花油全自动双针灌注机、万花油自动灌注机等设备，其中 77 种道地中药材饮片经过药油抽循热浸 13 天，粗滤，与 9 味后入料搅拌混合，过滤静置，自动灌注、包装等即得跌打万花油成品。跌打万花油的新工艺严格按照 GMP 规范进行全过程生产质量管理，生产的跌打万花油经过大量临床试验验证及多年来临床应用，功效显著，深受广大群众欢迎，是家庭药箱必备的跌打良药。

一、历史渊源

"跌打万花油"是一个历史悠久的中成药油剂，也是敬修堂的"镇店名药"。据资料记载，跌打万花油起源于少林寺药局秘方，由少林派嫡系弟子洪熙官带到岭南，再经其曾徒孙新锦武师的高足蔡忠（1844—1943 年）传至敬修堂，从而远近驰名。跌打万花油有文字记载的传承至今 142 年。问世一百多年来，一直是治疗跌打损伤、刀伤、水火烫伤的良药。在南粤一带，早就流传着"家有'跌打万花油'，跌打刀伤不用愁"的民间传言。1878 年，蔡忠开设"普生园"跌打医馆自治跌打万花油；1898 年，蔡忠在广州设厂生产跌打万花油，对治疗骨折、脱位、刀伤、火伤等卓有成效，当时就畅销东南亚。"二战"期间，日寇侵占广州后，得知有一种由普生园医馆制作的医治跌打创伤的神药万花油，也可以用于治疗战争中的伤员，因而急欲得到其配方和制作工艺，多方寻找蔡忠的下落，欲逼其献出独门配方。幸而蔡忠早就得到风声，把配方献给在广州享有盛誉的规模更大的药房——敬修堂，自己则避开日寇，悄然于 1943 年春南返故乡，同年秋病逝，享年 99 岁。而"跌打万花油"这一名牌产品也经敬修堂而得以流传于世，造福于后人。

1965 年 9 月"敬修堂药厂"沿用蔡忠的配方工艺独家正式生产跌打万花油，广州市卫生局曾发有证照：广临成字第 2257 号。

1982 年 6 月 30 日广东省卫生厅重审发统一证照为粤卫药准字（1982）第 116044 号。

1989 年敬修堂生产的"跌打万花油"获得国家银质奖，并被评为中华特色药，进入国家医疗保险目录。

现已载入 1998 年版《中华人民共和国卫生部药品标准》中药成方制剂第十八册，批准文号为国药准字 Z44020998。

该品种于 2001 年 10 月经国家药品监督管理局列为国家二级中药保护品种，批准号为（94）卫药中保字第 191 号。

2009 年，跌打万花油秘方被评为广东省岭南中药文化遗产（编号 GDZY2009002）。

2016 年，敬修堂申报修订国家的跌打万花油处方、制法等相关内容。国家食品药品监督管理总局经审查同意修订处方、制法、性状、增修订鉴别项，获得国家药品标准修订件（2016）批件号 ZGB2016-14。

二、制备方法

早在 20 世纪的前中期，跌打万花油生产主要采用酒缸、铁桶、甑、明火炉灶、人力压榨机、搅拌机等一些简单传统的设备，整个生产过程全是手工操作，生产周期长。20 世纪 80 年代后，药厂淘汰了旧装置，改用较先进的浸渍罐、蝶式分离机、压榨机、搅拌机等机械，缩短了工艺流程，提高了生产效率，使产量大大增加。现今跌打万花油生产采用了更先进的设备和一些全自动生产线，包括浸渍罐、浸渍储罐、四柱挤药机、双联过滤器、混合罐、不锈钢多层过滤器、万花油全自动双针灌注机、万花油自动灌注机等，并严格按照 GMP 规范进行全过程生产质量管理。

敬修堂跌打万花油具有药方遵古方制、原料选材地道、工艺炮制求精、严格按照制药标准、外用具有安全性、世代传承的特点。主要制药法具体表现为三种。

1. 蔡忠制法　选用 84 种中草药浸制。所有药材都要经过净选加工，将所有用药切碎，置大缸中，用药用油浸泡 30 天，再水溶加热，温浸数十小时，待药物放出油液，然后用人工挤出油液，静置过滤，生产周期长达 50 天。再经灌装、封装等多道工序制成成品。

2. 敬修堂 80 年代制法　整理处方中的 84 种中药，以植物油为基质，按处方配料后投入浸渍罐内，加热 23 天反复浸提后，用 100 目筛过滤浸渍油，将浸渍油抽入混合罐内，加入 9 种芳香药混合搅拌，再用 100 目筛过滤，使用"蝶式分离机"进行除杂，分装后制成成品（附图 6-1～附图 6-3）。

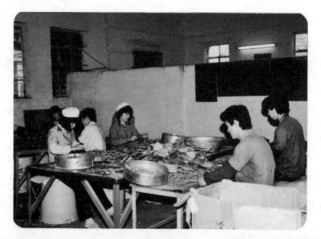

附图 6-1　20 世纪 80 年代，敬修堂车间工人在整理跌打万花油药材

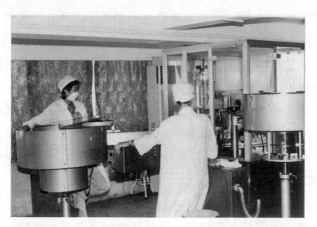

附图 6-2　20 世纪 90 年代，敬修堂工人们正在使用新的机器将跌打万花油装瓶

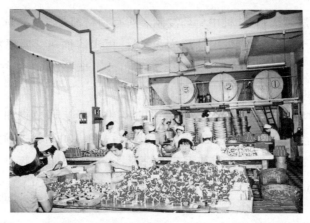

附图 6-3　20 世纪 80 年代，敬修堂三车间工人在包装跌打万花油

3. 敬修堂现代制法　将处方中整理成饮片的 77 种道地中药材，投入浸渍罐内，再加入规定量的植物油，热浸 13 天，期间抽循药油，浸渍后过筛粗滤，滤液存于贮罐内。将滤液抽入混合罐中，加入处方中其他 9 味后入料，搅拌混合并抽循。混和液静置 1 小时后，使用袋式过滤器进行过滤，得到待包装药油。通过灌注机将药油注入合格塑料瓶中，压内塞旋外盖，按要求进行包装，即得跌打万花油成品（附图 6-4、附图 6-5）。

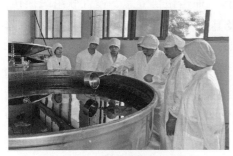 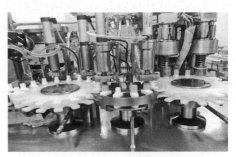

附图 6-4　敬修堂药厂投料车间 　　　　附图 6-5　敬修堂药厂制跌打万花油
熬制跌打万花油 　　　　　　　　　　　　　　自动灌注

三、主要临床价值

跌打万花油是我公司的传统药物，为棕红色的澄清油状液体，气芳香，它采集了百草的精华，由大黄、两面针、红花、马钱子、栀子、莪术（制）、白芷、川芎（制）、白胡椒、独活、松节油、樟脑油等 86 味中药材浸渍提取制成。方中苏木、桃仁、红花、三棱、莪术、泽兰、川芎、土田七、铁包金、赤芍、牡丹皮、大黄、九节茶、蒲黄、骨碎补等活血祛瘀、消肿止痛，马钱子、徐长卿、黑老虎、荜茇、白胡椒、砂仁、香附、青皮、乌药、草豆蔻、白胶香、冰片，以及桉叶油、松节油等多种油剂均起行血止痛、祛风消肿之功，羌活、独活、苍耳子、白芷、威灵仙、防风、伸筋藤、九层塔、蛇床子等祛风除湿、舒筋活络，白及、侧柏叶、墨旱莲、蒲黄、卷柏等收敛止血、消肿生肌，黄连、紫草、栀子、金银花叶、野菊花、水翁花、蜡梅花、辣蓼、马齿苋、过塘蛇、倒扣草等清热解毒、消肿生肌，蓖麻子拔毒生肌。86 味药材合用，使瘀肿能散、疼痛能除、出血能止、肿痛能消、风湿能祛，可用于治疗跌打损伤、撞击扭伤、刀伤出血、烫伤等症。本品加之采用现代工艺精制而成，具有渗透性好、刺激性小、作用迅速、无毒副作用等特点。

早在 1985 年 2 月，我公司就在广州中医学院附属医院（今广州中医药大学第一附属医院）、广州市第一人民医院、中国人民解放军广州军区总医院（今中国人民解放军南部战区总医院）、广州市中医医院四所医院完成了跌打万花油对跌打损伤、烧烫伤等190例患者的临床疗效考察，临床结果显示总有效率为98.9%，而且发现万花油除了对跌打损伤、烧烫伤的传统疗效外，对冻疮、静脉炎也有一定疗效。

我公司遵照对中药保护品种批件的有关规定（"续保品种需进行Ⅲ期临床试验"）为客观评价跌打万花油治疗跌打损伤、撞击扭伤等急、慢性软组织损伤，以及烧伤、水火烫伤等症候的临床疗效及其安全性，于2000年7月至2000年12月在南方医科大学南方医院、南方医科大学珠江医院、广州中医药大学第一附属医院、广州市红十字会医院、广州市中医医院五所医院，应用跌打万花油治疗急性软组织损伤193例、慢性软组织损伤87例、水火烫伤44例。研究结果显示，跌打万花油对急性软组织损伤的总有效率为96.37%，对慢性软组织损伤的总有效率为96.55%，对水火烫伤的总有效率为93.18%。跌打万花油能明显改善急、慢性软组织损伤的受伤部位压痛、疼痛、肢体活动受限等临床症状，对Ⅰ度水火烫伤的皮肤潮红、红斑、灼痛、局部皮肤肿胀等临床症状均有改善，症状积分明显降低。对损伤早期，表现有肿胀刺痛、青紫瘀斑、关节活动受限、舌质紫暗或有瘀斑的气滞血瘀症候；对损伤后期，表现为患处硬结、隐痛、脉沉细无力的血虚肝亏证候均有明显改善。对心率、血压、血尿常规、肝肾功能及心电图均无明显影响。观察期间均未见不良反应。大量临床试验结果表明，跌打万花油对急、慢性软组织损伤、水火烫伤具有明显疗效，无毒副作用，值得进一步推广使用。

四、目前现状

2019年白云山敬修堂出品的跌打万花油总销售额是2111.98万元，在跌打损伤用药品类中占有率是7.3%。跌打万花油功效显著，多年来深受广大群众欢迎。自2012年起，跌打万花油一直被认定为广东省高新技术产品；2016年，跌打万花油获得国家药品标准修订件（2016）批件号ZGB2016-14；2017年，跌打万花油被评为广东十大手信之首，在国内和港澳享有很高声誉，是家庭药箱和工矿企业必备的跌打良药，治疗范围涉及急性软组织损伤、水火烫伤、慢性软组织损伤等；2019年，敬修堂跌打万花油被评为"广东省医药行业名牌产品"。

五、传承谱系

跌打万花油传承情况见图 6-6。

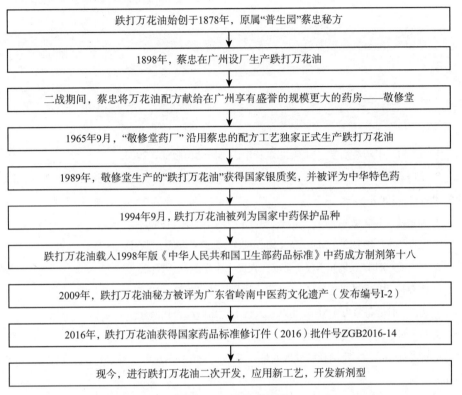

附图 6-6 传承谱系图

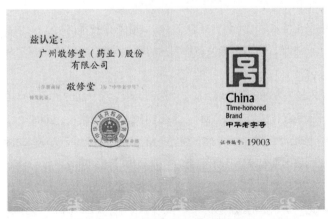

附图 6-7 敬修堂中华老字号证书

（汤迎湛，江涛，刘玉明，侯艳东）

参考文献

1. 张兆旺. 中药药剂学［M］. 北京：中国中医药出版社，2003.

2. 全国科学技术名词审定委员会中医药学名词审定委员会. 中医药学名词［M］. 北京：科学出版社，2005.

3. 陈嘉谟. 本草蒙筌［M］. 北京：人民卫生出版社，1986.

4. 王焘. 外台秘要方［M］. 高文铸，校注. 北京：华夏出版社，1993.

5. 李飞. 方剂学（上）［M］. 北京：人民卫生出版社，2002.

6. 曹春林. 中药制剂学［M］. 贵阳：贵州科技出版社，1995.

7. 葛洪. 肘后备急方［M］. 北京：人民卫生出版社，1955.

8. 马王堆汉墓帛书整理小组. 五十二病方［M］. 北京：文物出版社，1979.

9. 钟益研，凌襄. 我国现已发现的最古医方——帛书《五十二病方》［J］. 文物，1975（9）：49-60.

10. 许霞. 宋以前方剂剂型的历史研究［D］. 北京：中国中医科学院，2010.

11. 朱玲.《五十二病方》剂型考释［J］. 中药材，2007（12）：1613-1615.

12. 马继兴. 马王堆古医书考释［M］. 长沙：湖南科学技术出版社，1992.

13. 马继兴. 马王堆古医书中有关药物制剂的文献考察［J］. 中国药学杂志，1979（9）：423-425.

14. 年莉.《内经》方剂研究［J］. 辽宁中医药大学学报，2007（1）：74-75.

15. 张延昌. 武威汉代医简注解［M］. 北京：中医古籍出版社，2006.

16. 王家葵，张瑞贤.《神农本草经》研究［M］. 北京：北京科学技术出版社，2001.

17. 尚志钧. 神农本草经校注［M］. 北京：学苑出版社，2008.

18. 刘渡舟. 伤寒论校注［M］. 北京：人民卫生出版社，1991.

19. 冉小峰. 论"伤寒论的药剂技术"［J］. 中医杂志，1956（10）：525-530.

20. 张仲景. 新编金匮方论：元邓珍本［M］. 梁永宣，校注. 北京：学苑出版社，2009.

21. 林乾良.《伤寒》、《金匮》方药统计的研究［J］.浙江中医学院学报, 1982（2）: 52-56.

22. 张仲景.金匮玉函经［M］.李顺保, 校注.北京: 学苑出版社, 2005.

23. 葛洪.肘后备急方［M］.北京: 人民卫生出版社, 1956.

24. 梅全喜, 吴惠妃.试论《肘后备急方》在医药学上的贡献［J］.中医药学刊, 2005（7）: 1194-1198.

25. 冯骊.葛洪《肘后备急方》的药方定量分析［J］.新乡医学院学报, 2006（2）: 174-176.

26. 陈延之.小品方［M］.高文铸, 辑注.北京: 中国中医药出版社, 1995.

27. 陈延之.黄帝内经明堂: 古钞本残卷［M］.东京: 北里研究所附属东洋医学总合研究所, 1992.

28. 姚僧垣.集验方［M］.高文铸, 辑校.天津: 天津科学技术出版社, 1986.

29. 雷敩.雷公炮炙论［M］.尚志钧, 辑校.合肥: 安徽科学技术出版社, 1991.

30. 陶弘景.本草经集注［M］.尚志钧, 尚元胜, 辑校.北京: 人民卫生出版社, 1994.

31. 孙思邈.备急千金要方［M］.北京: 人民卫生出版社影印, 1982.

32. 陈馥馨.《备急千金要方》剂型学初探［J］.陕西中医, 1987（3）: 107-110.

33. 王好古.《汤液本草》［M］.北京: 人民卫生出版社, 1987.

34. 李东垣.《珍珠囊补遗药性赋》［M］.上海: 上海科学技术出版社, 1964.

35. 孙思邈.千金翼方校释［M］.李景荣, 校释.北京: 人民卫生出版社, 1998.

36. 颜隆.宋代方剂剂型的历史研究［D］.中国中医科学院, 2014.

37. 王怀隐.太平圣惠方［M］.北京: 人民卫生出版社, 1958.

38. 项育民.略谈《太平圣惠方》中丸剂的赋形剂［J］.中国药学杂志, 1992（3）: 179-181.

39. 太平惠民和剂局.太平惠民和剂局方［M］.刘景源, 点校.北京: 人民卫生出版社, 1985.

40. 赵佶.圣济总录［M］.北京: 人民卫生出版社, 1982.

41. 张丰聪.《圣济总录》中剂型和药引规律研究［D］.山东中医药大学, 2006.

42. 丰云舒.金元时期方剂剂型的历史研究［D］.北京: 中国中医科学院, 2015.

43. 张从正撰.儒门事亲校注［M］.张海岑, 赵法新, 胡永信, 校注.郑州: 河南科学技术出版社, 1984.

44. 张元素.医学启源［M］.郑洪新, 校注.北京: 中国中医药出版社, 2007.

45. 李东垣.内外伤辨惑论［M］.田翠时, 校注.北京: 中国医药科技出版社, 2011.

46. 李东垣.兰室秘藏［M］.李仲平, 校注.北京: 中国医药科技出版社, 2011.

47. 李东垣.脾胃论［M］.张年顺, 校注.北京: 中国中医药出版社, 2007.

48. 田思胜. 朱丹溪医学全书［M］. 北京：中国中医药出版社，2006.

49. 许国祯. 御药院方［M］. 王淑民，关雪，点校. 北京：人民卫生出版社，1992

50. 危亦林. 世医得效方［M］. 王育学，点校. 北京：人民卫生出版社，1990.

51. 朱盛山，黄长美，石冀雄，等. 本草纲目特殊制药施药技术［M］. 北京：学苑出版社，1996.

52. 高晓峰，高云峰. 古今名医方论释义［M］. 太原：山西科学技术出版社，2011.

53. 吴仪洛. 成方切用［M］. 北京：科学技术文献出版社，1996.

54. 张璐. 张璐医学全书［M］. 张民庆，王兴华，刘华东，主编. 北京：中国中医药出版社，1999.

55. 程国彭. 医学心悟［M］. 田代华，整理. 北京：人民卫生出版社，2006.

56. 叶天士. 种福堂公选良方［M］. 华岫云，编. 张浩良，点校. 北京：人民卫生出版社，1992.

57. 赵学敏.《串雅全书》释义［M］. 喻嵘，吴勇军，主编. 太原：山西科技出版社，2009.

58. 程鹏程. 急救广生集［M］. 张静生，王世杰，赵小青，点校. 北京：中国中医药出版社，2008.

59. 朱玲.《五十二病方》剂型考释［J］. 中药材，2007，30（12）：1613-1615.

60. 段祯.《武威汉代医简》方剂剂型及制用法述略［J］. 甘肃中医学院学报，2010，27（6）：63-67.

61. 傅延龄，杨琳. 论秦汉时期多用丸散剂型的原因［J］. 中华中医药杂志，2014，29（3）：829-831.

62. 王乐，田湾湾，洪婷婷，等. 汉唐宋时期中医药典籍中制剂发展探索［J］. 中国实验方剂学杂志，2019，25（11）：230-234.

63. 胡小苏，赵立杰，冯怡，等. 中药散剂的历史沿革与发展趋势［J］. 世界科学技术–中医药现代化，2018，20（4）：496-500.

64. 项丽玲，苗明三. 中药散剂的现代研究及思考［J］. 时珍国医国药，2019，30（11）：2720-2723.

65. 范佳佳，刘阳，刘旎，等《太平惠民和剂局方》中煮散剂的使用特点［J］. 中医杂志，2019，60（4）：26-29.

66. 邢丹，贺莹，郑虎占. 从《太平惠民和剂局方》论中药煮散技术规范［J］. 中国临床医生，2012，40（11）：73-75.

67. 杨明，韩丽，杨胜，等. 基于传统丸、散剂特点的中药粒子设计技术研究［J］. 中草药，2012，43（1）：9-14.

68. 赵明敬. 中药传统丸散剂的制备方法 [J]. 中国民康医学, 2010, 22 (20): 2681-2681.

69. 张定堃, 杨明, 林俊芝, 等. 中药散剂的制法研究 [J]. 中华中医药杂志, 2014, 29 (1): 21-24.

70. 中药散剂临床外用技术规范 (草案)[J]. 中国现代应用药学, 2019, 36 (24): 3104-3107.

71. 陈少芳, 陈少东, 梁惠卿. 应用散剂破解中药 "良药苦口" 的思考 [J]. 中国中西医结合杂志, 2018, 38 (5): 618-620.

72. 李亚琼, 黄家诏. 浅析散剂在《伤寒杂病论》中的运用 [J]. 陕西中医, 2009, 30 (6): 760-761.

73. 蔡光先, 胡学军, 刘芳. 26 味常用中药散剂中的用量研究 [J]. 中国实验方剂学杂志, 2005, 11 (1): 63-64.

74. 滕占理, 樊巧玲. 古代含细辛散剂中细辛用法用量文献研究 [J]. 中医杂志, 2018, 59 (10): 82-84, 87.

75. 张卫, 张瑞贤. 煮散剂的剂量与兴衰 [J]. 中国医学创新, 2014, 11 (3): 95-96.

76. 彭正发, 李志琴, 彭琳. 传统中药散剂的现状与前景论 [J]. 首都食品与医药, 2006 (10): 33-33.

77. 江泳, 冯欣, 杨殿兴, 等. 对中药煮散剂现状的认识与思考 [J]. 四川中医, 2010 (5): 69-71.

78. 周欣欣, 罗贤强, 张俊清, 等. 中药散剂研究的现状 [J]. 海南医学, 2019, 30 (3): 392-394.

79. 车祥晴, 景菲, 范林林, 等. 白虎汤汤剂与煮散剂抗炎作用比较研究 [J]. 中外医学研究, 2015, 13 (10): 139-141.

80. 张丹, 庄诚, 周洁. 半夏泻心汤散剂治疗慢性胃炎的体会 [J]. 现代中西医结合杂志, 2004, 13 (17): 2324-2325.

81. 吴骁. 参苓白术散散剂治疗过敏性鼻炎疗效观察 [J]. 亚太传统医药, 2015, 11 (5): 110-111.

82. 谌子诺, 王阶, 杨云松. 古今散剂的临床应用与未来发展 [J]. 时珍国医国药, 2019, 287 (7): 190-192.

83. 南淑玲, 李荣娟. 升降散散剂解热及排痰作用观察 [J]. 吉林中医药, 2005, 25 (4): 51-52.

84. 祁辉, 李玉霞, 史正刚. 论《阎氏小儿方论》散剂之用法 [J]. 中医儿科杂志, 2019, 15 (4): 74-77.

85. 王俊侠，陈晓婷. 王氏保赤丸散剂敷脐治疗儿童食积型便秘临床研究［J］. 上海医药，2020，41（11）：38-39，60.

86. 刘野，张参军. 张仲景使用散剂初探［J］. 中国中医药科技，2020，27（4）：575-576.

87. 毕竖荣. 中药散剂临证应用浅识［J］. 实用中医内科杂志，2007，21（8）：69-69.

88. 杜启鹏，南俊国，吕勤，等. 煮散剂与汤剂在肺炎喘嗽中的疗效比较和成本分析［J］. 中医儿科杂志，2014，10（1）：30-33.

89. 国家药典委员会. 中华人民共和国药典2020年版：四部［M］. 北京：中国医药科技出版社，2020.

90. 山海经［M］. 史礼心，李军，注. 北京：华夏出版社，2005.

91. 范晔. 后汉书［M］. 北京：中华书局，2007.

92. 武威汉代医简［M］. 甘肃省博物馆，武威县文化馆，合编. 北京：文物出版社，1975.

93. 吴普. 神农本草经［M］. 孙星衍，孙冯翼，辑. 北京：人民卫生出版社，1963.

94. 杨永杰，龚树全. 黄帝内经［M］. 北京：线装书局，2009.

95. 张介宾. 类经［M］. 郭洪耀，吴少祯，校注. 北京：中国中医药出版社，1997.

96. 苏颂. 图经本草［M］. 胡乃长，王致谱，辑注. 福州：福建科学技术出版社，1988.

97. 张仲景. 金匮要略［M］. 何任，何若苹，整理. 北京：人民卫生出版社，2009.

98. 葛洪. 肘后备急方［M］. 影印本. 北京：人民卫生出版社，1982.

99. 龚庆宣. 疡科心得集：刘涓子鬼遗方［M］. 田代华，金星. 点校. 天津：天津科学技术出版社，2004.

100. 孙思邈. 千金翼方［M］. 影印本. 北京：人民卫生出版社，1982.

101. 王焘. 外台秘要［M］. 影印本. 北京：人民卫生出版社，1982.

102. 赵佶. 圣济总录［M］. 北京：人民卫生出版社，1962.

103. 陈自明. 外科精要［M］. 薛已，校注. 北京：人民卫生出版社，1982.

104. 齐德之. 外科精义［M］. 裴钦豪，点校. 北京：人民卫生出版社，1990.

105. 朱橚. 普济方［M］. 北京：人民卫生出版社，1983.

106. 汪机. 外科理例［M］. 北京：商务印书馆，1963.

107. 李时珍. 本草纲目［M］. 柳长华，柳璇，校注. 北京：中国医药科技出版社，2011.

108. 申拱宸. 外科启玄［M］. 北京：人民卫生出版社，1955.

109. 祁坤. 外科大成［M］. 上海：科技卫生出版社，1958.

110. 徐灵胎. 医学源流论［M］. 古求知，校注. 北京：中国医药科技出版社，2011.

111. 赵学敏. 串雅内外编［M］. 郭华，校注. 北京：中国医药科技出版社，2011.

112. 顾世澄.疡医大全［M］.凌云鹏,点校.北京:人民卫生出版社,1987.

113. 许克昌,毕法.外科证治全书［M］.曲祖贻,点校.北京:人民卫生出版社,1987.

114. 吴尚先.理瀹骈文［M］.孙洪生,校注.北京:中国医药科技出版社,2011.

115. 邹存淦.外治寿世方［M］.刘小平,点校.北京:中国中医药出版社,1992.

116. 凌奂.外科方外奇方［M］.单耀明,王卓元,王翰章,点校.太原:山西科学技术出版社,2011.

117. 马培之.外科传薪集［M］.北京:人民卫生出版社,1959.

118. 周文采.外科集验方［M］.孙海舒,农汉才,点校.北京:学苑出版社,2015.

119. 李迅.集验背疽方［M］.赵正山,校注.福州:福建科学技术出版社,1986.

120. 吴谦等.医宗金鉴［M］.鲁兆麟,石学文,高春媛,点校.沈阳:辽宁科学技术出版社,1997.

121. 佚名.异授眼科［M］.影印本.北京:中国书店,1987.

122. 缪希雍.炮炙大法［M］.影印本.北京:人民卫生出版社,1956.

123. 周礼［M］.吕友仁,李正辉,注译.郑州:中州古籍出版社,2010.

124. 庄绰.鸡肋编［M］.萧鲁阳,点校.北京:中华书局,2012.

125. 宋应星.天工开物［M］.北京:中国画报出版社,2013.

126. 苏敬.新修本草［M］.影印本.上海:群联出版社,1955.

127. 黄宫绣.本草求真［M］.席与民,朱肇和,点校.北京:人民卫生出版社,1987.

128. 李梴.医学入门［M］.金嫣莉,何源,乔占兵,校注.北京:中国中医药出版社,1995.

129. 汪昂.医方集解［M］.刘洋,点校.北京:中国中医药出版社,2011.

130. 陶弘景.名医别录［M］.尚志钧,辑校.北京:人民卫生出版社,1986.

131. 陈嘉谟.本草蒙筌［M］.王淑民,陈湘萍,周超凡,点校.北京:人民卫生出版社,1988.

132. 兰茂.滇南本草［M］.陆拯,包来发,陈明显,点校.北京:中国中医药出版社,2013.

133. 汪昂.本草备要［M］.郑金生,整理.北京:人民卫生出版社,2005.

134. 缪希雍.神农本草经疏［M］.郑金生,校注.北京:中医古籍出版社,2002.

135. 倪朱谟.本草汇言［M］.戴慎,陈仁寿,虞舜,点校.上海:上海科学技术出版社,2005.

136. 佚名.补遗雷公炮制便览［M］.影印本.上海:上海辞书出版社,2005.

137. 龚廷贤.万病回春［M］.朱广仁,点校.天津:天津科学技术出版社,1993.

138. 贾思勰.齐民要术校释［M］.缪启愉,校释.北京:农业出版社,1982.

139. 严季澜，顾植山. 中医文献学［M］. 北京：中国中医药出版社，2002.

140. 中国医籍大辞典编纂委员会. 中国医籍大辞典［M］. 裘沛然，主编. 上海：上海科学技术出版社，2002.

141. 李经纬，林昭庚. 中国医学通史：古代卷［M］. 北京：人民卫生出版社，2000.

142. 王光清. 中国膏药学［M］. 西安：陕西科学技术出版社，1981.

143. 王祯. 东鲁王氏农书译注［M］. 缪启愉，缪桂龙，译注. 上海：上海古籍出版社，2008.

144. 刘德军，汤金春. 黑膏药火毒问题的实验研究［J］. 中成药，1990，2：17-18.

145. 刘明乐，李玲，李克荣. 黑膏药的传统制备工艺研究［J］. 药学实践杂志，2004，06：335-337.

146. 严霞，曹雅军，黄德红，等. 蜂蜡在过嫩黑膏药中的应用［J］. 中国药师，2012，02：276-277.

147. 朱晟. 传统铅膏药的历史、交流、现状与展望［J］. 中成药研究，1986（7）：41-43.

148. 林育华.《肘后备急方》对中药药剂的贡献［J］. 中医杂志，1966（4）：39-40.

149. 钟伯雄，刘伟志，秦阿娜，等. 外治膏药的历史沿革［J］. 长春中医药大学学报，2011，27（1）：134-137.

150. 全国科学技术名词审定委员会中医药学名词审定委员会. 中医药学名词［M］. 北京：科学出版社，2005.

151. 张觉人. 中国炼丹术与丹药［M］. 成都：四川人民出版社，1981.

152. 韩吉绍. 炼丹术与宋代医用丹方［J］. 自然科学史研究，2008（3）：337-352.

153. 道藏［M］. 北京：文物出版社. 上海：上海书店出版社，1988.

154. 许霞. 宋以前方剂剂型的历史研究［D］. 北京：中国中医科学院，2010.

155. 王明. 抱朴子内篇校释［M］. 北京：中华书局，1985.

156. 傅维康，李经纬，林昭庚. 中国医学通史：文物图谱卷［M］. 北京：人民卫生出版社，2000.

157. 王焘. 外台秘要（影印本）［M］. 北京：人民卫生出版社，1955.

158. 丹波康赖. 医心方（影印本）［M］. 北京：人民卫生出版社，1955.

159. 丛春雨. 敦煌中医药全书［M］. 北京：中医古籍出版社，1994.

160. 雷敩. 雷公炮炙论［M］. 王兴法，辑校. 上海：上海中医学院出版社，1986.

161. 张世臣，关怀.《雷公炮炙论》成书年代新探［J］. 中国中药杂志，2000（3）：51-55.

162. 邱功，朱建平. 道教外丹术对《雷公炮炙论》的影响［J］. 江西中医学院学报，2005（2）：21-23.

163. 冈西为人.中国医学之丹方[J].科学史译丛，1986（4）：1-10.

164. 韩吉绍.炼丹术与宋代医用丹方[J].自然科学史研究，2008（3）：337-352.

165. 王衮.博济方[M].台北：商务印书馆，1986.

166. 沈括，苏轼.苏沈良方[M].杨俊杰，王振国，点校.上海：上海科学技术出版社，2003.

167. 洪遵.洪氏集验方[M].宋咏梅，张云杰，点校.上海：上海科学技术出版社，2003.

168. 萧国钢.儒门事亲研究[M].中医古籍出版社，1998.

169. 李时珍.本草纲目[M].刘衡如，刘山永，校注.北京：华夏出版社，2008.

170. 李世华，王育学.龚廷贤医学全书[M].北京：中国中医药出版社，1999.

171. 杨清叟，赵宜真.仙传外科集验方[M].韦以宗，点校.北京：人民卫生出版社，1991.

172. 陈实功.外科正宗[M].裴钦豪，点校.北京：人民卫生出版社，1989.

173. 江玉，和中浚.明清医家应用外科丹药概述[J].时珍国医国药，2011（6）：1476-1477.

174. 项长生.汪昂医学全书[M].北京：中国中医药出版社，1999.

175. 吴勇军.《串雅全书》释义[M].太原：山西科技出版社，2009.

176. 蒋士吉撰.医宗说约[M].王道瑞，申好真，校注.北京：中国中医药出版社，2004.

177. 孙启明.白降丹源流试考[J].中成药研究，1982（8）：34.

178. 沈雪梅.中药制剂学[M].北京：中国医药科技出版社，2006.

179. 赵佶.圣济经[M].吴禔，注.刘淑清，点校.北京：人民卫生出版社，1990.

180. 沈括，苏轼.苏沈良方[M].成莉，校注.北京：中国医药科技出版社，2012.

181. 王好古.汤液本草[M].影印本.北京：人民卫生出版社，1956.

182. 司马迁.史记[M].易行，孙嘉镇，校订.北京：线装书局，2006.

183. 班固.汉书艺文志[M].颜师古，注.北京：商务印书馆，1955.

184. 皇甫谧.针灸甲乙经[M].林亿，校.北京：商务印书馆，1955.

185. 徐春圃.古今医统大全[M].崔仲平，王耀廷，主校.北京：人民卫生出版社，1991.

186. 陈修园.神农本草经读[M].肖钦朗，校注.福州：福建科学技术出版社，2007.

187. 吕不韦.吕氏春秋[M].冀昀，主编.北京：线装书局，2007.

188. 尤怡.金匮要略心典[M].鲁兆麟，高春媛，点校.沈阳：辽宁科学技术出版社，1997.

189. 王冰. 重广补注黄帝内经［M］. 林亿，补注. 孙国中，方向红，点校. 北京：学苑出版社，2004.

190. 张仲景. 伤寒论［M］. 王叔和，撰次. 钱超尘，郝万山，整理. 北京：人民卫生出版社，2009.

191. 丹波康赖. 医心方［M］. 高文铸，校注研究. 北京：华夏出版社，1996.

192. 张从正. 儒门事亲［M］. 王雅丽，校注. 北京：中国医药科技出版社，2011.

193. 许国祯. 御药院方［M］. 影印本. 北京：中医古籍出版社，1983.

194. 危亦林. 世医得效方［M］. 戴铭，周祖亮，傅锡钦，校注. 北京：中国中医药出版社，2009.

195. 吴崑. 医方考［M］. 李飞，校注. 南京：江苏科学技术出版社，1985.

196. 张介宾. 景岳全书［M］. 夏之秋，叶川，韦辉，校注. 北京：中国中医药出版社，1994.

197. 孙志宏. 简明医彀［M］. 余瀛鳌，王咪咪，朱定华，点校. 北京：人民卫生出版社，1984.

198. 王子接. 绛雪园古方选注［M］. 谷建军，校注. 北京：中国医药科技出版社，2012.

199. 莫枚士. 研经言［M］. 王新华，校注. 南京：江苏科学技术出版社，1984.

200. 庞安时. 伤寒总病论［M］. 邹德琛，刘华生，点校. 北京：人民卫生出版社，1989.

201. 王衮. 博济方［M］. 北京：商务印书馆，1959.

202. 徐灵胎. 慎疾刍言［M］. 孟景春，点注. 南京：江苏科学技术出版社，1984.

203. 陶节庵. 伤寒六书［M］. 黄瑾明，傅锡钦，点校. 北京：人民卫生出版社，1990.

204. 严洁，施雯，洪炜. 得配本草［M］. 郑金生，整理. 北京：人民卫生出版社，2009.

205. 鲍相璈. 验方新编［M］. 梅启照，增辑. 李世华，校注. 北京：中国中医药出版社，1994.

206. 冯兆张. 冯氏锦囊秘录［M］. 田思胜，高萍，戴敬敏，校注. 北京：中国中医药出版社，1996.

207. 张锡纯. 医学衷中参西录［M］. 河北新医大学《医学衷中参西录》修订小组，修订. 石家庄：河北人民出版社，1957.

208. 吴瑭. 温病条辨［M］. 南京中医药大学温病学教研室，整理. 北京：人民卫生出版社，2005.

209. 龚廷贤. 寿世保元［M］. 王均宁，刘更生，毛淳，点校. 天津：天津科学技术出版社，1999.

210. 方有执. 伤寒论条辨［M］. 张克敏，王天云，樊志荣，点校. 太原：山西科学技术出版社，2009.

211. 唐慎微.重修政和经史证类备用本草［M］.影印本.北京：人民卫生出版社，1982.

212. 张璐.本经逢原［M］.赵小青，裴晓峰，校注.北京：中国中医药出版社，1996.

213. 石寿棠.医原［M］.王新华，点注.南京：江苏科学技术出版社，1983.

214. 王肯堂.证治准绳：幼科［M］.吴唯，刘敏，侯亚芬，校注.北京：中国中医药出版社，1997.

215. 萧京.轩岐救正论［M］.刘德荣，陈玉鹏，校注.北京：线装书局，2011.

216. 张瑞贤，杨华，张卫等.古代汤剂的文献学研究［J］.中国中医基础医学杂志，2008，（10）：794-799.

217. 张卫，张瑞贤.煮散剂的剂量与兴衰［J］.中国医学创新，2014，11（3）：95-96.

218. 袁冰，石东平，宋延青.略论宋代的煮散［J］.中华中医药杂志，2005（10）：585-587.

219. 仝小林，张家成，穆兰澄，等.恢复煮散 节省药材［J］.中国新药杂志，2012，21（5）：470-474.

220. 王迎喜.《安阳通史》［M］.郑州：中州古籍出版社.2003.

221. 柳新兵.献宝——省中医药会议侧记［N］.甘肃日报，1959，2（27）：2.

222. 张掖专署卫生局.甘肃省中医验方集锦：第三集［M］.兰州：甘肃人民出版社，1961.

223. 武威市市志编纂委员会.武威市志［M］.兰州：兰州大学出版社，1998.

224. 甘肃省卫生局.甘肃省药品标准：一九七八年版［S］.兰州：甘肃省卫生局，1978：142.

225. 甘肃省卫生厅.甘肃省药品标准：一九八八年版［S］.兰州：甘肃省出版局，1988，5:112-113.

226. 中华人民共和国卫生部药典委员会.中华人民共和国卫生部药品标准中药成方制剂：第十八册［S］.北京：中华人民共和国卫生部药典委员会，1998，5（25）：232-233.

227. 国家食品药品监督管理总局.祖师麻膏药国家药品标准［S］.北京：国家食品药品监督管理总局，2016，11（18）.

228. 黄乃奎.汉口叶开泰药店店使［J］.中成药，1995，17（9）：47.

229. 俞汉民.从叶开泰药室到健民集团风风雨雨数百年［J］.武汉文史资料，1999，（1）：27-29.

230. 涂德深.叶开泰药店的发展历史［J］.湖北文史，2005，（1）：123-130.

231. 周德钧.品读"叶开泰"［J］.武汉文史资料，2006，（9）：40-43.

232. 徐胜，陈杨，刘凯，等.健民－叶开泰文化解读［J］.世界中医药，2015，10（11）：1793-1795.